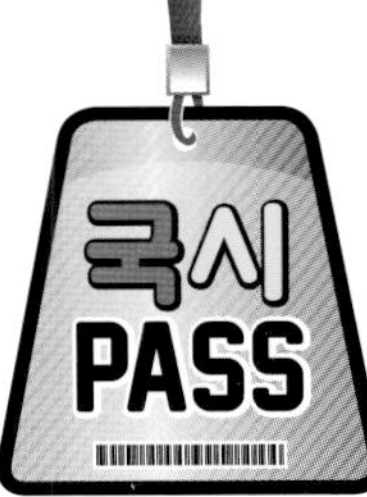

Medical Laboratory Technologis

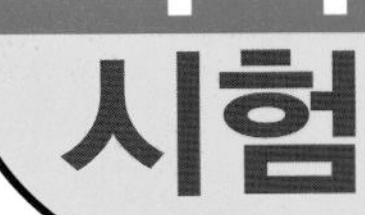

임상병리사

김혜성 편저

실전 모의고사

- 한국보건의료인 국가시험원 문항개발지침 반영
- 개정된 최신 보건의료관계법규 반영
- 최신 출제경향에 따른 모의고사 5회분 수록
- 핵심만 콕콕 명쾌한 해설

씨마스

꿈꾸는 당신을 위하여!

꿈을 위해 포기하지 않고, 노력하는 여러분을 응원합니다.

임상병리사 실전모의고사는 임상병리사 국가시험을 앞둔 수험생들이 합격을 위해 꼭 풀어봐야 하는 문제로만 구성된 수험서입니다. 시간적 여유가 있다면 학습 단계별로 각 과목별 이론 학습 ➡ 문제 풀이 ➡ 실전 모의고사 순서로 학습을 하는 것이 좋습니다. 하지만 시험일까지 남은 시간이 얼마 없다면 선택과 집중 학습을 해야 합니다.

이 책은 시험에 나올 수 있는 적중률 높은 문항들로 구성된 만큼 모의고사 풀이 후 틀린 문제를 중점으로 이론을 다시 한번 정리하고, 서브노트를 작성하여 시험 직전에 죽 훑어보면 100% 합격할 수 있습니다.

씨마스 국시패스 실전모의고사는,

첫째, 2014년 개정된 임상병리사 국가시험 틀에 맞춰 구성하였습니다.

둘째, 임상병리사 국가시험에 출제되었던 문제를 최대한 복원한 후 이를 분석하여 최신 경향과 유형에 맞게 적중률 높은 문제들로 구성하였습니다.

임상병리사 국가고시 샘플 문제

원인이 확실치 않은 재발성 실신을 호소하는 환자에게 혈관미주신경성 실신(vasovagal syncope)을 진단하기 위해 실시하는 검사는?

① 청각 검사
② 후각 검사
③ 시각유발 검사
④ 평형기능 검사
⑤ 기립경사도 검사

씨마스 국시패스 실전모의고사 문제 (2회 1교시 88번)

중증근무력 환자에게 피부표면에 전극을 부착해 자극을 주고 해당부위 근육의 전위를 유도, 관찰하는 검사는?

① 유발 근전도 검사
② 보통 근전도 검사
③ 표면 근전도 검사
④ 근육 내 근전도 검사
⑤ 침 근전도 검사

셋째, 각 과목별 출제 문제수에 맞게 빈출 문제와 적중률 높은 문제 위주로 총 5회분의 문제를 실었습니다.

넷째, 핵심을 콕 찌르는 명쾌한 해설을 제시하였습니다.

다섯째, 임상병리 국가시험 OMR 카드와 동일한 OMR 카드를 제공하여 답을 적을 수 있게 하였습니다.

씨마스 국시패스 실전모의고사로 임상병리사 국가시험 대비를 하면,

- 시험 당일 고사장의 느낌 그대로 5회를 경험할 수 있습니다.
- 실전과 동일한 과목과 문제수 및 유형으로 자신감을 올릴 수 있습니다.
- 출제 유형을 완벽하게 분석한 엄선된 문제를 풀 수 있습니다.
- 최신 유형과 내용의 모의고사로 자신의 위치를 정확히 파악하고 보완할 수 있습니다.
- 실제 시험 시간에 맞게 OMR 카드를 작성함으로써 현장감을 느낄 수 있습니다.

최근 5년간 임상병리사 국가시험 응시율과 합격률 및 평균 성적은,

횟수	시험 시행일	응시 인원	합격 인원	합격률(%)	평균 성적	백분율 환산 점수
43	2015.12.19	2,956	2,259	76.4	195.5/280	69.8
44	2016.12.24	2,788	2,070	74.2	194.7/280	69.5
45	2017.12.23	2,993	2,509	83.8	210.1/280	75.0
46	2019.01.03	2,927	1,878	64.2	186.6/280	67.4
47	2019.12.15	3,521	3,054	86.7	218.8/280	78.2

과목별 문항 수, 배점 및 과락 점수

<table>
<tr><th rowspan="2">교시</th><th rowspan="2">과목명</th><th rowspan="2">문제 수</th><th rowspan="2">배점</th><th rowspan="2">총점</th><th colspan="2">합격 점수 기준</th></tr>
<tr><th>과락 기준</th><th>총점 기준</th></tr>
<tr><td rowspan="2">1</td><td>의료관계법규</td><td>20</td><td>1</td><td>20</td><td>8점 미만</td><td rowspan="3">129점 이상</td></tr>
<tr><td>임상검사이론 I</td><td>80</td><td>1</td><td>80</td><td>32점 미만</td></tr>
<tr><td>2</td><td>임상검사이론 II</td><td>115</td><td>1</td><td>115</td><td>46점 미만</td></tr>
<tr><td>3</td><td>실기시험</td><td>65</td><td>1</td><td>65</td><td>39점 미만</td><td>39점 이상</td></tr>
<tr><td colspan="2">계</td><td>280</td><td></td><td>280</td><td></td><td></td></tr>
</table>

나는 이렇게 해서 **합격** 했다.

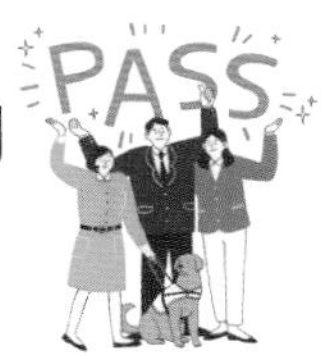

- ➔ 시험 범위를 알고 시작하라!
- ➔ 국가고시 불합격 기준을 파악하라!
- ➔ 한 달 단기 학습 플랜을 짜라!
- ➔ 최신 출제 경향을 파악하라!
- ➔ 시험에 자주 출제되는 내용을 파악하라!

씨마스 국시패스 실전모의고사와 함께 임상병리사 국가시험에 응시하는 수험생 여러분, 모두가 합격의 꿈을 이루기를 진심으로 소망합니다.

저자 김혜성

차 례

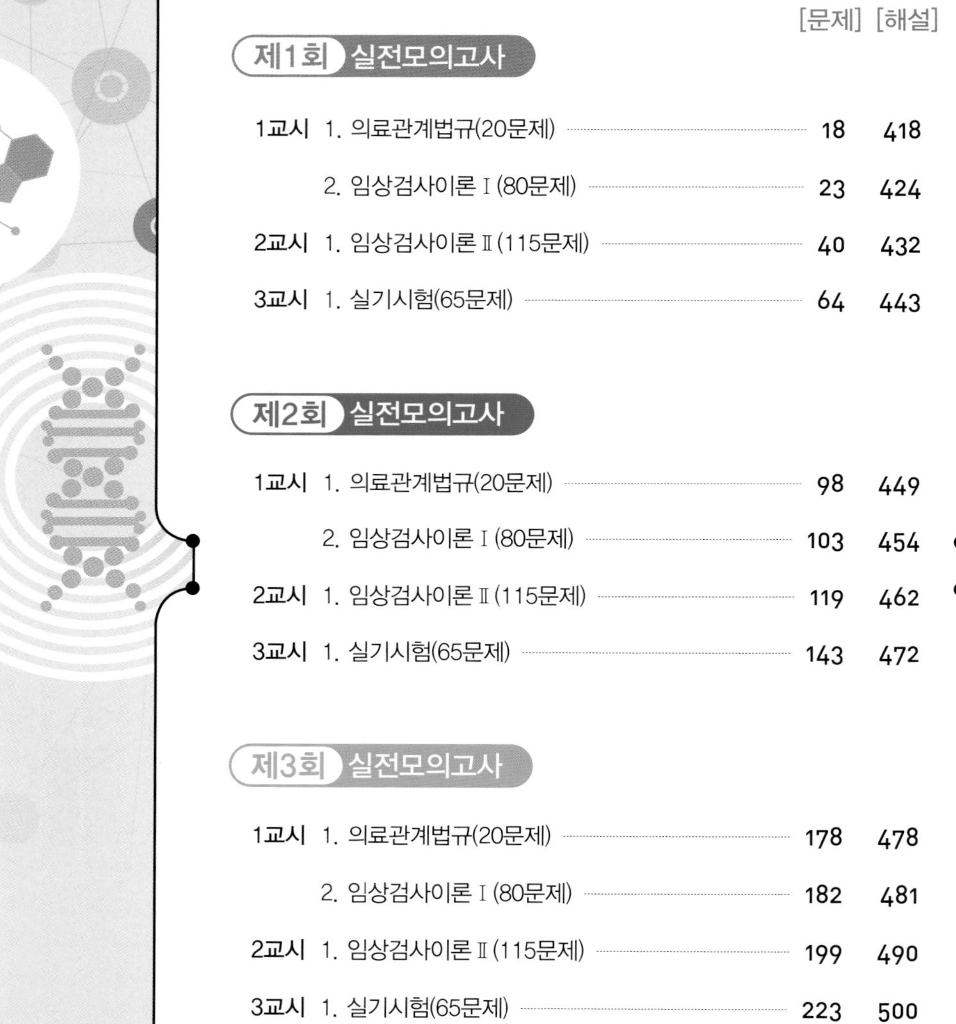

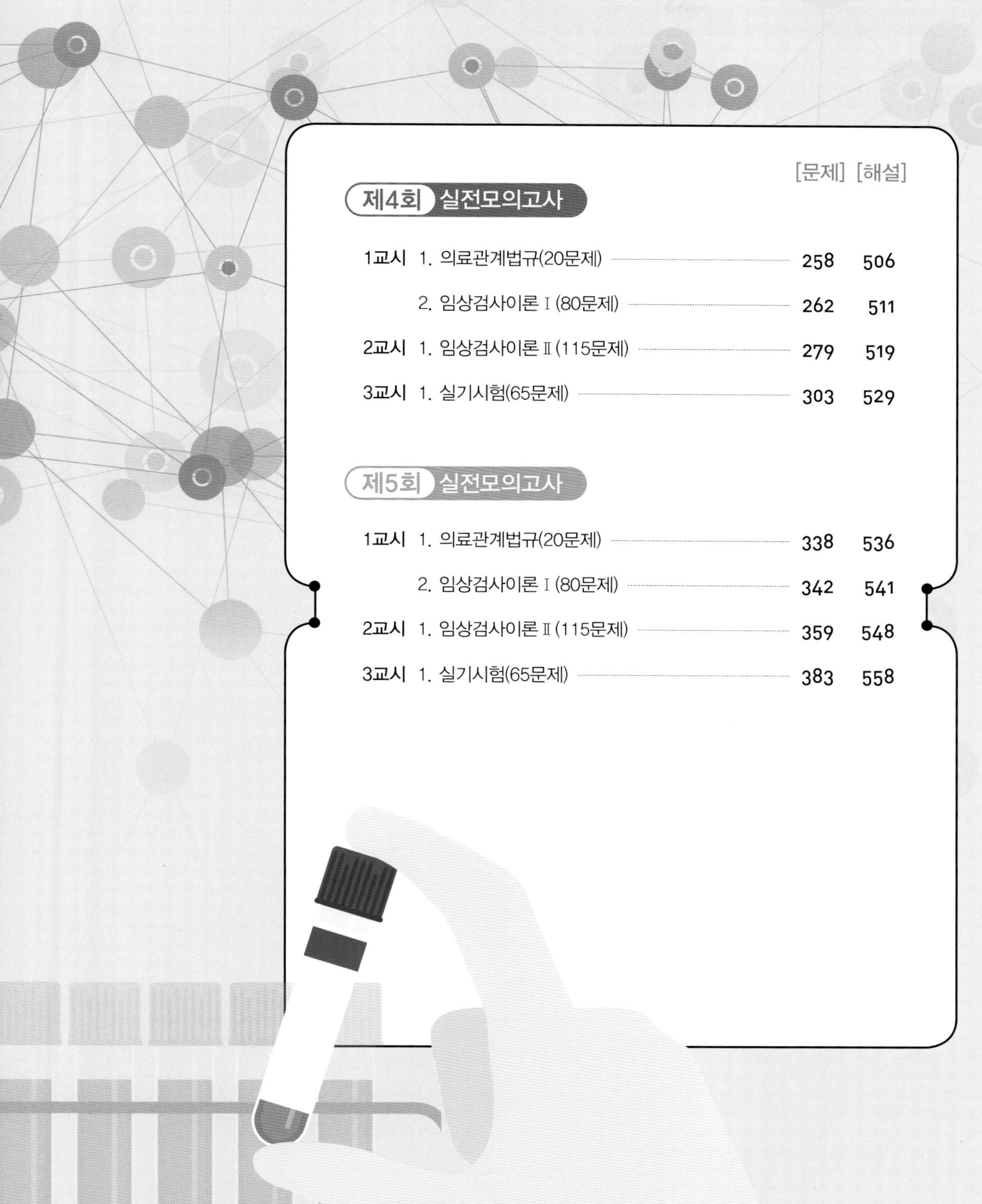

[문제] [해설]

제4회 실전모의고사

제5회 실전모의고사

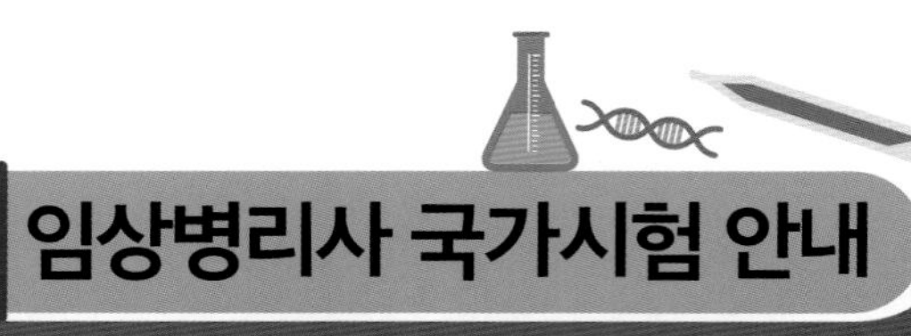

임상병리사 국가시험 안내

직종 안내

수행직무

임상병리사는 의사 또는 치과의사의 지도 아래 진료나 의화학적(醫化學的) 검사에 종사하는 의료기사의 한 종류로, 의사의 지시에 따라 환자의 질병을 진단, 치료, 예방하기 위하여 혈액, 체액, 세포, 조직 등의 검사물을 채취하고 검사하는 업무를 수행하는 자를 말한다.

임상병리사는 의료기사등에 관한 법률 시행령 제2조 1항에 따라 기생충학·미생물학·법의학·병리학·생화학·세포병리학·수혈의학·요화학(尿化學)·혈액학·혈청학 분야, 방사성동위원소를 사용한 검사물 분야 및 기초대사·뇌파·심전도·심폐기능 등 생리기능 분야의 화학적·생리학적 검사에 관한 다음의 구분에 따른 업무를 수행한다.

1) 검사물 등의 채취·검사
2) 검사용 시약의 조제
3) 기계·기구·시약 등의 보관·관리·사용
4) 혈액의 채혈·제제·제조·조작·보존·공급
5) 그 밖의 화학적·생리학적 검사

진로 및 전망

- **의료기관:** 임상병리과, (해부,조직)병리과, 핵의학과, 특수검사실(생리학검사실, 별도의 특수검사실이 없을 경우, 신경과, 순환기내과, 안과, 이비인후과, 호흡기내과 소속 등), 건강관리과, 응급검사실, 전자 현미경실, 특수건강진단기관 등
- **보건기관:** 임상병리검사실, 방역과, 의약과 등
- **기타:** 대학, 각종 연구소, 임상병리 시약·기기 업체, 공무원 등

시험일정

구분		일정	비고
응시원서 접수	기간	• 인터넷 접수: 국시원 홈페이지 확인	다만, 외국대학 졸업자로 응시자격 확인서류를 제출하여야 하는 자는 접수기간 내에 반드시 국시원(2층 고객지원센터)에 방문하여 서류 확인 후 접수 가능 함.
	장소	• 인터넷 접수: 국시원 홈페이지 [원서접수] 메뉴	
응시표 출력기간		시험장 공고일 이후부터 출력 가능	

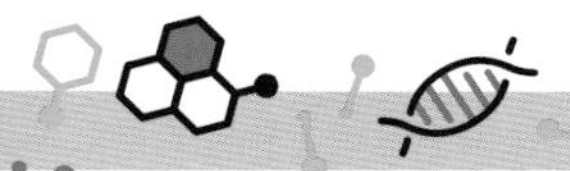

<table>
<tr><td rowspan="2">시험시행</td><td>일시</td><td>국시된 홈페이지 확인</td><td rowspan="2">[응시자 준비물]
- 응시표, 신분증, 필기도구 지참
(컴퓨터용 흑색 수성사인펜은 지급함.)
※ 식수(생수)는 제공하지 않음.</td></tr>
<tr><td>장소</td><td>[국시원 홈페이지]-[시험안내]-[임상병리사]-[시험장소(필기/실기)]</td></tr>
<tr><td>최종
합격자발표</td><td>방법</td><td>• 국시원 홈페이지 [합격자조회]메뉴
• 자동응답전화: 060-700-2353</td><td>• 휴대전화번호가 기입된 경우에 한하여 SMS 통보함.</td></tr>
</table>

응시자격

■ 다음 각 호의 자격이 있는 자가 응시할 수 있습니다.

(1) 취득하고자 하는 면허에 상응하는 보건의료에 관한 학문을 전공하는 대학·산업대학 또는 전문대학을 졸업한 자.(※복수전공 불인정) 단, 졸업예정자의 경우 이듬해 2월 이전 졸업이 확인된 자이어야 하며 만일 동 기간 내에 졸업하지 못한 경우 합격이 취소됩니다.

(2) 보건복지부장관이 인정하는 외국에서 취득하고자 하는 면허에 상응하는 보건의료에 관한 학문을 전공하는 대학과 동등이상의 교육과정을 이수하고 외국의 해당 의료기사 등의 면허를 받은 자.
다만, '95. 10. 6 당시 보건사회부 장관이 인정하는 외국의 해당 전문대학 이상의 학교에 재학 중인 자는 그 해당학교 졸업자

■ 다음 각 호에 해당하는 자는 응시할 수 없습니다.

(1) 정신건강증진 및 정신질환자 복지서비스 지원에 관한 법률(약칭: 정신건강복지법) 제3조제1호에 따른 정신질환자. 다만, 전문의가 의료기사 등으로서 적합하다고 인정하는 사람은 그러하지 아니하다.

(2) 마약·대마 또는 향정신성의약품 중독자

(3) 피성년후견인, 피한정후견인

(4) 의료기사 등에 관한 법률 또는 형법중 제234조·제269조·제270조 제2항 내지 제4항·제317조 제1항, 보건범죄단속에 관한 특별조치법, 지역보건법, 국민건강증진법, 후천성면역결핍증예방법, 의료법, 응급의료에 관한 법률, 시체해부 및 보존에 관한 법률, 혈액관리법, 마약류관리에 관한 법률, 모자보건법 또는 국민건강보험법에 위반하여 금고 이상의 실형의 선고를 받고 그 집행이 종료되지 아니하거나 면제되지 아니한 자

시험과목

시험종별	시험 과목수	문제수	배점	총점	문제 형식
필기	3	215	1점/1문제	215점	객관식 5지 선다형
실기	1	65	1점/1문제	65점	객관식 5지 선다형

시험 시간표

구분	시험 과목(문제 수)	교시별 문제 수	시험 형식	입장 시간	시험 시간	
1교시	1. 의료관계법규 (20) 2. 임상검사이론 I (80)	100	객관식	~08:30	09:00~10:25	85분
	휴식					(30분)
2교시	1. 임상검사이론 II (115)	115	객관식	~10:45	10:55~12:30	95분
	휴식					(30분)
3교시	1. 실기시험 (65)	65	객관식	~12:50	13:00~14:05	65분
					08:30~14:04	245분 + (90분)

※ 의료관계법규: 「의료법」, 「의료기사 등에 관한 법률」, 「감염병의 예방 및 관리에 관한 법률」, 「지역보건법」, 「혈액관리법」과 그 시행령 및 시행규칙

합격 기준

종류	합격자
필기시험	매 과목 만점의 40퍼센트 이상, 전 과목 총점의 60퍼센트 이상 득점한 자
실기시험	만점의 60퍼센트 이상 득점한 자

응시원서 접수안내

한국보건의료인국가시험원 홈페이지 확인

시험장소

한국보건의료인국가시험원 홈페이지 확인

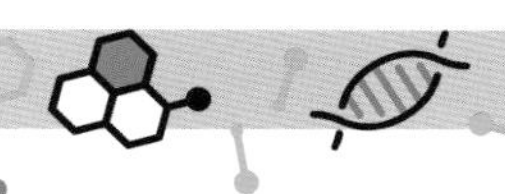

임상병리사 국가시험 출제범위

시험 직종	임상병리사	적용 기간	2015년도 제43회부터 ~ 별도 공지 시 까지		
직무 내용	임상병리사란 사람으로부터 채취한 가검물이나 인체의 생리적 기능 변화를 과학적 방법으로 검사하여 질병의 진단, 예후 판정에 도움이 되도록 그 결과를 제공하는 전문 직업이다.				
시험 형식	객관식(5지 선다형)	문제 수(배점)	280문제(1점/1문제)	시험 시간	245분

교시	시험과목 (문제 수)	분야(문제 수)	영역	세부 영역
1교시	1. 의료관계법규	1. 의료법	1. 의료인	
			2. 의료기관	
			3. 감독	
		2. 의료기사 등에 관한 법률	1. 의료기사의 업무범위	
			2. 면허 및 국가시험	
			3. 면허취소 및 자격정지	
			4. 보수교육	
			5. 벌칙	
		3. 감염병의 예방 및 관리에 관한 법률	1. 목적 및 정의	
			2. 신고 및 보고	
			3. 예방접종	
			4. 고위험병원체	
		4. 지역보건법	1. 보건소	
			2. 건강진단 등의 신고	
		5. 혈액관리법	1. 정의	
			2. 혈액관리업무	
			3. 혈액의 적격여부 검사	
			4. 특정수혈부작용	
	2. 임상검사이론 I	1. 공중보건학	1. 건강과 공중보건	1. 개념, 질병의 자연사 및 보건 의료 실천활동
			2. 환경위생 및 환경보건	1. 환경위생 및 환경보전
				2. 산업장 및 직업병 관리
				3. 식품위생관리(보존법)
			3. 역학 및 질병관리	1. 역학적 인자 및 조사방법
				2. 질병관리
			4. 보건관리	1. 보건행정 및 국민건강보험
				2. 보건사업
		2. 해부생리학	1. 해부학	1. 뼈대 및 근육의 명칭
				2. 순환기의 형태적 특징
				3. 소화기의 형태적 특징
				4. 호흡기의 형태적 특징
				5. 신경의 분류와 특징

			2. 생리학	1. 일반 및 근육 생리
				2. 순환 생리
				3. 호흡 생리
				4. 소화 생리
				5. 내분비 생리
		3. 조직병리학	1. 병리학	1. 세포손상 및 세포적응
				2. 순환장애
				3. 염증과 수복
				4. 종양(tumor)
				5. 유전질환
			2. 조직학	1. 현미경 및 각 기관의 현미경적 구조
				2. 상피조직
				3. 결합조직
				4. 신경조직
				5. 근육조직
			3. 조직검사학	1. 조직검체 및 육안검사
				2. 조직의 고정
				3. 일반조직 및 뼈조직 절편제작
				4. 염색이론 및 헤마톡실린-에오신
				5. 결합조직 및 핵산염색
				6. 탄수화물염색
				7. 지질염색, 유전분염색, 생체염색소염색, 병원미생물염색
				8. 면역 및 효소조직화학
				9. 분자병리 및 전자현미경 검사
			4. 진단세포학	1. 진단세포학의 정의
				2. 세포검체 처리, 세포도말 고정 및 염색
				3. 여성생식기 조직 및 세포학
				4. 내분비 세포평가
				5. 염증성 및 양성증식성 변화
				6. 자궁의 상피성 병변
				7. 세포검사 결과보고
		4. 임상생리학	1. 심전도 검사	1. 심전도검사의 기초
				2. 심전도 파형
				3. 표준 12유도법
				4. 심전도 소견의 특징
				5. 심전도 기록
				6. 심전도 측정법
				7. 24시간 심전도
				8. 부하 심전도

			2. 뇌파 검사	1. 뇌파검사의 기초
				2. 뇌파 소견의 특징
				3. 뇌파 기록
				4. 뇌파의 부활법
				5. 인공산물의 원인 및 제거법
				6. 수면다원검사
			3. 근전도 검사	1. 신경전도검사의 기초
				2. 신경전도검사법
				3. 유발전위검사
			4. 호흡계 및 기타 생리학적 검사	1. 폐기능검사의 기초
				2. 폐활량 및 최대환기량 검사법
				3. 노력성폐활량 검사법(FVC)
				4. 폐활량검사의 평가
				5. 기타 폐기능검사
				6. 기타 생리검사
			5. 초음파검사(심장, 뇌혈류)	1. 초음파 검사의 기초
				2. B모드(2-D) 심초음파
				3. M모드 심초음파
				4. 도플러 심초음파
				5. 뇌혈류 검사의 기초
				6. 뇌혈류 초음파 검사창
2교시	3. 임상검사 이론 Ⅱ	1. 임상화학	1. 기초 임상화학	1. 검체의 보존 및 안정성
				2. 용량기구, 초자기구, 일반기구
				3. SI 단위, 단위 전환, 용액의 제조
				4. 질관리와 통제
			2. 검사기기학	1. 자동화학분석기
				2. 광학분석기
				3. 분리분석법
				4. 이온선택전극법
			3. 분석 임상화학	1. 단백질과 전기영동
				2. 비단백질소 화합물 검사
				3. 지질검사
				4. 전해질, 산-염기평형 및 혈액가스검사
				5. 효소검사
				6. 탄수화물검사
				7. 부신호르몬검사 및 비타민
				8. 약물검사
				9. 기능 및 표지자검사
			4. 요검사 및 체액검사	1. 요검사 개요
				2. 요의 물리·화학적 검사
				3. 현미경적 요검사
				4. 대사질환 요검사
				5. 체액의학적 검사

			5. 핵의학 검사	1. 핵의학 기초이론 및 안전관리
				2. 핵의학적 검사
		2. 혈액학	1. 기초 혈액학	1. 조혈, 적혈구계 성숙과 대사
				2. 혈액소, 철
				3. 비정상 적혈구
				4. 백혈구 성숙
				5. 비정상 백혈구
				6. 거대핵세포 및 혈소판
				7. 지혈기전, 응고활성과 억제인자
				8. 적혈구계 질환
				9. 백혈구계 질환
				10. 출현성 질환
			2. 혈액학적 검사	1. 채혈과 항응고제, 일반 혈액학, 체액세포 검사
				2. 자동 혈액학 검사
				3. 특수 혈액학 검사
				4. 골수검사 및 특수 염색
				5. 혈소판 기능 및 응고계 검사
				6. 유세포분석(흐름세포측정), 염색체, 분자생물학적 검사
			3. 수혈학 (12)	1. 혈액형 항원과 항체
				2. ABO 혈액형
				3. Rh 혈액형 및 기타 혈액형
				4. 헌혈
				5. 혈액 성분제제
				6. 수혈 요법 및 수혈부작용
				7. 항글로불린검사
				8. 수혈 전 검사(항체선별, 동정, 교차시험)
				9. 흡착, 해리, 타액, HLA, 혈액형 분자유전학적 검사
				10. 질관리
		3. 임상미생물학	임상세균학	1. 멸균과 항균요법
				2. 감염예방
				3. 산소성(호기성) 또는 조건무산소성(통성혐기성) 그람양성 알균
				4. 산소성(호기성) 그람음성 알균
				5. 산소성(호기성) 그람양성 막대균
				6. 장내세균과
				7. 비브리오과
				8. 포도당비발효 그람음성 막대균
				9. 영양 요구성이 까다로운 그람음성막대균
				10. 무산소성(혐기성) 세균
				11. 미세산소성 세균
				12. 세균분자 진단

			2. 진균학	1. 효모
				2. 표재성 및 피부진균증
				3. 피하진균증
			3. 바이러스학	1. 바이러스 구조 및 분류
				2. DNA 바이러스
				3. RNA 바이러스
			4. 기생충학	1. 원충류
				2. 연충류(Helminth)
			5. 임상면역학	1. 면역기전 및 분류
				2. 항원, 항체 및 보체
				3. B림프구와 T림프구
				4. 이식면역
				5. 과민반응, 관용 및 자가면역
				6. 종양면역 및 면역결핍
			6. 임상혈청학	1. 혈청검사실내 검체처리 및 안전
				2. 항원항체반응
				3. 매독진단
				4. 바이러스성 간염 진단
				5. 후천성 면역결핍증후군
				6. 자기면역질환
3교시	4. 실기시험	1. 조직 · 세포병리검사	1. 조직병리검사	1. 육안조직검사 및 고정
				2. 동결절편제작 및 탈회방법(감염관리 포함)
				3. 조직절편제작
				4. 일반염색방법 및 조직(염증, 괴사포함)
				5. 특수조직화학염색방법(효소조직화학염색방법 포함)
				6. 면역조직화학염색방법
				7. 분자병리검사방법(전자현미경검사방법 포함)
			2. 세포병리검사	1. 상피세포 및 여성생식기 구조
				2. 세포도말표본 제작방법
				3. 세포염색표본 제작방법
				4. 호르몬평가 및 염색체이상
				5. 부인과 염증성 및 양성증식성 병변
				7. Bethesda 체계 및 진단 질관리
		2. 임상화학검사	1. 요화학 검사	1. 콩팥의 구조와 기능 및 물리적 검사
				2. 요의 화학적 검사
				3. 요검사의 현미경적 검사
			2. 임상화학검사	1. 검체 취급과 시약의 조제 및 관리
				3. 용량 기구 및 일반 기기 관리
				4. 단백 및 비단백질소 화합물 검사(비타민 검사 포함)
				5. 약물 농도 검사

				6. 전해질, 산 염기 평형과 혈액 가스 검사
				7. 전기영동 검사
				8. 기능, 표지자 검사
				9. 분석 기기
				10. 체액검사
				11. 질 관리
			3. 핵의학적 검사	1. 핵의학 체외검사
				2. 방사선 안전 및 폐기물 관리
		3. 혈액학검사	1. 혈액학 검사	1. 채혈 및 검체 처리
				2. 일반 혈액학 검사 및 체액검사
				3. 특수 혈액학 검사
				4. 골수 검사
				5. 염색체 검사
				6. 혈액응고 검사
				7. 질관리
			2. 혈액은행(수형) 검사	1. 혈액형 검사, 불일치 해결
				2. 수혈 전 검사
				3. 헌혈, 혈액성분제지관리, 혈액성분채집술
				4. 수혈 후 검사, 질관리(혈액제제, 장비, 시약)
		4. 임상미생물 검사	임상세균검사	1. 검체별 염색 검사 및 배양 방법
				2. 동정에 이용되는 생물화학적 성상
				3. 병원성 세균의 분리 동정
				4. 항균제 감수성검사
				5. 질관리(검사, 항균제, 장비), 멸균, 감염관리
			2. 진균검사	1. 검체의 직접검사 및 효모진단
				2. 진균배양 및 형태학적 진단
			3. 바이러스 검사	1. 바이러스 구조, 배양, 진단
				2. 바이러스 분자진단검사
			4. 기생충 검사	1. 기생충 검사법 및 감별진단(원충류, 선충류, 조충류, 흡충류)
				2. 혈액기생충 감별진단
			5. 면역혈청검사	1. 기초실험(희석, 검체처리, 감염관리)
				2. immunoassay 방법론
				3. 발열성 질환, 간염, HIV 질환 및 알레르기검사
				4. 이식면역, 자가면역, 분자면역 및 종양면역 검사

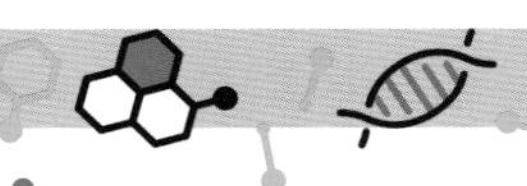

임상병리사 국가시험 샘플 문항

1. 심전도 검사 시 Ⅱ 유도에서 아래와 같이 기록되었다. 대처 방법으로 가장 옳은 것은?

문항 분석	문항 특성	난이도
	해석형, 자료 제시형	중

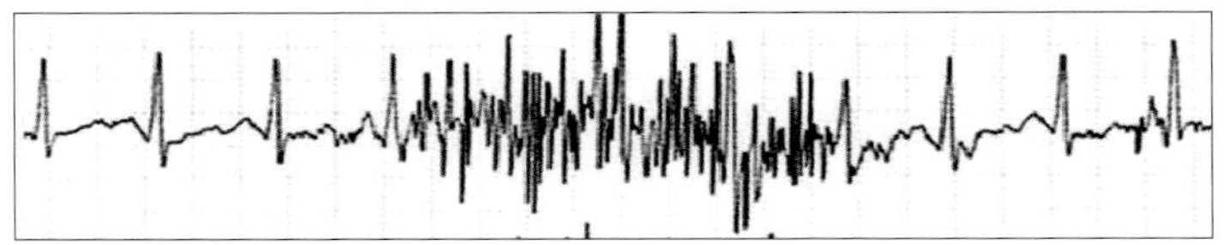

① 왼손에 힘을 빼고 움직이지 않도록 한다.
② 오른손에 힘을 빼고 움직이지 않도록 한다.
③ 왼발전극을 피부와 다시 잘 접촉시킨다.
④ 왼손전극을 피부와 다시 잘 접촉시킨다.
⑤ 오른손전극을 피부와 다시 잘 접촉시킨다.

2. 원인이 확실치 않은 재발성 실신을 호소하는 환자에게 혈관미주신경성 실신(vasovagal syncope)을 진단하기 위해 실시하는 검사는?

문항 분석	문항 특성	난이도
	암기형, 텍스트형	하

① 청각 검사 ② 후각 검사 ③ 시각유발 검사
④ 평형기능 검사 ⑤ 기립경사도 검사

3. 적혈구용적치가 55% 이상인 진성적혈구증가증 환자로부터 응고검사에 필요한 혈액을 채취하고자 한다. 항응고제로 sodium citrate가 들어 있는 튜브에 채혈하고자 할 경우 올바른 방법은?

문항 분석	문항 특성	난이도
	문제 해결형, 텍스트형	하

① 그대로 사용한다.
② 항응고제 양을 줄인다.
③ 항응고제 양을 늘린다.
④ 항응고제를 EDTA로 바꾼다.
⑤ 항응고제를 heparin으로 바꾼다.

제 1 회

실전 모의고사

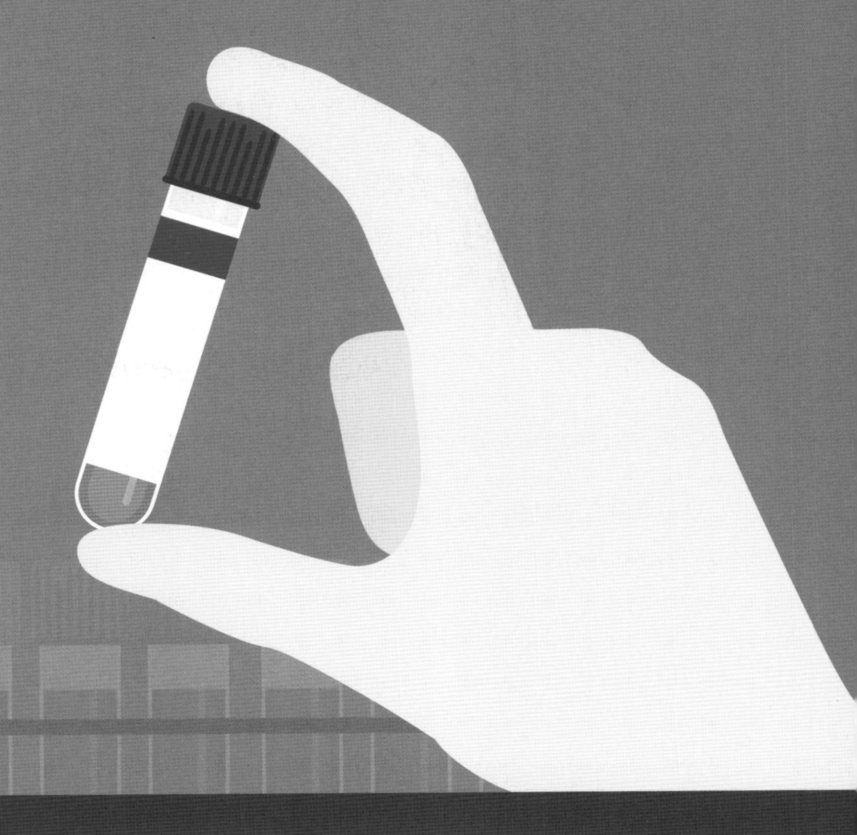

1교시 1. 의료관계법규(20문제)

2. 임상검사이론 Ⅰ(80문제)

2교시 1. 임상검사이론 Ⅱ(115문제)

3교시 1. 실기시험(65문제)

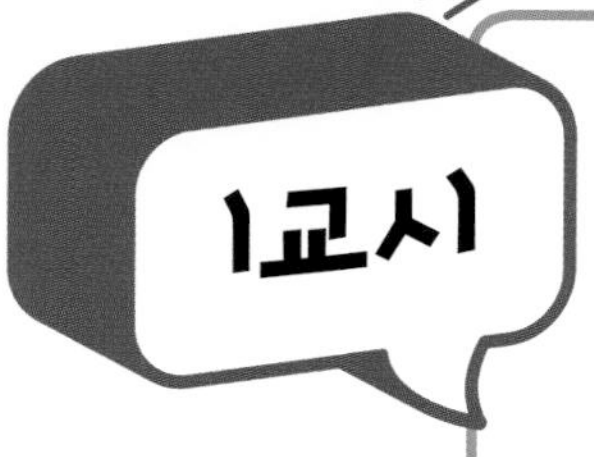

1. 의료관계법규(20문제)
2. 임상검사이론I(80문제)

공중보건학(10), 해부생리학(10), 조직병리학(30), 임상생리학(30)

의료관계법규

01 실험과 검사를 위해서 보건소 시설을 이용할 수 없는 사람은?

① 약사　② 치과의사　③ 의사
④ 조산사　⑤ 한의사

02 보건소장에게 감독, 지시를 내리는 사람은?

① 질병관리본부장　② 보건환경연구원장
③ 보건복지부장관　④ 시장, 군수, 구청장
⑤ 시도지사

03 보건소 설치 기준을 규정하고 있는 곳은?

① 보건복지부령　② 대통령령
③ 법률　④ 해당 지방자치단체 조례
⑤ 보건의료기본법

04 보건소의 업무가 아닌 것은?

① 의약품 복용법 지도
② 감염병의 예방 및 관리
③ 지역 주민에 대한 진료 및 질병 관리
④ 지역보건의료 정책의 기획, 조사·연구
⑤ 의료인·의료기관 등에 대한 지도 관리

MEMO

01	①	②	③	④	⑤
02	①	②	③	④	⑤
03	①	②	③	④	⑤
04	①	②	③	④	⑤

05 후천성면역결핍증 환자의 혈액으로 인한 사고 발생 시 후속 감염 예방 조치를 명하는 사람은?

① 대통령 ② 보건소장
③ 도지사 ④ 보건복지부장관
⑤ 식품의약품안전처장

06 예방 접종의 실시 기준과 방법 등에 관하여 필요한 사항은 누구의 명으로 시행하는가?

① 대통령령 ② 보건복지부령
③ 도지사 ④ 시장, 군수
⑤ 질병관리본부장

07 다음 중 그 발생을 계속 감시할 필요가 있어 발생 또는 유행 시 24시간 이내에 신고해야 하는 것은?

① 제3급감염병
② 제4급감염병
③ 기생충감염병
④ 생물테러감염병
⑤ 세계보건기구 감시 대상 감염병

08 의사, 치과의사 또는 한의사가 정당한 사유 없이 수술, 수혈, 전신마취에 대한 서면 동의를 받지 않은 경우 벌칙은?

① 300만 원 이하의 과태료
② 200만 원 이하의 과태료
③ 100만 원 이하의 과태료
④ 300만 원 이하의 벌금
⑤ 500만 원 이하의 벌금

MEMO

05	①	②	③	④	⑤
06	①	②	③	④	⑤
07	①	②	③	④	⑤
08	①	②	③	④	⑤

09 제1급감염병 발생 시 세대주가 보건소장에게 신고해야 하는 내용이 아닌 것은?

① 신고인과 사망자와의 관계
② 감염병환자등 또는 사망자의 성명 및 직업
③ 감염병환자등 또는 사망자의 발병일
④ 신고인의 직업 및 감염병환자등과의 관계
⑤ 신고인의 주소와 감염병환자등과의 관계

10 의료기사 등에 관한 법률과 관련해 내용 연결이 잘못된 것은?

① 결격 사유 – 피한정후견인
② 자격정지 처분 공소시효 기간 – 사유가 발생한 날부터 5년
③ 국가시험의 시행과 공고 – 한국보건의료인국가시험원
④ 보수교육 업무위탁 – 관련 연구기관
⑤ 국가시험 – 반드시 필기시험과 실기시험을 구분해 실시

11 의료기사가 3년 이하의 징역 또는 3천만 원 이하의 벌금에 해당되는 것은?

① 면허증 대여 알선을 주선한 사람 또는 면허증을 대여 받은 사람
② 업무상 알게 된 비밀을 누설한 사람 또는 치과기공사 면허 없이 치과기공소를 개설한 치과의사
③ 실태와 취업 상황 보고를 허위로 신고한 사람 또는 업무상 알게 된 비밀을 누설한 사람
④ 안경 및 콘택트렌즈를 안경업소 외의 장소에서 판매한 안경사
⑤ 치과의사 또는 의사가 발행한 치과기공물제작의뢰서에 따르지 아니하고 업무를 행한 사람

12 지역보건의료기관의 전문인력 배치 및 임용자격 기준을 정하는 것은?

① 대통령령
② 보건소법
③ 의료법
④ 보건복지부령
⑤ 지방자치단체조례

MEMO

09	①	②	③	④	⑤
10	①	②	③	④	⑤
11	①	②	③	④	⑤
12	①	②	③	④	⑤

13 의료기관의 이전 또는 중요 사항 변경 시 누구에게 신고서를 제출해야 하는가?

① 보건복지부 장관 ② 시도지사
③ 보건소장 ④ 국립보건원장
⑤ 시장, 군수, 구청장

14 치과병원의 개설 허가 상황을 매 분기 보고받는 사람은?

① 시도지사 ② 서울특별시장
③ 교육부장관 ④ 보건복지부장관
⑤ 대통령

15 의료기사 등의 면허 취소에 해당되지 않는 것은?

① 피성년후견인
② 금고 이상의 형을 받았을 때
③ 보수교육을 받지 않았을 때
④ 타인에게 면허증 대여
⑤ 3회 이상 자격정지 처분을 받을 때

16 의료인이 5년 간 보존해야 할 기록으로만 조합된 것은?

① 환자명부, 간호 기록부 ② 진료 기록부, 수술 기록
③ 처방전, 진단서 ④ 간호 기록부, 처방전
⑤ 조산 기록부, 수술 기록

17 의료기관 개설자가 거짓으로 진료비를 청구하여 금고 이상의 형이 확정된 때 의료기관 개설 허가의 취소 또는 폐쇄를 반드시 명해야 하는 사람은?

① 시도지사 ② 도지사
③ 보건소장 ④ 대통령
⑤ 시장, 군수, 구청장

MEMO

13	①	②	③	④	⑤
14	①	②	③	④	⑤
15	①	②	③	④	⑤
16	①	②	③	④	⑤
17	①	②	③	④	⑤

18 **의료기사 등의 품위 손상 행위와 관련된 내용이 아닌 것은?**

① 6개월 이내 자격 정지 처분
② 검사 결과를 사실과 다르게 판시하는 행위
③ 학문적, 윤리적으로 허용되지 않는 방법으로 업무를 하는 행위
④ 안경사의 업소에 대한 거짓 또는 과장 광고 행위
⑤ 치과의사의 지도 없이 치과기공물을 수리하는 행위

19 **헌혈자로부터 채혈하여 제조한 혈액제제를 의료기관에 공급하는 가격의 결정자는?**

① 혈액원장
② 보건복지부장관
③ 질병관리본부장
④ 대통령
⑤ 해당 의료기관의 장

20 **혈액 관리법에서 사용되는 용어의 정의로 옳지 않은 것은?**

① 혈액관리업무"란 수혈이나 혈액제제(血液製劑)의 제조에 필요한 혈액을 채혈·검사·제조·보존·공급 또는 품질관리 하는 업무를 말한다.
② "혈액원"이란 혈액관리업무를 수행하기 위하여 허가를 받은 자를 말한다.
③ "부적격혈액"이란 채혈 시 또는 채혈 후에 이상이 발견된 혈액 또는 혈액제제로서 대통령령으로 정하는 혈액 또는 혈액제제를 말한다.
④ "채혈"이란 수혈 등에 사용되는 혈액제제를 제조하기 위하여 헌혈자로부터 혈액을 채취하는 행위를 말한다.
⑤ "채혈금지대상자"란 감염병 환자, 약물복용 환자 등 건강기준에 미달하는 사람으로서 헌혈을 하기에 부적합하다고 보건복지부령으로 정하는 사람을 말한다.

MEMO

18	①	②	③	④	⑤
19	①	②	③	④	⑤
20	①	②	③	④	⑤

공중보건학

MEMO

21 산성비의 원인이 되는 대기오염 물질은?

① 산소
② 아황산가스
③ 오존
④ 이산화탄소
⑤ 벤젠

22 공중보건에 대한 기본 개념과 큰 관계가 없는 것은?

① 감염병 관리
② 감염병 예방
③ 만성질환 치료
④ 환경 위생 개선
⑤ 질병 조기 진단을 위한 의료지원

23 공중보건학과 유사한 개념을 갖는 조합은?

① 지역사회의학, 위생학
② 예방의학, 임상의학
③ 건설의학, 치료의학
④ 위생학, 치료의학
⑤ 사회의학, 임상의학

24 이학적 체온 조절에 영향을 미치는 조건으로 조합된 것은?

① 기압, 기온, 풍향
② 기온, 기습, 강설
③ 기압, 일광, 기습
④ 풍속, 기압, 강우
⑤ 기온, 기습, 기류

25 역학의 최종 목적과 특성이 가장 잘 설명된 것은?

① 임상 분야에 활용할 수 있는 자료 수집
② 질병의 분포를 규명하고 알맞은 치료제 생산을 위한 분석
③ 보건사업 기획을 위한 평가 자료 제공
④ 질병 치료에 사용된 치료법과 치료제의 효과 확인
⑤ 질병의 유발 원인과 해당 원인의 기여도 분석

21	①	②	③	④	⑤
22	①	②	③	④	⑤
23	①	②	③	④	⑤
24	①	②	③	④	⑤
25	①	②	③	④	⑤

26 질병 생성의 생태학적 모형을 구성하는 것으로 조합된 것은?

① 병인, 숙주, 물리적 자극
② 병인, 환경, 화학적 자극
③ 환경, 화학적 자극, 숙주
④ 병인, 숙주, 환경
⑤ 환경, 화학적·물리적 자극

27 공중보건사업의 최소 단위는?

① 시·도 단위
② 여성과 남성
③ 행정 구역 단위
④ 지역 사회 단위
⑤ 지역 내 성인과 영아

28 산업혁명이 발생하고 공중보건의 사상이 싹튼 시기는?

① 고대기
② 중세기
③ 근세기
④ 근대기
⑤ 현대기

29 공중보건사업 중 국민건강증진사업의 핵심 요소로 작용하는 것은?

① 보건교육
② 예방교육
③ 재활교육
④ 관리사업
⑤ 요양사업

30 WHO의 1차보건의료 접근법 중 거리와 관계없이 지역 주민이 필요할 때 서비스 제공이 가능한 상태를 의미하는 것은?

① Accessible
② Acceptable
③ Available
④ Affordable
⑤ Quality

MEMO

26	①	②	③	④	⑤
27	①	②	③	④	⑤
28	①	②	③	④	⑤
29	①	②	③	④	⑤
30	①	②	③	④	⑤

MEMO

31 상피조직과 각 해당 조직이 구성하는 신체 기관이 바르게 연결된 것은?

① 단층원주상피 - 콩팥, 난소, 갑상샘
② 단층입방상피 - 가슴막, 허파꽈리
③ 비각질중층편평상피 - 식도, 입안, 질
④ 이행상피 - 콩팥깔때기, 담낭
⑤ 섬모성거짓중층원주상피 - 비뇨기계

32 척추뼈와 관련된 설명으로 옳은 것은?

① 목굽이와 허리굽이는 신생아에게서만 볼 수 있다.
② 23개의 척추사이원반, 29쌍의 척추사이구멍을 갖고 있다.
③ 척추뼈를 세는 기준이 되는 뼈는 첫 번째 목뼈이다.
④ 칼돌기는 허리뼈에서 볼 수 있다.
⑤ 꼬리뼈는 어린이는 3개, 어른은 4개이다.

33 신경세포체 세포질 내에 존재하는 것은?

① 니슬소체(Nissl body)
② 마이스너소체(Meissner's corpuscle)
③ 루피니소체(Ruffini corpuscle)
④ 파치니소체(Pacini's corpuscle)
⑤ 크라우제소체(Krause's corpuscle)

34 신경계의 발생 배엽에 대한 설명으로 옳은 것은?

① 외배엽에서 발생한다.
② 중배엽에서 발생한다.
③ 근육계, 혈관 등과 함께 중배엽에서 발생한다.
④ 중배엽에서 발생해 내배엽으로 옮겨간다.
⑤ 소화계, 배설계와 같은 외배엽성 기관이다.

31	①	②	③	④	⑤
32	①	②	③	④	⑤
33	①	②	③	④	⑤
34	①	②	③	④	⑤

35 각 물질의 재흡수와 관련된 내용으로 옳은 것은?

① K^+: 토리쪽곱슬세관에서 재흡수된다.
② 포도당: 먼쪽곱슬세관에서 모두 재흡수된다.
③ Na^+: 먼쪽곱슬세관에서 모두 재흡수된다.
④ HCO_3^-: 먼쪽곱슬세관에서 재흡수된다.
⑤ H_2O: 먼쪽곱슬세관에서 대부분 재흡수된다.

36 위샘을 구성하는 세포 중 pepsinogen을 분비하는 것은?

① 은친화세포
② 목점액세포
③ 벽세포
④ 술잔세포
⑤ 으뜸세포

37 랑게르한스섬이 분비하는 호르몬은?

① Pepsin
② Lipase
③ Glucagon
④ Trypsin
⑤ Amylase, insulin

38 대뇌겉질의 영역별 기능이 옳게 연결된 것은?

① 이마엽: 운동중추
② 뒤통수엽: 후각중추
③ 관자엽: 시각중추
④ 이마엽: 언어중추
⑤ 이마엽: 청각중추

39 혈압과 관련된 내용으로 옳은 것은?

① 맥압은 최고 혈압과 최저 혈압의 차이를 의미한다.
② 최고 혈압과 최저 혈압의 차이는 80mmHg 이 정상이다.
③ 혈압은 노동맥에서 측정한다.
④ 혈압 상승은 부교감신경 자극으로 일어난다.
⑤ 혈압 측정은 주로 넙다리동맥에서 이루어진다.

MEMO

35	①	②	③	④	⑤
36	①	②	③	④	⑤
37	①	②	③	④	⑤
38	①	②	③	④	⑤
39	①	②	③	④	⑤

40 Vasopressin의 주요 작용 부위는?

① 요관 ② 집합세관
③ 방광, 요관 ④ 콩팥, 집합세관
⑤ 집합세관, 토리쪽곱슬세관

조직병리학

41 세포에 비정상적인 자극이 가해져 일어나는 손상과 관련 있는 것은?

① 형태학적 변화 ② 불사용위축
③ 생리적위축 ④ 세포적응
⑤ 생리적비대

42 질뒤천장에서 채취한 검체의 고정액으로 가장 널리 사용되는 것은?

① 80% Propanol ② 95% Ethanol
③ Saline ④ 50% Ethanol
⑤ 2% Carbowax

43 Mycobacterium tuberculosis에 의해 발생하는 것은?

① 응고괴사 ② 액화괴사
③ 치즈괴사 ④ 괴저성괴사
⑤ 지방괴사

44 일생에 걸쳐 증식하며 탈락 또는 사멸된 세포를 새롭게 재생시키는 강력한 세포는?

① 불안정세포 ② 영구세포
③ 안정세포 ④ 아교세포
⑤ 간엽성세포

MEMO

40	①	②	③	④	⑤
41	①	②	③	④	⑤
42	①	②	③	④	⑤
43	①	②	③	④	⑤
44	①	②	③	④	⑤

45 자극을 받으면 손상된 조직을 재생시키는 세포들로만 구성된 것은?

① 섬유모세포, 뼈대근육세포
② 민무늬근육세포, 자궁내막세포
③ 뼈모세포, 실질세포
④ 신경세포, 심장근육세포
⑤ 편평상피세포, 신경절세포

46 결합조직 구성 성분 중 피하조직과 폐를 이루는 것은?

① 탄력섬유
② 세망섬유
③ 교원섬유
④ 근원섬유
⑤ 고정원섬유

47 점막상피에 존재하는 점액분비세포의 명칭과 주로 관찰되는 위치를 바르게 연결한 것은?

① 술잔세포, 샘창자
② 파네트세포, 작은창자
③ 파이어판, 작은창자
④ 술잔세포, 잘록창자
⑤ 파네트세포, 큰창자

48 바닥막에 대한 설명으로 옳은 것은?

① 바닥판은 생체막으로 세포 내 구조를 이루고 있다.
② 바닥판은 투과전자현미경으로 관찰할 수 없을 만큼 두껍다.
③ 바닥판은 허파꽈리에서 상피세포층 사이에 존재한다.
④ 바닥판은 바닥막과 섬유세망판으로 구성된다.
⑤ 바닥막은 염색이 되지 않는다.

49 신경조직에서 볼 수 있는 세포들이 바르게 연결된 것은?

① 뇌실막세포, 종말세포
② 미세아교세포, 비만세포
③ 종말세포, 뼈파괴세포
④ 별아교세포, 탄력세포
⑤ 희소돌기아교세포, 슈반세포

MEMO

45	①	②	③	④	⑤
46	①	②	③	④	⑤
47	①	②	③	④	⑤
48	①	②	③	④	⑤
49	①	②	③	④	⑤

50 중추신경계통 myelin sheath를 형성하는 것은?

① Axon
② Schwann cell
③ Neurilemma
④ Oligodendrocyte
⑤ Schwann's sheath

51 조직의 육안 검사에 대한 설명으로 옳은 것은?

① 신선한 조직은 생체에서 분리한 즉시 관찰한다.
② 고정한 조직은 절취 후 탈수를 거쳐 바로 염색한다.
③ 신선한 조직의 세포 감별은 광학현미경을 통해 검사할 수 있다.
④ 신선한 조직의 세포핵 감별을 위해 위상차 현미경을 사용한다.
⑤ 고정액 처리가 끝난 조직은 즉시 관찰한다.

52 조직 검사에 대한 설명으로 옳은 것은?

① 골수생검조직은 touch print를 만든 뒤 고정, wright염색을 통해 관찰한다.
② 세침흡인검사법으로 조직의 구조적 변화를 가장 정확히 확인할 수 있다.
③ 중심부바늘생검에 사용되는 needle은 14gage 이상의 굵은 것을 사용한다.
④ 조직형태학적 검사에서 진균 관찰을 위해 주로 H&E 염색을 사용한다.
⑤ touch print법은 조직세포의 형태 및 크기 관찰에 가장 적합한 방법이다.

53 암 진단을 위해 세침흡인생검법을 사용하는 대표적인 부위는?

① 젖샘, 폐
② 근조직, 소화관 점막
③ 콩팥, 림프절
④ 젖샘, 콩팥
⑤ 피부표피, 간

MEMO

50	①	②	③	④	⑤
51	①	②	③	④	⑤
52	①	②	③	④	⑤
53	①	②	③	④	⑤

54 날인표본법의 특징으로 옳은 것은?

① 가장 합병증이 적은 생검법이다.
② 조직배열 보존에 부적합하다.
③ 세포의 성장배경을 추적할 수 있다.
④ 비 촉진성 병소부위에 사용 할 수 없다.
⑤ 포르말린을 고정액으로 사용한다.

55 주변 세포와 형태, 크기, 구조가 다른 세포의 악성 유무 관찰에 가장 적합한 방법은?

① bone marrow smear ② touch print
③ fine needle aspiration ④ biopsy
⑤ needle biopsy

56 염료로 조직 절편을 염색하여 현미경을 통해 세포의 구조, 크기, 배열 등을 관찰하는 검사법은?

① 조직 화학적 검사 ② 효소 조직 화학적 검사
③ 조직 형태학적 검사 ④ 면역학적 검사
⑤ 면역조직 화학적 검사

57 조직 염색에 대한 내용으로 옳은 것은?

① 특수 염색을 통해 핵과 세포질을 주로 관찰한다.
② 결합 조직과 근조직 성분 검출을 위해 H&E 염색을 사용한다.
③ 특수 염색은 조직 내 진균 검출에 사용된다.
④ 은 침투법은 결핵균 염색법이다.
⑤ 은 친화성을 이용하는 염색법은 탄력섬유 염색에 사용된다.

58 탄수화물, 핵산 증명법이 속하는 영역은?

① 효소 조직 화학적 검사 ② 면역 조직 화학적 검사
③ 일반 조직 화학적 검사 ④ 조직 병리학적 검사
⑤ 분자 병리학적 검사

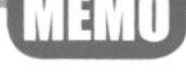

54	①	②	③	④	⑤
55	①	②	③	④	⑤
56	①	②	③	④	⑤
57	①	②	③	④	⑤
58	①	②	③	④	⑤

59 일반 조직 화학적 검사를 통해 증명할 수 있는 물질로만 조합된 것은?

① 핵 내 미세 구조, 콜레스테롤
② DNA, 항원
③ 인지질, 항체
④ 칼슘, 중성지방
⑤ 각종 효소, 면역 물질

60 기질 특이성을 이용해 반응물을 확인하는 검사법은?

① 형광항체법
② 효소 조직 화학 검사
③ 분자병리 검사
④ 금속침투법
⑤ 효소항체법

61 효소조직화학 검사법에서 육안으로 확인 가능한 최종 반응물은?

① PRP
② 기질분해효소
③ RNA
④ FRP
⑤ 효소표지항체

62 항체를 이용해 조직절편 내 항원의 존재 유무를 확인하는 검사법은?

① DNA 염기배열 검출법
② 핵산조직화학검사
③ 효소조직화학-전자현미경법
④ 동결절편을 이용하는 면역염색법
⑤ 파라핀 절편을 이용하는 분자효소법

63 분화를 끝낸 세포의 기능 및 형태가 변하는 현상은?

① 편평상피화생
② 비각화성 이형성
③ 조직수복
④ 각화성 이형성
⑤ 예비세포 증식

MEMO

59	①	②	③	④	⑤
60	①	②	③	④	⑤
61	①	②	③	④	⑤
62	①	②	③	④	⑤
63	①	②	③	④	⑤

64 **세포 위축과 가장 관련이 깊은 것은?**

① 세포의 증식
② 세포 사이 물질 감소
③ 세포의 비대
④ 세포 기능 항진
⑤ 세포의 분화

65 **후질원개와 편평-원주상피 접합부의 공통점으로 옳은 것은?**

① 암 발생률이 가장 높은 부위이다.
② 정확한 병변을 확인할 수 있다.
③ 세포 검사를 위한 검체 채취 부위이다.
④ 자궁목암 판정이 가능한 부위이다.
⑤ 해부학적으로 가장 자극에 취약한 부위이다.

66 **암세포 증식을 확인할 수 있는 최적의 단계는?**

① 유사분열 초기
② 휴지기
③ 감수분열 초기
④ 유사분열 후기
⑤ 합성기

67 **자궁 내 이상을 신속히 관찰하는 데 가장 적합한 검체 채취 부위는?**

① 자궁속막
② 바깥자궁목
③ 속자궁목
④ 뒤질천장
⑤ 편평원주상피 접합부

68 **자궁속막 세척을 통해 얻은 검체에 대한 설명으로 옳은 것은?**

① 병변 부위를 정확히 판단하기 어려운 편이다.
② 자궁 내 모든 부위에 대한 신속한 검사가 가능하다.
③ 나중에 도말한 부위는 강한 염색성이 생긴다.
④ 검체 채취 후 반드시 세포 분리를 시켜야 한다.
⑤ 건조현상을 막기 위해 즉시 고정한다.

MEMO

64	①	②	③	④	⑤
65	①	②	③	④	⑤
66	①	②	③	④	⑤
67	①	②	③	④	⑤
68	①	②	③	④	⑤

69 급성염증과 관련해 특징적으로 관찰되는 세포는?

① 형질 세포
② 림프구
③ 호산구
④ 호중구
⑤ 큰포식 세포

70 유전질환 위험군 태아의 성감별에 사용 되는 검체는?

① 입안점막 상피
② 양수
③ 소변
④ 후질원개에서 채취
⑤ 세침흡인법을 이용해 방광에서 채취

임상생리학

71 심전도계의 구성에 대한 설명으로 옳은 것은?

① 전극 부착용 gel은 기기의 입력 임피던스 상승과 같은 역할을 한다.
② R-C회로는 전치증폭기와 주증폭기의 연결을 차단시켜 준다.
③ 유도 전환 스위치는 전압의 증폭을 차단 해준다.
④ 집게식 유도 전극은 손목, 발목, 가슴에 부착한다.
⑤ 표준 12유도 전극은 팔과 다리에 4개, 가슴에 6개, 머리에 2개를 부착한다.

72 QRS vector 결과 왼손과 오른손에 부착한 전극이 양성파, 왼발에 부착한 전극이 음성파를 나타낼 때 판정은?

① 좌축편위
② 우축편위
③ 정상편위
④ 전기축이 30~90° 사이를 나타낸다.
⑤ 전기축이 110~180° 사이를 나타낸다.

MEMO

69	①	②	③	④	⑤
70	①	②	③	④	⑤
71	①	②	③	④	⑤
72	①	②	③	④	⑤

73 가장 먼저 자극을 생성해 심장의 수축을 유도하는 것은?

① Atrioventricular node ② Purkinje fiber
③ Bundle of His ④ Sinoatrial node
⑤ Bachmann's bundle

74 심박동 수가 분당 80회라면, 심장주기 3회에 소요되는 시간은?

① 2.25초 ② 4초
③ 0.75초 ④ 3초
⑤ 1.75초

75 활동전위의 탈분극 발생 후 소멸되기까지의 시기에 해당되는 것은?

① 상대불응기 ② 절대불응기
③ 취약기 ④ 기외수축기
⑤ 과정상기

76 심장근육세포의 휴지기 전압은?

① -90~0mV ② -90mV 이하
③ 0~30mV ④ 90mV 이상
⑤ 90~120mV

77 심방세동을 나타내는 심전도의 특징은?

① P파의 소실, f파의 출현, 불규칙한 RR 간격
② PP 간격이 0.12초 이상 변화
③ 심방의 규칙적인 흥분, F파의 출현
④ P, QRS, T의 구별 불가능
⑤ PR 간격의 연장

MEMO

73	①	②	③	④	⑤
74	①	②	③	④	⑤
75	①	②	③	④	⑤
76	①	②	③	④	⑤
77	①	②	③	④	⑤

78 정상 성인의 심전도에서 P, QRS, T파가 모두 역전되는 경우 예상 유도는?

① V2
② aVF
③ aVR
④ aVL
⑤ V3

79 V1에서 S파의 높이가 25mm, V5에서 R파의 높이가 15mm에 가까운 파형을 나타냈을 때 의심되는 것은?

① 심근경색
② 좌각블록
③ 오른심방비대
④ 왼심실비대
⑤ 왼심방비대

80 P3, P4에 sleep spindle, 100μV 이상의 이상성파형이 나타났을 때 해당 수면 단계는?

① REM
② Stage 1
③ Stage 2
④ Stage 3
⑤ Stage 4

81 뇌파검사가 임상적으로 응용되는 분야로 가장 적합한 것은?

① 뇌질환 및 일반 혈관질환 치료
② 치료 약물 반응, 심혈관 수술 뒤 예후 판정
③ 간헐적 두통의 진단
④ 뇌병증 진단과 치료 후 예후 판정
⑤ 정신과 영역 연구와 신경 치료

82 뇌파 측정 시 잡음을 일으키는 외부 요인은?

① 두피에 대한 전극 부착 불량
② 눈떨림
③ 외부로 흐르는 전류
④ 파킨슨 증후군
⑤ 심전도 혼입

MEMO

78	①	②	③	④	⑤
79	①	②	③	④	⑤
80	①	②	③	④	⑤
81	①	②	③	④	⑤
82	①	②	③	④	⑤

83 뇌파단극유도법의 장점과 단점에 대한 설명으로 옳은 것은?

① 전위의 변동을 절대치에 가깝게 기록하지만 파형이 왜곡될 수 있다.
② 부위 간 파형의 등장 시간, 위치 파악에 적합하지만 기준전극이 활성화 될 수 있다.
③ 미세한 차이나 초점 확인이 쉽지만 잡음 혼입도 쉽다.
④ 위상역전법을 사용할 수 있으나 파형의 왜곡의 가능성이 있다.
⑤ 이상파 간 비교가 쉽지만 기준전극의 활성화 가능성이 있다.

84 공포심과 관련해 EEG 결과에 영향을 주는 부위는?

① 변연엽
② 해마
③ 편도체
④ 관자엽
⑤ 마루엽

85 EEG에서 인체 유래 잡음과 전극 및 입력계 유래 잡음을 순서대로 나열한 것은?

① 경련틱, 전극 오염
② 맥박의 방해, ECG 혼입
③ 과호흡, 주변 진동
④ 근육떨림, 누전
⑤ 발한장애, 초음파 혼입

86 EMG 관련 내용으로 옳은 것은?

① 근육과 인대의 이상을 진단하는 데 사용된다.
② 중추근의 마비를 통해 말초신경 위축을 의심할 수 있다.
③ Parkinson's disease 확진에 사용된다.
④ 중증 근육무력증은 신경과 근육 접합부의 손상과 관련이 있다.
⑤ 중추신경의 흥분전도속도를 측정한다.

87 척수 회백질의 앞뿔세포가 구성하는 것은?

① Neuromuscular unit
② Nerve fiber
③ Muscle fiber
④ Muscle cell
⑤ Motor fiber

MEMO

83	①	②	③	④	⑤
84	①	②	③	④	⑤
85	①	②	③	④	⑤
86	①	②	③	④	⑤
87	①	②	③	④	⑤

88 다발신경병증과 단일신경병증 구분을 위한 활동전위의 진폭, 전도속도 그에 대한 간섭을 기록하기 적합한 전극은?

① 표면전극
② 동심형바늘전극
③ 편향전극
④ 양극바늘전극
⑤ 단극바늘전극

89 허파로 들어간 대기중의 산소가 가스교환을 끝낸 뒤 남은 P_AO_2 값은?

① 100mmHg
② 80mmHg
③ 40mmHg
④ 47mmHg
⑤ 46mmHg

90 P_AO_2값과 P_AH_2O값이 순서대로 바르게 연결된 것은?

① 100mmHg, 40mmHg
② 46mmHg, 47mmHg
③ 40mmHg, 47mmHg
④ 100mmHg, 47mmHg
⑤ 40mmHg, 573mmHg

91 정맥혈과 동맥혈 간에서 가스분압 차이가 큰 순서대로 나열된 것은?

① CO_2 〉 O_2 〉 N_2, H_2O
② O_2 〉 CO_2 〉 N_2 〉 H_2O
③ O_2 〉 CO_2 〉 H_2O 〉 N_2
④ O_2 〉 CO_2 〉 N_2, H_2O
⑤ O_2, N_2 〉 CO_2 〉 H_2O

92 허파꽈리와 동맥혈의 가스분압에 대한 설명으로 옳은 것은?

① 가스분압의 합계가 각각 707mmHg로 같다.
② O_2의 가스분압이 40mmHg로 같다.
③ CO_2의 가스분압이 47mmHg로 같다.
④ N_2와 H_2O의 가스분압 합계가 613mmHg로 같다.
⑤ 가스분압의 합계가 760mmHg로 같다.

MEMO

88	①	②	③	④	⑤
89	①	②	③	④	⑤
90	①	②	③	④	⑤
91	①	②	③	④	⑤
92	①	②	③	④	⑤

93 **허파에 대한 내용으로 옳은 것은?**

① 오른허파는 위엽과 중간엽, 아래엽으로 나누어져 있다.
② 왼허파는 중간엽과 아래엽으로 구성된다.
③ 오른허파가 총 8구역, 왼허파가 총 10구역으로 구성된다.
④ 왼허파에는 기관지, 세기관지가 존재하지 않는다.
⑤ 오른허파의 중간엽이 가장 많은 구역을 차지한다.

94 **PFT와 관련된 내용으로 옳은 것은?**

① 폐활량계를 통해 TLC, VC등 4가지 폐용적을 측정한다.
② 가스분압의 단위인 mmHg는 millimeter of mercury를 뜻한다.
③ PFT에서 정상이면 X선 촬영에서도 정상 소견을 나타낸다.
④ 허파꽈리공기는 최대호흡 후에도 허파 내에 남아 있는 공기의 양을 말한다.
⑤ 각각의 성분기체가 나타내는 압력의 합을 들숨압이라고 한다.

95 **소아 진단용 심장초음파의 특징으로 옳은 것은?**

① 음향 렌즈에 의한 굴절, 확산 억제가 쉽다.
② 고주파 초음파는 물체 투과력이 우수한 편이다.
③ 떨어져 있는 두 목표 지점을 식별하는 능력이 우수하다.
④ 파장이 길어 심근질환 진단에 가장 많이 사용된다.
⑤ 체내 심층부까지 도달할 수 있다.

96 **초음파의 체내 통과 속도로 옳은 것은?**

① 약 1,500m/min　② 약 500m/min
③ 약 1,500cm/sec　④ 약 15,000m/min
⑤ 약 1,500m/sec

MEMO

93	①	②	③	④	⑤
94	①	②	③	④	⑤
95	①	②	③	④	⑤
96	①	②	③	④	⑤

97 성인용 심장 영상 진단에 주로 사용되는 초음파 주파수는?

① 5~7 MHz
② 2~3 MHz
③ 1~10 MHz
④ 15~30 MHz
⑤ 0.1~1 MHz

98 초음파 진단에서 레이더상 거의 겹쳐 보이는 두 목표물을 분리 식별할 수 있는 능력은?

① 분해능
② 확산능
③ 억제능
④ 투과능
⑤ 수송능

99 초음파가 특정 방향에 강한 반응을 보이는 성질은?

① 굴절성
② 투과성
③ 확산성
④ 지향성
⑤ 전파성

100 지향성은 충분하나 투과력이 떨어져 소아 심장 초음파 검사에 주로 사용되는 것은?

① 5~10 MHz 고주파
② 10 kHz 이하의 저주파
③ 20,000 kHz 이하의 중주파
④ 2~3 MHz 고주파
⑤ 7.5~13 MHz 고주파

MEMO

97	①	②	③	④	⑤
98	①	②	③	④	⑤
99	①	②	③	④	⑤
100	①	②	③	④	⑤

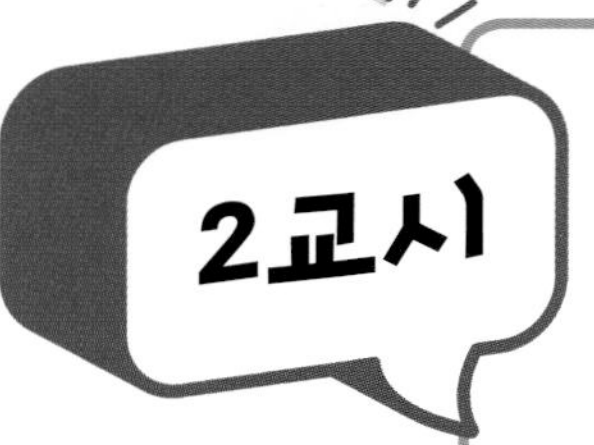

3. 임상검사이론Ⅱ(115문제)

임상화학(38), 혈액학(35), 임상미생물학(42)

임상화학

MEMO

01 혈액에 가장 많이 존재하는 철 운반 단백질에 대한 설명으로 옳은 것은?

① β-globulin 분획에 위치하는 단백질이다.
② 그물내피계 세포에 존재하는 유일한 단백질이다.
③ 저장형으로 체내 저장철의 약 25%를 차지한다.
④ α-globulin 분획에 위치하는 단백질이다.
⑤ 만성출혈에서 감소한다.

02 철 결합능에 대한 설명으로 옳은 것은?

① UIBC와 혈청 내 존재하는 철은 서로 비례한다.
② TIBC와 UIBC는 서로 반비례한다.
③ TIBC는 철과 결합하지 않은 트랜스페린의 양을 나타낸다.
④ 재생불량 빈혈에서 UIBC는 증가한다.
⑤ 철결핍 빈혈에서 트랜스페린 양은 증가한다.

03 β-globulins 분획에 속하는 지질단백은?

① LDL
② HDL
③ VLDL
④ Ferritin
⑤ Chylomicron

01	①	②	③	④	⑤
02	①	②	③	④	⑤
03	①	②	③	④	⑤

04 혈청철에 대한 설명으로 옳은 것은?

① 혈청철이 감소하면 transferrin도 감소한다.
② transferrin에 결합되어 있는 철의 양을 의미한다.
③ 혈청철과 저장철 농도는 서로 관련이 없다.
④ 혈청철 농도를 통해 간 또는 지라의 기능을 알 수 있다.
⑤ 철결핍빈혈에서 저장철은 상승한다.

05 뼈속질의 조혈기능이 상실 또는 감퇴했을 때 발생하는 혈청철 농도 변화는?

① 적혈구 정체로 혈청철 농도 상승
② 적혈구 합성을 위해 transferrin 증가
③ 조혈기능에 사용될 철이 ferritin과 결합
④ 조혈 기능 감퇴로 혈청철 농도 감소
⑤ 혈청철의 증가로 총철결합능 증가

06 0.9% 생리식염수 5L를 만드는 데 필요한 화합물의 화학식과 필요량은?

① NaCl, 45g
② Na, 450g
③ Cl, 4.5g
④ NaCl, 4.5g
⑤ Na, 4.5g

07 물 1L에 NaCl 20g이 녹아 있을 때 몰농도는?

① 0.34M
② 58M
③ 34M
④ 22.9M
⑤ 0.2M

08 0.1M의 NaOH 용액 200ml를 만들기 위해 필요한 용질의 양은?

① 0.02g
② 0.8g
③ 0.4g
④ 0.2g
⑤ 8g

MEMO

04	①	②	③	④	⑤
05	①	②	③	④	⑤
06	①	②	③	④	⑤
07	①	②	③	④	⑤
08	①	②	③	④	⑤

09 염광광도계를 통해 측정할 수 없는 것은?

① Sr, Na
② K, Cu
③ Ca, Ba
④ Ra, Mg
⑤ Cl, Na

10 Zn, Mn 정량측정에 가장 일반적으로 사용되는 방법은?

① 원자흡광광도법
② 원자방출광도법
③ 염광광도법
④ 형광광도법
⑤ 반사율광도분석

11 원자흡광분광법에 대한 설명으로 옳은 것은?

① 시료에 다양한 파장의 빛을 쏘이고 에너지 증가 정도를 측정한다.
② 미리 작성한 해당 원소의 기준 검량선을 통해 농도를 파악한다.
③ 시료를 들뜬 상태로 만든 뒤 특정 파장을 통과시킨다.
④ 검량 전 lithium을 기준물질로 사용한다.
⑤ 일정한 세기의 빛을 액체시료에 통과시켜 전후 빛의 세기를 비교한다.

12 시료에 염산처리 후 불꽃반응을 보는 검사법과 필요한 재료를 바르게 나타낸 것은?

① 염광광도법, 백금선
② 적외분광광도법, 광전관
③ 광전광도법, 광전지
④ 형광분광광도법, 니크롬선
⑤ 가시-자외선광도법, 광전지

13 혈액 내 VLDL, TG의 증가와 가장 연관이 깊은 임상질환은?

① 갑상샘항진증
② 간실질장애
③ 죽상동맥경화증
④ 간경변
⑤ Adisson's disease

MEMO

09	①	②	③	④	⑤
10	①	②	③	④	⑤
11	①	②	③	④	⑤
12	①	②	③	④	⑤
13	①	②	③	④	⑤

14 중성지방 효소측정법 중 비색광도법과 관련이 없는 것은?

① lipase ② GPO
③ GK ④ NAD
⑤ peroxidase

15 Hantzsch 반응을 이용해 중성지방 측정 시 최종 측정 물질은?

① HCOOH ② chromic acid
③ glycerol ④ formic acid
⑤ formaldehyde

16 HPLC의 특징으로 옳은 것은?

① 뛰어난 해상력, 짧은 분석 기간
② 고체 혹은 액체 상태의 이동상 물질 사용
③ 전하를 갖는 물질만 사용 가능
④ 특정 파장의 전자파를 사용해 분석
⑤ 기체 혹은 액체 상태의 고정상 지역

17 혈청지질 측정 시 아세틸아세톤법이 사용되는 것은?

① Randrup ② Schryver
③ Eegriwe ④ Fletcher
⑤ Van Handel-Zilversmit

18 Eegriwe 반응에서 혈청지질 추출제로 사용하는 것은?

① albumin ② chloroform
③ phenylhydrazin ④ acetylacetone
⑤ sodium iodate

MEMO

14	① ② ③ ④ ⑤
15	① ② ③ ④ ⑤
16	① ② ③ ④ ⑤
17	① ② ③ ④ ⑤
18	① ② ③ ④ ⑤

19 중성지방 측정 단계가 순서대로 나열된 것은?

① 추출 – 비누화 – 산화 – 환원 – 발색
② 추출 – 환원 – 비누화 – 산화 – 발색
③ 전처리 – 추출 – 비누화 – 산화 – 발색
④ 비누화 – 흡착 – 추출 – 산화 – 발색
⑤ 추출 – 흡착 – 비누화 – 산화 – 발색

20 혈청지질에 KOH 또는 NaOH를 첨가했을 때 유리되는 물질로 산화되어 formaldehyde를 형성하는 것은?

① glycerol
② NADH
③ HCHO
④ phenylhydrazine
⑤ fatty acid

21 소변 내 VMA를 직접 측정할 때 최종 측정 산물은?

① ethylacetate
② NADPH
③ vanillin
④ formic acid
⑤ pyruvic acid

22 혈청지질 측정법 중 효소측정법으로만 조합된 것은?

① GLDH법, Eegriwe
② UV 비색법, Oxidase법
③ Amyloclastic, GLDH법
④ 인지질 비색법, Catalase법
⑤ ACS-ACOD법, Fiske-Subarrow

23 인지질 비색법과 발색시약이 바르게 짝지어진 것은?

① Fletcher, Acetylacetone
② Fisk-Subbarow, Phenol
③ Zlatkis-Zak, O-Phthalaldehyde
④ Zurkowski, Sulfosalicylic acid
⑤ Fisk-Subbarow, Ammonium molybdate

MEMO

19	①	②	③	④	⑤
20	①	②	③	④	⑤
21	①	②	③	④	⑤
22	①	②	③	④	⑤
23	①	②	③	④	⑤

44 철결핍, hyperchromic cell, 헤모글로빈 이상과 가장 관련이 깊은 것은?

① renal enemia
② microcytic anemia
③ normochromic anemia
④ hypochromic anemia
⑤ megalocytic anemia

45 형태 식별이 가능한 최소 단계에서 관찰되는 것은?

① 정염적혈모구
② 풋적혈구모세포
③ 다염적혈모구
④ 그물적혈구
⑤ 호염적혈모구

46 동결침전제제에서 관찰할 수 없는 것은?

① 피브리노겐
② 제8응고인자
③ vWD
④ 외인성 트롬보플라스틴
⑤ 제13응고인자

47 AML에서 특징적으로 나타나는 것은?

① Normoblast
② Myeloblast
③ Myelocyte
④ Thrombocyte
⑤ Promyelocyte

48 뼈속질모세포에서 관찰할 수 없는 것은?

① 핵
② 염기성세포질
③ 핵소체
④ chromatin
⑤ azure과립

MEMO

44	①	②	③	④	⑤
45	①	②	③	④	⑤
46	①	②	③	④	⑤
47	①	②	③	④	⑤
48	①	②	③	④	⑤

49 세포질에서 과립이 관찰되는 가장 어린 세포는?

① myeloblast ② metamyelocyte
③ promonocyte ④ promyelocyte
⑤ eosinophilic myelocyte

50 CML의 가장 뚜렷한 특징은?

① 호염기구감소 ② 혈소판증가증
③ 호중구감소 ④ 과립구증가증
⑤ 필라델피아염색체

51 모체에 신생아 적혈구 동종 항원에 대한 항체가 있을 경우 발생 가능한 질환은?

① 면역결핍증
② 용혈성질환
③ 선천성철적아구성빈혈
④ 재생불량성빈혈
⑤ 신생아동종면역혈소판감소증

52 New-methylene blue를 사용하는 염색에서 뚜렷하게 관찰되는 봉입체는?

① HbH ② Cabot ring
③ Howell-Jolly body ④ Basophilic stippling
⑤ HbC crystals

53 과립구 이외에 단구에서도 발견되는 이상은?

① Toxic granule
② Pelger-Huet anomaly
③ Chediak-Higashi syndrome
④ Alder-Reilly anomaly
⑤ Chronic granulomatous disease

MEMO

49	①	②	③	④	⑤
50	①	②	③	④	⑤
51	①	②	③	④	⑤
52	①	②	③	④	⑤
53	①	②	③	④	⑤

54 WBC count에서 rbc 용혈시약으로 사용되는 것은?

① Mercuric chloride
② Sodium sulfate
③ CH3COOH
④ 0.9% NaCl
⑤ Sodium chloride

55 Wright's stain의 특징으로 옳은 것은?

① 반드시 메탄올 고정을 거쳐야 한다.
② 염색 시간이 오래 걸린다.
③ 과립구 핵 관찰에 가장 적절한 염색법이다.
④ 염색성이 지나치게 강해질 수 있다.
⑤ 염색액 농도가 연해 특정 과립구는 연하게 염색된다.

56 호중구 핵이 일정 개수 이상 분획되지 않는 선천성 질환은?

① Chediak-Higashi syndrome
② Alder-Reilly anomaly
③ May-Hegglin anomaly
④ Pelger-Huet anomaly
⑤ Chronic granulomatous disease

57 WBC에서 일반적으로 가장 많이 분포되어 있는 세포는?

① 호중구
② 과립구
③ 단핵구
④ 림프구
⑤ 호염기구

58 보통염색체 열성유전에 의해 발생되는 이상으로만 조합된 것은?

① Pelger-Huet anomaly, Vernard-Soulier syndrome
② Alder-Reilly anomaly, Hermansky-Pudlak syndrome
③ Vernard-Soulier syndrome, May-Hegglin anomaly
④ May-Hegglin anomaly, Chediak-Higashi syndrome
⑤ Alder-Reilly anomaly, Pelger-Huet anomaly

MEMO

54	①	②	③	④	⑤
55	①	②	③	④	⑤
56	①	②	③	④	⑤
57	①	②	③	④	⑤
58	①	②	③	④	⑤

59 WHO 분류에서 성숙한 B세포종양으로 분류되는 것은?

① Precursor B-cell ALL
② AML
③ ALL
④ Precursor T-cell ALL
⑤ 버킷림프종

60 뼈속질계 종양의 WHO 분류법 중 AML의 정의를 충족하는 blast의 양은?

① 30% 이상
② 20% 미만
③ 50% 이상
④ 25% 이상
⑤ 20% 이상

61 Auer rod 다발이 특징적으로 관찰되는 상태는?

① 급성단핵구백혈병
② 급성골수성백혈병
③ 급성전골수성백혈병
④ 급성골수단핵구백혈병
⑤ 급성호염기구성백혈병

62 적혈구 감작 여부를 확인할 때 혈구 세척이 불충분할 경우 발생하는 결과는?

① 반응시간이 증가한다.
② 쿰스혈청이 중화된다.
③ 세균오염의 영향이 증가한다.
④ 원심분리 시 혈구용혈이 발생한다.
⑤ 비예기항체가 해리될 가능성이 있다.

63 다음 중 공혈자 검사 항목은?

① Rh(D) 검사
② 비예기항체검사
③ ABO 검사
④ WeakD 검사
⑤ HBsAg 검사

MEMO

59	①	②	③	④	⑤
60	①	②	③	④	⑤
61	①	②	③	④	⑤
62	①	②	③	④	⑤
63	①	②	③	④	⑤

64 Cross matching에서 주시험관에 들어가는 것은?

① 환자혈청 1drop, 공혈자혈청 2drop
② 3% 환자혈구 부유액 1drop, 공혈자혈청 2drop
③ bovine albumin 2drop, 환자혈청 1drop
④ AHG 2drop, 공혈자혈구 부유액 1drop
⑤ 환자혈청 2drop, 3% 공혈자혈구 부유액 1drop

65 Cross matching에서 ABO형 불일치의 원인으로 지목되는 것은?

① 온항체의 간섭
② 혈액응고장애
③ 자가항체의 간섭
④ IgM항체생산결핍증
⑤ 비특이한랭항체의 간섭

66 24℃에서 농축혈소판의 유효 기간은?

① 제조 후 21일
② 제조 후 35일
③ 제조 후 6개월
④ 채혈 후 24시간
⑤ 제조 후 5일

67 삼중채혈백으로 분리할 수 있는 항목은?

① 농축적혈구, 농축백혈구, 전혈
② 농축적혈구, 백혈구제거적혈구, 신선동결혈장
③ 세척적혈구, 동결침전제제, 신선동결혈장
④ 농축적혈구, 농축혈소판, 신선동결혈장
⑤ 백혈구제거혈소판, 농축혈소판, 전혈

68 아형검사법 중 식물응집소를 이용한 것은?

① 토끼 혈청에 대한 특정 혈구 반응
② 각종 항체를 이용한 흡착-해리 시험
③ Dolichos biflorus를 이용한 B형 혈구 반응
④ 타액을 통한 A형 아형구별에 사용
⑤ A형 혈구와 Ulex europaeus 추출액 간의 특이 반응

MEMO

64	①	②	③	④	⑤
65	①	②	③	④	⑤
66	①	②	③	④	⑤
67	①	②	③	④	⑤
68	①	②	③	④	⑤

69 같은 종의 개체 간 차이점을 구분할 수 있는 항체는?

① 자연항체
② 동종이형항체
③ 완전항체
④ 이종항체
⑤ 면역항체

70 전신홍반루푸스 관련 항체와 그 분류가 다른 것은?

① 항핵 항체
② 항γ-글로불린 항체
③ Anti-A, anti-B 항체
④ 용혈성 빈혈환자의 혈청 내 항체
⑤ 혈소판감소성자반병 환자의 혈청 내 항체

71 혈액성분제제와 그 보관 기준이 바르게 연결된 것은?

① 신선동결혈장: -24℃ 이하
② 동결침전제제: -10℃ 이하
③ 농축적혈구: -6~1℃
④ 농축혈소판: -20~24℃
⑤ 백혈구제거적혈구: 1~6℃

72 농축혈소판의 사용 및 관리 기준으로 옳은 것은?

① 교반기에 보관
② 제조 후 72시간 이내 사용
③ 채혈 후 1일 이내 분리
④ 채혈 후 1시간 이내 분리 및 동결
⑤ 채혈 후 3시간 이내 사용

73 농축적혈구제제에서 rbc 형태와 기능, 구조 유지에 관여하는 것은?

① hemoglobin
② 2, 3-DPG
③ ACD-B
④ ATP
⑤ adenine

MEMO

69	①	②	③	④	⑤
70	①	②	③	④	⑤
71	①	②	③	④	⑤
72	①	②	③	④	⑤
73	①	②	③	④	⑤

MEMO

74 피포애벌레가 경구를 통해 인체 감염을 일으키는 것은?

① 선모충
② 회충
③ 요충
④ 포충
⑤ 편충

75 식염수부유법과 충란배양법을 모두 사용할 수 있는 것은?

① 두비니구충
② 고래회충
③ 요충
④ 돼지회충
⑤ 분선충

76 원충류 중 체내에서 영양형만 발견되는 것은?

① 대장아메바
② 왜소아메바
③ 요오드아메바
④ 이질아메바
⑤ 잇몸아메바

77 바이러스 연관 질환이 바르게 연결된 것은?

① parainfluenza virus - 풍진
② measles virus - 천연두
③ mumps virus - 홍역
④ RSV - 하부호흡기감염
⑤ Adenovirus – 소아마비

78 감염으로 인한 증상이 다른 하나는?

① *Rhinovirus*
② Measles virus
③ *Coronavirus*
④ *Echovirus*
⑤ *Coxsackievirus*

74	①	②	③	④	⑤
75	①	②	③	④	⑤
76	①	②	③	④	⑤
77	①	②	③	④	⑤
78	①	②	③	④	⑤

79 Virus에 대한 설명으로 옳은 것은?

① 세균여과기에서 거를 수 있다.
② 크기 단위로 ㎛를 사용한다.
③ SEM으로 관찰할 수 있다.
④ 무한자가증식이 가능하다.
⑤ DNA 또는 RNA와 핵을 포함한다.

80 *Actinomyces*의 특징이 아닌 것은?

① 바퀴살균이라고도 불린다.
② 세균보다 2배 정도 크다.
③ 진핵생물과 원핵생물 중 후자에 가깝다.
④ 균사와 포자를 형성한다.
⑤ 인체감염형은 *actinomyces israelii*이다.

81 *Candida albicans* 균사체 내부 포자의 증식 방법은?

① Arthrospore 형성
② sporangiospore 형성
③ Conidiosspore 형성
④ Chlamydospore 형성
⑤ Blastospore, Arthrospore 형성

82 진균 형태 관찰법 중 염색을 하지 않는 방법의 특징은?

① 세균 운동성 관찰은 할 수 없다.
② 원충과 세균 형태 관찰도 가능하다.
③ 효모균 형태 관찰은 위상차현미경을 사용한다.
④ 세균 운동성 관찰을 위해 광학현미경을 사용한다.
⑤ 전처리 없이 커버 글라스만 덮고 관찰한다.

83 응집법을 이용한 류마티스인자 검출법은?

① SRID ② EIA
③ Waaler-Rose ④ ELISA
⑤ precipitin reaction

MEMO

79	① ② ③ ④ ⑤
80	① ② ③ ④ ⑤
81	① ② ③ ④ ⑤
82	① ② ③ ④ ⑤
83	① ② ③ ④ ⑤

84 RA 시험, RAHA 시험에서 공통적으로 검출하는 인자는?

① IgA-RF
② IgE-RF
③ IgG-RF
④ IgD-RF
⑤ IgM-RF

85 C-reactive protein에 대한 설명으로 옳은 것은?

① 자가면역질환에서 증가 또는 감소한다.
② 폐렴알균 감염증에서만 특이적으로 관찰된다.
③ 수술, 외상과 관련해 증가하는 항체이다.
④ 정상인 혈청에서는 검출되지 않는다.
⑤ 뇌졸중과 심근경색에서 특이적으로 감소한다.

86 *Leptospira interrogans* 감염초기 진단법은?

① MAT
② skin test
③ 혈액배양
④ 소변배양
⑤ Widal test

87 골수이식을 위한 검사 중 HLA 항체 검사는?

① 조직적합항원 교차시험
② ABO형 일치 여부
③ 미세림프구세포독성검사
④ Rh형 일치 여부
⑤ PCR법

88 HLA 검사의 응용 분야가 아닌 것은?

① 고형장기이식
② 법의학적 분석
③ 질환연관성 연구
④ 면역학 연구
⑤ 질병치료제 개발

MEMO

84	①	②	③	④	⑤
85	①	②	③	④	⑤
86	①	②	③	④	⑤
87	①	②	③	④	⑤
88	①	②	③	④	⑤

89 골수이식검사에 대한 설명으로 옳은 것은?

① 검사를 위한 림프구는 순도 50% 이상이어야 한다.
② 환자 T-cell과 공여자 B-cell을 필요로 한다.
③ 환자와 공여자의 혈구부유액을 준비한다.
④ 공여자는 T-cell, B-cell을 모두 준비한다.
⑤ 응급상황의 경우 HLA type matching에 맞춰 이식한 후 HLA crossmatching을 한다.

90 항사람적혈구항체를 형성한 토끼혈청과 사람적혈구가 만났을 때 생성되는 것은?

① 조직적합항체
② Forssman 항체
③ 이종항체
④ 동종이계항체
⑤ anti-A 또는 anti-B

91 악성화된 형질세포에서 생산되는 이상단백 증가와 가장 관련이 깊은 것은?

① 교모세포종
② 다발골수종
③ 단일골수종
④ 고칼슘혈증
⑤ 저칼륨혈증

92 혈관 내 용혈이 발생하는 것은?

① 고분자글로불린혈증
② 한랭글로불린혈증
③ 다발골수종
④ 발작성한랭혈색소뇨증
⑤ γ글로불린혈증

93 고분자글로불린혈증에서 나타나는 rouleaux formation 해결 시약은?

① NaOH
② 0.1N KCl
③ NaCl
④ 0.85% saline
⑤ 0.1N HCl

MEMO

89	①	②	③	④	⑤
90	①	②	③	④	⑤
91	①	②	③	④	⑤
92	①	②	③	④	⑤
93	①	②	③	④	⑤

94 ABO cell typing에서 강한 자가응집반응을 보이는 경우는?

① 철결핍성빈혈
② 거대적혈모구빈혈
③ 철적혈모구빈혈
④ 발작야간혈색소뇨
⑤ 그물적혈구감소증

95 혈장 내 농도가 가장 높은 응고인자의 증가와 관련된 임상질환은?

① 파종혈관내응고
② 저섬유소원혈증
③ 류마티스관절염
④ 말기 간병증
⑤ 섬유소용해증

96 capsule을 보유하고 비운동성아포를 형성하는 것은?

① *Bacillus anthracis*
② *Bacillus subtilis*
③ *Bacillus cereus*
④ *Clostridium botulinum*
⑤ *Clostridium tetani*

97 장내세균의 특징으로 옳은 것은?

① 항산성을 특징적으로 갖는다.
② 조건무산소성 그람음성 간균이다.
③ 대부분 oxidase를 보유하고 있다.
④ glucose 발효산물로 O_2와 gas가 있다.
⑤ 모두 운동성을 갖는다.

98 최종 염색 타겟이 다른 것은?

① Simple methylene blue stain
② Hiss's stain
③ Albert's stain solution
④ Neisser's stain
⑤ Lugol's Iodine solution

MEMO

94	①	②	③	④	⑤
95	①	②	③	④	⑤
96	①	②	③	④	⑤
97	①	②	③	④	⑤
98	①	②	③	④	⑤

99 Methachromatic granule은 진한청색, cytoplasm은 밝은녹색으로 염색되는 것은?

① Neisser's stain ② Albert's stain
③ India ink stain ④ Hiss's stain
⑤ Methylene blue stain

100 Hiss's stain을 증명에 사용할 수 없는 균은?

① *Corynebacterium diphtheriae*
② *Bacillus anthracis*
③ *Cryptococcus neoformans*
④ *Neisseria meningitidis* 중 일부
⑤ *Clostridium perfringens*

101 Albert's stain에서 2차 염색에 사용되는 것은?

① Glacial acetic acid ② Malachite green
③ Lugol's Iodine solution ④ Toluidine Blue
⑤ Distilled water

102 Proteolytic enzyme 생산 여부를 확인하는 것은?

① Indole test ② Phosphatase test
③ Phenylalanine test ④ Decarboxylase test
⑤ Gelatin hydrolysis test

103 Widal test에 사용되는 검체는?

① CSF ② Serum
③ Urine ④ Stool
⑤ Pleural effusion

MEMO

99	①	②	③	④	⑤
100	①	②	③	④	⑤
101	①	②	③	④	⑤
102	①	②	③	④	⑤
103	①	②	③	④	⑤

104 촛불병배양법을 사용해야 하는 것은?

① *Corynebacterium* 균종 ② *Bordetella pertussis*
③ *Neisseria meningitidis* ④ *Yersinia* 균속
⑤ *Bacillus cereus*

105 *Campylobacter* 균종 선택분리배지는?

① Campy-THIO
② Butzler
③ Blood-free Campylobacter agar
④ Cooked meat medium
⑤ Cary-Blair

106 다음 중 *aerotolerant anaerobe*균은?

① *Mycobacterium tuberculosis*
② *Pseudomonas aeruginosa*
③ *Campylobacter jejuni*
④ *Klebsiella aerogenes*
⑤ *Clostridium tetani*

107 *Salmonella* 증균배양배지는?

① EMB ② HE
③ SS ④ SF
⑤ MacConkey agar

108 *Salmonella*와 *Shigella*의 배지상 특징적인 구분은?

① *Salmonella*의 운동성 음성
② *Salmonella*의 H_2S 생성능
③ *Shigella*의 젖당분해능력
④ *Shigella*의 주모성 편모
⑤ 서로 다른 항원성

MEMO

104	①	②	③	④	⑤
105	①	②	③	④	⑤
106	①	②	③	④	⑤
107	①	②	③	④	⑤
108	①	②	③	④	⑤

109 다음 중 연결이 옳은 것은?

① Methyl red test - 폐렴구균
② SS배지 - 비브리오균
③ SF배지 - 장구균
④ Salt tolerant test - 아시네토박터
⑤ Niacin test - 결핵균

110 Niacin 생성균의 Ziehl-Neelsen 염색 결과는?

① 적색
② 청색
③ 녹색
④ 자색
⑤ 황색

111 다음 중 비브리오균종 선택배지에서 *Enterobacteriaceae*를 억제하기 위해 첨가하는 것은?

① Sucrose, Glucose
② Thiosulfate, Sodium citrate
③ Acetate
④ Thiosulfate, Bile salt
⑤ Sodium citrate, Bromothymol blue

112 VP reaction의 양성 반응은?

① 당 분해 - 황색
② 균 배양 시 흑색
③ Acetoin 생성 - 적색
④ BTB와 만나 노란색
⑤ Phenol red broth와 만나 적색

MEMO

109	①	②	③	④	⑤
110	①	②	③	④	⑤
111	①	②	③	④	⑤
112	①	②	③	④	⑤

113 장내세균 분리 및 동정에 주로 사용되는 것은?

① MR reaction
② CTA agar
③ O-F test, ONPG test
④ Glucose phosphate broth
⑤ Esculin 가수분해 test

114 Oxidase test를 통해 양성으로 확인되는 것은?

① *Staphylococcus*
② *Streptococcus*
③ *Moraxella catarrhalis*
④ *Corynebacterium*
⑤ *Propionibacterium*

115 균이 생성한 catalase와 반응하는 시약은?

① 3% H_2O_2
② Ferric ammonium citrate
③ 10% $FeCl_3$
④ 10% Ferric chloride
⑤ 1% p-aminodimethylaniline oxalate

MEMO

113	①	②	③	④	⑤
114	①	②	③	④	⑤
115	①	②	③	④	⑤

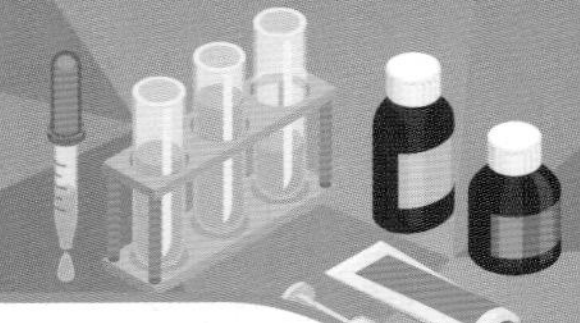

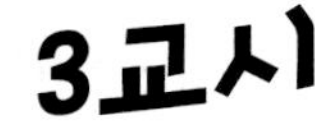

1. 실기시험(65문제)

조직 · 세포 병리검사(16), 임상화학검사(16), 혈액학검사(16), 임상미생물검사(17)

조직·세포 병리검사

01 PTAH stain에서 아래 사진과 같이 염색되는 것은?

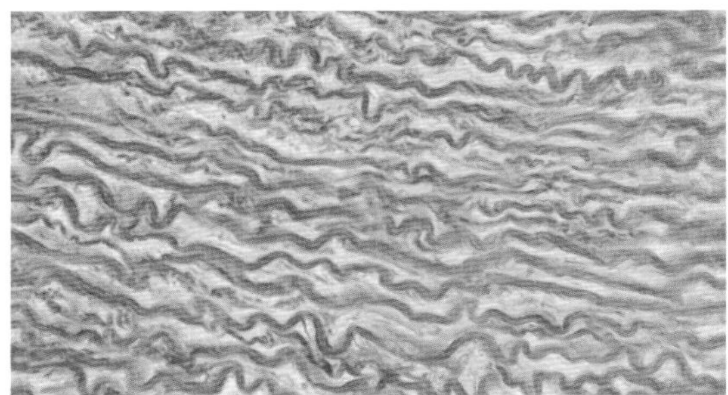

① 가로무늬근육
② 핵
③ 그물섬유
④ 미토콘드리아
⑤ 교원섬유

02 다음은 결합조직의 silver stain 사진이다. 가장 특징적으로 관찰되는 것은?

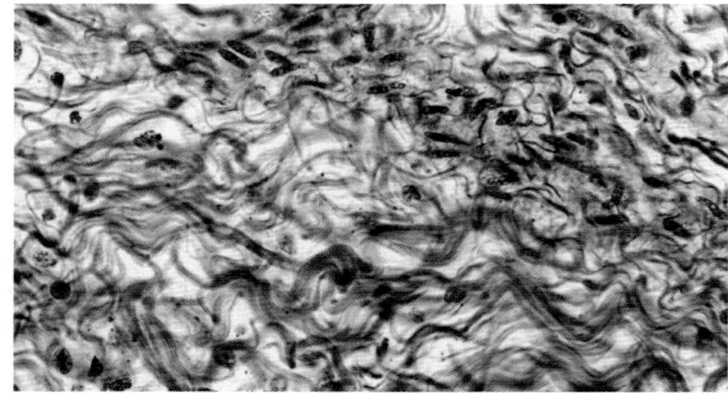

① 미토콘드리아
② 탄력섬유, 토리바닥막
③ 교원섬유, 그물섬유
④ 가로무늬근육
⑤ 섬유연골 지질

MEMO

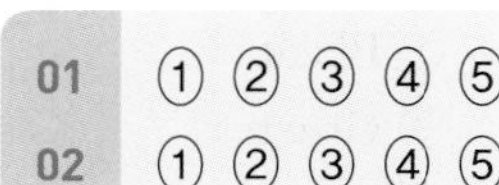

03 아래 사진은 Van Gieson's stain의 탄력섬유 염색 사진이다. 적색을 나타내는 부위를 MT stain 했을 때 결과는?

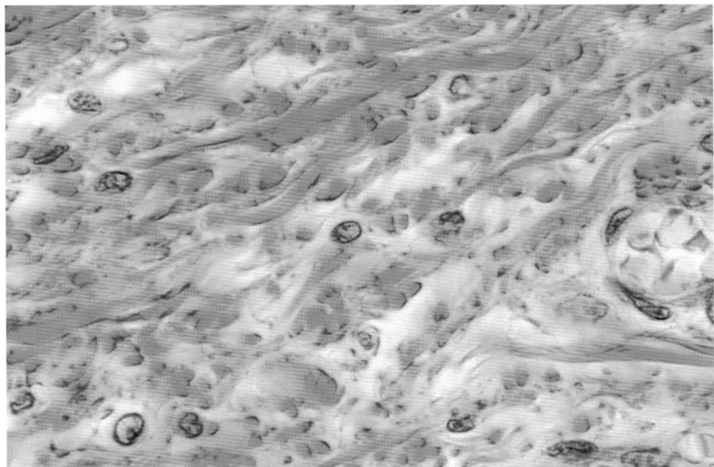

① Yellow
② White
③ Blue
④ Green
⑤ Pale pink

04 GMS stain에서 yeast가 염색되는 색깔로 옳은 것은?

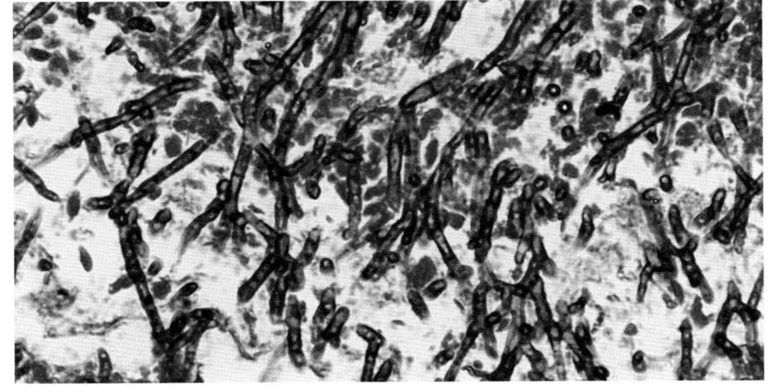

① Black
② Blue
③ Green
④ Pale pink
⑤ Purple

MEMO

03	①	②	③	④	⑤
04	①	②	③	④	⑤

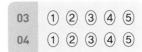

05 아래 사진은 sputum AFB 염색 결과이다. 대조 염색을 위해 사용되는 것은?

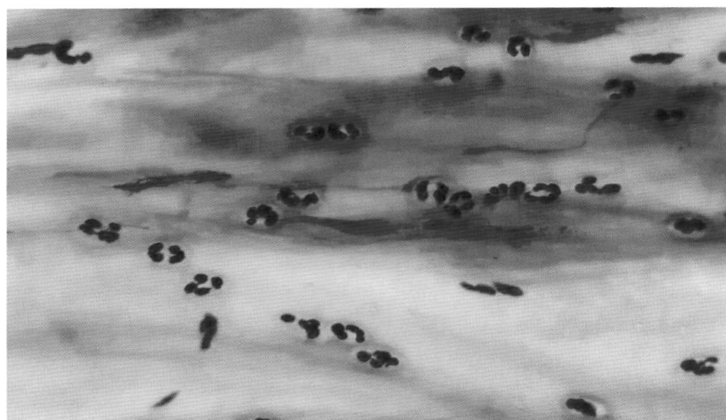

① OsO_4　② Ethylene
③ Acetic acid　④ Methylene blue
⑤ Potassium dichromate

06 아래 사진은 결핵균 염색 결과이다. 사용된 염색법의 특징으로 옳은 것은?

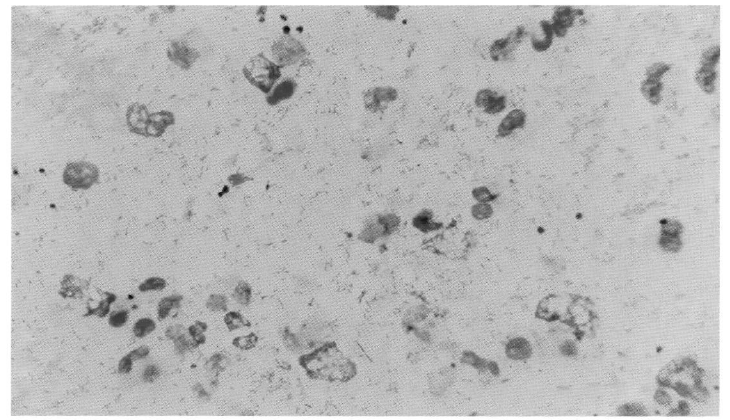

① Sensitivity가 높은 염색법이다.
② 배양검사의 유일한 보조검사로 사용된다.
③ 검사 과정이 복잡하고 시간이 오래 걸린다.
④ 간단하고 신속하게 결과를 확인할 수 있다.
⑤ 활동성 결핵을 확진할 수 있는 유일한 방법이다.

MEMO

05	① ② ③ ④ ⑤
06	① ② ③ ④ ⑤

07 사진 속 장기의 명칭은?

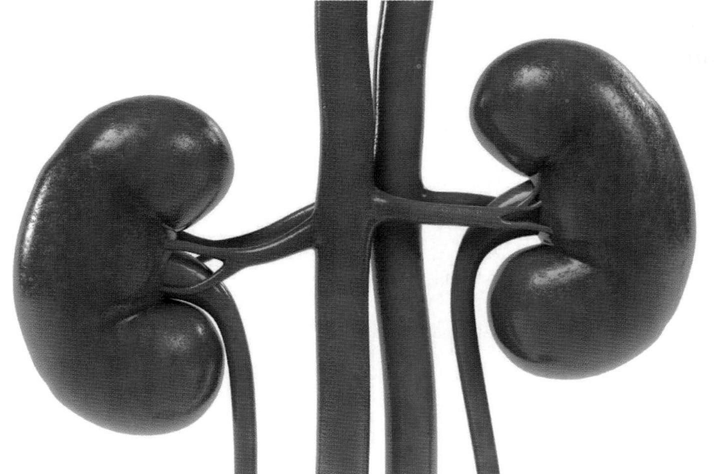

① PTAH stain　　② GMS stain
③ PAM stain　　④ MGP stain
⑤ Taenzer unna orcein stain

08 아래 사진에 사용된 염색법으로 옳은 것은?

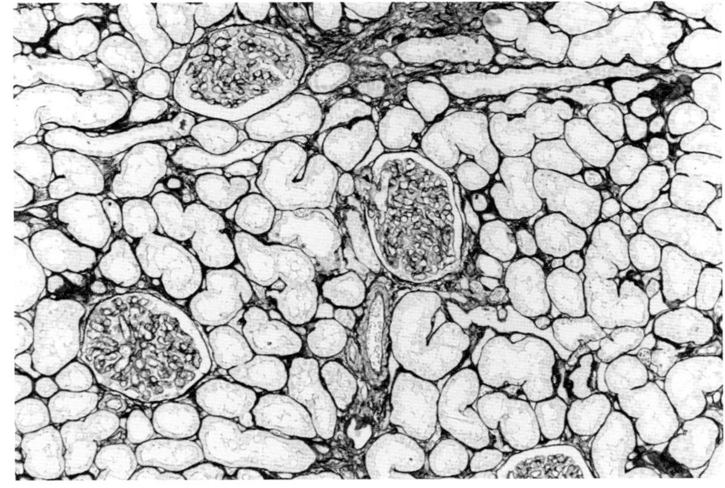

① PTAH stain　　② GMS stain
③ PAM stain　　④ MGP stain
⑤ Taenzer unna orcein stain

MEMO

07	① ② ③ ④ ⑤
08	① ② ③ ④ ⑤

09 아래 사진에 나타난 장기의 명칭은?

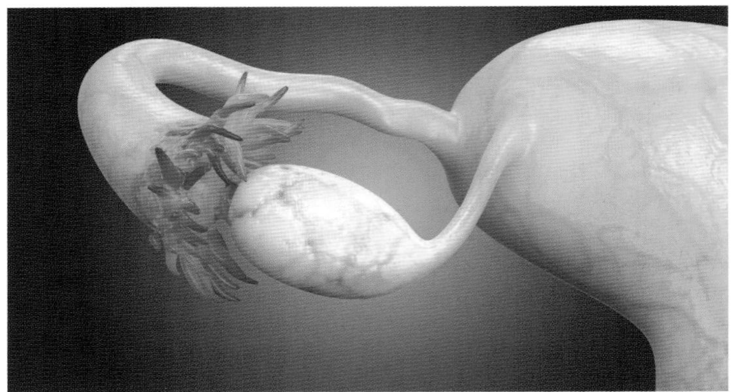

① 자궁 ② 방광
③ 이자 ④ 신장
⑤ 난소

10 아래 사진과 같은 세포 양상이 주로 관찰되는 곳은?

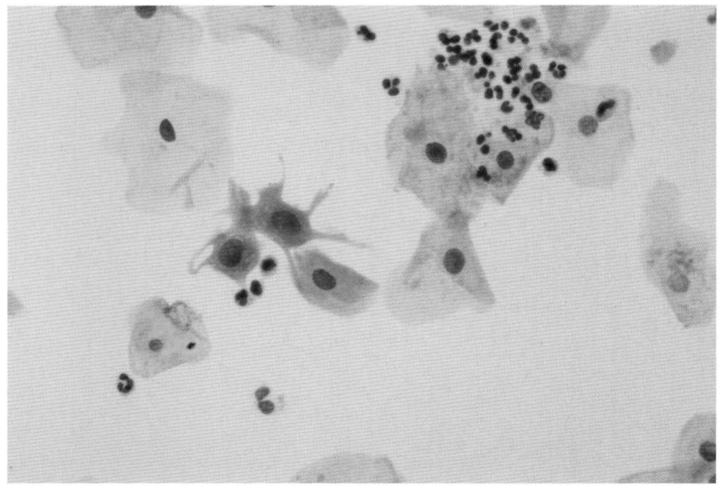

① 방광 ② 허파꽈리
③ 자궁목관 ④ 기도점막
⑤ 혈관내피

MEMO

09	① ② ③ ④ ⑤
10	① ② ③ ④ ⑤

11 사진 속 검정막대가 가리키는 생식기 감염 원인체는?

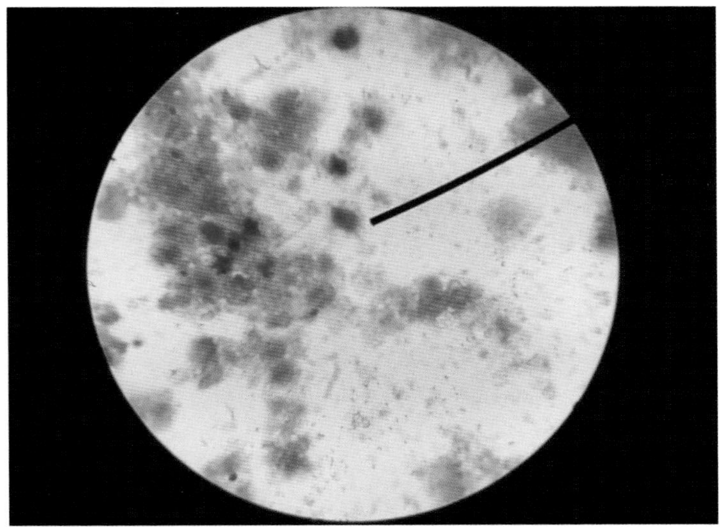

① HPV
② Langhans cell
③ Trichomonas
④ Lactobacillus
⑤ Reserve cell

12 난소의 H&E 염색 사진에서 관찰되는 성숙난포 내 세포는?

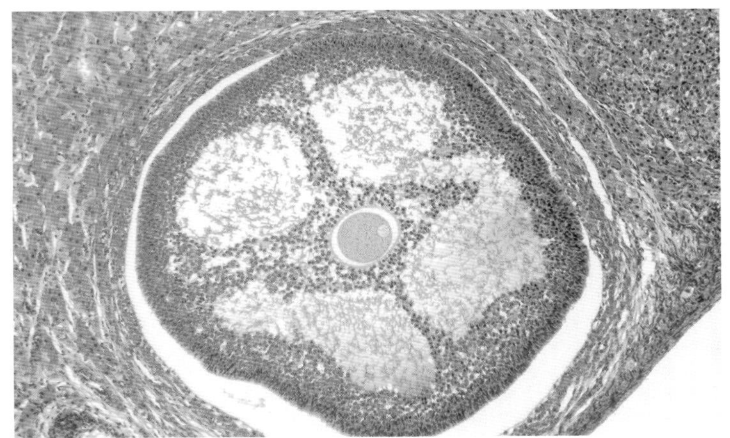

① 극체
② 황체
③ 제1난모세포
④ 여포상피세포
⑤ 제2난모세포

MEMO

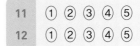

11	① ② ③ ④ ⑤
12	① ② ③ ④ ⑤

13 난소암 환자의 조직표본 염색 사진에서 특징적으로 관찰되는 것은?

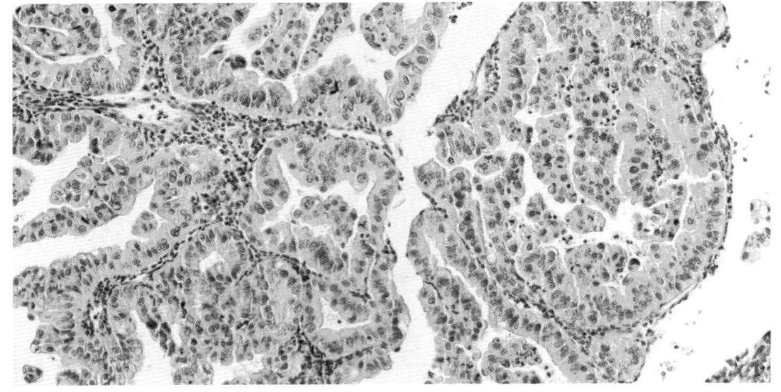

① 유두암종
② 반지세포암종
③ 바닥세포암종
④ 소세포암종
⑤ 편평세포암종

14 아래 사진이 특징적으로 나타내는 것은?

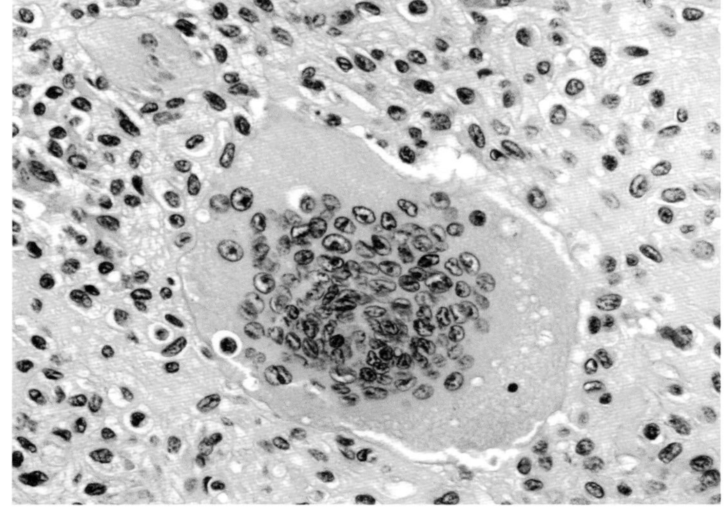

① WBC
② RBC
③ Renal cell
④ Squamous epithelial cell
⑤ Multinucleated giant cell

MEMO

13	① ② ③ ④ ⑤
14	① ② ③ ④ ⑤

15 아래 사진과 가장 관계가 깊은 세포는?

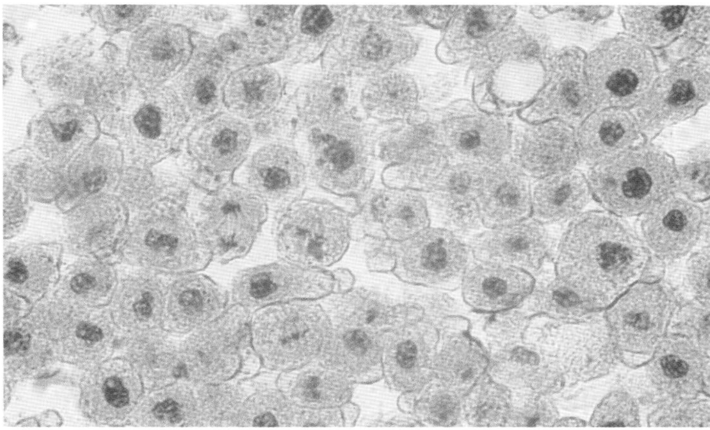

① Renal tubular epithelial cell
② simple cuboidal epithelium
③ Transitional epithelial cell
④ Columnar epithelium
⑤ Simple squamous epithelial cell

16 아래 그림과 가장 관련이 깊은 것은?

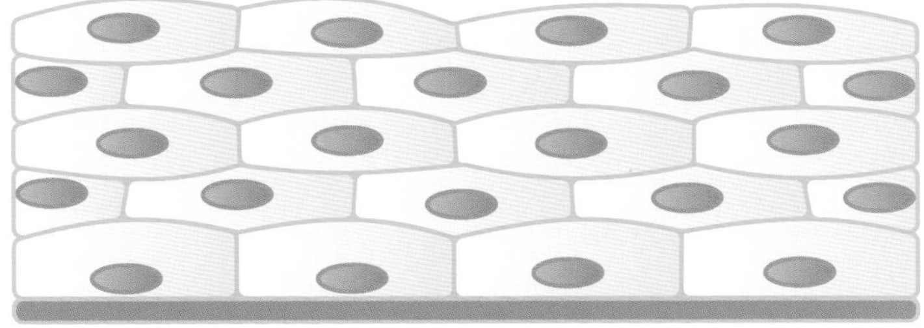

① Simple epithelium
② Columnar epithelium
③ Squamous epithelium
④ Stratified epithelium
⑤ Pseudostratified epithelium

MEMO

15	①	②	③	④	⑤
16	①	②	③	④	⑤

MEMO

17 아래 사진이 나타내는 것은?

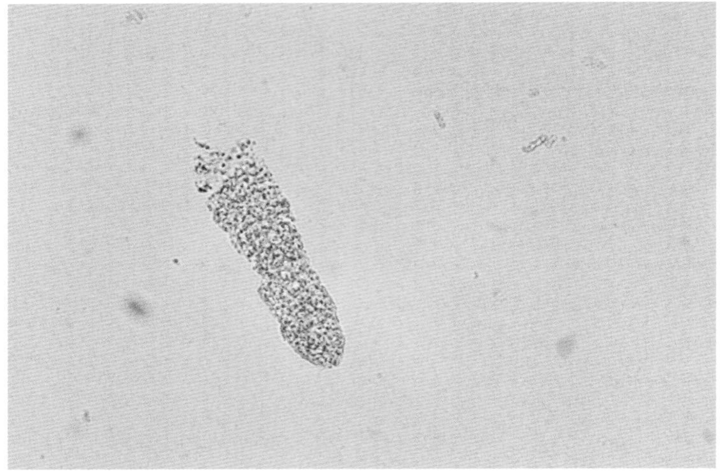

① Blood cast
② Pseudo cast
③ Hyaline cast
④ Granular cast
⑤ Coarse granular cast

18 아래 요침사에서 관찰되는 내용과 관련이 없는 것은?

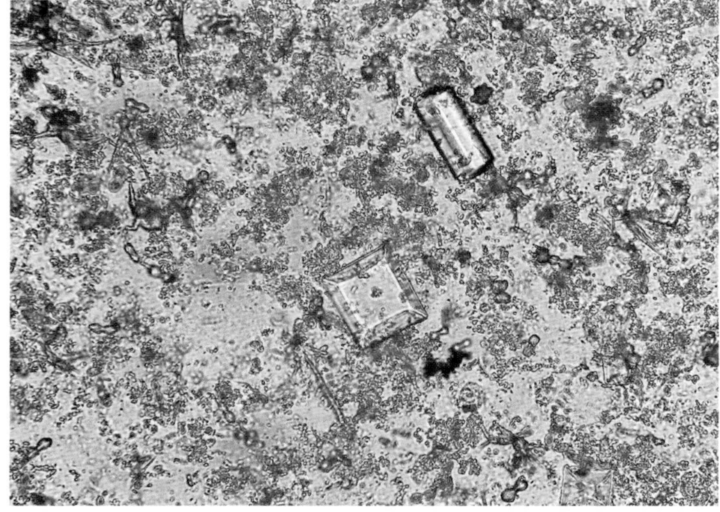

① Amorphous urate
② Triple phosphates
③ Amorphous phosphates
④ Caclium carbonate crystal
⑤ Alkaline urine

17	① ② ③ ④ ⑤
18	① ② ③ ④ ⑤

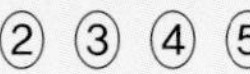

27 용액에서 용질을 분리해 내는 초자기구는?

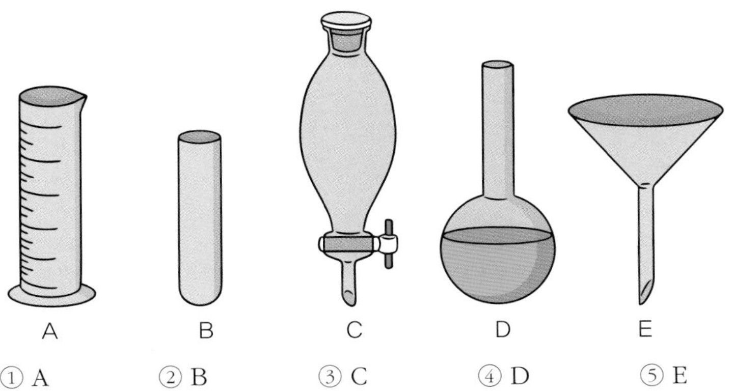

① A ② B ③ C ④ D ⑤ E

28 그림 (b)의 파이펫을 검정할 때 사용되는 시약은?

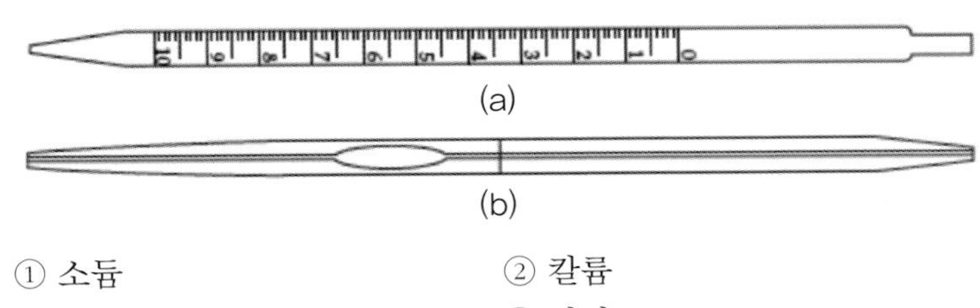

① 소듐 ② 칼륨
③ 수은 ④ 망간
⑤ 3차 증류수

MEMO

27	①	②	③	④	⑤
28	①	②	③	④	⑤

29 아래 사진이 나타내는 것은?

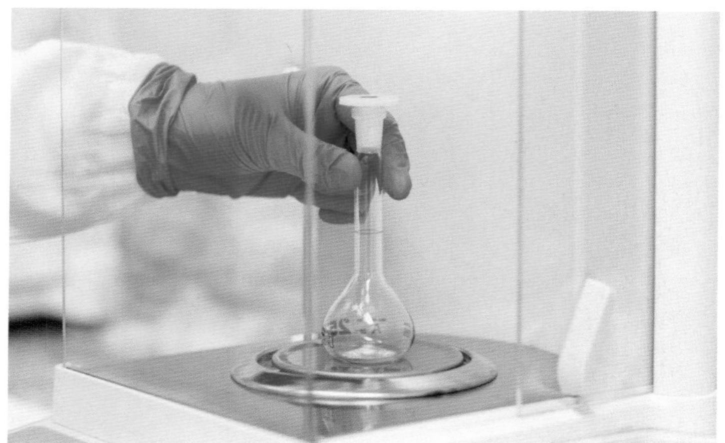

① Flask
② Funnels
③ Test tubes
④ Disposable pipette
⑤ Volumetric flask

30 그림과 같이 가시광선 영역을 light source로 사용하는 것은?

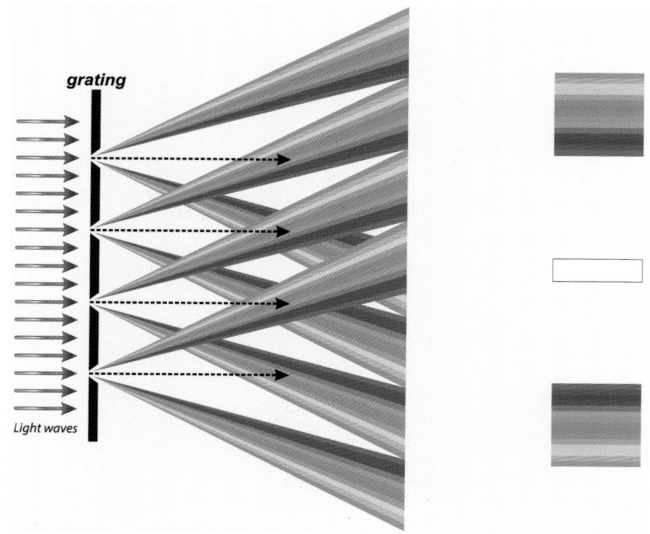

① 아연 램프
② 텅스텐-할로겐 램프
③ 중수소 램프
④ 수은 램프
⑤ 크세논 램프

MEMO

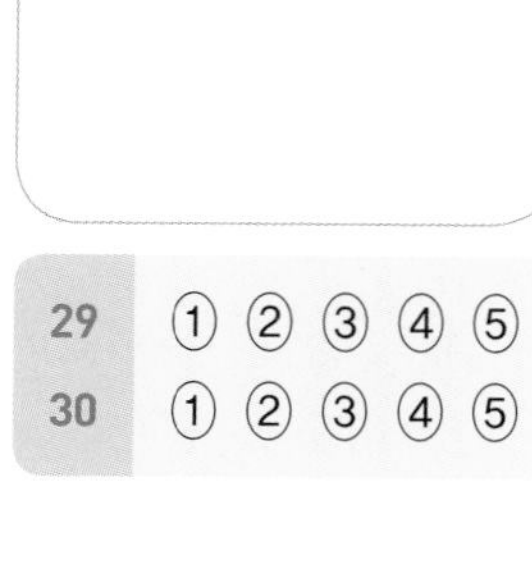

29	① ② ③ ④ ⑤
30	① ② ③ ④ ⑤

31 아래 사진과 가장 관련이 깊은 것은?

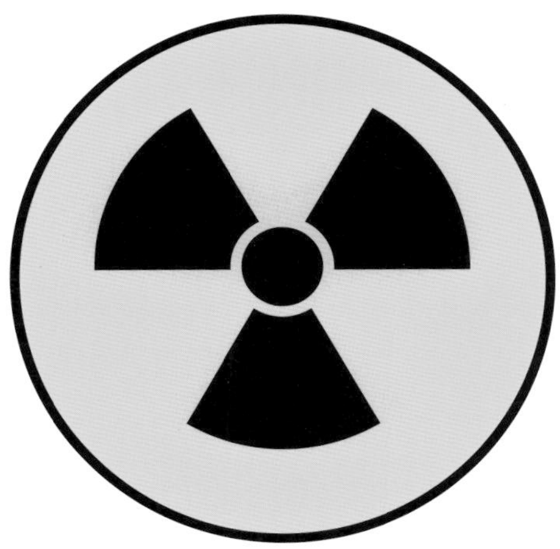

① 격리 폐기물
② 일반의료 폐기물
③ 조직 폐기물
④ 위해의료 폐기물
⑤ 방사성 폐기물

32 사진 속 작업자가 시설 주변 공간선량률 측정을 위해 사용 중인 것은?

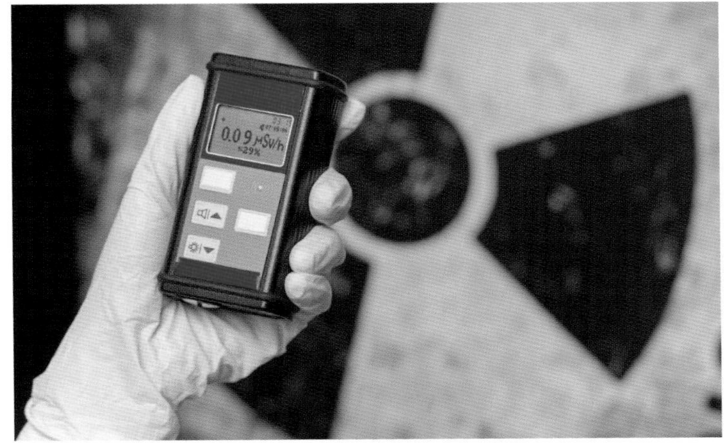

① 포켓선량계
② 필름배지
③ 열형광선량계
④ 경보선량계
⑤ 가이거-뮐러 계수기

MEMO

31	① ② ③ ④ ⑤
32	① ② ③ ④ ⑤

MEMO

33 아래 사진은 유전성 용혈질환을 나타내는 말초혈액 염색상이다. 가장 관련이 적은 것은?

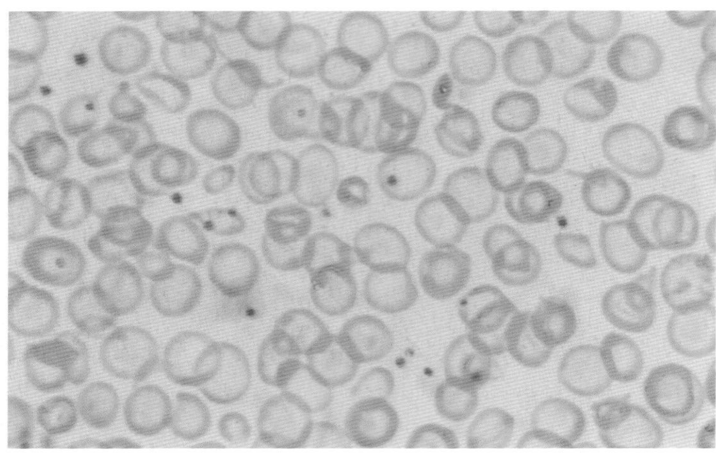

① 적혈구부동증
② 분열적혈구
③ 적혈구변형증
④ 타원적혈구
⑤ 고색소성적혈구

34 RBC 내 소체의 염색법과 염료가 바르게 연결된 것은?

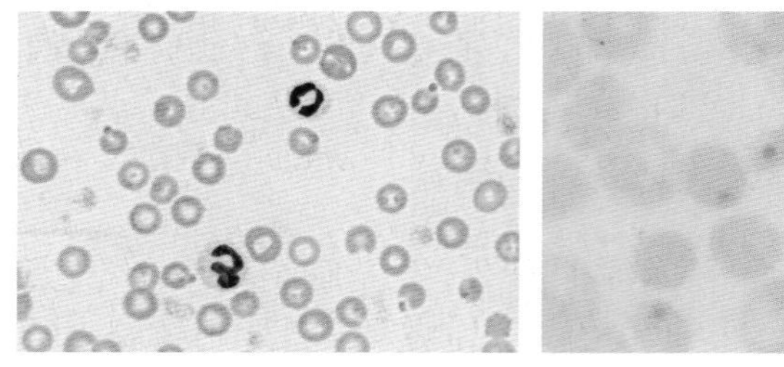

① 초생체 염색 - Methyl violet
② 김자 염색 - Methylene blue
③ Wright stain - Prussian blue
④ 초생체 염색 - Eosin
⑤ Wright stain - Haematoxylin

33	① ② ③ ④ ⑤
34	① ② ③ ④ ⑤

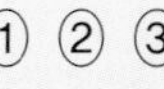
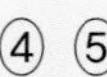

35 아래 사진에서 화살표가 가리키는 것은?

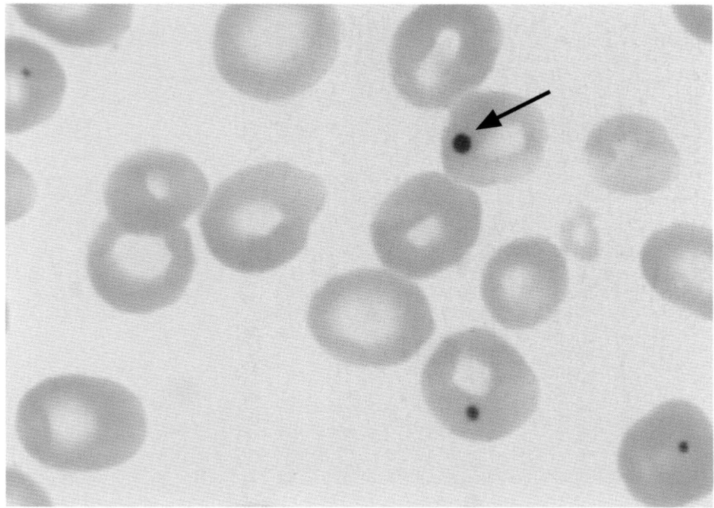

① Basophilic stippling
② *Plasmodium vivax*
③ Recticulocyte
④ Cabot's ring
⑤ Howell-Jolly body

36 아래 사진 A에서 빨간색 화살표가 가리키는 핵 염색질의 잔여물에 대한 설명으로 옳지 않은 것은?

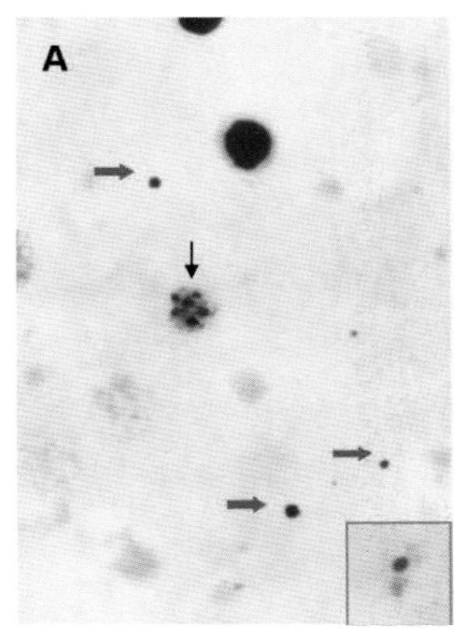

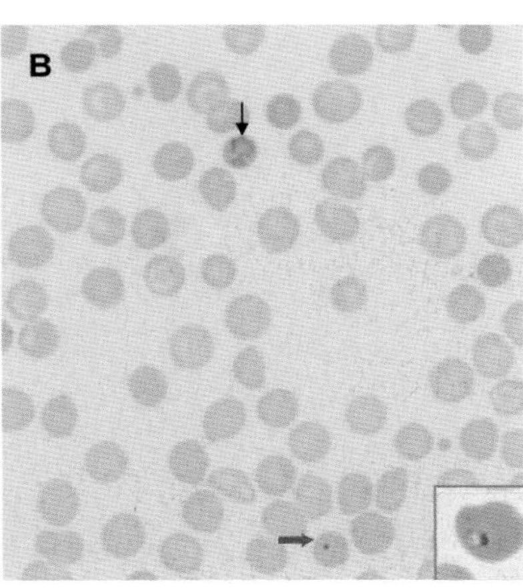

① 악성빈혈과 관계가 있다.
② 크기는 1μm를 넘지 않는다.
③ RBC 한 개당 하나씩 존재한다.
④ 김자염색을 통해 관찰할 수 있다.
⑤ 비장적출 후 발생하는 용혈성 빈혈에서 출현한다.

MEMO

35	① ② ③ ④ ⑤
36	① ② ③ ④ ⑤

[37~38] 다음 사진을 보고 물음에 답하시오.

[A]

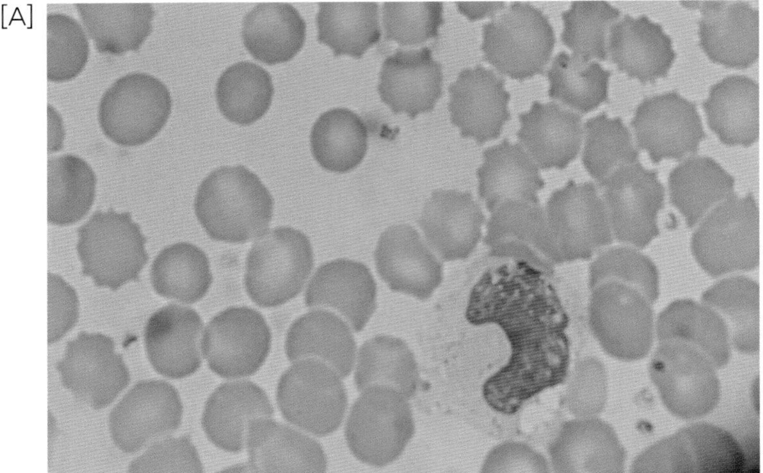

[B]

37 위의 사진과 관련된 질환은?

① 불응성 빈혈
② 불응성 철아구성 빈혈
③ 이형성 혈구감소증
④ 가시적혈구증가증
⑤ 범혈구감소증

38 사진 A에서 특징적으로 관찰되는 과립구는?

① 단구
② 적혈구부동증
③ 뭇색적혈구
④ 이형성증
⑤ 극피적혈구증

MEMO

37	① ② ③ ④ ⑤
38	① ② ③ ④ ⑤

39 아래 사진과 가장 관계가 깊은 것은?

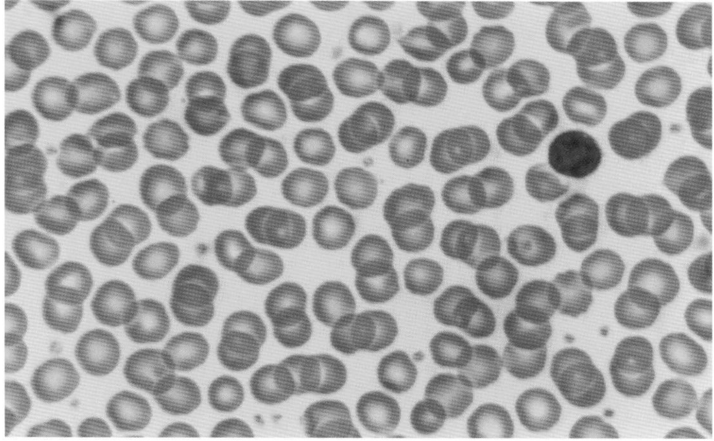

① Large erythrocyte
② Acanthocyte
③ Spur cell
④ Normal red blood cell
⑤ Helmet cell

40 아래의 검은 막대가 가리키는 적혈구에서 1만개 당 2~3개 가량 나타나는 소반점은?

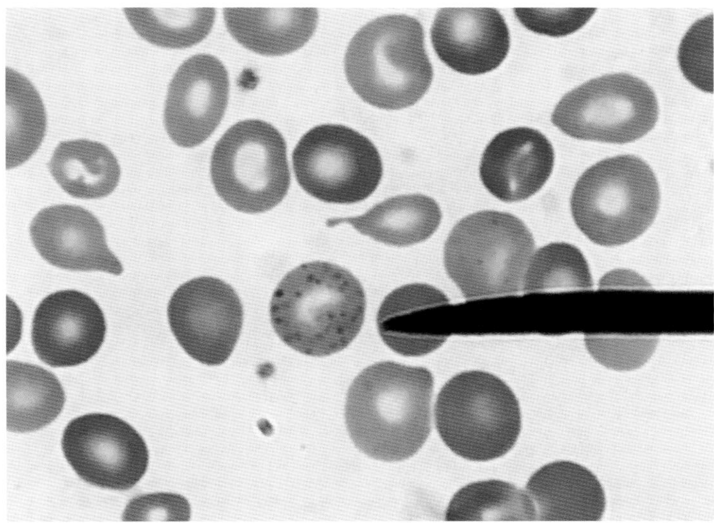

① Howell-Jolly bodies
② Sideroblasts
③ Ringed sideroblast
④ Basophilic stippling
⑤ Megaloblast

MEMO

39	① ② ③ ④ ⑤
40	① ② ③ ④ ⑤

41 아래 사진에서 특징적으로 나타나는 세포는?

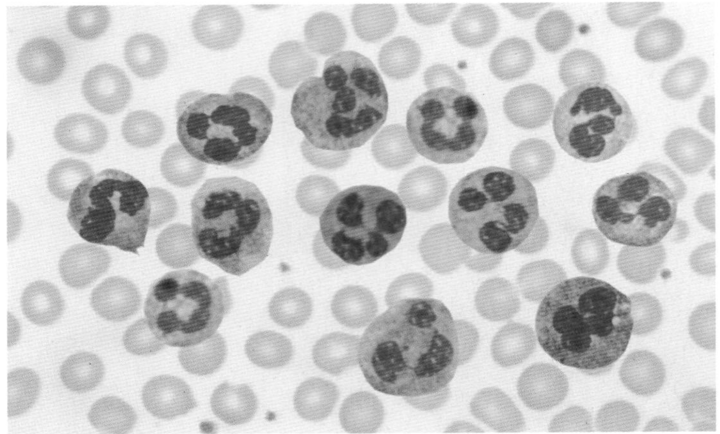

① Atypical lymphocyte
② Smudge cell
③ Reilly body
④ Rieder cell
⑤ Segmented neutrophil

42 Peroxidase stain 결과를 통해 아래와 같이 구분할 수 있는 것은?

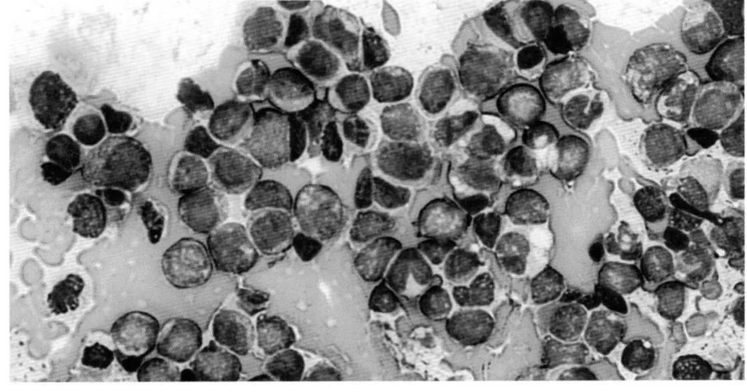

① CML과 ALL
② CML과 PNH
③ PNH와 ALL
④ AML과 ALL
⑤ AML과 CML

MEMO

41	① ② ③ ④ ⑤
42	① ② ③ ④ ⑤

43 아래 혈액도말 사진에서 관찰되는 내용이 아닌 것은?

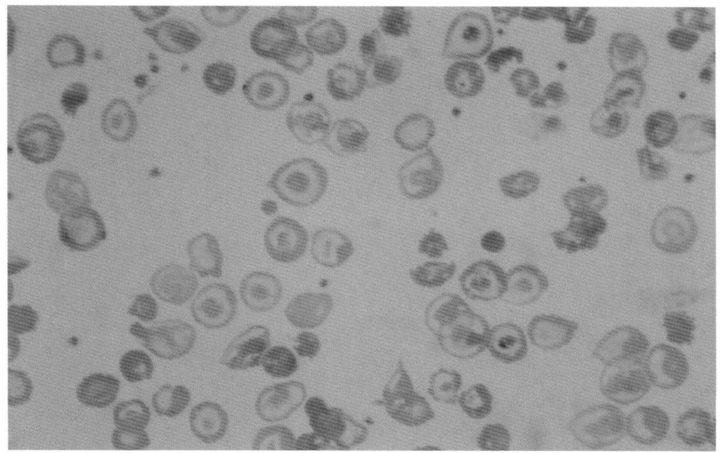

① Macrocyte
② Target cell
③ Schistocyte
④ Hypochromia
⑤ Nucleated RBC

44 사진 속 단백질 구조에서 light chain과 heavy chain을 결합하는 힘은?

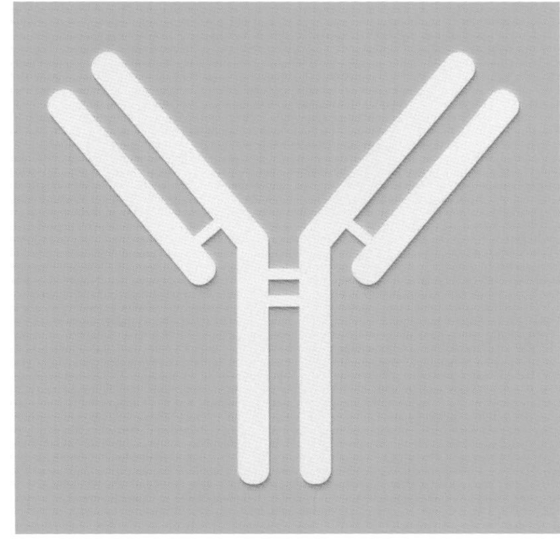

① Fc
② Fab
③ Ionic bond
④ S-S bond
⑤ Hydrogen bond

MEMO

43	① ② ③ ④ ⑤
44	① ② ③ ④ ⑤

[45~46] 다음 그림을 보고 물음에 답하시오.

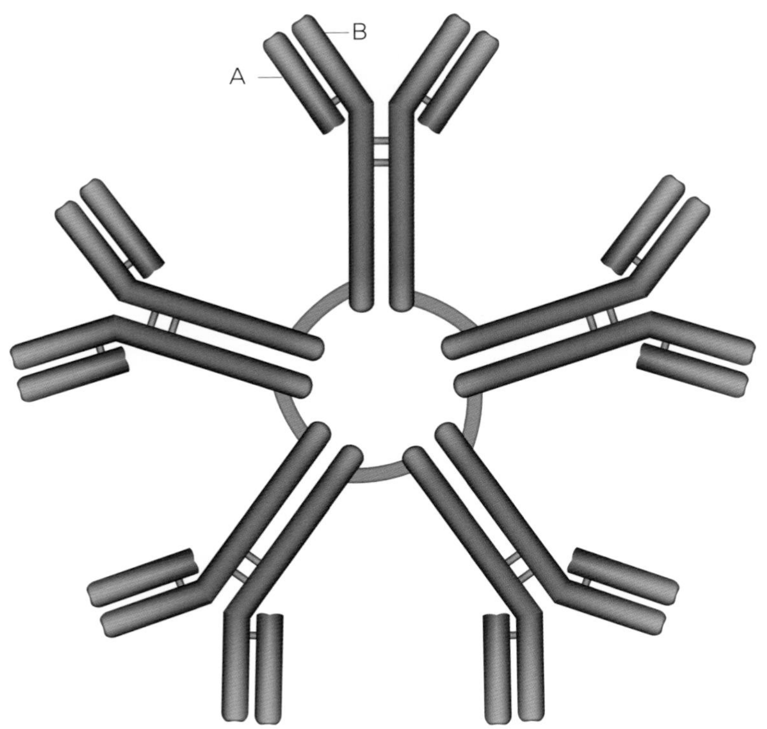

45 사진 속 단백질과 비슷한 종류에 속하는 항체는?

① anti-Diego
② anti-Kell
③ anti-Lewis
④ anti-Duffy
⑤ anti-Kidd

46 사진 속 단백질 구조에서 A 부분이 가리키는 것은?

① Fc
② Fab
③ S-S결합
④ heavy chain
⑤ light chain

MEMO

45	① ② ③ ④ ⑤
46	① ② ③ ④ ⑤

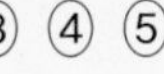

47 사진 속 ABO 혈액형 검사에서 주로 관찰하는 것은?

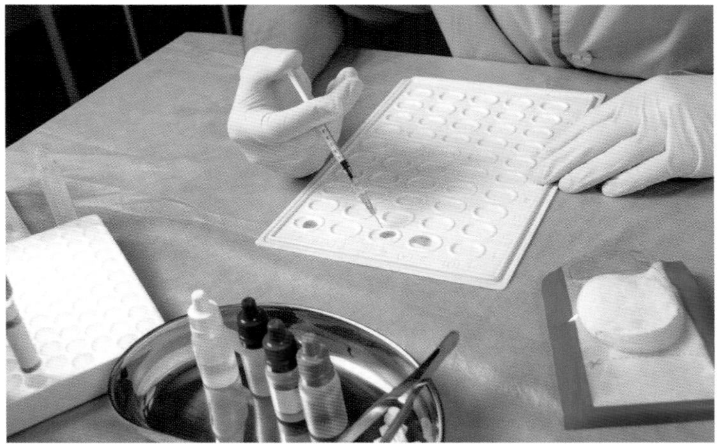

① 응집반응　　② 혈구 상태
③ 감작 여부　　④ 용혈 여부
⑤ 비예기항체 검출

48 아래와 같이 혈액형을 결정하는 유전자가 존재하는 염색체는?

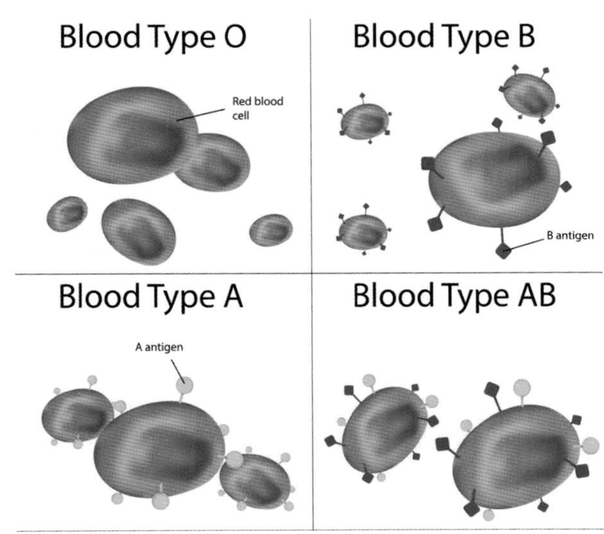

① 9번　　② 21번
③ 13번　　④ 14번
⑤ 22번

MEMO

47	① ② ③ ④ ⑤
48	① ② ③ ④ ⑤

MEMO

49 ESBL 확인법에서 아래 그림과 반대의 결과를 보이는 것은?

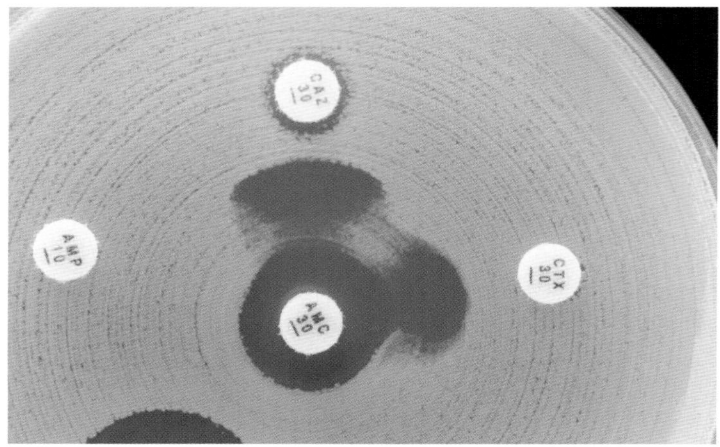

① *E. coli*
② *Moraxella*
③ *B. cereus*
④ *M. tuberculosis*
⑤ *Klebsiella pneumoniae*

50 Urease test에서 C 시험관과 같은 결과를 나타내는 것은?

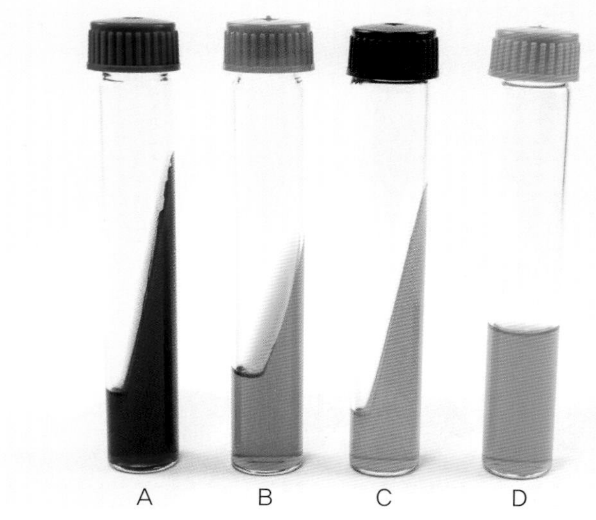

① *Bordetella*
② *S. dysenteriae*
③ *Moraxella*
④ *H. ducreyi*
⑤ *H. parainfluenzae*

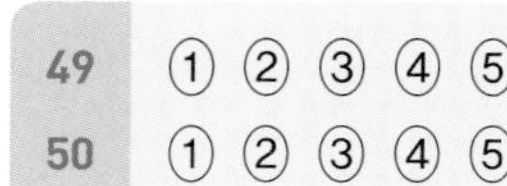

51 MacConkey agar에서 다음과 같이 확인할 수 있는 균은?

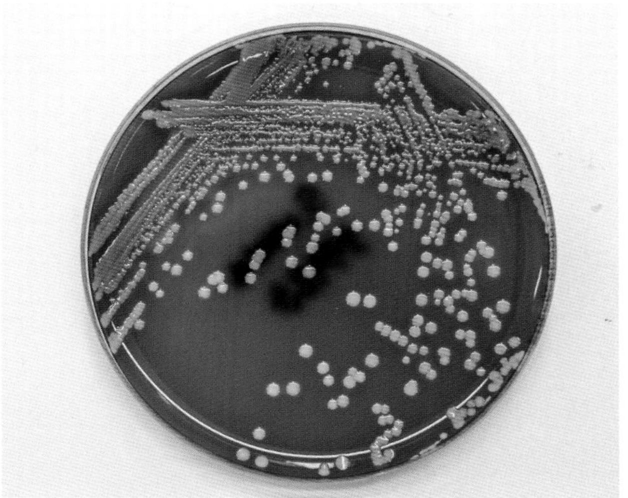

① *E. coli*
② *S. aureus*
③ *S. pyogenes*
④ *S. pneumoniae*
⑤ *Streptococcus Gr. B*

52 아래 MacConkey agar에서 알 수 있는 것은?

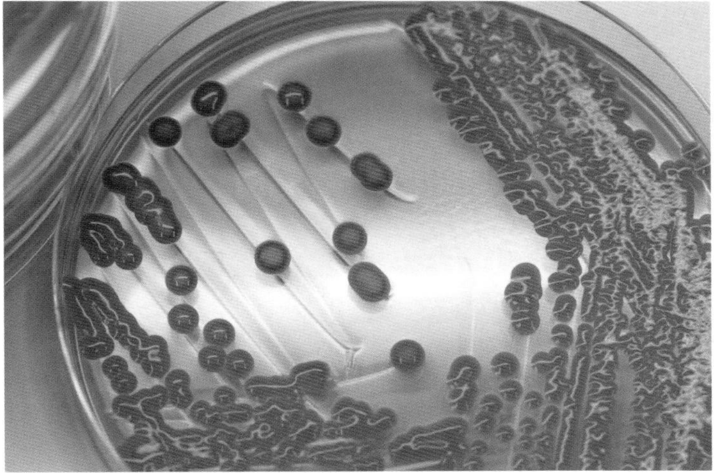

① DTA 음성
② Sucrose 산화
③ Gas 비생성
④ DNase 음성
⑤ Lactose 발효

MEMO

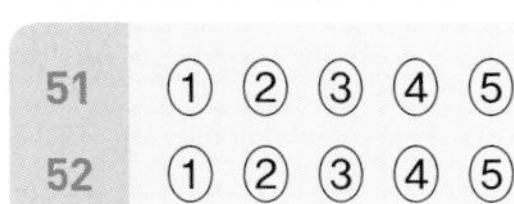

51	① ② ③ ④ ⑤
52	① ② ③ ④ ⑤

53 배지에서 아래 사진과 비슷한 현상이 관찰되는 것은?

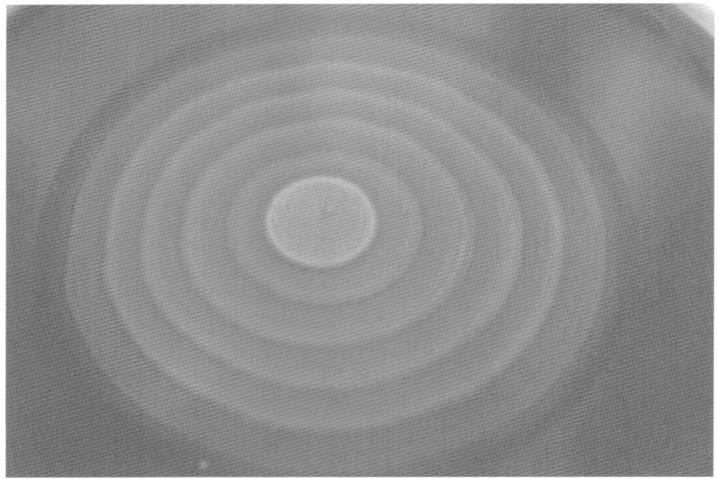

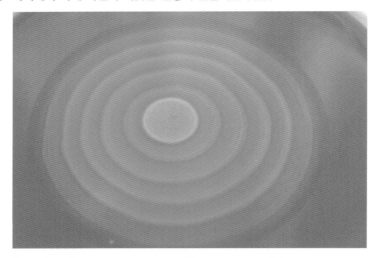

① *Klebsiella*
② *Protues mirabilis*
③ *Hafnia alvei*
④ *Enterobacter*
⑤ *Serratia*

54 *S. marcescens*의 가장 큰 특징은?

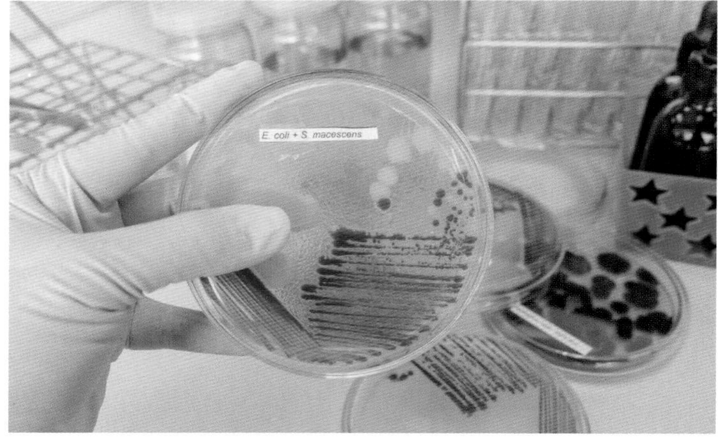

① 실온에서 집락이 투명해진다.
② DNase 음성이다.
③ 적색 집락을 생성한다.
④ Glucose를 분해하지 못한다.
⑤ 장염비브리오균처럼 sucrose를 분해한다.

MEMO

53	①	②	③	④	⑤
54	①	②	③	④	⑤

55 *Tuberculosis granuloma*와 관련해 사진에서 특징적으로 나타나는 것은?

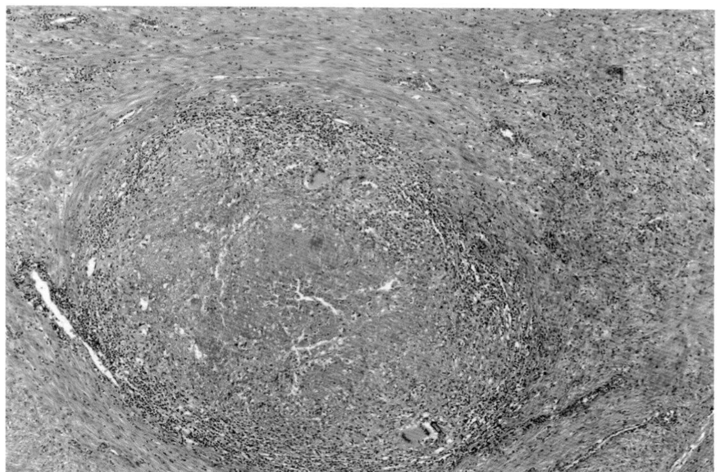

① Osteoblast
② *Mycobacterium*
③ Touton giant cell
④ Langhans giant cell
⑤ Foreign body giant cell

56 아래 사진과 같은 다핵거대세포가 관찰되는 이상성 진균 질환은?

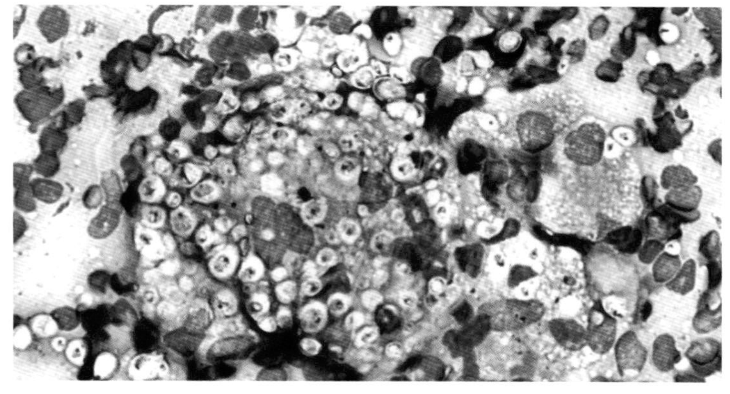

① 질염
② HPV
③ 편평세포암종
④ 클라미디아감염증
⑤ 만성 폐 히스토플라스마증

MEMO

55	①	②	③	④	⑤
56	①	②	③	④	⑤

57 아래 Pap 사진이 나타내는 것은?

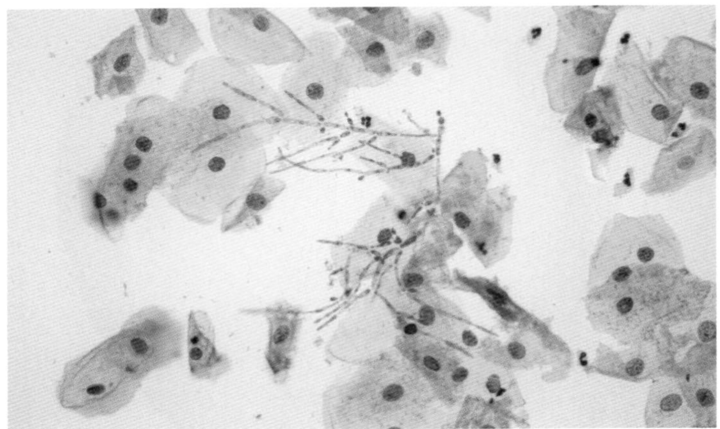

① *Actinomyces*
② *Cryptococcus*
③ *Penicillium*
④ *Aspergillus*
⑤ *Candida albicans*

58 아래 그림이 나타내는 것은?

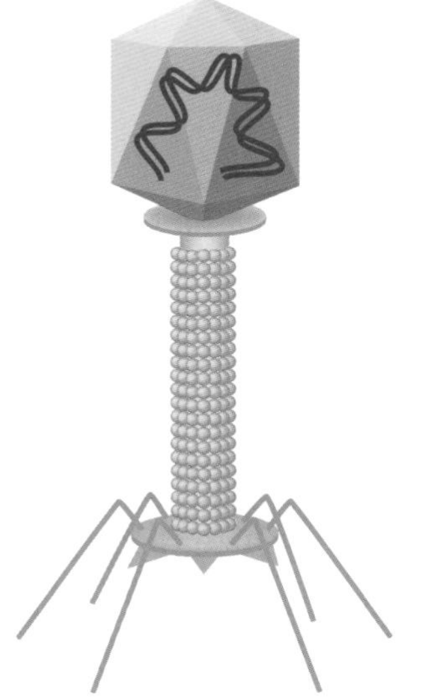

① HIV
② Hepatitis B virus
③ Bacteriophage
④ Herpes virus
⑤ Human parainfluenza virus

MEMO

57	① ② ③ ④ ⑤
58	① ② ③ ④ ⑤

59 아래 사진에 대한 설명으로 옳지 않은 것은?

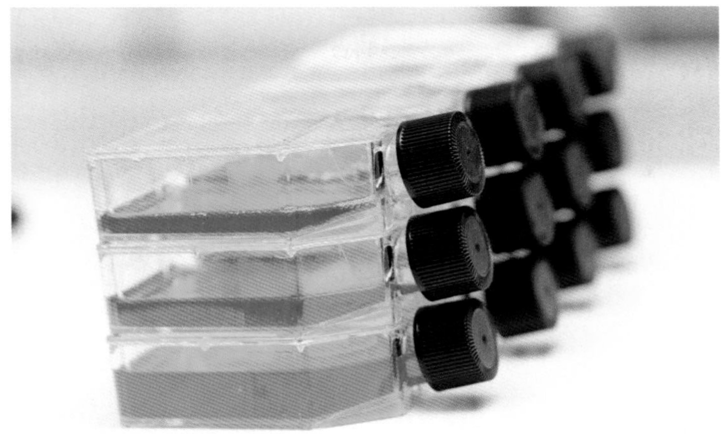

① 감마선 멸균을 통해 무균 상태로 사용
② 세포 배양용 플라스크
③ 혐기성균 배양에 사용
④ 동식물 배양에 사용
⑤ 세포부착성이 뛰어남

60 아래 사진에서 특징적으로 관찰할 수 있는 것은?

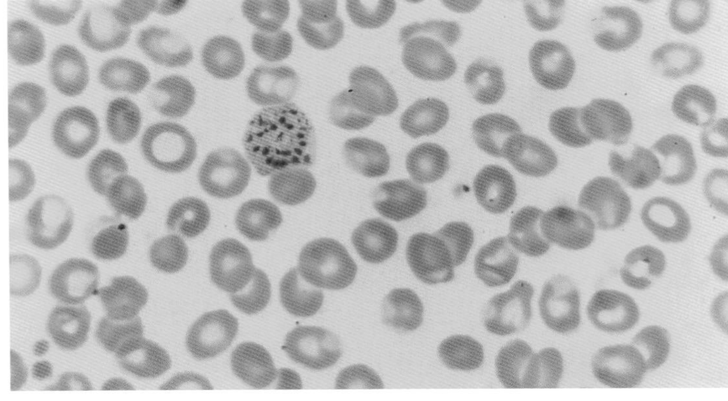

① 여러 개의 ring form
② 정상보다 작은 크기의 RBC
③ *P. falciparum*
④ Schuffner's dots
⑤ *P. knowlesi*

MEMO

59	① ② ③ ④ ⑤
60	① ② ③ ④ ⑤

61 아래 사진이 나타내는 것은?

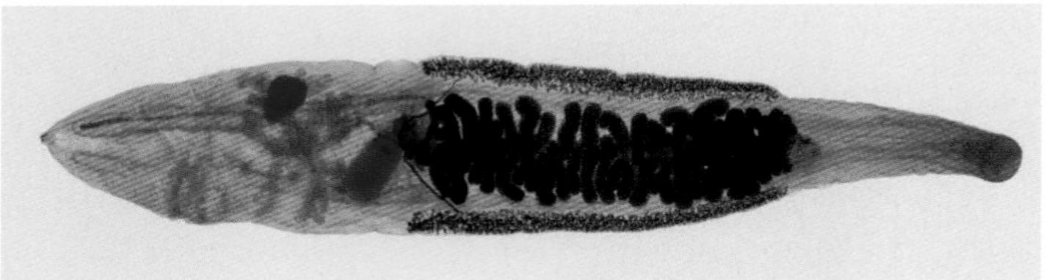

① 허파흡충 ② 간흡충
③ 유구낭미충 ④ 스파르가눔
⑤ 개회충

62 아래 사진과 같은 검사 원리를 갖는 것은?

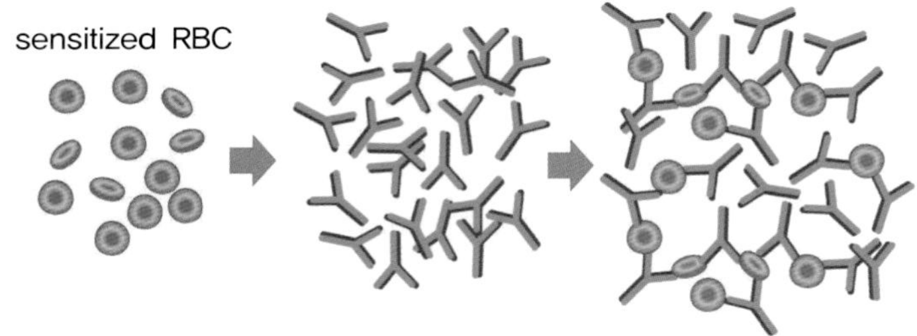

① TPIA ② TPHA
③ FTA ④ TPI
⑤ RPR

63 아래 사진과 같은 형태를 갖는 균체를 항원으로 사용하는 검사법은?

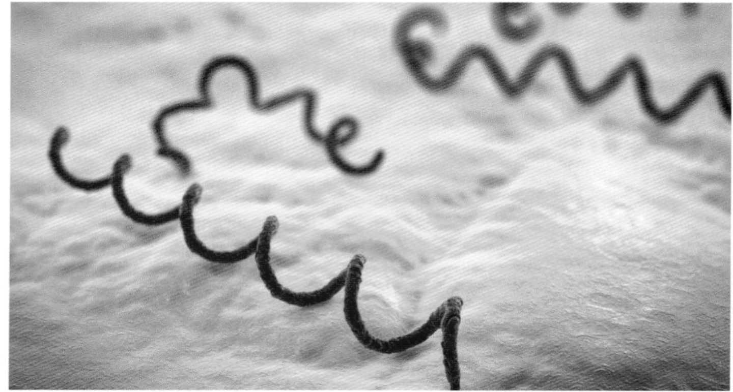

① TPI법 ② RPR법
③ VDRL법 ④ Widal법
⑤ Wassermann법

MEMO

61	①	②	③	④	⑤
62	①	②	③	④	⑤
63	①	②	③	④	⑤

64 아래 사진이 나타내는 검사법은?

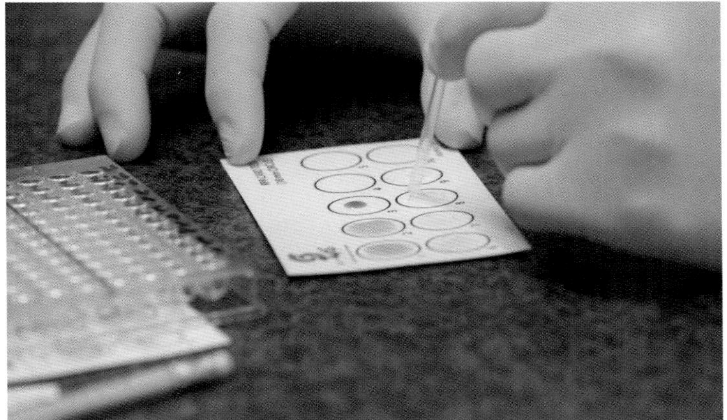

① VDRL test
② TPI test
③ RPR test
④ TPA test
⑤ TPIA test

65 사진 속 검사 kit에서 원의 크기는?

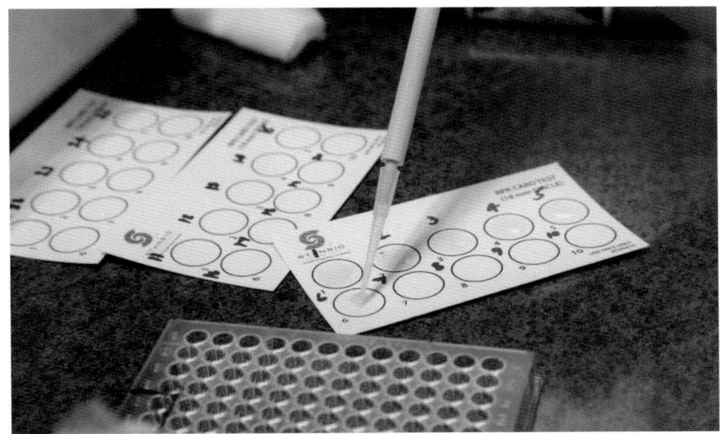

① 16mm
② 18mm
③ 24mm
④ 15mm
⑤ 12mm

MEMO

64	①	②	③	④	⑤
65	①	②	③	④	⑤

제 2 회

실전 모의고사

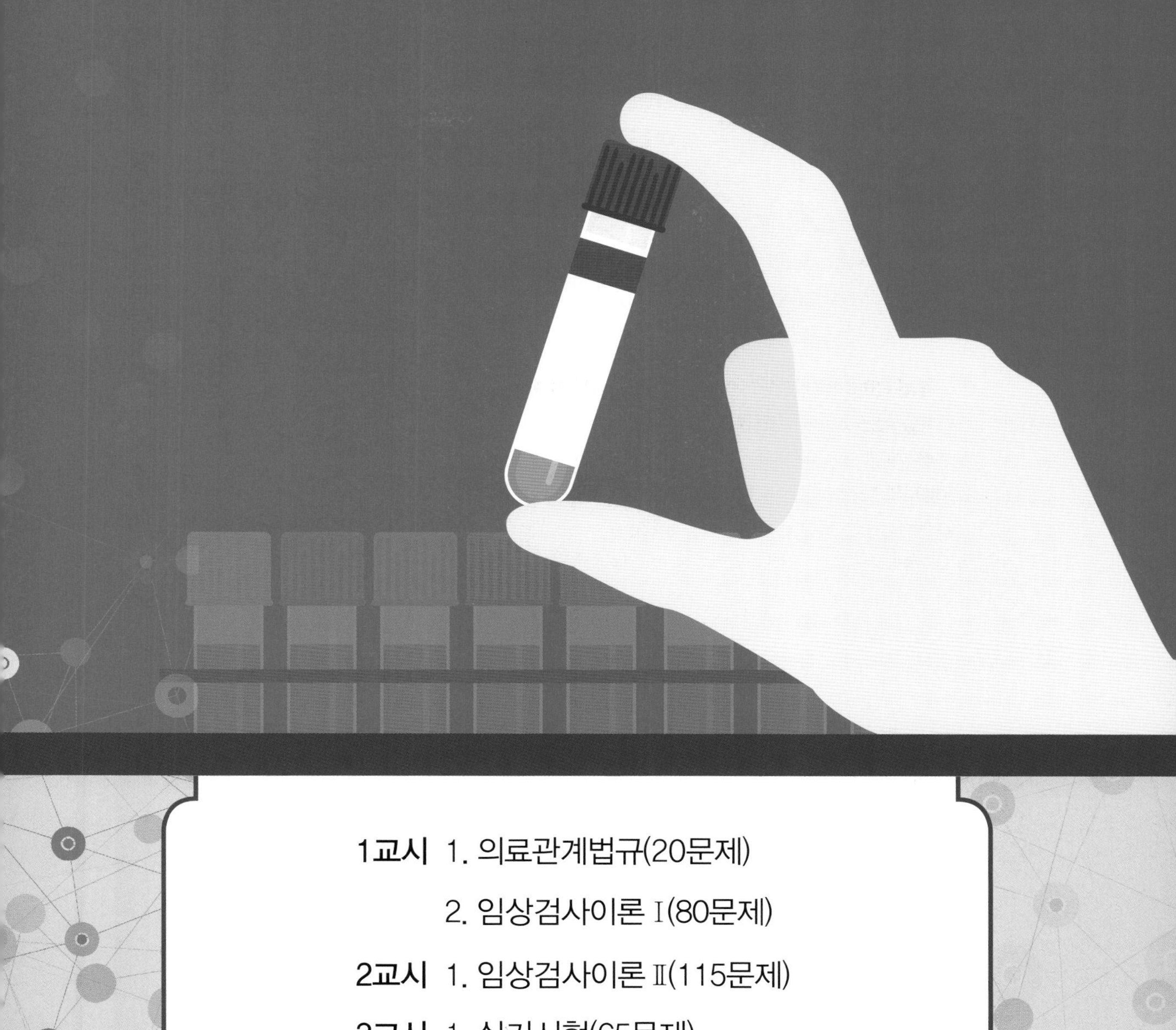

1교시 1. 의료관계법규(20문제)

2. 임상검사이론 Ⅰ(80문제)

2교시 1. 임상검사이론 Ⅱ(115문제)

3교시 1. 실기시험(65문제)

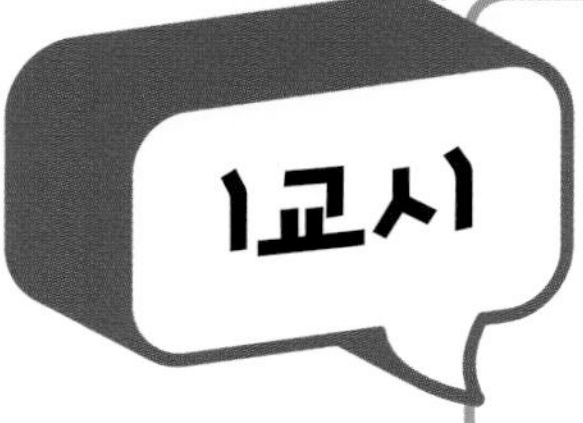

1. 의료관계법규(20문제)
2. 임상검사이론I(80문제)

공중보건학(10), 해부생리학(10), 조직병리학(30), 임상생리학(30)

의료관계법규

01 의료취약지의 보건소에서 시행 가능한 대통령령으로 정한 업무는?

① 건강 친화적인 지역사회 여건의 조성
② 학교, 직장 등과의 협력체계 구축
③ 보건의료기관 등에 대한 지도, 관리, 육성
④ 공중위생 및 환경위생 지도, 관리
⑤ 난임시술 주사제 투약에 관한 지원

02 제2급감염병으로만 조합된 것은?

① 디프테리아, 풍진, 말라리아
② E형간염, 홍역, 폴리오
③ 파상풍, B형간염, 말라리아
④ 홍역, 장티푸스, 말라리아
⑤ 수두, E형간염, 발진열

03 의료기사 등의 품위손상 행위에 해당되는 것은?

① 업무를 의뢰한 치과의사의 감독 및 확인에 응하지 않은 경우
② 최초로 면허를 받은 후부터 3년마다 그 실태와 취업상황을 보고하지 않은 경우
③ 치과기공사가 2개 이상의 치과기공소를 개설하는 행위
④ 안과 의사의 지도를 받지 않고 안경원을 개설하는 행위
⑤ 의사의 지시를 받지 않고 생리학적 검사를 하는 행위

MEMO

01	①	②	③	④	⑤
02	①	②	③	④	⑤
03	①	②	③	④	⑤

04 보건복지부령에 따라 허가받은 지역에서 한지 치과의사로서 종사한 뒤 치과의사 면허를 받을 수 있는 자에게 요구되는 경력 기간은?

① 3년 이상
② 2년 이하
③ 5년 이상
④ 4년 이하
⑤ 10년 이상

05 의료기사 등에 대한 내용으로 옳은 것은?

① "의료기사"란 의사 또는 치과의사, 조산사의 지도 아래 진료나 의화학적 검사에 종사하는 사람을 말한다.
② 의료기사 등은 필요에 따라 각각에 해당하는 전국적 조직을 갖는 협회를 설립할 수 있다.
③ 안경업소는 일정한 범위 내에서 영리를 목적으로 고객을 알선받을 수 있다.
④ 각 협회의 장은 치과기공소 및 안경업소의 개설자에게 그 지도·감독에 필요한 범위에서 보고를 명하거나 소속 공무원으로 하여금 업무 상황, 시설 등을 검사하게 할 수 있다.
⑤ 1년 이상 그 업무에 종사하지 아니하다가 다시 업무에 종사하려는 임상병리사는 보수교육을 받아야 한다.

06 의료기사 면허 취소요건에 해당하지 않는 것은?

① 금고 이상의 형을 선고받고 집행이 끝나지 아니한 자
② 피한정후견인
③ 자격정지 중 업무를 행한 자
④ 자격정지기간 종료 후 2년 내 업무를 개시하지 아니한 자
⑤ 타인에게 의료 기사 등의 면허를 대여한 자

07 의사, 치과의사의 지도를 받지 않아도 되는 사람은?

① 의무기록사
② 치과위생사
③ 임상병리사
④ 물리치료사
⑤ 방사선사

MEMO

04	①	②	③	④	⑤
05	①	②	③	④	⑤
06	①	②	③	④	⑤
07	①	②	③	④	⑤

08 지역보건법상 보건소의 업무가 아닌 것은?

① 지역보건의료정책의 기획, 조사, 연구, 평가
② 안경사에 대한 지도
③ 의약에 대한 지도
④ 응급의료에 대한 사항
⑤ 보건의료 관련기관·단체, 학교, 직장 등과의 협력체계 구축

09 의료인의 면허 취득 결격사유가 아닌 것은?

① 마약 및 향정신성의약품 중독자
② 응급의료에 관한 법률을 위반하여 집행유예를 선고받은 자
③ 독립적으로 일상생활을 영위하는 데 중대한 제약이 있는 자
④ 약사법을 위반하여 금고 이상의 실형을 받고 집행이 종료되지 아니한 자
⑤ 혈액관리법을 위반하여 금고 이상의 실형을 받고 집행이 면제되지 아니한 자

10 의료기사 등의 국가시험에서 부정행위시 응시제한 회수는?

① 1회 이내
② 2회 이내
③ 3회 이내
④ 3회
⑤ 5회

11 지역보건법의 목적에 관한 설명으로 옳은 것은?

① 국가건강사업 경쟁력 강화
② 보건기술의 향상 및 경쟁력 강화
③ 각 지역의 보건행정 체계화와 지역주민의 건강 증진
④ 보건소 업무의 전산화
⑤ 보건환경 증진 및 의료인 보호

MEMO

08	①	②	③	④	⑤
09	①	②	③	④	⑤
10	①	②	③	④	⑤
11	①	②	③	④	⑤

12 의료인의 종별 임무가 바르게 연결된 것은?

① 의사 → 결핵관리 요원으로서 보건 활동
② 간호사 → 한의사의 지도하에 시행하는 진료의 보조
③ 조산사 → 의사, 치과의사, 한의사의 지도하에 시행하는 진료의 보조
④ 간호조무사 → 임부, 해산부, 산욕부의 관찰, 자료 수집
⑤ 간호조무사 → 간호 요구자에 대한 교육·상담 및 건강 증진을 위한 활동의 기획과 수행

13 특정 지역이나 특정 업무 종사에 필요한 조건부 면허에 대한 사항으로 옳지 않은 것은?

① 면허등록과 면허증에 필요한 사항은 보건복지부령으로 정한다.
② 특정 지역이나 특정 업무에 종사한다.
③ 국·공립 보건의료기관의 업무를 담당한다.
④ 특정지역이란 보건의료 취약지를 의미한다.
⑤ 종사하는 의료기사 등에게 예산의 범위에서 수당을 지급한다.

14 의료기관의 개설에 대한 사항으로 옳은 것은?

① 의사는 요양병원, 종합병원, 치과병원 등을 개설할 수 있다.
② 조산사는 요양병원, 조산원 등을 개설할 수 있다.
③ 의료기관의 개설자는 대통령령에 따라 전자의무기록을 보관해야 한다.
④ 치과의사는 보건복지부령이 정하는 의료 행위에 대한 기록을 남겨야 한다.
⑤ 치과의사는 치과병원, 종합병원 등을 개설할 수 있다.

15 치명률이 높고 집단 발생의 우려가 커서 발생 또는 유행 즉시 신고가 요구되는 것은?

① 제1급감염병
② 제2급감염병
③ 제3급감염병
④ 제4급감염병
⑤ 의료관련감염병

MEMO

12	①	②	③	④	⑤
13	①	②	③	④	⑤
14	①	②	③	④	⑤
15	①	②	③	④	⑤

16 파라티푸스, 성홍열, VRSA 감염증과 관련된 것은?

① 제1급감염병　② 제2급감염병
③ 제3급감염병　④ 제4급감염병
⑤ 세계보건기구 감시대상 감염병

17 CJD와 AIDS 감염이 해당되는 것은?

① 제1급감염병　② 제2급감염병
③ 제3급감염병　④ 제4급감염병
⑤ 성매개감염병

18 보건복지부령에 따라 혈액의 품질을 관리할 수 있는 사람은?

① 간호사　② 임상병리사
③ 감염내과 전문의　④ 채혈담당자
⑤ 국립보건연구원장

19 감염병 예방에 대한 기본 계획을 수립하는 사람은?

① 시도지사　② 보건복지부장관
③ 국립보건연구원장　④ 국립검역소장
⑤ 시장, 군수, 구청장

20 다음 중 대통령령으로 정해진 혈액관리법 관련 사항은?

① 혈액 사고 발생 시 폐기와 관련된 사항
② 혈액 공급용 차량의 표시 사항
③ 혈액관리의 적정 온도 확인
④ 헌혈 권장에 필요한 사항
⑤ 채혈 시 혈액량 확인

MEMO

16	① ② ③ ④ ⑤
17	① ② ③ ④ ⑤
18	① ② ③ ④ ⑤
19	① ② ③ ④ ⑤
20	① ② ③ ④ ⑤

MEMO

21 **영아사망률과 보통사망률에 대한 설명으로 옳은 것은?**

① 영아사망률은 공중보건수준에 영향을 받는다.
② 보통사망률은 특정연령 구성에 절대 영향을 받는다.
③ 영아사망률은 생후 2년 미만의 사망자 수를 의미한다.
④ 보통사망률은 지역사회 보건수준을 가늠하는 지표이다.
⑤ 두 가지 모두 감염병사망률과 함께 WHO특수건강지표에 속한다.

22 **다음 중 사회 복귀와 가장 관련이 깊은 질병 예방단계 항목은?**

① 환경개선
② 생활조건개선
③ 예방접종사업
④ 치료 후 재활
⑤ 감염병 조기진단

23 **공중보건학에서 갖는 건강의 개념을 설명한 것으로 옳은 것은?**

① 개인의 건강을 최우선으로 한다.
② 신체, 심신, 사회의 안녕을 모두 충족시키는 것이다.
③ 사회적 건강과 심신의 안녕은 서로 다른 개념에 속한다.
④ 사회 구성원으로서의 역할과 기능에 큰 의미를 부여하지 않는다.
⑤ 개인의 안녕이 질병으로부터 침해받지 않는 상태를 최우선으로 한다.

24 **다음 중 환경보건분야에 해당되는 것으로만 조합된 것은?**

① 환경위생, 기생충질환관리
② 산업보건, 보건행정, 보건영양
③ 감염병 관리, 가족계획, 질병예방
④ 역학, 감염병 관리, 치료기술개발
⑤ 식품위생, 대기 및 수질오염 관리

21	①	②	③	④	⑤
22	①	②	③	④	⑤
23	①	②	③	④	⑤
24	①	②	③	④	⑤

25 공중보건 향상을 위한 노력에 해당되지 않는 것은?

① 역학조사를 통한 질병예방
② 감염병관리를 통한 수명연장 노력
③ 보건교육을 통한 공중보건 효율증진
④ 정신보건관리를 통한 정신적 건강 증진
⑤ 개인 건강증진을 위한 공공의료 기금모금

26 다음 중 공중보건 관련 개념을 달리하는 것은?

① 건설의학 ② 기초의학
③ 사회의학 ④ 예방의학
⑤ 지역사회보건학

27 사회, 조직적 노력을 통한 생명 연장과 건강수준 향상을 주장한 사람은?

① Koch ② Winslow
③ Ramazzini ④ Goldberger
⑤ John Snow

28 지역사회 보건수준 평가의 가장 대표적인 지표는?

① 평균수명 ② 보통사망률
③ 영아사망률 ④ 감염병유병률
⑤ 감염병환자수

29 1차 대기오염물질 중 입자상 오염물질은?

① 매연 ② 오존
③ 아황산가스 ④ 이산화질소
⑤ 일산화탄소

30 다음 중 실내환경기준 측정을 위한 항목은?

① O_3 ② CO
③ CO_2 ④ SO_2
⑤ PM10

MEMO

25	①	②	③	④	⑤
26	①	②	③	④	⑤
27	①	②	③	④	⑤
28	①	②	③	④	⑤
29	①	②	③	④	⑤
30	①	②	③	④	⑤

해부생리학

31 치아돌기를 갖는 척추뼈는?

① 중쇠뼈 ② 고리뼈
③ 솟을뼈 ④ 허리뼈
⑤ 엉치뼈

32 노뼈와 자뼈, 관자뼈 등에서 공통적으로 관찰되는 것은?

① 칼돌기 ② 붓돌기
③ 날개돌기 ④ 꼭지돌기
⑤ 유두돌기

33 신경세포에 대한 내용으로 옳은 것은?

① 재생 기간이 짧고 속도가 느리다.
② 산소의 존재에 큰 영향을 받지 않는다.
③ 외배엽과 중배엽에서 발생해 성장한다.
④ 최초 생성 후 분화가 이루어지지 않는다.
⑤ Nissl bodies는 단백질 합성에 관여한다.

34 씹기 근육을 지배하는 신경과 가장 관련이 깊은 것은?

① 안신경, 목신경, 뇌신경
② 갓돌림신경, 촉진신경, 부신경
③ 볼신경, 겨드랑신경, 위팔신경
④ 위턱신경, 아래턱신경, 눈신경
⑤ 소혀밑신경, 위턱신경, 아래턱신경

35 작은창자와 관련된 내용으로 옳은 것은?

① 빈창자의 길이가 가장 길다.
② 중층원주상피로 구성되어 있다.
③ 돌막창자판막이 식도로의 역류를 방지해 준다.
④ 융모 운동 대신 점막 분비액에 의해 내용물이 이동한다.
⑤ 꿈틀 운동, 진자 운동, 분절 운동, 융모 운동이 일어난다.

MEMO

31	①	②	③	④	⑤
32	①	②	③	④	⑤
33	①	②	③	④	⑤
34	①	②	③	④	⑤
35	①	②	③	④	⑤

36 뇌신경에 대한 내용으로 옳은 것은?

① 뇌신경은 24쌍으로 구성되어 있다.
② 혀의 운동을 담당하는 신경은 혀인두신경이다.
③ 뇌신경은 운동, 감각, 혼합신경으로 분류된다.
④ 입과 코의 감각신경은 제1뇌신경과 제12뇌시경이다.
⑤ 눈돌림신경과 삼차신경은 얼굴근육을 움직이는 운동신경이다.

37 감각의 분류가 다르게 이루어지는 것은?

① 시각
② 청각
③ 미각
④ 촉각
⑤ 후각

38 안구움직임에 관여하는 근육과 신경에 대한 설명으로 옳은 것은?

① 아래곧은근, 위빗근은 눈돌림신경의 지배를 받는다.
② 위곧은근, 아래곧은근은 제4뇌신경에 지배를 받는다.
③ 위곧은근, 위빗근, 아래빗근은 갓돌림신경의 지배를 받는다.
④ 안쪽곧은근, 등세모근은 눈을 움직이는 6개의 근육에 속한다.
⑤ 눈운동은 도르래신경과 갓돌림신경, 눈돌림신경이 지배하는 근육들의 영향을 받는다.

39 자율신경이 지배하는 내장감각에 해당되는 것은?

① 촉각
② 혈압
③ 후각
④ 위치각
⑤ 진동각

40 심장의 위치에 대한 설명으로 옳은 것은?

① 심장우리 옆에 위치
② 가로막 위, 허파 사이
③ 1-3번째 갈비연골에 위치
④ 4-6번째 갈비연골에 위치
⑤ 복장뼈를 기준으로 오른쪽으로 2/3가 위치

MEMO

36	①	②	③	④	⑤
37	①	②	③	④	⑤
38	①	②	③	④	⑤
39	①	②	③	④	⑤
40	①	②	③	④	⑤

조직병리학

MEMO

41 피부와 입안상피, 자궁목 외피를 덮고 있는 편평상피세포의 공통점으로 옳은 것은?

① 안정세포
② 염증세포
③ 영구세포
④ 탈락세포
⑤ 불안정세포

42 구강 및 식도를 이루는 상피조직의 바닥막과 맞닿아 있는 것은?

① 바닥세포
② 표재세포
③ 술잔세포
④ 부기저세포
⑤ 표층바탕질세포

43 중추신경계에서 신경세포의 기능을 돕고 보호하는 것은?

① 후세포
② 기저세포
③ 형질세포
④ 바깥털세포
⑤ 신경교세포

44 조직 손상 후 3~5일 이내에 섬유모세포와 혈관내피 세포증식을 통해 형성되는 것은?

① 결합조직
② 섬유조직
③ 흉터조직
④ 육아조직
⑤ 근육조직

45 그물섬유가 구성하는 장기로 옳은 것은?

① 간, 대동맥
② 동맥, 피부
③ 자궁, 허파
④ 지라, 뼈속질
⑤ 자궁, 피하조직

41	①	②	③	④	⑤
42	①	②	③	④	⑤
43	①	②	③	④	⑤
44	①	②	③	④	⑤
45	①	②	③	④	⑤

46 상피조직으로만 구성된 것은?

① 기저막, 피부
② 근섬유, 간엽세포
③ 신경지지세포, 섬유모세포
④ 이행상피세포, 미세아교세포
⑤ 연골세포, 치밀결합조직

47 심부전세포가 출현하는 장기로 옳은 것은?

① 심장
② 콩팥
③ 허파
④ 림프절
⑤ 작은창자

48 장상피화생에 대한 설명으로 옳은 것은?

① 화생이 진행될수록 점액분비량이 감소한다.
② 2형에서 성숙한 흡수세포가 가장 많이 관찰된다.
③ 화생이 진행되면 입방상피와 비슷한 성질을 나타낸다.
④ Hematoxyline-Eosin 염색으로 과정을 관찰할 수 없다.
⑤ 불완전형은 sialomucin과 sulfomucin 분비로 분류할 수 있다.

49 조직의 주요 기능이 바르게 연결된 것은?

① 근상피 - 분비작용
② 샘상피 - 흡수작용
③ 장상피 - 흡수작용
④ 혀상피 - 수축작용
⑤ 허파꽈리 - 분비작용

50 피부층의 배열순서가 표면부터 바르게 나열된 것은?

① 과립층 - 각질층 - 가시층 - 바닥층
② 각질층 - 투명층 - 바닥층 - 바닥막
③ 각질층 - 과립층 - 가시층 - 바닥층
④ 과립층 - 각질층 - 바닥층 - 가시층
⑤ 바닥층 - 과립층 - 투명층 - 각질층

MEMO

46	①	②	③	④	⑤
47	①	②	③	④	⑤
48	①	②	③	④	⑤
49	①	②	③	④	⑤
50	①	②	③	④	⑤

51 루미놀을 표지한 항체를 사용해 조직 내 항원을 검출하는 방법은?

① 화학발광면역측정법 ② 형광면역측정법
③ 효소항체법 ④ 방사면역측정법
⑤ 효소면역측정법

52 파라핀절편에 비해 동결절편이 갖는 장점으로 옳은 것은?

① 탄수화물 염색에 가장 적합한 절편 제작법이다.
② -20℃에서 장기간 보존이 가능하다.
③ 높은 항원성 유지 및 지방 염색이 가능하다.
④ 보존 기간은 짧지만 조직의 형태 보존은 우수한 편이다.
⑤ 표본 제작 시간이 빠르고 조직 형태와 구조 보존이 우수하다.

53 Formalin 고정액의 formaldehyde 함량 변화에 대한 설명으로 옳은 것은?

① 실내온도가 지나치게 낮을 경우 농도 저하
② 변성이 일어난 조직을 사용한 경우 생기는 현상
③ 고정액의 formaldehyde 함량이 고정 시간이 길어질수록 낮아짐.
④ 원액 또는 고정액을 장시간 방치한 경우 산화작용 발생
⑤ 고정 시작 후 12~24시간 사이에 발생하는 자연스러운 현상

54 효소항체법에 사용되는 현미경에 대한 설명으로 옳은 것은?

① 위상차현미경과 같은 원리를 사용한다.
② 편광장치를 사용해 빛의 흐름을 바꿔 관찰한다.
③ 일반적인 크기의 바이러스를 관찰하는 데 사용된다.
④ 파장이 400~700nm인 가시광선을 광원으로 사용한다.
⑤ 에너지 차이에 따른 염료의 발광 정도를 측정, 관찰한다.

55 Glutaraldehyde 고정액의 특징으로 옳은 것은?

① 갈색병, 실온 보관이 요구된다.
② 효소활성 보존능이 우수한 고정액이다.
③ 지질과 항원 성질을 변성시키지 않는다.
④ 주사전자현미경용 고정액으로 사용할 수 없다.
⑤ 전자현미경과 광학현미경용 고정액으로 사용된다.

MEMO

51	①	②	③	④	⑤
52	①	②	③	④	⑤
53	①	②	③	④	⑤
54	①	②	③	④	⑤
55	①	②	③	④	⑤

56 **파라핀절편 사용이 가장 적합한 면역조직화학 검사법은?**

① In situ hybridization
② H&E stain
③ Avidin-Biotin conjugate method
④ Silver impregnation stain
⑤ Fluorescence antibody test

57 **다음 중 probe를 사용해 특정 핵산염기배열을 확인하는 검사는?**

① FA test
② FISH test
③ immunoperoxidase test
④ acetylcholinesterase test
⑤ chloro-acetate esterase test

58 **동결절편의 단점으로 옳은 것은?**

① 지질 또는 항원 염색이 불가능하다.
② -80℃ 이하에서 24시간 정도만 보존 가능하다.
③ 전자현미경 수준의 검출 물질 관찰은 불가능하다.
④ 장기간 보존이 어렵다.
⑤ 조직의 형태 및 구조 보존율이 paraffin 절편만큼 떨어진다.

59 **고정의 목적으로 옳은 것은?**

① 부패 방지, 조직구조 보존
② 핵구조물 확대 및 보존
③ 세포배열 보존, 자가용해 촉진
④ 자가용해 방지, 미생물작용 촉진
⑤ 조직의 경화 방지, 매염방지 효과

60 **반드시 충분한 수세과정을 거쳐야 하는 고정액 또는 성분이 바르게 조합된 것은?**

① B5 solution, Helly's solution
② Bouin's solution, Muller's fluid
③ Champy's fluid, Ortho solution
④ Carnoy's solution, Gendre's solution
⑤ Duboscq - Brasil solution, B5 solution

MEMO

56	①	②	③	④	⑤
57	①	②	③	④	⑤
58	①	②	③	④	⑤
59	①	②	③	④	⑤
60	①	②	③	④	⑤

61 고정에 사용되는 각 수용액 성분의 농도가 바르게 연결된 것은?

① Glutaraldehyde – 25% 수용액 사용
② Picric acid - 물(10%), 알코올(5%) 사용
③ Mercuric chloride – 물(7%), 알코올(33%) 사용
④ 100% formalin – formaldehyde 3.7~4.0% 사용
⑤ Mercuric chloride – 물(0.7%), 알코올(3.3%) 사용

62 크기가 가로, 세로, 높이 각각 2cm인 조직의 고정에 사용되는 고정액의 양은?

① 약 20ml
② 약 50ml
③ 약 160ml
④ 약 400ml
⑤ 약 800ml

63 다운증후군의 가장 보편적인 원인이 되는 염색체 이상은?

① 성염색체 전좌
② 성염색체 결실
③ 상염색체 중복
④ 상염색체 결실
⑤ 상염색체 비분리

64 염색체 이상과 해당 증후군이 바르게 연결된 것은?

① 누난증후군 - 성염색체 이상
② 고양이울음증후군 - 성염색체 이상
③ 터너증후군 - 상염색체 이상
④ 에드워드증후군 - 성염색체 이상
⑤ 클라인펠터증후군 - 성염색체 이상

65 기관지 내표면을 덮는 상피조직 바닥에 존재하는 미분화상피세포는?

① 표재세포
② 중간세포
③ 술잔세포
④ 예비세포
⑤ 부기저세포

MEMO

61	①	②	③	④	⑤
62	①	②	③	④	⑤
63	①	②	③	④	⑤
64	①	②	③	④	⑤
65	①	②	③	④	⑤

66 Pap test에서 원반세포를 확인할 수 있는 것은?

① HSV type 2 감염
② Candida albicans 감염
③ HPV type 6, 11 감염
④ Gonococcus 감염
⑤ Trichomonas 감염

67 진단세포검사의 임상적 의의와 관련이 없는 것은?

① 암세포의 침윤현상 발견
② 악성세포의 형태학적 기원 추정
③ 악성세포의 형태학적 변화 관찰
④ 상피세포로 이루어진 악성신생물 발견
⑤ 세포핵 이상 확인과 최초 발생 부위 확인

68 바깥자궁목을 구성하고 있는 세포는?

① 주상세포
② 표층세포
③ 단층원주상피
④ 비각질중층편평상피
⑤ 편평상피와 원주상피

69 Transformation zone을 구성하는 세포로 가장 정확한 것은?

① 각질편평상피
② 섬모원주상피
③ 중층편평상피
④ 거짓중층원주상피
⑤ 중층편평-단층원주상피

70 포식작용과 직접적인 관련이 없는 것은?

① 가지세포
② 형질세포
③ 중간세포
④ 흡수세포
⑤ 기억세포

MEMO

66	①	②	③	④	⑤
67	①	②	③	④	⑤
68	①	②	③	④	⑤
69	①	②	③	④	⑤
70	①	②	③	④	⑤

임상생리학

MEMO

71 QRS 전기축이 I 유도 하향, aVF 유도 상향을 가리킬 경우 해당되는 것은?

① 정상 범위
② 우축 편위
③ 좌축 편위
④ 심방 부하
⑤ 왼심실 비대

72 심전도 기록지가 초당 25mm의 속도로 약 8초간 이동하면서 나타난 RR 파형이 10개일 때 심박동수는?

① 분당 약 80회
② 분당 약 60회
③ 분당 약 48회
④ 분당 약 40회
⑤ 분당 약 120회

73 심전도 QRS 파형검사의 정의와 장점에 대한 설명으로 옳은 것은?

① 심장 전기축과 회전 정도를 평가할 수 있다.
② 강력한 전위변화를 체표면에서 파형으로 기록한다.
③ 심장수축에서 발생한 활동전위를 증폭시켜 기록한다.
④ 전위변화를 통해 심장의 위치와 움직임, 심박출량 등을 파악한다.
⑤ WPW 증후군 진단이 가능하며, 중추신경계의 전기적 활동을 기록한다.

74 심전도에서 나타나는 교류혼입과 가장 관련이 깊은 것은?

① 과호흡
② Parkinson's disease
③ 오른발 접지전극 접촉 불량
④ 검사실 온도 상승, 습도 저하
⑤ 실내 라디오에 의한 변조 고주파

75 동심방결절 이외의 부위에서 자극이 발생한 경우는?

① 굴정지
② 굴느린맥
③ 빠른맥박
④ 심실된떨림
⑤ 주기외수축

71	①	②	③	④	⑤
72	①	②	③	④	⑤
73	①	②	③	④	⑤
74	①	②	③	④	⑤
75	①	②	③	④	⑤

76 심장근육세포 내외 전위차가 30mV까지 나오는 경우는?

① 분극 시
② 재분극 시
③ 탈분극 시
④ 심장근육세포 휴지기
⑤ 탈분극 후 재분극 시

77 인간이 감지할 수 있는 최소 전류는?

① 1mA
② 10mA
③ 11mA
④ 0.1mA
⑤ 0.01mA

78 심방수축이 일어나 혈액이 심실로 유입되고 QRS파가 등장한 후 시작되는 심실수축 초기는?

① 과박출기
② 심방수축기
③ 등용적수축기
④ 등용적이완기
⑤ 심실중간충만기

79 심전도계의 증폭부에 대한 설명으로 옳은 것은?

① CMRR값이 클수록 잡음도 크다.
② 최소 10,000배 이상 증폭이 가능해야 한다.
③ 시정수가 길면 ST 부분에 급격한 파동이 생긴다.
④ S/N값이 큰 기기일수록 QRS 파형의 기록이 분명하다.
⑤ 입력 임피던스는 피부 임피던스 값 보다 작거나 같아야 한다.

80 뇌파 전극배치와 관련해 가장 많이 사용되는 국제표준법은?

① 공진법
② 10-20법
③ Doppler법
④ 펄스반사법
⑤ 연속파투과법

MEMO

76	①	②	③	④	⑤
77	①	②	③	④	⑤
78	①	②	③	④	⑤
79	①	②	③	④	⑤
80	①	②	③	④	⑤

81 정상 뇌파에서 α파 주파수 대역이 변화하고 진폭이 작은 θ파가 소량 관찰되는 시기는?

① 1세~5세
② 청소년기
③ 생후 1~3개월
④ 생후 1개월 미만
⑤ 65세 이상 노령자

82 수면 stage 1에서 나타나는 뇌파 파형의 특징으로 옳은 것은?

① 경수면 초기에 정상 β파 나타난다.
② 고진폭 서파가 연속해서 나타난다.
③ 경수면기에 유파와 방추파가 혼합되어 나타난다.
④ 경수면 초기에 방추파와 서파가 혼합되어 나타난다.
⑤ 입면기에 α파가 감소되고 저진폭의 잔잔한 θ파가 나타난다.

83 정상뇌파에 속하는 것은?

① v파
② y계곡
③ 양성극파
④ M, H, F파
⑤ K-complex wave

84 α파에 대한 내용으로 옳은 것은?

① 긴장상태에서 증가한다.
② 각성 시 신생아 뇌파에서 주로 관찰된다.
③ 수면 내내 연속적인 출현과 억제를 반복한다.
④ 눈을 뜨면 저진폭의 불규칙한 β파가 나타난다.
⑤ 눈을 감았다 뜨거나 집중하면 α파가 연속적으로 나타난다.

85 다음 중 성인 뇌파 형태와 거의 비슷해지기 시작하는 연령대는?

① 1~5세
② 6~9세
③ 1세 미만
④ 10세 전후
⑤ 18세 전후

MEMO

81	①	②	③	④	⑤
82	①	②	③	④	⑤
83	①	②	③	④	⑤
84	①	②	③	④	⑤
85	①	②	③	④	⑤

86 근육·신경의 활동전위 측정에 영향을 가장 적게 미치는 것은?

① BMI, 신장
② 운동량과 신경전달물질
③ 피검자 연령, 자극의 강도
④ 피부온도와 자극을 주는 위치
⑤ 검사실 온도와 표적 신경의 위치

87 근전도계 증폭기의 표준시정수로 옳은 것은?

① 3초
② 0.1초
③ 0.3초
④ 0.5초
⑤ 0.01~0.05초

88 중증근무력환자에게 피부표면에 전극을 부착해 자극을 주고 해당부위 근육의 전위를 유도, 관찰하는 검사는?

① 유발 근전도 검사
② 일반 근전도 검사
③ 유발 전위 검사
④ 바늘 근전도 검사
⑤ 근육 내 근전도 검사

89 허파기능검사에 대한 내용으로 옳은 것은?

① 노력날숨은 신종폐질환 확진에 사용된다.
② 노력호기량은 만 1세 이상에서 측정가능하다.
③ 노력날숨은 특수검사에서 사용되는 호흡법이다.
④ 최대호기속도는 노력폐활량의 첫 1초 유속을 의미한다.
⑤ X선 촬영결과와 일반허파기능검사 결과는 대부분 일치한다.

90 일반 허파기능검사에 대한 내용으로 옳은 것은?

① 만성폐쇄폐질환의 치료와 예후 평가에 사용된다.
② 1세 미만 영아의 기능적잔기량 측정이 가능하다.
③ 급속히 진행되는 폐섬유화 질환 진단에 사용된다.
④ 기류제한 또는 저항이 있는 질환에 사용되지 않는다.
⑤ 과도한 기도 수축에 의한 호흡기 증상 검사에 사용된다.

MEMO

86	①	②	③	④	⑤
87	①	②	③	④	⑤
88	①	②	③	④	⑤
89	①	②	③	④	⑤
90	①	②	③	④	⑤

91 호흡과 관련된 내용으로 옳은 것은?

① Dyspnea는 정상 호흡과 함께 나타난다.
② 정상 성인보다 노인, 신생아의 호흡수가 빠르다.
③ 성인의 안정 시 정상 호흡수는 분당 12~20회 이다.
④ Cheyne-Stokes respiration은 무호흡 상태를 말한다.
⑤ Cheyne-Stokes respiration은 호흡중추의 이완시 나타난다.

92 호흡운동에 사용되는 근육과 관련해 옳은 것은?

① 흡식운동에서 가로막이 수축되고 배근육도 수축한다.
② 흡식운동과 호식운동 모두 바깥갈비사이근이 이완된다.
③ 호식운동에서 배근육이 이완되고 가슴의 용적이 증가한다.
④ 호식운동에서 가로막이 이완되고 바깥갈비사이근도 이완된다.
⑤ 흡식운동에서 가로막과 바깥갈비사이근이 수축하면서 가슴의 용적이 작아진다.

93 폐기량 또는 1회 호흡량을 측정할 때 기체용적상태를 환산하는 순서로 옳은 것은?

① ATPS → BTPS
② ATPS → STPS
③ STPS → BTPS
④ ATPS → STPS → BTPS
⑤ STPS → ATPS → BTPS

94 ATPS에 대한 내용으로 옳은 것은?

① 폐활량, 폐기량 분석에 사용된다.
② 흡기상태의 실온수증기 포화상태를 나타낸다.
③ 측정 시 온도와 압력은 각각 실온, 실내압과 같다.
④ 허파기능검사의 측정조건 중 가장 유의미한 조건이다.
⑤ 기체 부피는 기압이나 온도의 변동에 영향을 받지 않는다.

95 지향성 고주파의 특징으로 옳은 것은?

① 흡열성, 굴절성
② 확산능, 장파장
③ 저진동, 흡열성
④ 전파성, 억제력
⑤ 굴절성, 높은 투과성

MEMO

91	①	②	③	④	⑤
92	①	②	③	④	⑤
93	①	②	③	④	⑤
94	①	②	③	④	⑤
95	①	②	③	④	⑤

96 '지향성이 날카롭다'와 함께 초음파의 특징을 나타내는 것은?

① 파장이 길다
② 심층부 장기에 대한 투과성이 우수하다.
③ 해상력이 우수하다.
④ 심층부 전달력이 좋다.
⑤ 큰 장기일수록 흡수력이 낮아진다.

97 초음파를 전달할 때 탐촉자와 시험체 사이의 전달력을 높이기 위해 사용하는 물질로 적합한 것은?

① Glycerin, Air
② Paraffin, Benzene
③ Air, Liquid paraffin
④ Paraffin oil, Gelatin
⑤ Methanol, Paste

98 심장의 판막, 혈관상태 및 움직임을 통해 구조와 기능이상을 확인할 수 있는 초음파 진단법은?

① UCG
② ECG
③ Jasper법
④ 흉부유도법
⑤ EMG

99 반달판막(대동맥, 허파동맥판)이 개방되는 시기와 폐쇄되는 시기가 바르게 연결된 것은?

① 구출전기 – 수축전기
② 등용수축기 – 수축전기
③ 등용수축기 – 등용이완기
④ 심실구출기 – 급속충만기
⑤ 심실구출기 – 등용이완기

100 초음파검사의 소리 임피던스에 대한 내용으로 옳은 것은?

① 매질의 부피와 음속을 곱한 값을 말한다.
② 소리 임피던스는 검사 부위에 관계없이 일정하다.
③ 2전달된 초음파의 완전반사를 통해 저항값이 결정된다.
④ 내부장기는 소리저항 차이가 생기는 경계면들이 존재한다.
⑤ 각 매질이 갖는 임피던스값은 피검자의 상태에 따라 달라진다.

MEMO

96	①	②	③	④	⑤
97	①	②	③	④	⑤
98	①	②	③	④	⑤
99	①	②	③	④	⑤
100	①	②	③	④	⑤

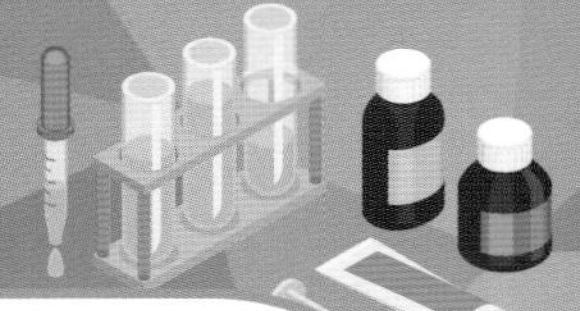

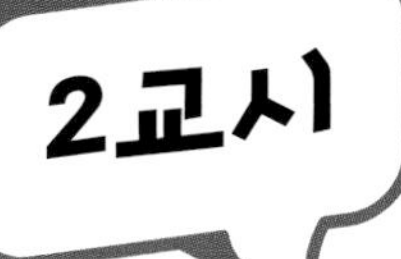

2교시

3. 임상검사이론Ⅱ(115문제)

임상화학(38), 혈액학(35), 임상미생물학(42)

임상화학

01 임상화학 검사에서 시약이 검체 속 특정 성분과 독점적으로 반응하는 상태를 나타내는 것은?

① 민감도
② 특이도
③ 편향성
④ 재현성
⑤ 정밀도

02 $\bar{X}$–R 관리도에서 관리이탈이 발생했을 때 의심되는 것은?

① 시약품질 변화
② 측정기술 변동
③ 분석기구 오염
④ 검사실 온도 상승
⑤ waterbath 온도 변화

03 심근경색 발생 직후 빠르게 증가하는 효소의 특징으로 옳은 것은?

① 산화환원효소이다.
② 혈청 내 정상치는 50 ~ 250 U/L이다.
③ 콩팥, 심장, 이자 순으로 많이 분포한다.
④ 강산성에서 최적의 효소반응을 나타낸다.
⑤ 골격근에는 대부분 CK-MM형이 존재한다.

04 물질 간 산소 및 전자 이동 반응의 촉매작용을 하는 것은?

① CK
② AST
③ ALP
④ LAP
⑤ G6PDH

MEMO

01	①	②	③	④	⑤
02	①	②	③	④	⑤
03	①	②	③	④	⑤
04	①	②	③	④	⑤

05 표준 정규분포에서 mean값 ±2SD 이내 범위에 확률변수 값이 포함될 확률은?

① 99.7%
② 94.5%
③ 95.4%
④ 68.27%
⑤ 97.7%

06 급성췌장염 진단을 위해 측정하는 효소는?

① AMS, ACP
② ALP, ACP
③ LAP, CHS
④ AMS, LPS
⑤ Urease, 5-NT

07 정밀도와 관련된 설명으로 가장 옳은 것은?

① 확률변수 99.7% 이내에 들어야 신뢰할 수 있다.
② 변동계수는 표준편차를 평균으로 나눈 백분율 값을 의미한다.
③ 표준편차는 가장 큰 측정값을 기준으로 분산의 정도를 나타낸다.
④ 표준편차는 정규분포곡선 중간에서 수직으로 내린 선을 의미한다.
⑤ {(가장 큰 측정값-평균값)/(측정회수)*100}을 통해 정밀도를 나타낸다.

08 검체에서 측정할 수 있는 최소한의 양을 의미하는 것은?

① 정확도
② 정밀도
③ 재현성
④ 감도
⑤ 특이도

09 Control serum을 이용한 검사실 내부정도관리법으로만 조합된 것은?

① SDI법, 쌍치법
② 반복측정법, CV법
③ Hoffman법, 반복측정법
④ Multi-rule chart법, CV법
⑤ 누적합법, Control Survey법

MEMO

05	①	②	③	④	⑤
06	①	②	③	④	⑤
07	①	②	③	④	⑤
08	①	②	③	④	⑤
09	①	②	③	④	⑤

10 동일한 관리 혈청을 같은 날 시간차를 두고 측정해 평균치와 차이를 구하는 법은?

① 쌍치법 ② 누적합법
③ 분석회수율법 ④ X-R 관리도법
⑤ 정상자평균치법

11 정밀도에 대한 설명으로 옳은 것은?

① 표준편차가 클수록 정밀도는 높아진다.
② 정밀도가 높을수록 변동계수는 작아진다.
③ 일차재현성은 동일검체를 동일한 날짜에 측정한 값을 의미한다.
④ 일차재현성은 서로 다른 검체를 같은 날 측정한 값을 의미한다.
⑤ 동시재현성은 동일 검체를 다른 날 연속 측정한 값을 의미한다.

12 혈중콜레스테롤 수치가 바르게 연결된 것은?

① 총콜레스테롤 경계 - 120-199mg/dl
② 총콜레스테롤 정상 - 250~350mg/dl
③ 총콜레스테롤 정상 - 250mg/dl 미만
④ 유리콜레스테롤 - 총콜레스테롤의 45%
⑤ 에스터콜레스테롤 - 총콜레스테롤의 약 2/3

13 총 cholesterol에서 cholesteryl ester가 감소할 때 의심되는 것은?

① 당뇨병 ② 동맥경화
③ 중증간장애 ④ 폐쇄성황달
⑤ 관상동맥질환

14 Icterus index의 황달기준과 사용되는 potassium dichromate 용액 농도가 바르게 연결된 것은?

① 정상: 3 이하, 표준액 농도 1%
② 정상: 4~6, 표준액 농도 0.01%
③ 황달: 10 이상, 표준액 농도 0.1%
④ 황달: 15 이상, 표준액 농도 0.01%
⑤ 속발성빈혈 의심: 4~6, 표준액 농도 0.1%

MEMO

10	①	②	③	④	⑤
11	①	②	③	④	⑤
12	①	②	③	④	⑤
13	①	②	③	④	⑤
14	①	②	③	④	⑤

15 섭취된 탄수화물이 포도당으로 분해되어 각 세포로 운반되는 데 관여하는 현상은?

① 동화작용 ② 합성작용
③ 흡수작용 ④ 생리작용
⑤ 이화작용

16 SDI 평가 중 안정 범위에 해당하는 것은?

① SDI $>$ 2.0 ② SDI $<$ 1.0
③ SDI $>$ 1.0 ④ SDI $<$ 2.0
⑤ SDI $\leq$ 0

17 Phosphatase 검사에 사용되는 ammonium molybdate, NaOH, 4-AAP의 공통점은?

① 환원제 ② 발색제
③ 탈색제 ④ 유기용매
⑤ 반응정지시약

18 2~3개 검체에 특정성분을 여러 농도로 첨가한 뒤 해당성분을 정량해 그 정확도를 확인하는 것은?

① 표준비교법 ② 실용기준법
③ 일상일반법 ④ 분석회수율시험
⑤ control survey

19 Kind-King법을 통해 측정할 수 있는 물질은?

① ACP ② LDH
③ Lipid ④ Bilirubin
⑤ Cholesterol

MEMO

15	①	②	③	④	⑤
16	①	②	③	④	⑤
17	①	②	③	④	⑤
18	①	②	③	④	⑤
19	①	②	③	④	⑤

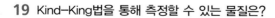

20 용혈에 큰 영향을 받지 않는 전해질은?

① 요산 ② 칼륨
③ 암모니아 ④ 중탄산염
⑤ 크레아티닌

21 전해질 측정에 일반적으로 가장 많이 사용되는 방법은?

① 효소법 ② 가스전극법
③ 발광광도계 ④ 원자광도계
⑤ 이온선택전극법

22 측정을 위해 채혈 시 진공튜브를 이용하는 전해질은?

① 칼슘 ② 요산
③ 칼륨 ④ 염소
⑤ 중탄산염

23 Liebermann-Burchard 반응에서 간섭물질 제거제로 사용되는 것은?

① 황산 ② 빙초산
③ 무수초산 ④ Digitonin
⑤ Ferric chloride

24 Bessey-Lowry법에서 기질로 사용되는 것은?

① para-nitrophenol
② Naphthyl phosphate
③ Ammonium molybdate
④ p-nitrophenyl phosphate
⑤ Phenolphthalein monophosphate

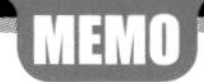

20	①	②	③	④	⑤
21	①	②	③	④	⑤
22	①	②	③	④	⑤
23	①	②	③	④	⑤
24	①	②	③	④	⑤

25 Citrate buffer를 사용해 ACP를 측정할 때 최적화 pH는?

① pH 4.8
② pH 10.5
③ pH 8.6
④ pH 10.0
⑤ pH 7.0

26 120mg/dl의 glucose가 포함된 혈청에 glucose 20mg을 추가로 첨가한 뒤 포도당 측정치가 138mg/dl이었다면 회수율은?

① 95%
② 52%
③ 90%
④ 88%
⑤ 98%

27 검사기기 평가와 관련된 설명으로 옳은 것은?

① 측정법과 검사장소를 함께 평가한다.
② 분석장치와 검사실 규정을 함께 평가한다.
③ 기기성능과 사용된 측정방법을 함께 평가한다.
④ 시료 농도는 분석기기 정밀도 평가에 영향을 주지 않는다.
⑤ 기기를 통해 얻은 데이터 값은 평가요소에 포함되지 않는다.

28 요에서 원주, 백혈구, 적혈구 정량할 때 사용되는 검사법은?

① Catalase시험
② Addis count법
③ Sulkowitch 시험
④ Ferric chloride 시험
⑤ Thormahlen 반응시험

29 요침전물에서 핵이 진한 보라색으로 염색되는 과립구를 의미하는 것은?

① Glitter cell
② Squamous cell
③ Pale stained cell
④ Small round cell
⑤ Dark cell

MEMO

25	①	②	③	④	⑤
26	①	②	③	④	⑤
27	①	②	③	④	⑤
28	①	②	③	④	⑤
29	①	②	③	④	⑤

30 꼬리모양을 가지며 유리질 원주와 동반 관찰되는 요침전물은?

① 유원주
② 지방원주
③ 밀랍원주
④ WBC원주
⑤ 과립원주

31 대부분 혈장단백질로 구성되어 있으며 심한 단백뇨에서 주로 관찰되는 것은?

① 유원주
② 밀랍원주
③ 지방원주
④ 혼합원주
⑤ 과립원주

32 뇌척수액 검출 성분 중 ascorbic acid에 의해 위음성반응을 나타내는 것은?

① Ferritin
② Glucose
③ Ammonia
④ Cystine
⑤ Leucine

33 요단백검사와 관련이 없는 것은?

① Heller's test
② Exton-rose test
③ Purdy boiling test
④ Ferric chloride test
⑤ Esbach-picric acid test

34 포화식염 첨가 후 열을 가해 탁도를 측정하는 것은?

① TSA법
② EDTA법
③ 20% SSA법
④ Purdy boiling법
⑤ Bence-Jones protein법

MEMO

30	①	②	③	④	⑤
31	①	②	③	④	⑤
32	①	②	③	④	⑤
33	①	②	③	④	⑤
34	①	②	③	④	⑤

35 Crystal을 이용하는 방사선 측정기는?

① β-counter
② X-선 분광기
③ 가이거-뮐러 계수기
④ Solid scintillation counter
⑤ Liquid scintillation counter

36 Concentration factor 공식의 분모에 해당되는 것은?

① 토양의 방사성 핵종 농도
② 인체 내 방사성 핵종 농도
③ 수산물의 방사성 핵종 농도
④ 농산물의 방사성 핵종 농도
⑤ 강수량에 포함된 방사성 핵종 농도

37 붕괴 시 감마선을 방사성 방출하는 방사선 동위원소가 바르게 연결된 것은?

① ^{51}Cr, ^{32}P
② ^{131}I, ^{125}I
③ ^{51}Cr, ^{32}P
④ ^{57}Co, ^{14}C
⑤ ^{133}Xe, ^{59}Fe, ^{14}C

38 Cobalt-57을 이용하는 검사법은?

① Nissl test
② Esbach test
③ Recovery test
④ Schilling test
⑤ 인디고-카민 시험

MEMO

35	①	②	③	④	⑤
36	①	②	③	④	⑤
37	①	②	③	④	⑤
38	①	②	③	④	⑤

MEMO

39 ESR capillary tube법의 원심분리 속도는?

① 2,500rpm/5분
② 12,000rpm/5분
③ 3,000rpm/15분
④ 12,000rpm/30분
⑤ 2,500~3,000rpm/30분

40 Erythrocyte sediment rate에 대한 설명으로 옳은 것은?

① 만성빈혈 관련 질환 확진에 사용된다.
② 시험관 청결도가 검사 결과에 영향을 미친다.
③ 피브리노겐이 적혈구 연전현상을 감소시킨다.
④ 적혈구 사이 음전하가 침강작용을 촉진시킨다.
⑤ 항응고제 없이 순수정맥혈을 사용해 rbc 혈장분리 속도를 측정한다.

41 Westergren법에 주로 사용되는 항응고제는?

① EDTA
② Heparin
③ Sodium citrate
④ Double oxalate
⑤ Sodium oxalate

42 ALL로부터 AML을 구별하는 염색법은?

① PAS
② LAP stain
③ Esterase stain
④ Peroxidase stain
⑤ Tartrate resistant acid phosphatase stain

39	①	②	③	④	⑤
40	①	②	③	④	⑤
41	①	②	③	④	⑤
42	①	②	③	④	⑤

43 다발골수종, ɣ-글로불린혈증 환자의 말초 혈액 도말검사에서 나타나는 RBC 특징은?

① Vacuole
② Sickle cell
③ Auer body
④ Basket cell
⑤ Rouleau formation

44 Hemophilia A와 가장 관련이 깊은 것은?

① Factor Ⅸ
② Factor Ⅳ
③ Factor ⅩⅠ
④ Factor Ⅷ
⑤ Factor ⅩⅡ

45 Factor Ⅷ의 보조인자로 A형 혈우병에서 정상치를 그대로 유지하는 것은?

① vWF
② PDGF
③ Factor Ⅴ
④ thrombin
⑤ Integrin family

46 항원자극을 받은 B세포의 최종 분화형은?

① 기억 T세포
② 비만세포
③ 보조 T세포
④ 큰포식세포
⑤ Plasma cell

47 PT 연장 및 aPTT 연장에서 의심되는 것은?

① DIC
② vWF병
③ Ⅶ인자 결핍
④ 정상지혈반응
⑤ 비타민 K 결핍

MEMO

43	①	②	③	④	⑤
44	①	②	③	④	⑤
45	①	②	③	④	⑤
46	①	②	③	④	⑤
47	①	②	③	④	⑤

48 말초혈액 호산구가 500개/μL 이상 증가했다면 가장 흔한 원인은?

① 두통
② 중이염
③ 진폐증
④ 유육종증
⑤ 폐디스토마

49 혈관 밖에서 출혈을 저지하며 외인성 응고경로의 핵심으로 작용하는 것은?

① X인자
② Ⅶ인자
③ XⅡ인자
④ 안정인자
⑤ 조직인자

50 Blood clot retraction 시간과 수축률 정상치는?

① 30~60분, 40-60 %
② 30~60분, 70 % 이상
③ 15분 이내, 40 % 이하
④ 30분 이하, 40 % 이하
⑤ 60분 이상, 70 % 이상

51 다음 중 크기가 가장 큰 세포는?

① 림프구
② 호중구
③ 호산구
④ 단핵구
⑤ 호염기구

52 RBC를 저장액에 담궜을 때 용혈이 나타나는 이유는?

① 단핵구 출현
② 낫적혈구 출현
③ 표적세포 출현
④ 적혈구 조혈 감소
⑤ 삼투압 취약성 증가

53 AML에서 blast의 특징을 가장 뚜렷하게 확인하는 검사법은?

① PCT
② LAP stain
③ Stypven time
④ Esterase stain
⑤ Peroxidase stain

MEMO

48	①	②	③	④	⑤
49	①	②	③	④	⑤
50	①	②	③	④	⑤
51	①	②	③	④	⑤
52	①	②	③	④	⑤
53	①	②	③	④	⑤

54 Peroxidase가 존재하지 않는 세포는?

① 단핵구
② 호중구
③ 호산구
④ T 림프구
⑤ 호염기구

55 Monocytic leukemia 진단에 사용하는 염색법은?

① PAS
② LAP stain
③ Prussian blue stain
④ Sudan black B stain
⑤ alpha-Naphthyl acetate stain

56 B-cell에서 기원한 HCL 진단에 사용되는 특징적인 지표는?

① Oxidase
② Catalase
③ Acid lyase
④ Acid ligase
⑤ Acid phosphatase

57 신생아 말초혈액에서 관찰되며 병적인 크기변화 또는 형태 변형과 관계가 없는 정상세포는?

① 파쇄적혈구, 유핵적아구
② 타원적혈구, 표적적혈구
③ 유핵적혈구, 그물적혈구
④ 유극적혈구, 난형적혈구
⑤ 낫적혈구, 공모양적혈구

58 다음 중 혈소판 기능 검사는?

① CT
② NBT
③ PAS
④ PNH
⑤ Tourniquet test

MEMO

54	①	②	③	④	⑤
55	①	②	③	④	⑤
56	①	②	③	④	⑤
57	①	②	③	④	⑤
58	①	②	③	④	⑤

59 살아 있는 미성숙 적혈구 세포질에 침전되어 있는 리보좀 파편 염색에 사용되는 것은?

① New methylene blue, Brilliant cresyl blue
② Neutral red, Methylene blue
③ Acridine orange, Carmine
④ Crystal violet, Prussian blue
⑤ Carmine, Nile blue

60 Reticulocyte의 특징으로 옳은 것은?

① 적혈구 성숙단계 중 크기가 가장 큰 상태이다.
② Hb 합성이 시작되는 단계이다.
③ 정상뼈속질의 약 10%를 차지한다.
④ 신생아기를 지나면 증가한다.
⑤ 핵을 관찰할 수 없다.

61 DIC에서 나타나는 것은?

① PT: 연장, aPTT: 연장, BT: 연장, 혈소판 수: 증가
② PT: 연장, aPTT: 연장 또는 정상, BT: 연장, 혈소판 수: 감소
③ PT: 정상, aPTT: 연장, BT: 약하게 연장, 혈소판 수: 감소
④ PT: 연장, aPTT: 연장, BT: 연장, 혈소판 수: 감소
⑤ PT: 정상, aPTT: 연장, BT: 연장, 혈소판 수: 증가

62 적혈구에서 산소 친화성을 조절하는 성분은?

① ADP ② 3-PGA
③ ATP ④ hemoglobin
⑤ 2, 3-DPG

63 Sodium citrate, citric acid, glucose를 주성분으로 하며 수혈용 적혈구, 혈소판 보존에 사용되는 것은?

① ACD ② PDP
③ CPD ④ ACDL
⑤ EDTA

MEMO

59	①	②	③	④	⑤
60	①	②	③	④	⑤
61	①	②	③	④	⑤
62	①	②	③	④	⑤
63	①	②	③	④	⑤

64 시트르산염의 과잉을 막기 위해 ACD액에 첨가하는 성분은?

① 포도당
② 생리식염수
③ 인산나트륨
④ 글리세롤
⑤ 젖산나트륨

65 혈소판 성분채혈 최저 기준치는?

① 250,000/μL 이하
② 150,000/μL
③ 30,000/μL 이상
④ 15,000~35,000/μL
⑤ 10,000/μL 이하

66 혈액제제에 대한 설명으로 옳은 것은?

① 부적격 혈액은 채혈 중 또는 채혈 후에 이상이 발견된 혈액제제를 의미한다.
② 보존혈은 채혈 후 72시간까지 저장한다.
③ 혈액제제는 의약품으로 취급한다.
④ 혈장분획제제는 채혈 즉시 사용하는 혈액제제이다.
⑤ 혈장분획제제는 적혈구 기능저하 시 사용한다.

67 용혈 방지 및 세포 보존을 위해 동해방지제로 사용되는 것은?

① 시트르산
② 생리식염수
③ 글리세롤
④ 수산화나트륨
⑤ 인산염

68 혈장분획제제에 포함되지 않는 것은?

① 알부민제제
② 면역글로불린제제
③ 혈액응고인자제제
④ 혈소판제제
⑤ 피브리노겐제제

MEMO

64	①	②	③	④	⑤
65	①	②	③	④	⑤
66	①	②	③	④	⑤
67	①	②	③	④	⑤
68	①	②	③	④	⑤

69 헌혈자에게 성분 채혈기를 직접 이용하는 것은?

① 신선동결혈장
② 동결혈장
③ 성분채혈혈장
④ 동결침전제제
⑤ 동결침전물제거혈

70 만성빈혈환자의 수혈에 사용하기 적합한 혈액제제는?

① 농축백혈구
② 농축혈소판
③ 동결침전제제
④ 농축적혈구
⑤ 신선동결혈장

71 농축적혈구제제에 대한 설명으로 옳은 것은?

① 전혈보다 산소 운반 기능이 우수하다.
② 1~6℃에서 72시간 동안 보존 가능하다.
③ 전혈과 같은 양의 적혈구를 포함한다.
④ 백혈구성분이 포함되어 있지 않다.
⑤ 전혈수혈이 가능한 환자에게 사용한다.

72 구연산나트륨의 농도와 해당 농도에서 나타나는 작용이 바르게 연결된 것은?

① 응고검사용 - 3.2%
② 혈액응고작용 - 0.8% 이상
③ ESR 검사용 - 30% 이상 사용
④ 수혈용 혈액 - 3.8% 사용
⑤ 응고검사용 - 0.5% 사용

73 AB형 혈구가 slide법에서 모두 응집 반응을 나타냈을 때 검사에 사용된 것은?

① A1cell
② anti-A와 anti-D
③ anti-A, B
④ anti-A, B와 O cell
⑤ anti-D

MEMO

69	①	②	③	④	⑤
70	①	②	③	④	⑤
71	①	②	③	④	⑤
72	①	②	③	④	⑤
73	①	②	③	④	⑤

MEMO

74 RNA virus로 분류되는 것은?

① *Adenovirus* ② *Herpesvirus*
③ *Poxvirus* ④ *Parvovirus*
⑤ *Myxovirus*

75 홍역 병원체가 속해있는 바이러스과는?

① *Paramyxoviridae* ② *Adenoviridae*
③ *Herpesviridae* ④ *Picornaviridae*
⑤ *Togaviridae*

76 *Poxviridae*과에 속하는 바이러스의 특징으로 옳은 것은?

① RNA virus이다.
② smallpox virus, cowpox virus와 같은 과에 속한다.
③ 직경 20 nm, 길이 150 nm로 크기가 매우 큰 바이러스이다.
④ 척추동물을 유일한 숙주로 한다.
⑤ *Entomopoxviridae*는 사람을 감염시킬 수 있다.

77 Lugol stain을 통해 진단할 수 없는 것은?

① 이질아메바 ② 왜소아메바
③ 대장아메바 ④ 이핵아메바
⑤ 요오드아메바

78 가시아메바의 특징으로 옳은 것은?

① 포낭이 없다.
② 영양형만 핵을 갖는다.
③ 감염 시 각막염을 일으킨다.
④ 자유아메바와 같은 감염 경로를 갖는다.
⑤ 포낭형이 영양형보다 크기가 크다.

74	①	②	③	④	⑤
75	①	②	③	④	⑤
76	①	②	③	④	⑤
77	①	②	③	④	⑤
78	①	②	③	④	⑤

79 원충류 검사에 사용되는 검사법은?

① 충란배양법
② AMS III법
③ 샘창자액검사
④ 항문주위도말법
⑤ 포화식염부유법

80 호흡기를 통해 감염되는 두형태곰팡이는?

① *T. verrucosum*
② *T. violaceum*
③ *M. canis*
④ *B. dermatitidis*
⑤ *M. gypseum*

81 Lactophenol cotton blue 염색에서 진균구조를 보존하는 성분은?

① 글리세린
② 코튼블루
③ 페놀
④ 젖산
⑤ 수산화칼륨

82 발백선증을 일으키는 부생성진균은?

① *M. audouinii*
② *M. canis*
③ *M. gypseum*
④ *T. rubrum*
⑤ *T. mentagrophytes*

83 Neisser's stain과 Albert's stain의 공통점은?

① Metachromatic granule 염색
② Nucleus 염색
③ Cytoplasm 염색
④ Mitochondria 염색
⑤ Capsule 염색

MEMO

79	①	②	③	④	⑤
80	①	②	③	④	⑤
81	①	②	③	④	⑤
82	①	②	③	④	⑤
83	①	②	③	④	⑤

84 렙토스피라균에 대한 설명으로 옳은 것은?

① 항체법으로 효소면역흡착검사를 가장 많이 사용한다.
② 현미경응집검사는 검사자의 감염 위험이 높은 편이다.
③ TPI는 살아있는 균의 반응을 확인하는 검사이다.
④ 감염 후 최소 21일 간 잠복기를 갖는다.
⑤ 대부분 경구를 통해 감염된다.

85 Catalase test에 반응이 없는 균은?

① *S. aureus*
② *C. diphtheria*
③ *C. sepedonicum*
④ *S. saprophyticus*
⑤ *S. pyogenes*

86 Proteus species와 Enterobacter를 구분하는 배지끼리 연결된 것은?

① Rustigian urea agar, Stuart's urea broth
② Chocolate agar, O-F medium
③ Rustigian urea agar, Blood agar
④ KCN, Christensen urea agar
⑤ Stuart's urea broth, DNase agar

87 균과 그 감별배지가 바르게 연결된 것은?

① MacConkey - *Neisseria*
② B.T.B. lactose agar - *S. aureus*
③ Chocolate agar - *Shigella*
④ SF broth - *C. albicans*
⑤ Chocolate agar - *Neisseria*

88 Carbol fuchsin 염색을 사용하지 않는 것은?

① *M. leprae*
② *M. tuberculosis*
③ *Nocardia spp.*
④ *Actinomyces spp.*
⑤ *Rhodococcus*

MEMO

84	①	②	③	④	⑤
85	①	②	③	④	⑤
86	①	②	③	④	⑤
87	①	②	③	④	⑤
88	①	②	③	④	⑤

89 Oxidase 양성, 운동성 음성, penicillin과 ampicillin에 저항성을 갖는 것은?

① *Bacillus subtilis*
② *Pseudomonas aeruginosa*
③ *Moraxella catarrhalis*
④ *Klebsiella pneumoniae*
⑤ *Neisseria meningitidis*

90 혈액 배양을 통해 검출하기 어려운 균은?

① *N. gonorrhoeae*
② *N. meningitidis*
③ *S. typhi*
④ *C. freundii*
⑤ *H. influenzae*

91 Mannitol salt agar에서 저항성을 갖는 균은?

① 그람양성균
② 그람음성균
③ *Shigella*
④ *Staphylococcus*
⑤ *Salmonella*

92 AFB stain의 반응 색상으로 옳은 것은?

① 양성균체: 적색
② 배경: 염색되지 않는다.
③ 양성균 이외의 균: 염색되지 않는다.
④ 양성균체: 노란색
⑤ 배경: 핑크색

93 다음 중 coagulase 양성균은?

① *S. aureus*
② *N. meningitidis*
③ *S. pyogenes*
④ *S. pneumoniae*
⑤ *S. saprophyticus*

MEMO

89	①	②	③	④	⑤
90	①	②	③	④	⑤
91	①	②	③	④	⑤
92	①	②	③	④	⑤
93	①	②	③	④	⑤

94 IMViC test에서 idole 음성은?

① *Aeromonas hydrophila*
② *Haemophilus influenzae*
③ *Klebsiella oxytoca*
④ *Proteus mirabilis*
⑤ *Enterococcus faecalis*

95 MIO medium에서 나타나는 아미노산 분해 반응을 옳게 나타낸 것은?

① Tryptophanase + Ehrich reagent = Purple color
② Tryptophan + Trypsin = Indole cycle 형성
③ Phenylethylamine +Kovac's reagent = Purple color
④ Tryptophan + Tryptophanase = Indole cycle 형성
⑤ Indole cycle + Kovac's reagent = Yellow color

96 Potato dextrose agar에 Tartaric acid를 첨가하는 이유는?

① 영양분 보충
② 세균 억제
③ yeast 억제
④ 성장촉진 인자
⑤ pH 7.0 유지

97 Bile salt와 crystal violet을 첨가한 배지에서 반응이 없는 균은?

① *E. coli*
② *Citrobacter freundii*
③ *Serratia marcescens*
④ *Klebsiella spp.*
⑤ *Shigella spp.*

98 MacConkey agar에서 균의 발육상태를 구분할 수 없을 경우 다음 단계는?

① ONPG test
② Bile esculin agar
③ MSA agar
④ VP test
⑤ IPA reaction

MEMO

94	①	②	③	④	⑤
95	①	②	③	④	⑤
96	①	②	③	④	⑤
97	①	②	③	④	⑤
98	①	②	③	④	⑤

99 BAP에서 용혈 및 유주현상을 특징적으로 나타내는 균은?

① *C. difficile*
② *P. acnes*
③ *C. tetani*
④ *C. perfringens*
⑤ *B. fragilis*

100 Leprosy형을 결정하는 검사는?

① Niacin test
② Lepromin skin test
③ Tween 80 hydrolysis test
④ Neutral red test
⑤ Catalase test

101 *Salmonella – Shigella* agar의 특징으로 옳은 것은?

① 반고체 배지이다.
② *Salmonella spp.*와 *Shigella spp.*의 증균배양에 주로 사용한다.
③ 유당분해능을 통해 두 균을 감별한다.
④ bile salt가 포함되어 있다.
⑤ 둘 다 H_2S 생성능 음성이다.

102 PPA 생성 반응에서 발색시약으로 사용되는 것은?

① Phenol red
② BCP
③ 10% $FeCl_3$
④ 40% KOH
⑤ Kovac's reagent

103 바이러스성 간염 중 오염된 물이나 음식섭취 등 경구를 통해 감염되는 것은?

① HCV
② HAV
③ CMV
④ HDV
⑤ HBV

MEMO

99	①	②	③	④	⑤
100	①	②	③	④	⑤
101	①	②	③	④	⑤
102	①	②	③	④	⑤
103	①	②	③	④	⑤

104 HLA 형별 종류에 대한 설명으로 옳은 것은?

① 성별과 인종에 따라 큰 차이가 없다.
② 한국인에게서만 볼 수 있는 형이 존재한다.
③ 림프구 혼합 검사는 PCR 반응을 이용한다.
④ 혈청형은 HLA-A, -B, -C 등 다양하다.
⑤ MCL은 혈청학적 검사법에 속한다.

105 AIDS virus 정성분석에 사용되는 검사 원리는?

① 전기영동
② T세포와 B세포 구성 비교
③ Solid phase method
④ 적혈구 응집반응
⑤ 한랭혈구 응집반응

106 가장 일반적으로 사용되는 HIV 항체 확인검사는?

① 한랭혈구 응집반응
② PRHA test
③ Streptococcus MG 응집반응
④ Western blotting
⑤ PHA법

107 검사 원리가 다른 것은?

① VDRL 시험 ② TPI 시험
③ TPHA 시험 ④ TPA 시험
⑤ TPIA 시험

MEMO

104	①	②	③	④	⑤
105	①	②	③	④	⑤
106	①	②	③	④	⑤
107	①	②	③	④	⑤

108 Colloidal gold test의 결과와 판정이 바르게 연결된 것은?

① 전대곡선(6~10tube) 완전 침강 → 척수매독
② 중간대 곡선(4~6tube) 완전 침강 → 화농성 뇌막염
③ 종대곡선 (4~6tube) 변화 없음 → 결핵성 뇌막염
④ 중간대 곡선(1~4tube) 색변화 없음 → 거미막밑 차단
⑤ 전대곡선(1~4tube) 침강 → 척수매독

109 후천성면역결핍증과 관련된 내용으로 옳은 것은?

① WBC의 기능 약화가 주요 원인이다.
② Helper T cell의 기능 약화와 관련이 있다.
③ B cell의 killer 작용 활성화가 원인이 된다.
④ B cell의 suppressor 작용이 크게 감소한다.
⑤ Helper T cell과 suppressor T cell의 비율이 모두 감소한다.

110 림프구의 기능이 바르게 연결된 것은?

① NK cell – 세포 수복
② regulatory T cell – 항원 기억
③ B cell – 정보 제공
④ NK cell – 종양세포 파괴
⑤ B cell – 항체 생산 보조

111 다음 중 태반을 통과하지 못하는 IgG 아형은?

① IgG1 ② IgG2
③ IgG3 ④ IgG4
⑤ IgG2와 IgG4

MEMO

108	①	②	③	④	⑤
109	①	②	③	④	⑤
110	①	②	③	④	⑤
111	①	②	③	④	⑤

112 형광 항체법을 이용한 매독균 검사법은?

① PT test
② FA test
③ TPHA test
④ PTA test
⑤ FTA-ABS test

113 CD4와 함께 HIV의 co-receptor로 작용하는 물질은?

① Chemokine
② Perforin
③ Granzyme
④ IL-4
⑤ IL-3

114 *Treponema pallidum*균 진단법이 아닌 것은?

① 형광항체법
② 집락판독
③ TPHA test
④ Wassermann test
⑤ VDRL test

115 표적세포의 세포막에 구멍을 내는 natural killer cell 분비 물질은?

① Chemokine
② IL-2
③ Perforin
④ Cytokine
⑤ Granzyme

MEMO

112	①	②	③	④	⑤
113	①	②	③	④	⑤
114	①	②	③	④	⑤
115	①	②	③	④	⑤

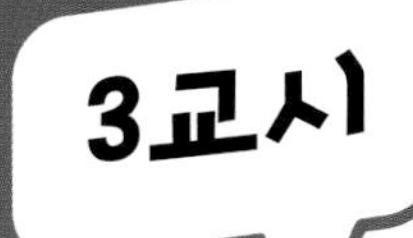

1. 실기시험(65문제)

조직 · 세포 병리검사(16), 임상화학검사(16), 혈액학검사(16), 임상미생물 검사(17)

조직·세포 병리검사

MEMO

01 아래 사진에 사용된 염색과 가장 관련이 깊은 내용은?

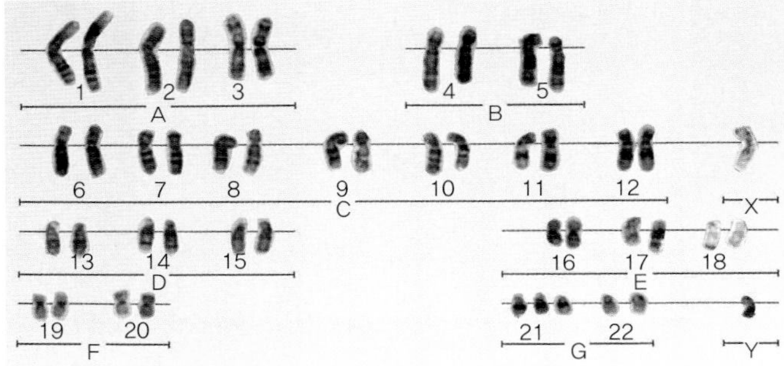

① 림프종 염색 ② 형질세포 염색
③ Methyl green 사용 ④ 다발성골수종
⑤ DNA 염색

02 사진 속 기구를 사용하는 골수 채취법은?

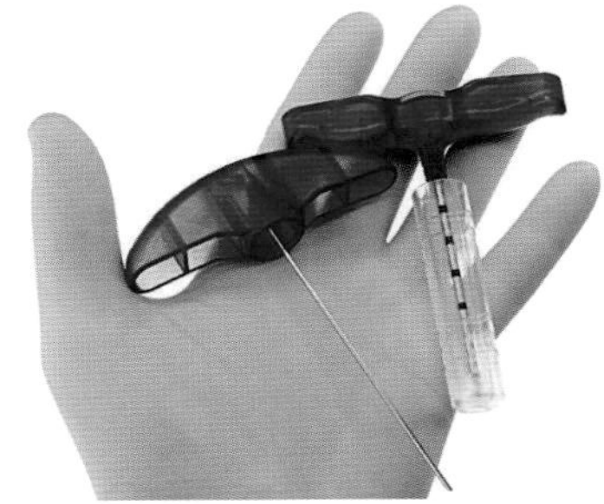

① 시험소파 ② 진공흡인생검
③ 침생검 ④ 절제생검
⑤ 펀치생검

01	① ② ③ ④ ⑤
02	① ② ③ ④ ⑤

03 다음은 지라 부위의 silver 염색 사진이다. 가장 관련 깊은 것은?

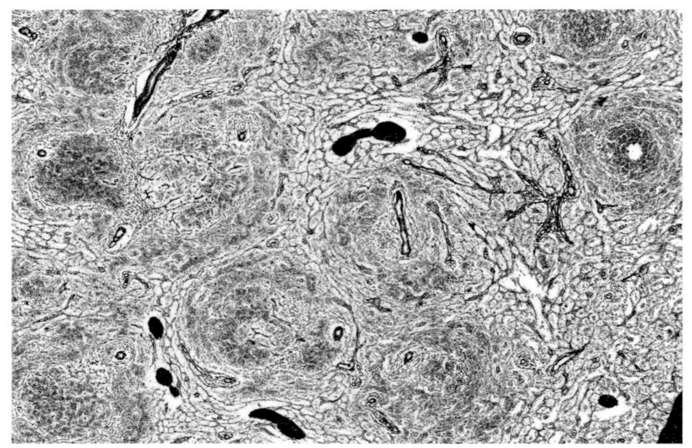

① 호은성 염색　　② 바닥막 염색　　③ 탄력섬유 염색
④ H&E 염색　　⑤ 세망섬유 염색

04 다음 그림이 나타내는 것은?

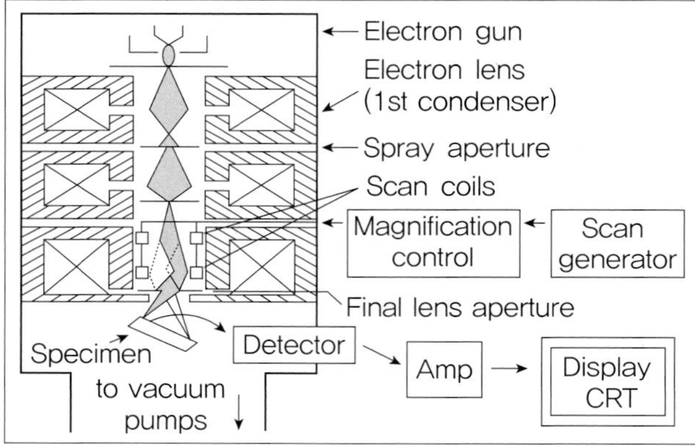

① TEM
② SEM
③ Phase Contrast Microscope
④ Fluorescence Microscope
⑤ Biological Microscope

MEMO

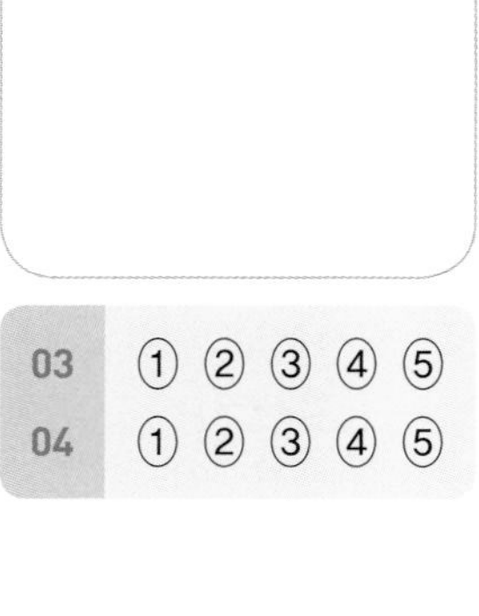

05 아래 그림에서 CIN 1에 해당되는 설명은?

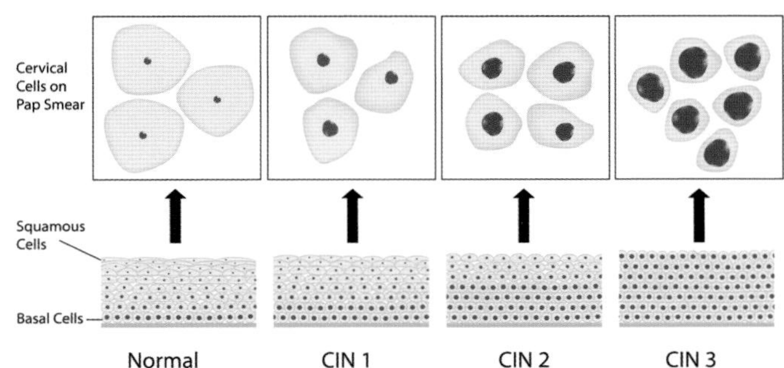

① 지방종, 중증
② 이형성종, 경증
③ 편평상피암종, 경증
④ 섬유샘종, 중증이상
⑤ 그물세포육종, 중증

06 아래 장비의 구조에 해당되지 않는 것은?

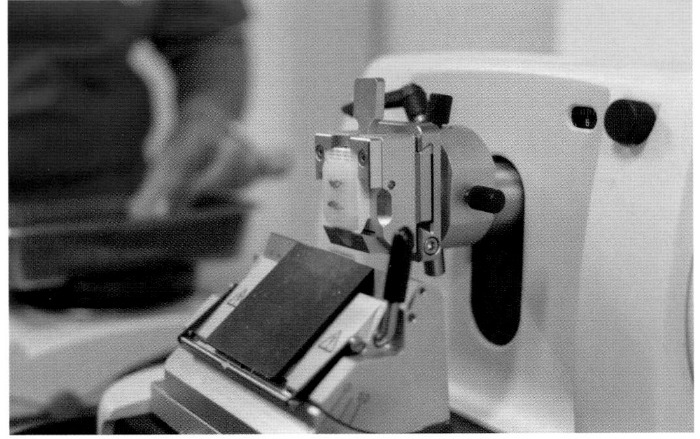

① 칼 고정대
② 재물대
③ 두께조절기
④ 전진장치
⑤ 볼록렌즈

MEMO

05	① ② ③ ④ ⑤
06	① ② ③ ④ ⑤

07 아래 그림과 같은 ultramicrotome을 통해 얻을 수 있는 절편 두께는?

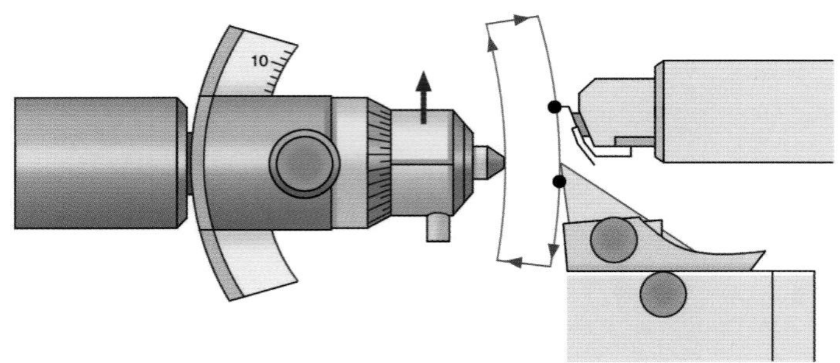

① 0.5~1㎛ ② 0.001~0.005㎛
③ 0.01~0.1㎛ ④ 0.005~0.5㎛
⑤ 0.005~0.1㎛

08 아래 사진과 같은 박절기의 가장 큰 장점은?

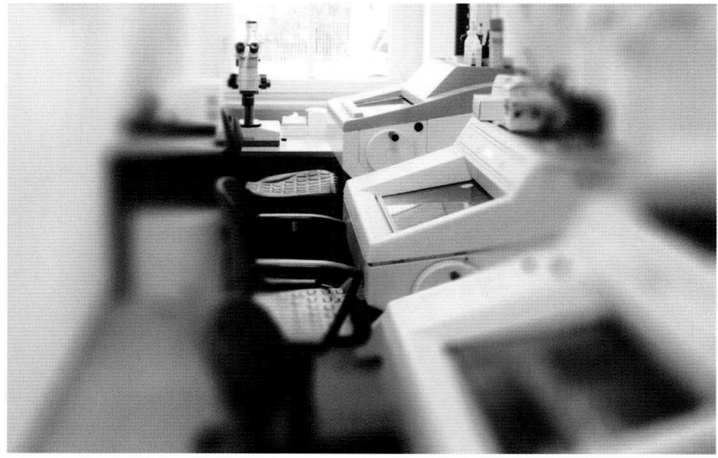

① 짧은 표본 제작 시간
② 낮은 온도에서 사용 가능
③ 초미세 표본 제작 가능
④ 칼의 정밀한 이동 가능
⑤ 모든 조직에 고정 불필요

MEMO

07	① ② ③ ④ ⑤
08	① ② ③ ④ ⑤

09 아래 사진 속 절편을 통해 알 수 있는 것은?

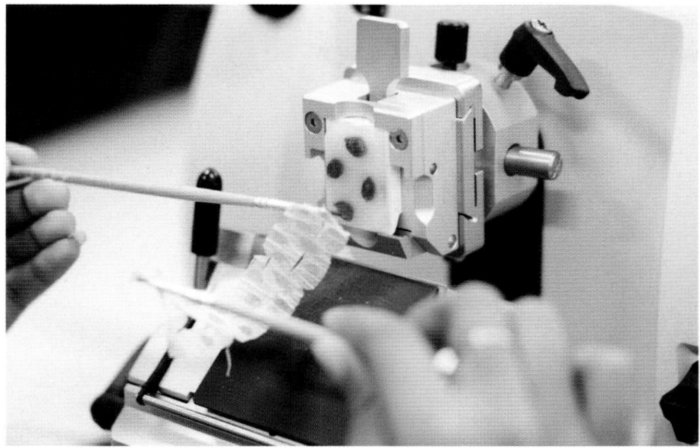

① Cryomicrotome
② Ultramicrotome
③ Sledge microtome
④ Rotary microtome
⑤ Vibrating microtome

10 아래 사진에서 관찰되는 이형성증과 관련이 깊은 것은?

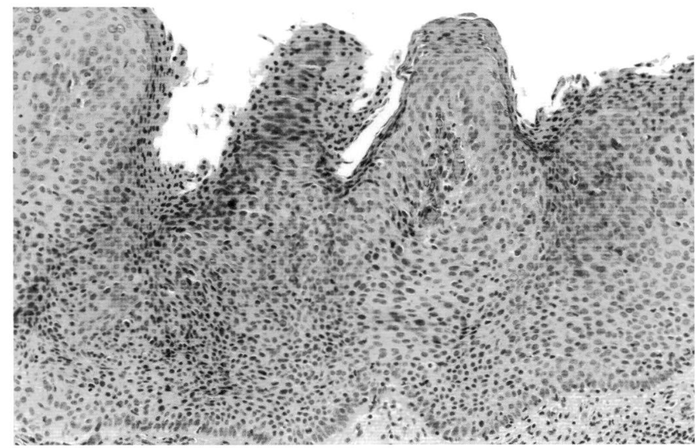

① 미분화세포만 증식
② 위축세포 관찰
③ 높은 정상 복귀율
④ 기저세포가 60~70%
⑤ 기저세포가 90% 이상

MEMO

09	① ② ③ ④ ⑤
10	① ② ③ ④ ⑤

11 아래 사진과 같은 multinucleated giant cell이 나타나는 질환에 대한 설명으로 옳은 것은?

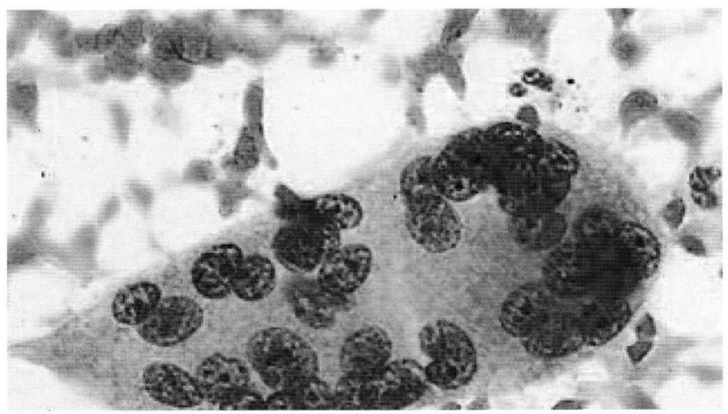

① 단상성 진균이다.
② HPV감염에서 나타난다.
③ 혈액한천배지에서 균사형을 나타낸다.
④ 실온에서 배양했을 때 균사형을 나타낸다.
⑤ Sabouraud 한천배지에서 효모형을 나타낸다.

12 질도말에서 아래 사진과 같은 세포가 나타날 때 가장 관련 깊은 것은?

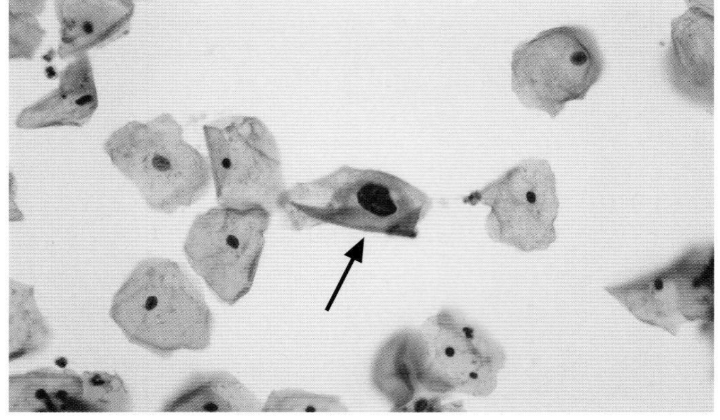

① HPV
② Dysplasia
③ Metaplasia
④ Metaplastic dysplasia
⑤ Keratinization dysplasia

MEMO

11	① ② ③ ④ ⑤
12	① ② ③ ④ ⑤

13 아래 골수도말에서 특징적으로 관찰되는 세포는?

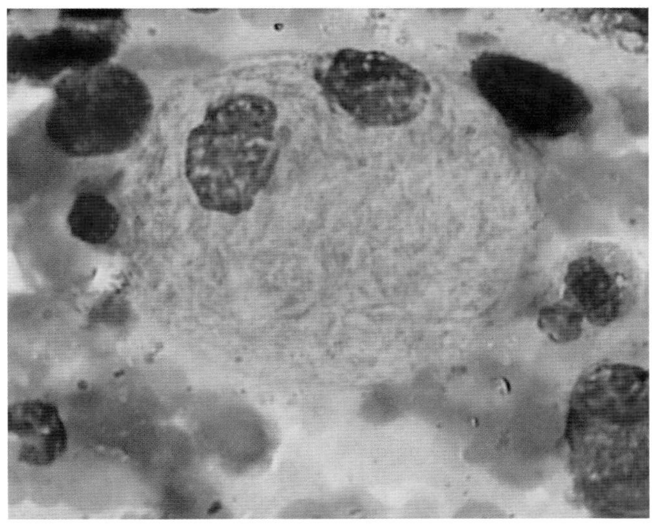

① Sickle cell
② Anulocyte
③ Gaucher cell
④ Russell body
⑤ Flame cell

14 아래 사진과 관련해 가장 의심되는 질환은?

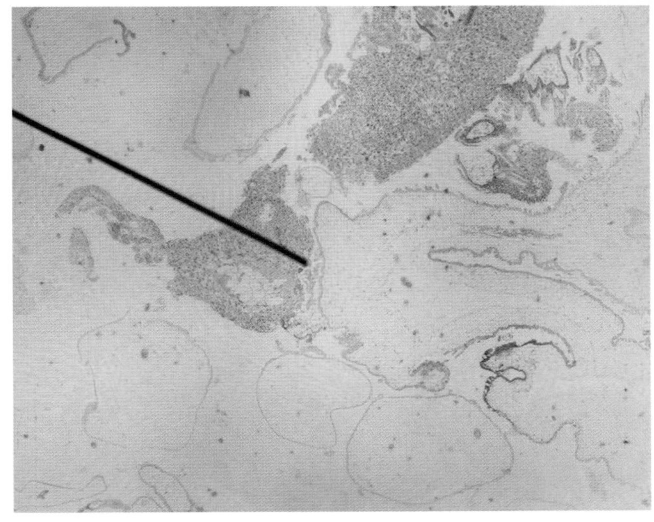

① 질염
② 포상기태
③ 편평상피암종
④ 상피성 악성종양
⑤ 만성 림프구성 경관염

MEMO

13	① ② ③ ④ ⑤
14	① ② ③ ④ ⑤

15 아래 사진에서 알 수 있는 감염은?

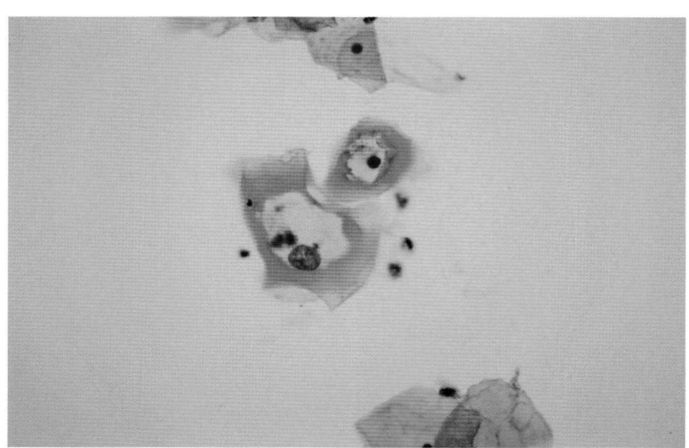

① HSV 감염
② HPV 감염
③ *Trichomonas vaginalis* 감염
④ *Candida albicans* 감염
⑤ *Gardnerella vaginalis* 감염

16 사진 중앙에서 특징적으로 관찰되는 것은?

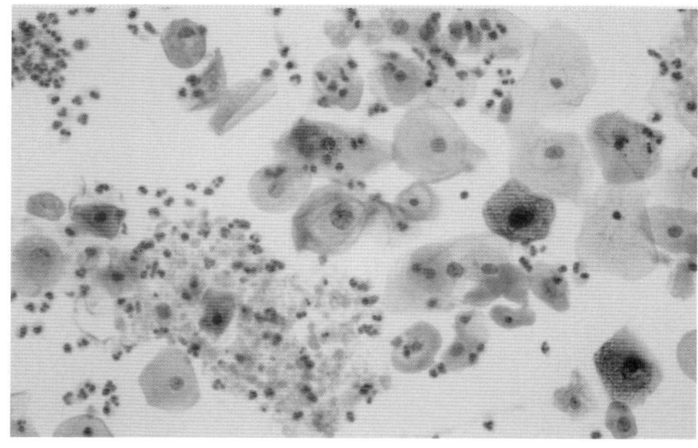

① *Leptothrix*
② *Trichomonas vaginalis*
③ *Chlamydia trachomatis*
④ *Doderlein's bacillus*
⑤ *Gardnerella vaginalis*

MEMO

15	①	②	③	④	⑤
16	①	②	③	④	⑤

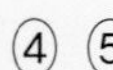
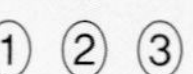
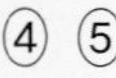

MEMO

17 아래 사진에서 관찰되는 결정의 명칭은?

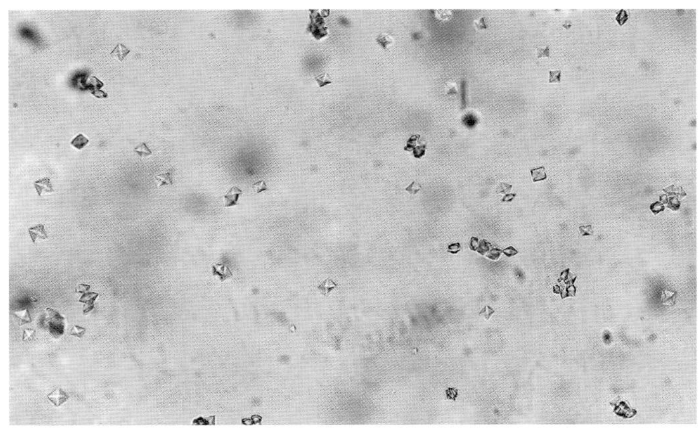

① Calcium oxalate
② Sodium carbonate
③ Magnesium Carbonate
④ Calcium carbonate
⑤ Mercuric chloride

18 아래 사진 속 원주에 대한 설명으로 옳지 않은 것은?

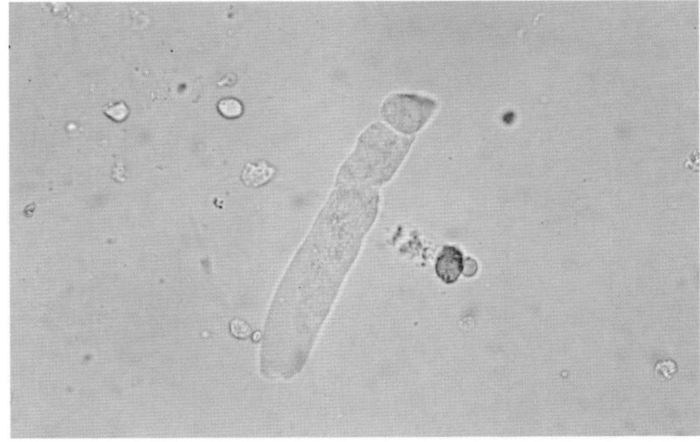

① 소변에서 관찰할 수 있다.
② Mucoprotein으로 구성되어 있다.
③ 촘촘한 구성과 낮은 굴절률을 보인다.
④ 정상인에게서 관찰되는 성분이다.
⑤ 심한 운동, 탈수 증세를 보일 때 증가한다.

17	① ② ③ ④ ⑤
18	① ② ③ ④ ⑤

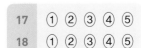

19 아래 사진이 나타내는 요침사는?

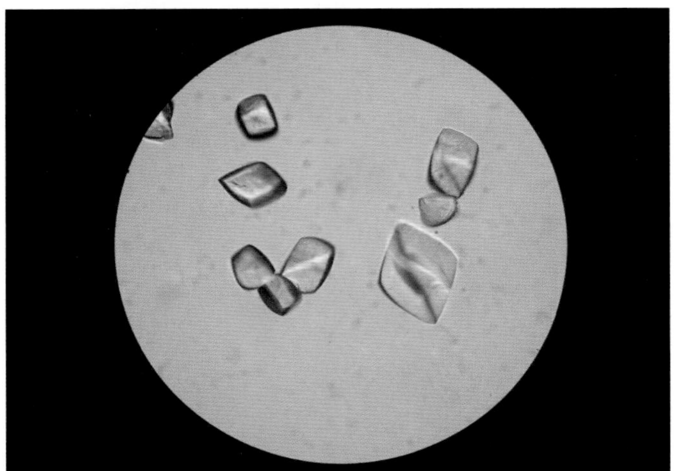

① Uric acid
② Amorphous phosphate
③ Calcium oxalate
④ Sodium urate
⑤ Calcium phosphate

20 아래 기구와 용도가 바르게 연결된 것은?

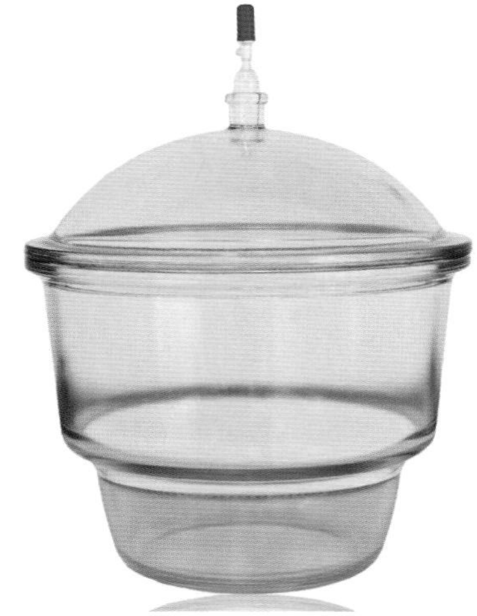

① Desiccator, 시료 가열
② Desiccator, 시료의 건조
③ Separating funnel, 시료 추출
④ Analytical balance, 시약 제조
⑤ Analytical balance, 정량 분석

MEMO

19	① ② ③ ④ ⑤
20	① ② ③ ④ ⑤

[21~22] 다음 사진을 보고 물음에 답하시오.

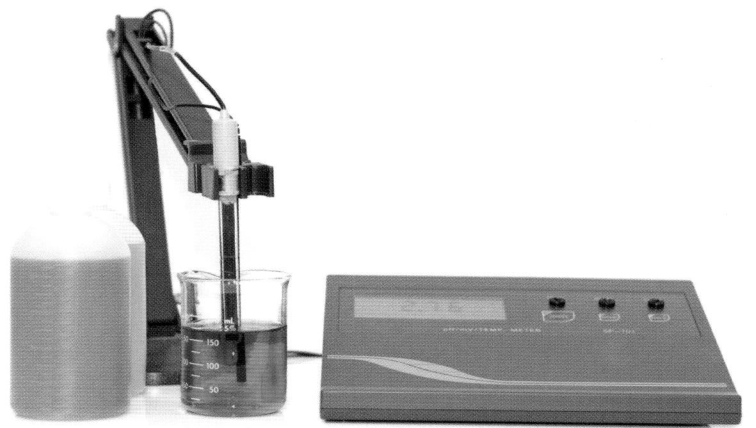

21 pH meter에 clog 방지용으로 사용되는 것은?

① BTB ② KCl
③ TSA ④ H_2O_2
⑤ 1% 1 phenolphthalein

MEMO

22 위 사진과 가장 관련이 깊은 것은?

① 전압 측정 ② 삼투압 측정
③ 단백질 전하 측정 ④ 수소이온활성도 측정
⑤ 단백질 이동 속도 측정

21	① ② ③ ④ ⑤
22	① ② ③ ④ ⑤

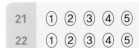

23 초자기구의 눈금 읽는 방법으로 옳은 것은?

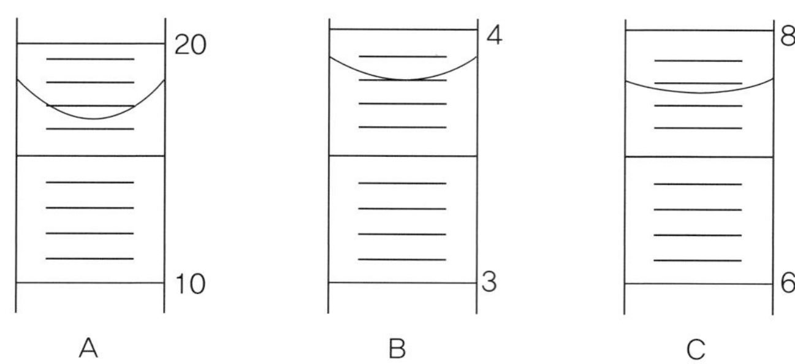

① A: 18.0 mL
② B: 3.80 mL
③ C: 7.80 mL
④ A: 16.0 mL
⑤ C: 7.20 mL

24 다음 그림은 비색광도계의 구조이다. 비색광도계의 분광부와 관련이 없는 것은?

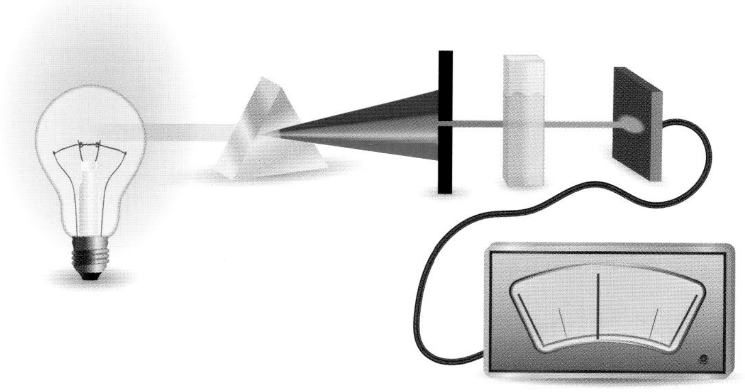

① grating
② 광전관
③ 자외선 prism
④ 가시광선 filter
⑤ 적외선 prism

MEMO

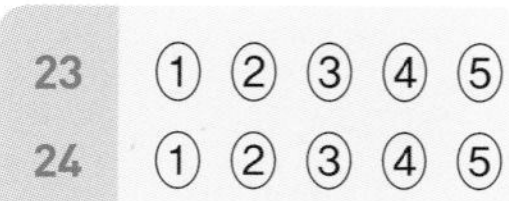

25 아래 사진과 같은 장비의 이름은?

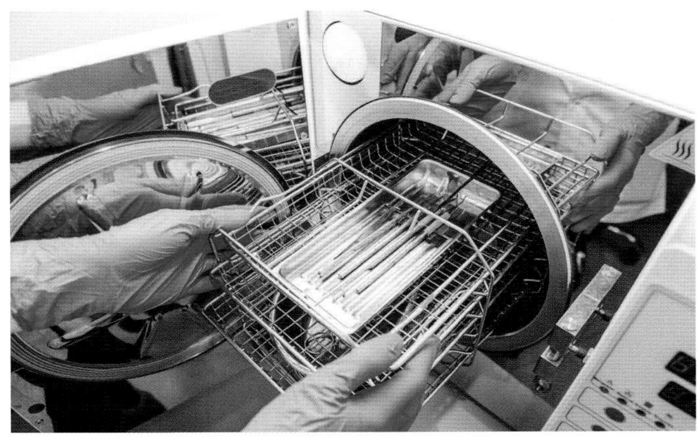

① 세척기 ② 물뿌리개
③ 고압멸균기 ④ 보호 장비 보관함
⑤ 핵폐기물 보관함

26 다음 그림은 겔 전기영동법의 도식이다. 양극에 가장 가까운 것은?

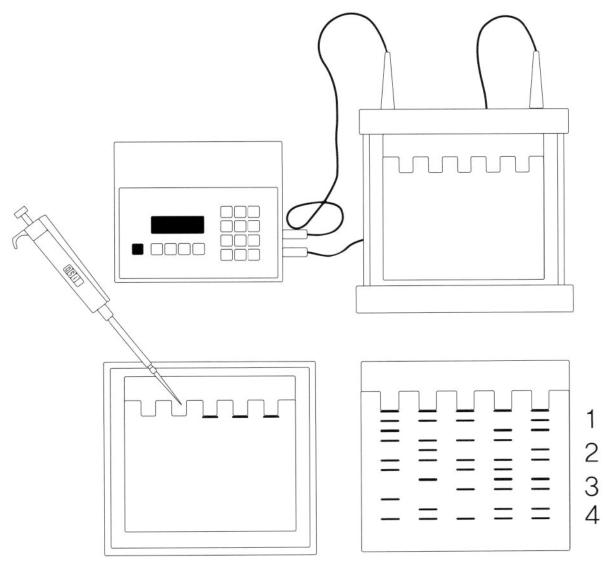

① 1 ② 2
③ 3 ④ 4
⑤ 1과 2 사이

25 ① ② ③ ④ ⑤
26 ① ② ③ ④ ⑤

27 아래 사진에서 사용 중인 기구의 명칭은?

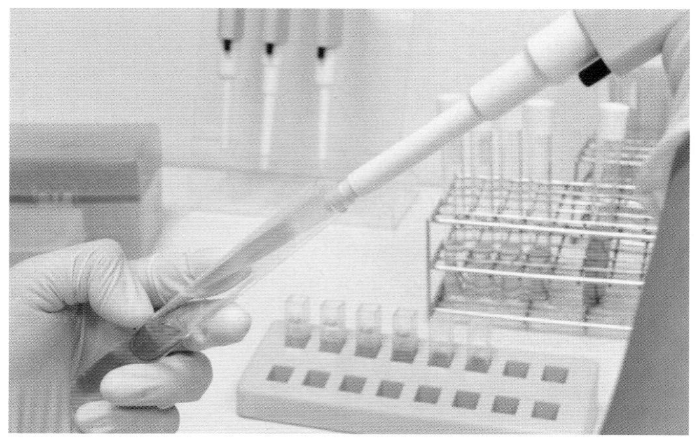

① 비커
② 피펫
③ 플레이트
④ 메스실린더
⑤ 어플리케이터

28 아래 사진의 error A를 통해 확인할 수 있는 것은?

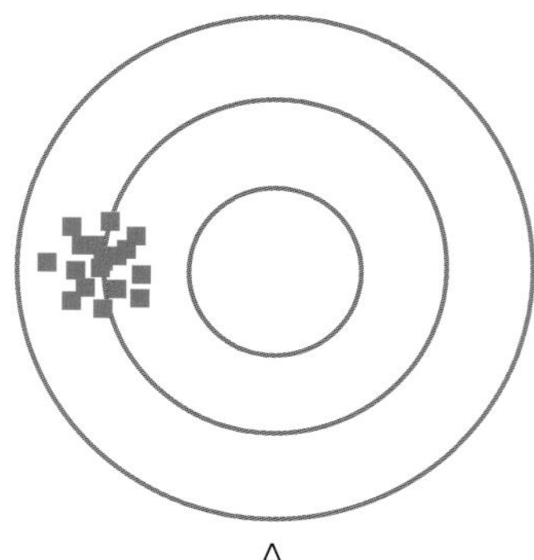
A

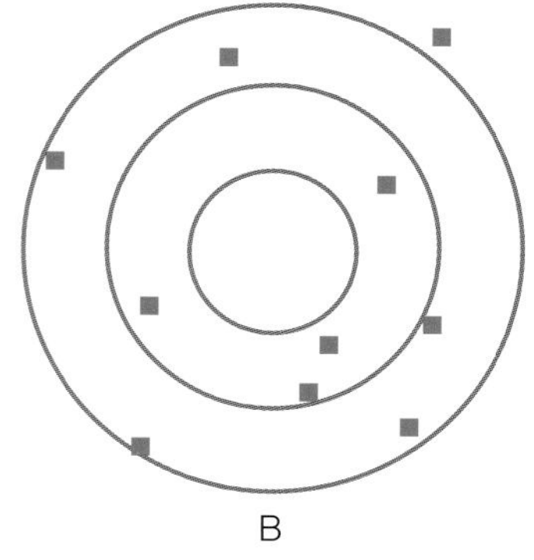
B

① 측정법 오류
② 재현성이 낮음
③ 고유오차의 한 종류
④ 조작 미숙으로 발생
⑤ 일정한 경향을 나타냄

MEMO

27	① ② ③ ④ ⑤
28	① ② ③ ④ ⑤

37 아래 사진의 호중구에서 특징적으로 관찰되는 것은?

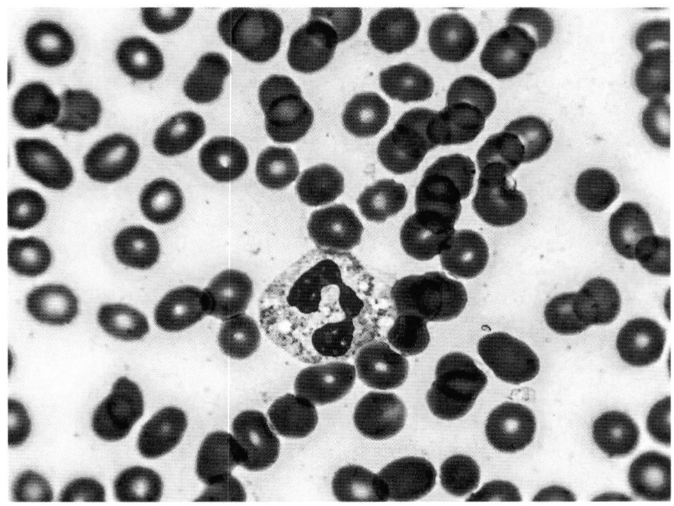

① Pelger-Huet anomaly
② May-Hegglin anomaly
③ Toxic granulation
④ Döhle leukocyte inclusions
⑤ Chediak-Higashi anomaly

38 아래 사진이 특징적으로 나타내는 것은?

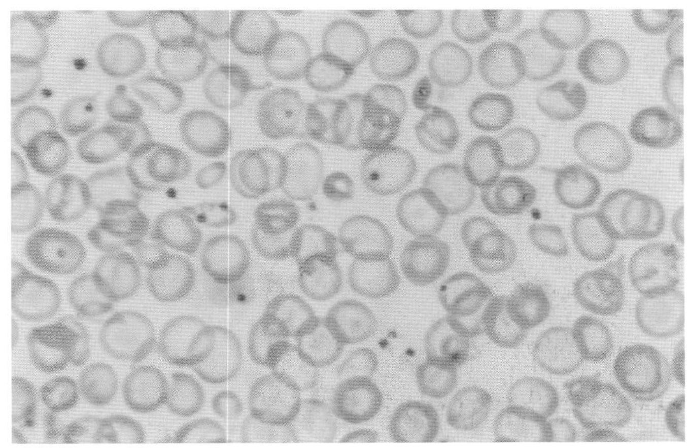

① Normochromia
② Anisocytosis
③ Hypochromia
④ Hyperchromia
⑤ Megalocyte

MEMO

37	①	②	③	④	⑤
38	①	②	③	④	⑤

39 아래 사진을 가장 명확하게 나타낸 것은?

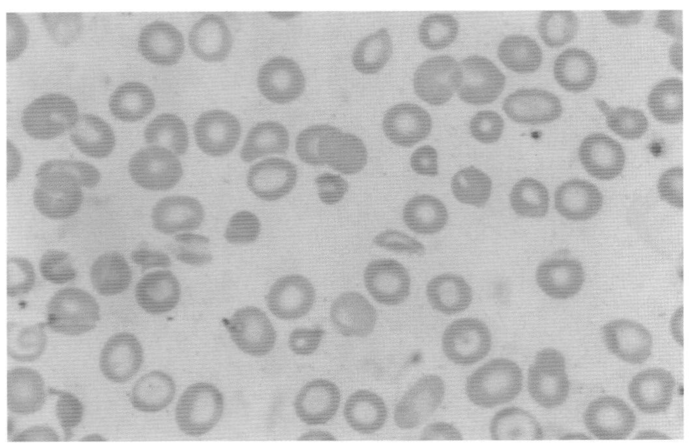

① 적혈구부동증　② 큰적혈구
③ 극피적혈구　④ 작은적혈구
⑤ 정상적혈구

40 아래 사진에 나타나는 적혈구의 가장 큰 특징은?

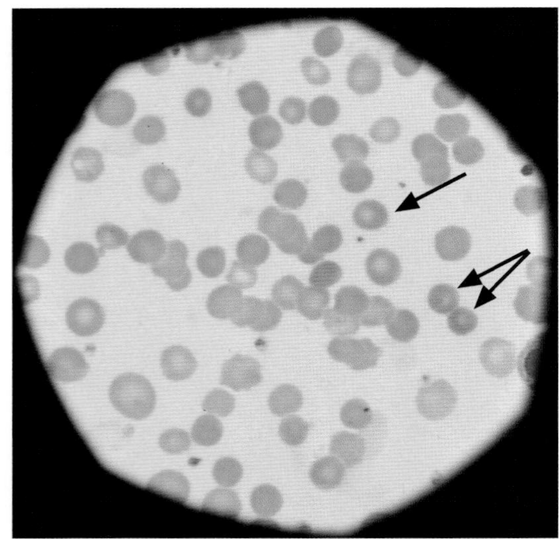

① 규칙돌기　② Hb 부족
③ 고색소성　④ 산소 부족
⑤ 만성실혈성빈혈

MEMO

39	① ② ③ ④ ⑤
40	① ② ③ ④ ⑤

41 아래와 같은 혈액도말 사진을 통해 알 수 있는 것은?

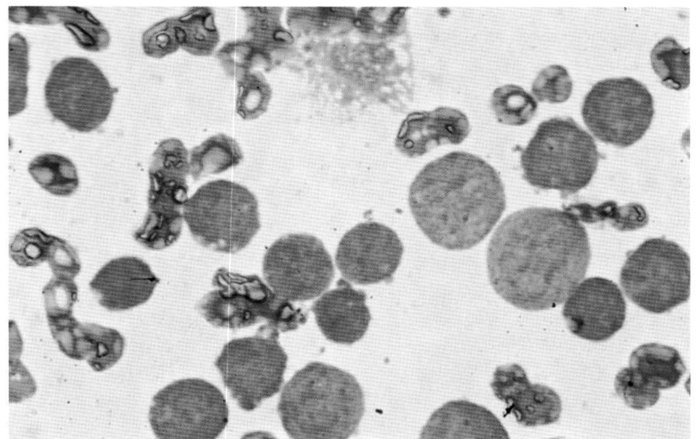

① CML
② ALL
③ 악성림프종
④ Abnormal myeloblast
⑤ Infectious mononucleosis

MEMO

42 아래 사진이 나타내는 것은?

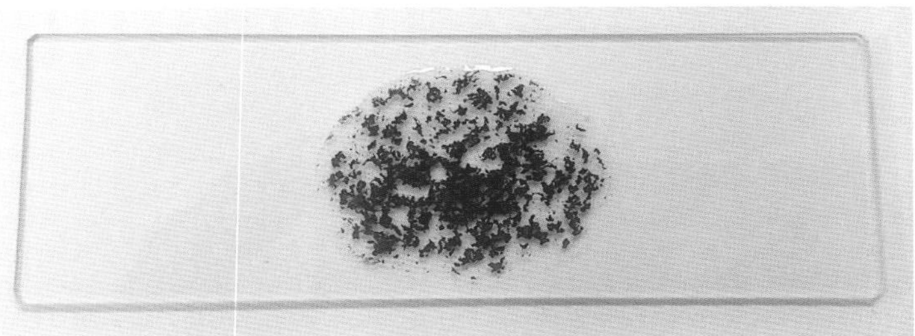

① 혈소판
② 연전현상
③ 혈소판감소증
④ 혈구흡착
⑤ 적혈구응집

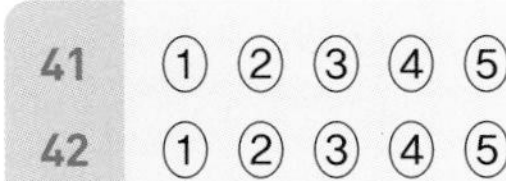

43 아래 사진에서 특징적으로 나타나는 것은?

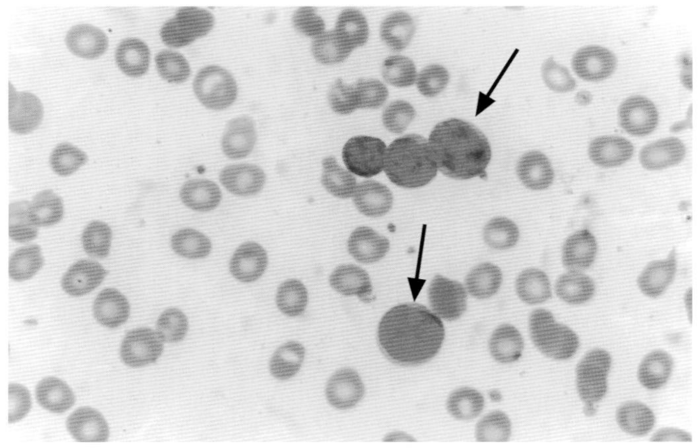

② Lymphoid
② Monocyte
③ Blast cells
④ Erythroid
⑤ Megakaryocytic

44 스크리닝 테스트로 예방이 가장 수월한 수혈 감염증은?

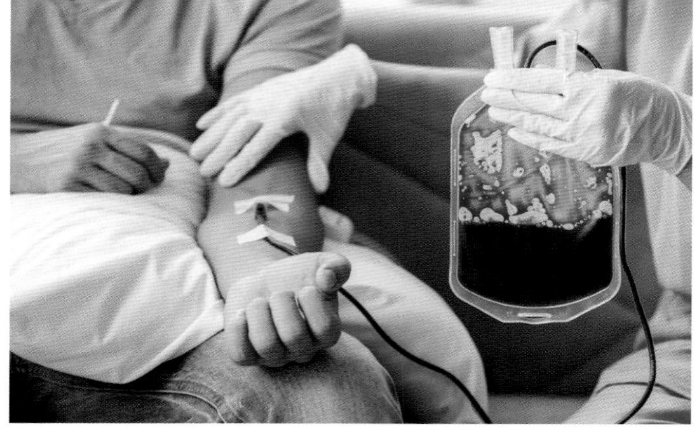

① HIV
② HGV
③ HTLV-1
④ HTLV-3
⑤ 기타바이러스 감염

MEMO

43	① ② ③ ④ ⑤
44	① ② ③ ④ ⑤

45 아래 사진에서 관찰되는 과립구는?

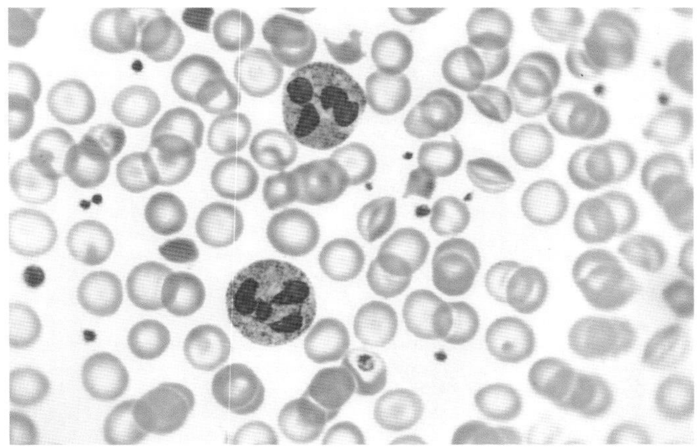

① Neutrophil ② RBC
③ Platelet ④ Monocyte
⑤ Plasma cell

46 사진 속 장비와 가장 관련이 깊은 것은?

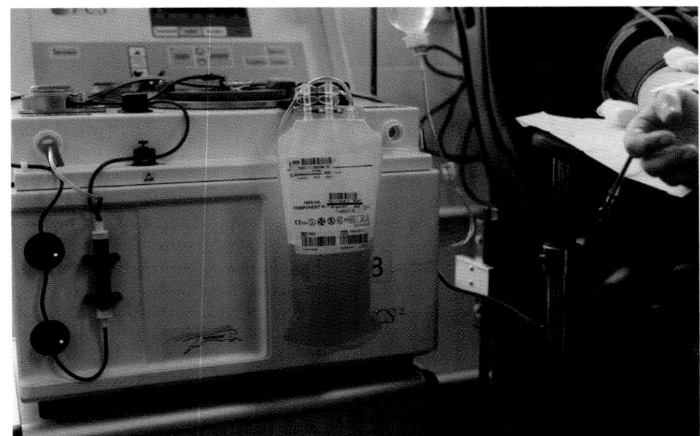

① 혈액투석 ② 혈장교환
③ 자가골수이식 ④ 혈장성분채집
⑤ 농축적혈구채집

MEMO

45	① ② ③ ④ ⑤
46	① ② ③ ④ ⑤

47 혈액 성분 분리 시 비중에 따라 가장 아래쪽에 위치하는 성분은?

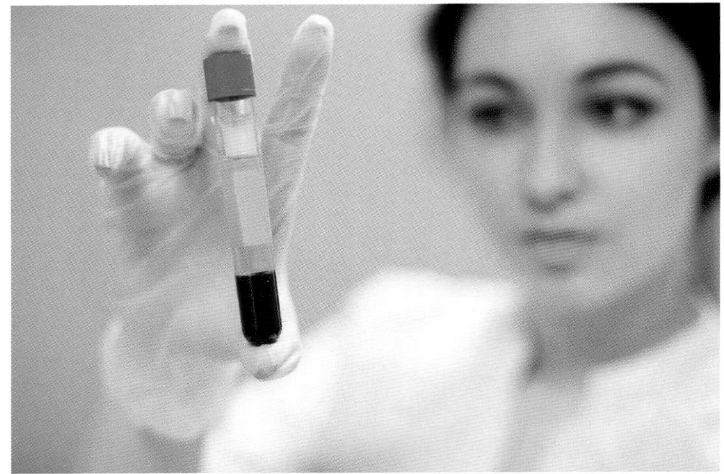

① 림프구　　② 과립구
③ 적혈구　　④ 혈소판
⑤ 혈장

48 아래 반응이 의미하는 것은?

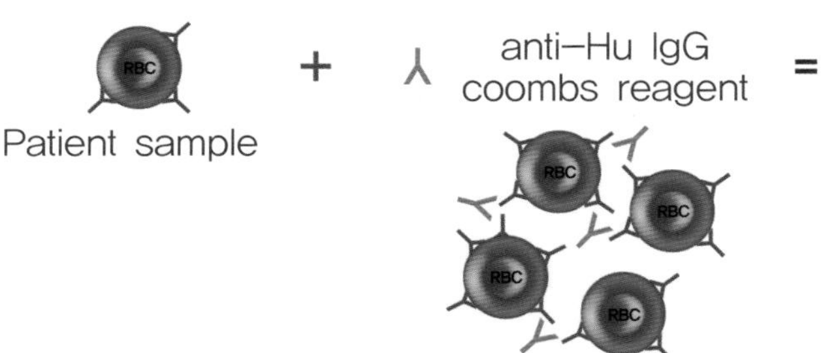

① Rh test　　② ABO test
③ Indirect Coombs test　　④ Cross matching test
⑤ Direct Coombs test

MEMO

47	①	②	③	④	⑤
48	①	②	③	④	⑤

MEMO

49 H_2S 양성, lysine 양성과 함께 salmonella의 특징이 되는 시험은?

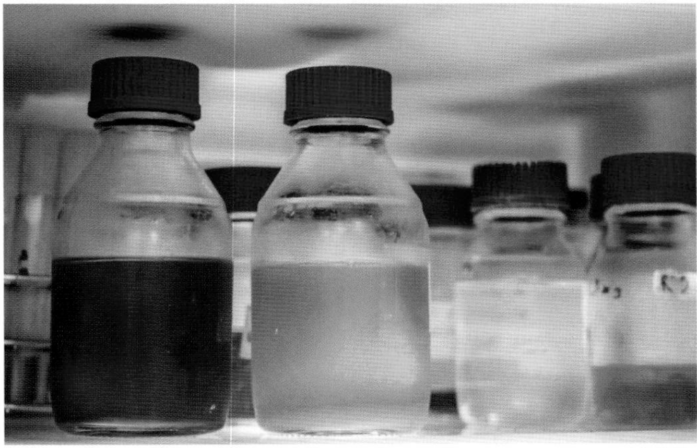

① IPA test
② PAD test
③ DNase test
④ Decarboxylase test
⑤ Ornithine decarboxylase test

50 혈액한천배지에서 아래와 같은 유주현상을 보이는 균의 phenylalanine deaminase test 결과 및 배지색 변화는?

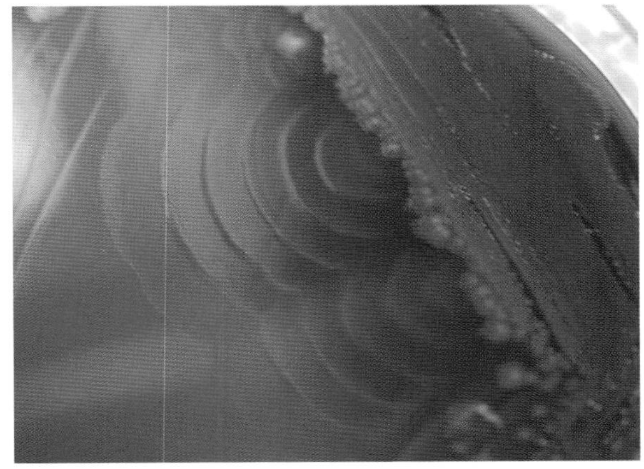

① 음성, 녹색
② 양성, 변화 없음
③ 양성, 혼탁 발생
④ 양성, 녹색
⑤ 음성, 혼탁 발생

49	① ② ③ ④ ⑤
50	① ② ③ ④ ⑤

51 TSC agar에서 관찰되는 현상과 가장 관계가 깊은 것은?

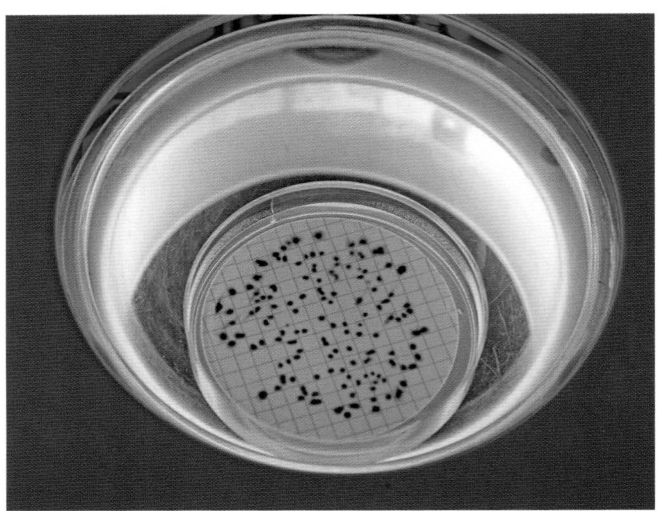

① *Serratia*
② *Aeromonas*
③ *Staphylococcus*
④ *Clostridium*
⑤ *Streptococcus*

52 MacConkey agar에서 *Proteus mirabilis*가 사진과 같은 검은색 집락색깔을 나타내는 이유는?

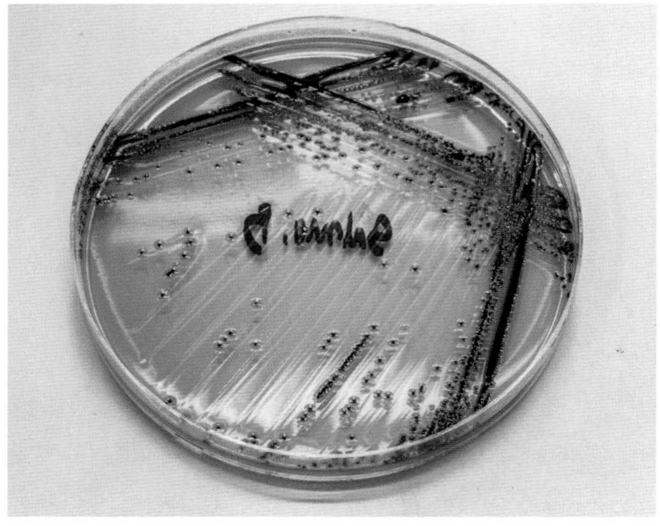

① Lactose 분해
② H2S 생성
③ Indole 양성
④ Lactose 비분해
⑤ Urease 분해

MEMO

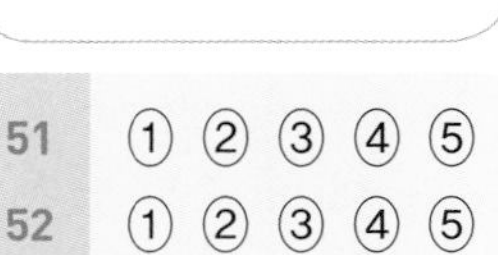

53 아래 test에서 관찰하는 것은?

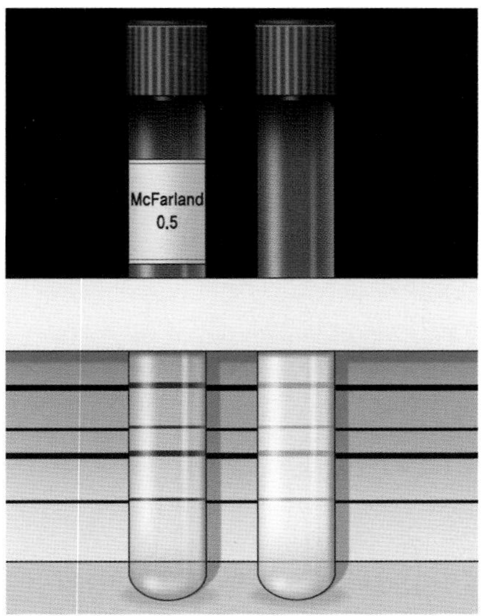

① 탁도
② 고정 상태
③ 디스크 간격
④ 배양 온도
⑤ 살균 농도

54 아래 사진과 관계가 없는 것은?

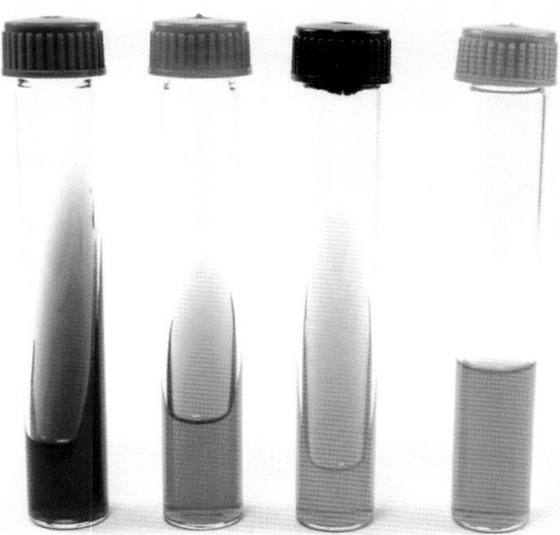

① MR-VP medium
② Urea agar
③ Citrate agar
④ Triple sugar iron agar
⑤ Motility urea indole medium

53	① ② ③ ④ ⑤
54	① ② ③ ④ ⑤

55 아래 현미경 검경 사진에서 관찰되는 것은?

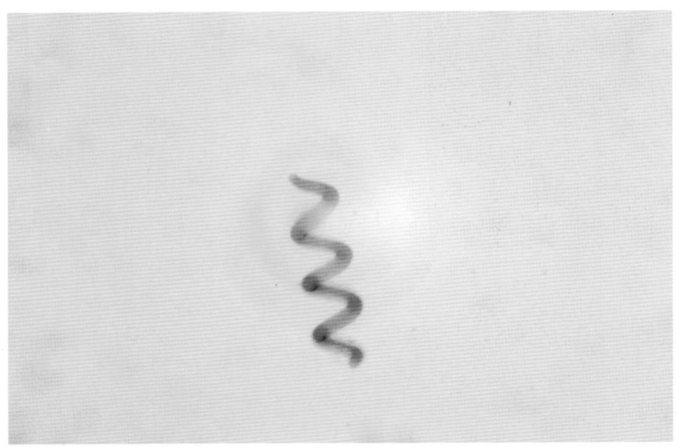

① 진균
② 임균
③ 나선균
④ 곰팡이
⑤ 바이러스

56 아래 사진에서 확인할 수 있는 것은?

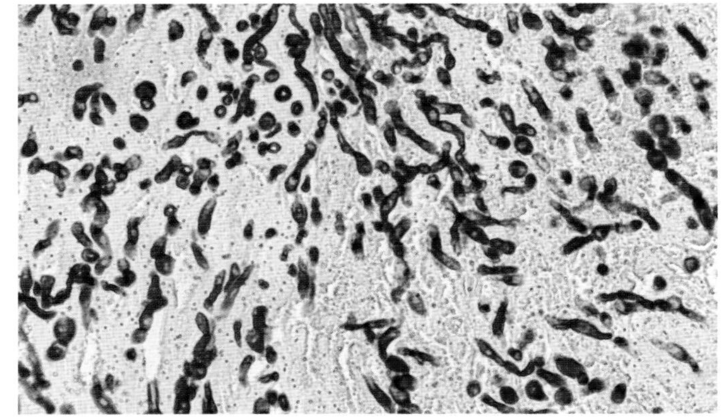

① 지질 염색
② 진균 염색
③ 멜라닌 염색
④ Fontana
⑤ 세망섬유 염색

MEMO

55	①	②	③	④	⑤
56	①	②	③	④	⑤

57 아래 사진에서 관찰되는 피부 진균증의 원인균은?

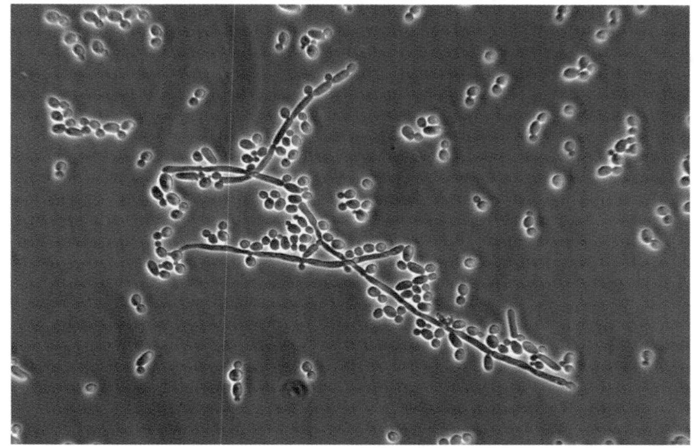

① Trichophyton ② Corynebacterium
③ Candida albicans ④ Actinomyces israelli
⑤ Nocardia asteroides

58 아래 사진에서 가장 특징적으로 관찰할 수 있는 것은?

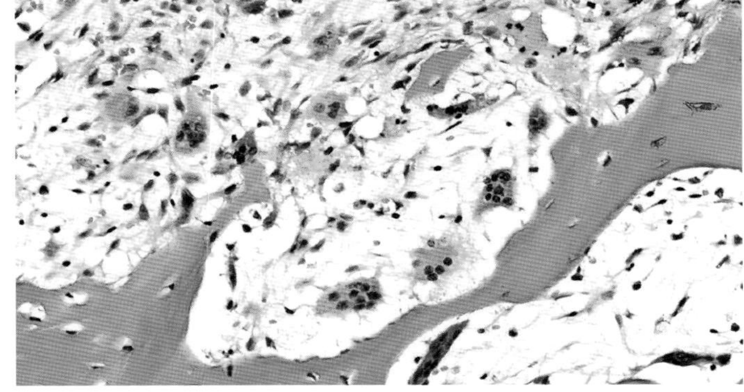

① Eosinophil ② Monoblast
③ Myelocyte ④ Promonocyte
⑤ Multinucleated cell

MEMO

57	① ② ③ ④ ⑤
58	① ② ③ ④ ⑤

59 아래 사진의 kit와 가장 관련이 깊은 검사는?

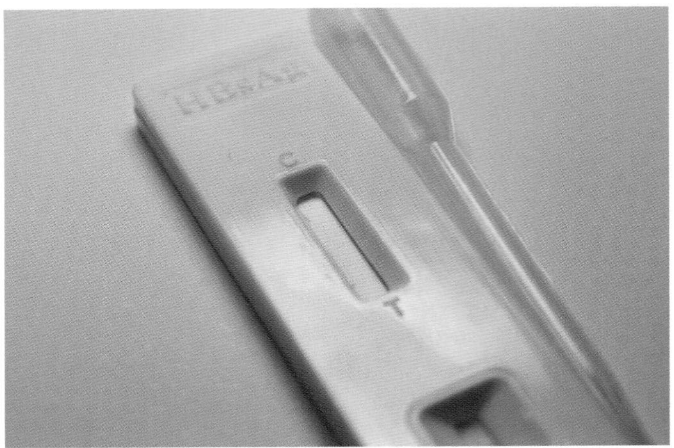

① VDRL
② SLO
③ TPHA
④ TPA
⑤ Rapid test

60 아래 사진이 나타내는 것은?

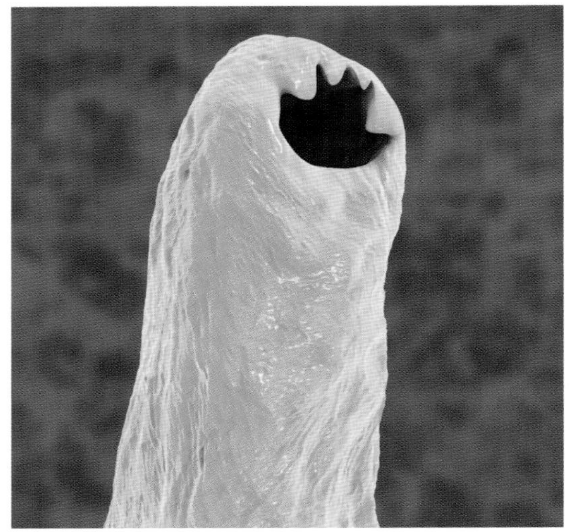

① *Trichinella*
② *Necator americanus*
③ *Ancylostoma duodenale*
④ *Trichuris trichiura*
⑤ *Trichostrongylus orientalis*

MEMO

59	①	②	③	④	⑤
60	①	②	③	④	⑤

61 아래 사진 속 기생충이 기생하는 인체 내 조직은?

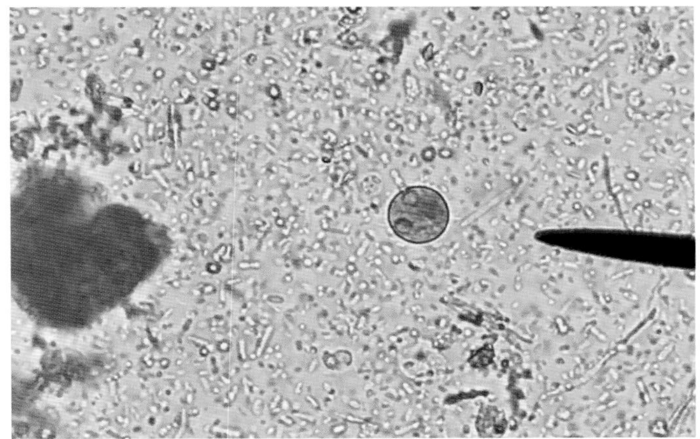

① 간
② 장
③ 허파
④ 뇌
⑤ 위

62 아래 사진 속 검사법은?

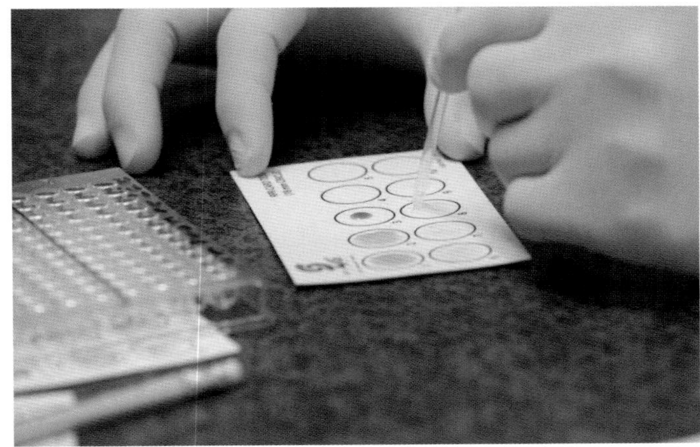

① RPR
② TPI
③ FTA
④ TPIA
⑤ TPHA

MEMO

61	① ② ③ ④ ⑤
62	① ② ③ ④ ⑤

[63~64] 다음 사진을 보고 물음에 답하시오.

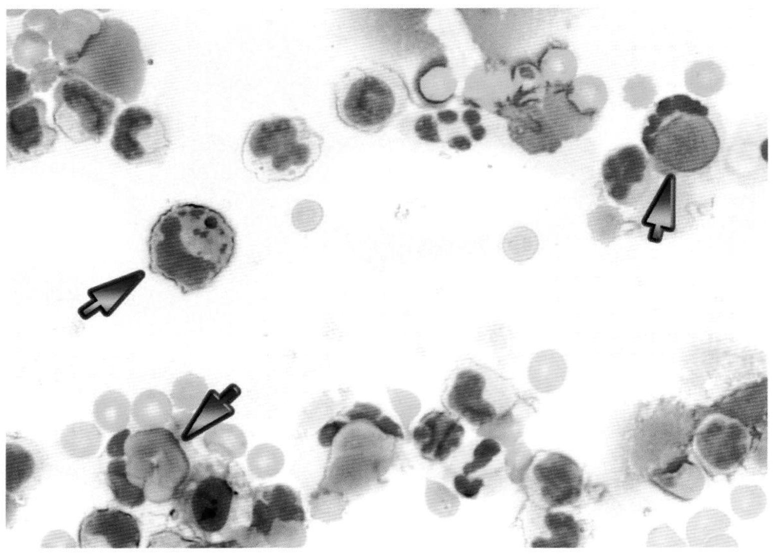

63 화살표가 가리키는 세포와 가장 관련이 깊은 것은?

① SLE
② Microcyte
③ Macrocyte
④ Heinz body
⑤ Supravital stain

64 위의 사진과 가장 관련이 깊은 것은?

① CML
② ALL
③ AML
④ ANA
⑤ CEA

MEMO

63	① ② ③ ④ ⑤
64	① ② ③ ④ ⑤

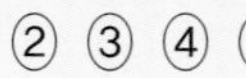

65 동그라미가 가리키는 부분의 특징은?

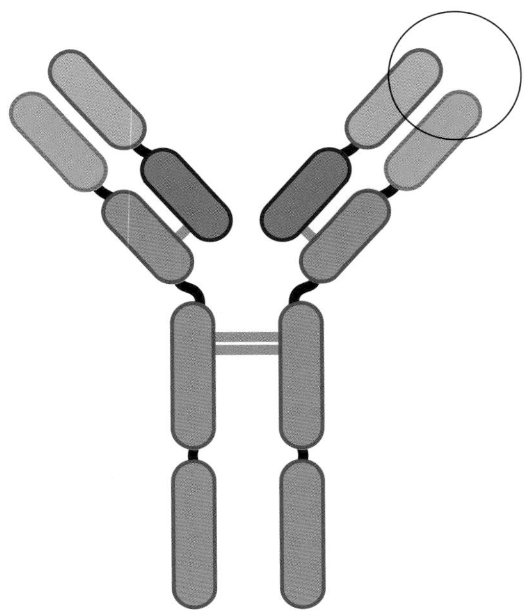

① 보체 희석　　② 항원량 증가
③ 항체량 증가　　④ 항체 결합
⑤ 항원 결합

MEMO

65 ① ② ③ ④ ⑤

제 3 회

실전 모의고사

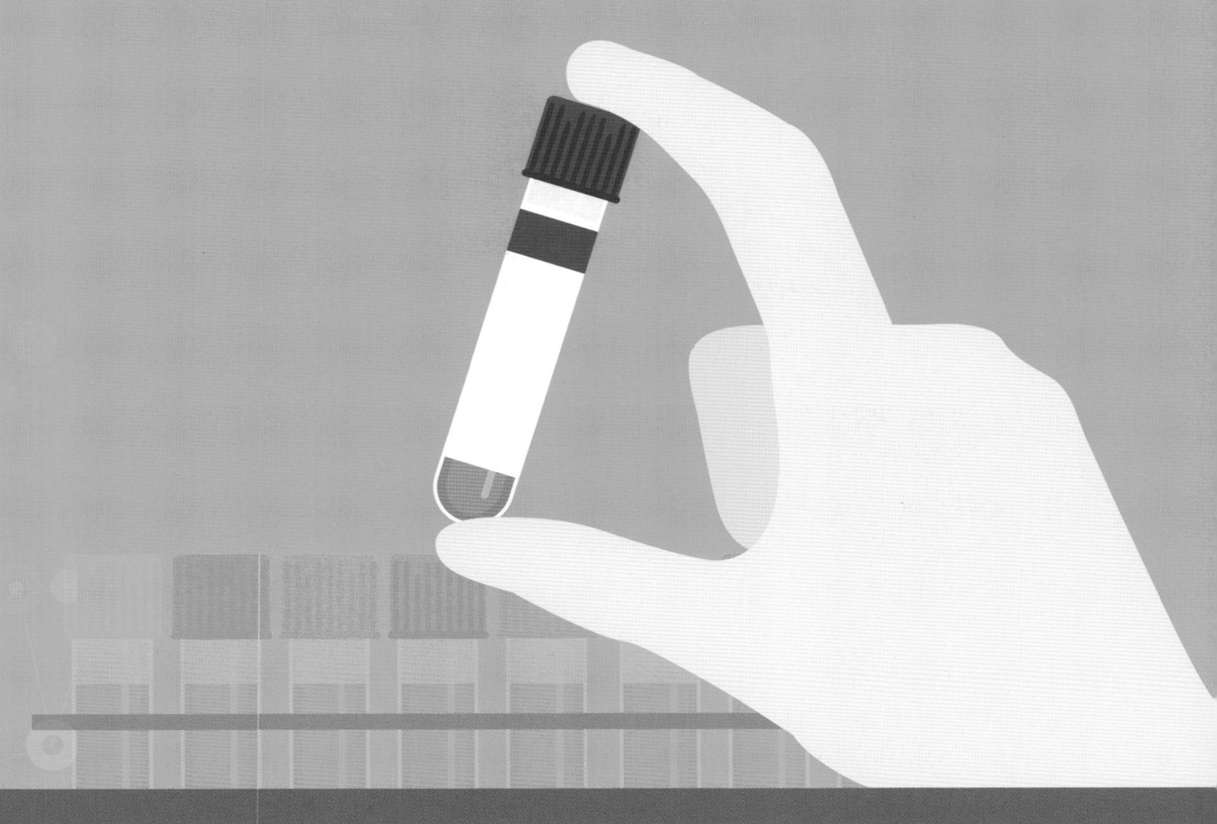

1교시 1. 의료관계법규(20문제)

2. 임상검사이론 I(80문제)

2교시 1. 임상검사이론 II(115문제)

3교시 1. 실기시험(65문제)

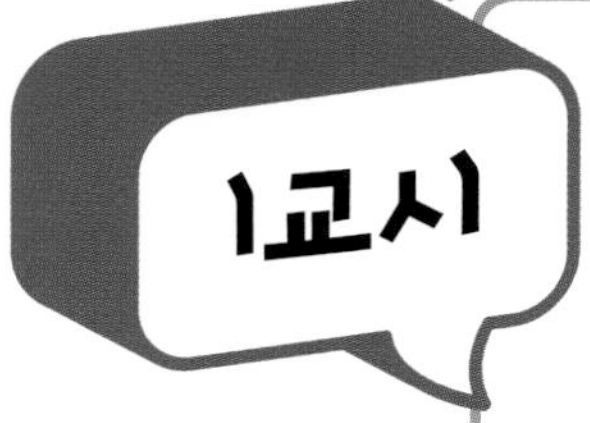

1. 의료관계법규(20문제)
2. 임상검사이론I(80문제)

공중보건학(10), 해부생리학(10), 조직병리학(30), 임상생리학(30)

의료관계법규

MEMO

01 혈액원의 폐업 또는 휴업의 신고 시 보존하던 기록을 이관받는 곳은?

① 보건복지부 ③ 관할 구청
④ 대한적십자사 ⑤ 종합병원

02 혈액원의 폐업을 신고하고자 할 때 신고서를 제출하는 대상은?

① 보건복지부장관 ② 시도지사
③ 시장, 군수, 구청장 ④ 국립보건원장
⑤ 보건소장

03 의료기사 등의 면허 취소 사유가 아닌 것은?

① 정신질환자
② 실습생의 무면허 업무
③ 타인에게 의료기사 면허증 대여
④ 면허 정지 기간 중 의료기사 업무
⑤ 3회 이상 면허자격정지 처분

04 의료기사 등에 관하여 3년 이하의 징역 또는 3천만원 이하의 벌금에 처하는 경우가 아닌 것은?

① 비밀누설금지 규정에 위반하여 업무상 알게 된 비밀누설을 할 경우
② 의료기사 면허 없이 의료기사 등의 업무행한 자
③ 타인에게 의료기사 등의 면허증 대여
④ 안경사 면허 없이 안경업소 개설
⑤ 안경사가 다수의 안경업소 개설

01	①	②	③	④	⑤
02	①	②	③	④	⑤
03	①	②	③	④	⑤
04	①	②	③	④	⑤

05 의료기사 등의 실태와 취업상황 신고 시 따라야 하는 법령은?

① 보건소법
② 대통령령
③ 지방자치단체조례
④ 국립보건원내규
⑤ 보건복지부령

06 지역보건법의 보건소에 대한 설명으로 옳지 않은 것은?

① 병원의 요건을 갖춘 보건소는 보건의료원이라는 명칭을 사용할 수 있다.
② 대통령령이 정하는 기준에 따라 보건지소를 설치할 수 있다.
③ 동일한 시·군·구에 2개 이상의 보건소를 설치할 수 없다.
④ 건강 친화적인 지역사회 여건의 조성을 목표로 한다.
⑤ 감염병의 예방 및 관리를 담당한다.

07 지역보건의료계획에 포함되어야 하는 내용이 아닌 것은?

① 보건의료수요 측정
② 보건의료자원의 관리
③ 지역보건의료에 관련된 통계의 수집과 정리
④ 지역주민의 건강증진 및 보건의료 서비스에 대한 단기 대책
⑤ 의료보험수가 절감 대책

08 감염병환자로부터 고위험 병원체 분리 시 신고 대상은?

① 보건복지부장관
② 국립보건원장
③ 보건소장
④ 국립검역소장
⑤ 질병관리본부장

09 감염병에 관한 강제처분을 내릴 수 없는 사람은?

① 보건복지부장관
② 시장
③ 구청장
④ 국립검역소장
⑤ 시도지사

MEMO

05	①	②	③	④	⑤
06	①	②	③	④	⑤
07	①	②	③	④	⑤
08	①	②	③	④	⑤
09	①	②	③	④	⑤

10 의료기사 등의 실태와 취업상황에 관한 신고는 몇 년마다 실시하는가?

① 5년
② 3년
③ 10년
④ 2년
⑤ 보건의료 시책 상 필요하다고 인정할 때

11 보수교육을 받지 아니한 의료기사 등의 취업신고를 반려할 수 있는 사람은?

① 보건복지부장관 ② 대통령
③ 구청장 ④ 국립검역소장
⑤ 시도지사

12 의료기사 등의 품위손상행위에 속하지 않는 것은?

① 윤리적으로 허용되지 아니하는 방법으로 업무를 하는 행위
② 치과의사의 지도 없이 치과기공물의 제작, 수리하는 경우
③ 학문적으로 인정되지 않는 방법으로 업무를 하는 행위
④ 최초로 면허를 받은 후 2년마다 그 실태와 취업 상황을 보건복지부장관에게 신고하지 않는 행위
⑤ 검사결과를 사실과 다르게 판시하는 행위

13 의료기사 등 국가시험의 출제방법, 과목별 배점비율 결정권자는?

① 보건복지부장관 ② 국립의료원장
③ 대통령 ④ 국가시험관리기관장
⑤ 의료기사협회장

14 보건소 진료비 및 수수료 책정의 기준이 되는 것은?

① 대통령령 ② 보건복지부령
③ 시도지사 명령 ④ 지자체 조례
⑤ 보건소법

MEMO

10	① ② ③ ④ ⑤
11	① ② ③ ④ ⑤
12	① ② ③ ④ ⑤
13	① ② ③ ④ ⑤
14	① ② ③ ④ ⑤

15 의료기관 외의 장소에서 지역주민에 의료 행위를 할 때 반드시 보건소장에 신고할 필요가 없는 행위는?

① 국가나 지방자치단체의 장이 공익상 필요에 의해 요청한 의료 행위
② 「응급의료에 관한 법률」에 따른 응급환자 진료 행위
③ 환자나 환자 보호자의 요청에 따른 외부 진료 행위
④ 지역주민 대상 건강검진 실시 행위
⑤ 의학, 치과의학을 전공하는 학생의 의료봉사 행위

16 보건지소장은 누구의 지휘, 감독을 받아 업무를 수행하는가?

① 보건복지부장관
② 시장, 군수, 구청장
③ 보건소장
④ 행정자치부장관
⑤ 시도지사

17 의료법의 목적이 바르게 설명된 것은?

① 국민의 건강을 보호, 증진
② 보건 및 의료기술 향상에 이바지
③ 의료인의 업무환경 향상에 이바지
④ 보건 시책을 효율적으로 추진
⑤ 의료인의 효율적인 보건활동에 이바지

18 의료인의 의무가 아닌 것은?

① 5년마다 취업상황을 보건복지부장관에게 신고해야 한다.
② 의료인은 진료기록부, 조산기록부, 간호기록부 등을 기록하고 서명해야 한다.
③ 조산사 및 한의사가 변사체를 발견하였을 때 관할 경찰서장에게 신고해야 한다.
④ 진료기록부 등을 비치하여야 한다.
⑤ 수술 시 환자에게 발생하거나 발생 가능한 증상의 진단명을 설명하고 동의를 받아야 한다.

MEMO

15	①	②	③	④	⑤
16	①	②	③	④	⑤
17	①	②	③	④	⑤
18	①	②	③	④	⑤

19 보건소에 재직 중인 전문 인력의 교육훈련 시간은 얼마인가?

① 주 4시간
② 주 8시간
③ 1주 이상
④ 3주 이상
⑤ 1달 이상

20 3회 이상 자격 정지 처분을 받은 의료인의 면허 취소 후 재발급 시기는 언제인가?

① 사유 소멸 이후 즉시
② 사유 소멸 후 취소된 날부터 1년 이내
③ 사유 소멸 후 취소된 날부터 2년 이내
④ 사유 소멸 후 취소된 날부터 2년 후
⑤ 사유 소멸 후 취소된 날부터 3년 후

공중보건학

21 질병생성기전 중 숙주과 병인 사이에서 상호 관계를 조절하는 것은?

① 환경
② 세균
③ 대기오염
④ 스트레스
⑤ 유독성 물질

22 다음 중 천연두 접종법이 개발된 시기는?

① 여명기
② 중세기
③ 고대기
④ 확립기
⑤ 발전기

23 Robert Koch에 의해 탄저와 결핵의 병원체가 발견된 시기는?

① 고대기
② 중세기
③ 여명기
④ 확립기
⑤ 발전기

MEMO

19	①	②	③	④	⑤
20	①	②	③	④	⑤
21	①	②	③	④	⑤
22	①	②	③	④	⑤
23	①	②	③	④	⑤

44 영구세포에 대한 설명으로 옳은 것은?

① 손톱과 발톱을 구성하는 세포이다.
② 신경세포, 섬유모세포 등이 해당된다.
③ 자극을 받으면 회복하는 데 긴 시간이 필요하다.
④ 중간엽조직에서 기원한 세포도 해당된다.
⑤ 손상으로부터 회복이 불가능하다.

45 혈관이 국소적으로 확장되어 정삭직경보다 1.5배 이상 팽창하는 현상은?

① 경색
② 동맥류
③ 충혈
④ 울혈
⑤ 허혈

46 각막상피 또는 곧창자 하부를 구성하는 것은?

① 거짓중층섬모원주상피
② 중층섬모원주상피
③ 단층원주상피
④ 비각질중층편평상피
⑤ 각질중층편평상피

47 결막을 구성하고 있는 세포 중 점액분비작용을 하는 것은?

① 단층입방상피
② 중층편평상피
③ 단층원주상피
④ 이행상피
⑤ 중층원주상피

48 단층원주상피와 중층편평상피가 만나는 부위는?

① 자궁관
② 변형층
③ 외경부
④ 자궁속막
⑤ 후원개

MEMO

44	①	②	③	④	⑤
45	①	②	③	④	⑤
46	①	②	③	④	⑤
47	①	②	③	④	⑤
48	①	②	③	④	⑤

49 작은창자샘에서 리소자임을 분비하는 세포는?

① M세포
② 목점액세포
③ 파네트세포
④ 벽세포
⑤ 술잔세포

50 큰창자를 구성하는 상피와 관련된 내용으로 옳은 것은?

① 단층원주상피로 구성되어 있으며 수분을 배출한다.
② 중층편평상피로 구성되어 있으며 점액을 분비한다.
③ 술잔세포가 많이 존재하며 장내세균 조절을 위한 효소를 분비한다.
④ 수분을 흡수하는 단층원주상피로 구성되어 있다.
⑤ 윤활작용과 식균작용을 하는 파네트세포가 존재한다.

51 조직의 고정에서 변성과 변질에 대한 설명으로 옳은 것은?

① 변성은 조직의 비가역적인 변화를 의미한다.
② 변질은 단백질 구조에 물리적, 화학적 변화가 일어나는 것을 의미한다.
③ 조직의 변질은 미생물에 의한 부패작용에서 기인한다.
④ 조직에 변성이 일어나면 전혀 다른 형태와 기능을 갖게 된다.
⑤ 변질과 변성은 본질적으로 완전히 다른 작용을 의미한다.

52 고정액의 사용량에 대한 내용으로 옳은 것은?

① 조직 크기의 약 100%에 해당하는 양을 사용한다.
② 조직의 종류에 따라 고정액 사용량도 달라진다.
③ 고정 목적에 따라 고정액 사용량도 달라진다.
④ 침투율과 온도에 따라 사용량을 조절한다.
⑤ 10% formalin은 조직 용적의 약 20배 용량을 사용한다.

53 동결절편법의 특징으로 옳은 것은?

① 포매 시 자르고자 하는 부위를 위로 향하게 한다.
② 상황에 따라 고정단계를 거치지 않아도 된다.
③ 파라핀 절편과 함께 면역조직화학검사의 주요 절편제작법이다.
④ 절편의 변색을 걱정할 필요가 없다.
⑤ 절편의 영구보관이 가능하다.

MEMO

49	①	②	③	④	⑤
50	①	②	③	④	⑤
51	①	②	③	④	⑤
52	①	②	③	④	⑤
53	①	②	③	④	⑤

54 효소표지항체와 조직 내 항원 간 반응을 살피는 검사법은?

① 형광효소법 ② 효소조직화학법
③ 효소면역측정법 ④ 면역형광염색법
⑤ 효소항원법

55 형광항체법에서 사용되는 현미경의 종류로 옳은 것은?

① 위상차현미경 ② 입체현미경
③ 투과전자현미경 ④ 형광현미경
⑤ 편광현미경

56 조직 내 침투력과 고정력이 강하고 살균력이 있어 방부제로도 사용되는 것은?

① 10% formalin 수용액, formaldehyde 37~40%
② 2~3% glutaraldehyde 수용액
③ Mercuric chloride, 물 7% , 알코올 33%
④ 20% formalin, formaldehyde 6~7%
⑤ 10% formalin 수용액, formaldehyde 3.7~4%

57 피부암이 의심되는 환자에게 사용되는 조직 검체 채취법은?

① 가는바늘흡인생검 ② 중심부바늘생검
③ 제자리부합법 ④ 펀치생검
⑤ 감시림프절생검

58 Formic acid가 발생했을 때 이를 중화시키는 시약은?

① Mg_2CO_3 ② $HgCl_2$
③ HCHO ④ OsO_4
⑤ $(CH_2)_3 \cdot CHO \cdot CHO$

MEMO

54	①	②	③	④	⑤
55	①	②	③	④	⑤
56	①	②	③	④	⑤
57	①	②	③	④	⑤
58	①	②	③	④	⑤

59 Formalin 고정제의 색소 제거 및 뼈속질조직의 탈회제로 사용되는 것은?

① Mercuric chloride
② $NaCO_3$
③ $CaCO_3$
④ Picric acid
⑤ Glutaraldehyde

60 전자현미경에 대한 설명으로 옳은 것은?

① TEM은 전자빔이 얇은조직절편을 통과하며 미세구조를 관찰한다.
② TEM과 SEM은 미세구조물의 색까지 확인할 수 있다.
③ 전자현미경을 통해 채도의 변화를 관찰 할 수 있다.
④ SEM은 가시광선을 검체에 주사하고 그 방출신호를 나타낸다.
⑤ TEM의 전자렌즈는 검체표면에서 발생한 반사신호를 브라운관에 투사한다.

61 조직 고정과 관련된 내용으로 옳은 것은?

① 전자현미경 검사용 조직은 저온 고정한다.
② 일반조직 검사에서는 고정 온도가 높을수록 좋다.
③ 두꺼운 조직의 고정 시간은 24~48 시간이 적당하다.
④ 고정 시간과 물질 침전량은 반비례한다.
⑤ 고정 온도와 매염 작용은 관련이 없다.

62 고정 시 조직 내 원형질 보존과 가장 관련이 깊은 작용은?

① 매염작용
② 조직 내 수분 제거
③ 조직경화 방지
④ 단백질의 응고와 침전
⑤ 조직 내 알코올의 신속한 제거

MEMO

59	①	②	③	④	⑤
60	①	②	③	④	⑤
61	①	②	③	④	⑤
62	①	②	③	④	⑤

63 터너증후군, 클라인펠터증후군의 공통점으로 옳은 것은?

① 성염색체 이상 증후군
② 상염색체 이상 증후군
③ 염색체 비분리
④ 염색체 결실
⑤ 염색체 전좌

64 염색체 일부가 사라져 다수의 유전 정보가 손실되는 상태를 의미하는 것은?

① 성염색체 이상
② 염색체 중복
③ 염색체 결실
④ 염색체 전좌
⑤ 염색체 역위

65 폐경 후 여성의 질도말에서 흔히 볼 수 있는 세포로만 조합된 것은?

① 부기저세포, 적혈구
② 주상세포, 중간세포
③ 큰포식세포, 주상세포
④ 호중구, 표재세포
⑤ 자궁내막세포, 술잔세포

66 이주현상이 발생하는 월경주기는?

① 증식기
② 배란기
③ 분비기
④ 성숙기
⑤ 월경기

67 임신 후기에 프로게스테론이 생산되는 곳은?

① 황체
② 뇌하수체
③ 난포
④ 태반
⑤ 이자

MEMO

63	① ② ③ ④ ⑤
64	① ② ③ ④ ⑤
65	① ② ③ ④ ⑤
66	① ② ③ ④ ⑤
67	① ② ③ ④ ⑤

68 임신 또는 수유기 여성의 질도말 표본에서 볼 수 있는 편평상피의 변화로 옳은 것은?

① 주상세포는 임신 중에만 나타난다.
② 중간세포는 임신 중에 특징적으로 많이 나타난다.
③ 출산 후에는 부기저세포를 볼 수 없다.
④ 임신 중에는 부기저세포가 대부분을 차지한다.
⑤ 수유기에는 중간세포와 부기저세포가 많이 관찰된다.

69 식도, 자궁목을 구성하는 상피에 발생한 화생과 구분이 어려운 정상세포는?

① 중층편평상피
② 단층편평상피
③ 흡수세포
④ 술잔세포
⑤ 중층입방상피

70 호르몬 변화에 따라 그 경계면이 이동하는 자궁 부위는?

① 자궁속막
② 접합부
③ 자궁관
④ 자궁잘룩
⑤ 자궁바닥

임상생리학

71 Nehb 유도의 특징으로 옳은 것은?

① 단극유도를 사용한다.
② 심장앞에 부착하는 단극유도법이다.
③ 심장앞유도 표준부위 중 1, 2번째 갈비뼈 사이에 부착한다.
④ 휴대용 심전계에 사용할 수 없는 유도이다.
⑤ 의식이 없는 환자에게도 사용할 수 있다.

72 정상 성인의 QRS군에 관한 설명으로 옳은 것은?

① QRS 파형의 정상 유지 시간은 0.08~1초이다.
② QRS 파형은 심실 내 흥분회복기를 나타낸다.
③ 표준사지유도에서 QRS 파형은 모두 역전되어 있다.
④ aVR에서 QRS 파형은 T파형과 함께 상향되어 있다.
⑤ QRS 파형 지속 시간이 0.12초를 넘을 경우 비정상으로 간주한다.

MEMO

68	①	②	③	④	⑤
69	①	②	③	④	⑤
70	①	②	③	④	⑤
71	①	②	③	④	⑤
72	①	②	③	④	⑤

73 심전도 측정 시 전극풀 대신 사용 가능한 것은?

① H_2O_2
② 포화식염수
③ 과일즙
④ KCl
⑤ 시럽

74 동심방결절이 일시적으로 전기자극을 형성하지 못해 P, QRS, T파형의 구별이 불가능해지는 상태는?

① 심실조동
② 심방세동
③ 심실세동
④ 동정지
⑤ 방실차단

75 중환자실에서 심장의 전기적 활성을 장시간 모니터링할 때 사용 가능한 것은?

① Telemetry monitor
② 벡터심전도계
③ CF형 심전도계
④ Ergometer
⑤ Treadmill ECG

76 부정맥에서 자극생성이상과 흥분전도이상이 함께 일어날 경우 발생 가능성이 있는 것은?

① WPW 증후군, 조기수축
② LGL 증후군, 조동
③ 간섭방실해리, 조기흥분증후군
④ WPW 증후군, Pacemaker 이동
⑤ 부수축, 심근경색

77 Holter monitor에 대한 설명으로 옳은 것은?

① 수술실, 회복실에서 사용하는 심전도계이다.
② 목과 등에 12개의 전극을 부착한다.
③ 5개의 전극 중 4개는 접지전극, 1개는 유도전극이다.
④ 일상활동 중의 심장 상태를 파악할 수 있다.
⑤ 벡터 심전도에 비해 해상도가 뛰어난 편이다.

MEMO

73	①	②	③	④	⑤
74	①	②	③	④	⑤
75	①	②	③	④	⑤
76	①	②	③	④	⑤
77	①	②	③	④	⑤

78 심장의 자극전도계 중에서 방실결절보다 자극전달 속도가 빠르고 Purkinje fiber보다 느린 곳은?

① 동심방결절
② 방실다발
③ 오른심방
④ 왼심실
⑤ 오른심실

79 환자와 접촉할 수 있는 의료기기에서 micro shock 방지를 위한 환자 누설전류 허용치는?

① 0.01mA 이하
② 100μA 이하
③ 5mA 이하
④ 2.5mA 이하
⑤ 1μA 이하

80 뇌파검사의 단극유도법에 대한 내용으로 옳은 것은?

① 위상역전에 의한 초점발견이 쉬운편이다.
② 특정 부위의 전극 간 전위차만 파악이 가능하다.
③ 대뇌겉질밑 이상 발견에 적합하다.
④ 잡음혼입을 막기 쉽다.
⑤ 기준전극에 의한 파형왜곡이 없다.

81 뇌파에 대한 내용으로 옳은 것은?

① 저진폭파는 50μV 이하부터 해당된다.
② 고진폭파는 100μV 이상부터 해당된다.
③ 뇌파계의 표준감도는 0.1mV/mm이다.
④ 뇌파계 입력부 교정장치 감도는 0.1μV/mm이다.
⑤ 뇌파전압은 전극풀에 큰 영향을 받지 않는다.

82 뇌파검사 결과에서 고진폭의 극파전위가 혼입되는 경우는?

① 맥파혼입
② 정전기
③ 심전도혼입
④ 금속의치
⑤ 전극의 분극전위

MEMO

78	①	②	③	④	⑤
79	①	②	③	④	⑤
80	①	②	③	④	⑤
81	①	②	③	④	⑤
82	①	②	③	④	⑤

83 λ wave의 특징으로 옳은 것은?

① 눈을 떴을 때 관자부위에 발생한다.
② 팔다리운동에 의해 억제된다.
③ 눈을 떴다가 감았을 때 주로 나타난다.
④ 주기가 100msec인 톱니모양파가 나타난다.
⑤ 집중력을 요하는 작업과 관련이 있다.

84 고진폭파에 해당되는 뇌파와 그 진폭이 바르게 연결된 것은?

① δ파, 150~300μV
② β파, 100~200μV
③ θ파, 100~500μV
④ δ파, 100~200μV
⑤ γ파, 50~200μV

85 전체유도에서 저진폭 뇌파와, 불규칙한 비대칭 δ파가 교대로 출현하는 시기는?

① 유아기
② 소아기
③ 65세 이상
④ 1개월 미만 신생아
⑤ 영아기

86 근전도계 증폭기의 신호전압과 잡음전압의 비율로 옳은 것은?

① 120dB 이상
② 60dB 이상
③ 35dB 이상
④ 50dB 미만
⑤ 120dB 미만

87 근전도계 oscillograph의 기록 속도와 증폭기 교정전압이 바르게 연결된 것은?

① 20mm/sec, 10μV~50mV
② 20mm/sec, 1μV~50mV
③ 20cm/sec, 1~5μV
④ 20cm/sec, 10μV~50mV
⑤ 20cm/sec, 10uμV~5mV

MEMO

83	①	②	③	④	⑤
84	①	②	③	④	⑤
85	①	②	③	④	⑤
86	①	②	③	④	⑤
87	①	②	③	④	⑤

88 감각신경섬유자극에 의해 group Ia fiber와 운동섬유가 차례로 흥분되어 나타나는 것은?

① F파
② M파
③ H파
④ H파와 M파
⑤ F파와 M파

89 기체상태표시법에 대한 내용으로 옳은 것은?

① ATPS 대기압력은 37℃에서 수증기 포화상태를 의미한다.
② BTPS는 1초율, 1회 환기량 같은 폐기량과 관련 있다.
③ STPD는 체온과 같은 온도에서 수증기 포화상태 일때를 의미한다.
④ ATPS는 검사실 내부의 가스확산능력을 측정한다.
⑤ STPD는 실온, 건조상태를 의미한다.

90 기체 상태 표시법 중 STPD에 대한 내용으로 옳은 것은?

① 허파기능검사 측정 조건의 하나이며 표준 1기압의 수증기 포화상태를 의미한다.
② 측정 기체의 부피는 기압과 실내 온도 변화에 큰 영향을 받지 않는다.
③ 탄산가스 배출 시 절대량 측정을 위해 사용되는 표준 조건이다.
④ 산소 섭취량, 산소 소비량 측정에 사용되며 습도의 영향을 받지 않는다.
⑤ 일반적인 공간에서 온도와 압력 등의 변화로 기량 환산이 필요한 경우에 사용한다.

91 노력성 호기 곡선을 통해 확인할 수 있는 내용으로 옳은 것은?

① 잔기량, 노력성 폐활량
② 1초량, 기능잔기용량
③ 최고호기유속, 기능잔기용량
④ 최대호기중간유량, 1초율
⑤ 최대환기량, 1초량

MEMO

88	①	②	③	④	⑤
89	①	②	③	④	⑤
90	①	②	③	④	⑤
91	①	②	③	④	⑤

92 노력성 호기류 유량–용적곡선에 대한 내용으로 옳은 것은?

① 가로축은 공기량을, 세로축은 이동 속도를 나타낸다.
② 안정 호흡에서 나타나는 패턴과 노력성 폐활량을 그리고 있다.
③ 말초기도병변과 체내 가스 분포를 나타내는 지표이다.
④ 성인의 경우 3초 이상의 호기시간을 갖는다.
⑤ 1초간 노력성 폐활량을 구할 수 있다.

93 Cheyne–Stokes respiration에 대한 내용으로 옳은 것은?

① 건강한 상태에서도 나타날 수 있다.
② 느린 호흡과 빠른 호흡이 교대로 나타난다.
③ 호흡중추의 기능과 관련이 없다.
④ 혈액 내 이산화탄소 감수성 증가가 원인이다.
⑤ 뇌압이 하강하면 나타난다.

94 일정 조건 하에 ATPS기량을 BTPS로 환산하였을 때 구할 수 있는 값은?

① 해당 공간의 수증기 포화도 ② 탄산가스 배출량
③ 산소 섭취량 ④ 산소 소비량
⑤ 1회 호흡량

95 초음파 주파수와 관련된 내용으로 옳은 것은?

① 고주파는 투과율이 떨어지지만 파장은 길다.
② 저주파는 투과율이 떨어지지만 분해능이 우수해 성인에 사용한다.
③ 저주파는 투과력은 우수하지만 전달거리가 짧아 소아에게 사용한다.
④ 고주파는 투과력이 떨어지지만 해상력은 우수하다.
⑤ 환자의 체격이 좋을수록 고주파 탐촉자를 사용한다.

MEMO

92	①	②	③	④	⑤
93	①	②	③	④	⑤
94	①	②	③	④	⑤
95	①	②	③	④	⑤

96 인체 내부로 전달된 신호가 보내는 시간 차 정보와 부위별 반사율을 조합해 장기 형태 및 움직임을 보는 것은?

① 도플러법
② 반복자극법
③ 펄스반사법
④ Muller법
⑤ 심음도

97 초음파 진단방식과 적용분야가 바르게 연결된 것은?

① A-mode: 심장판막 이상
② A-mode: 자궁질환
③ M-mode: 태아심박동수 측정
④ B-mode: 머리안 혈종 확인
⑤ B-mode: 유방암

98 초음파검사에 사용되는 탐촉자 중 linear형에 대한 내용으로 옳은 것은?

① Probe를 한곳에 고정시켜 단층상이 나타나도록 유도한다.
② 탐촉자를 곧창자 내부로 삽입해 관찰할 수 있다.
③ 왜곡이 없는 원뿔형의 상을 보여준다.
④ 넓은 면적을 검사하기 힘들다.
⑤ 가까운 곳과 먼 곳을 함께 검사할 수 있다.

99 다음 중 UCG 측정 항목이 아닌 것은?

① 판막질환
② 허혈성 심질환
③ 심근질환
④ 심내막염
⑤ 대동맥 탄력도

100 뇌혈류 속도와 파형, 방향을 알아내어 측부순환장애를 확인하는 검사법이 적용되지 않는 것은?

① 편두통
② 실신
③ 허혈성뇌졸중
④ 고혈압
⑤ 뇌사

MEMO

96	① ② ③ ④ ⑤
97	① ② ③ ④ ⑤
98	① ② ③ ④ ⑤
99	① ② ③ ④ ⑤
100	① ② ③ ④ ⑤

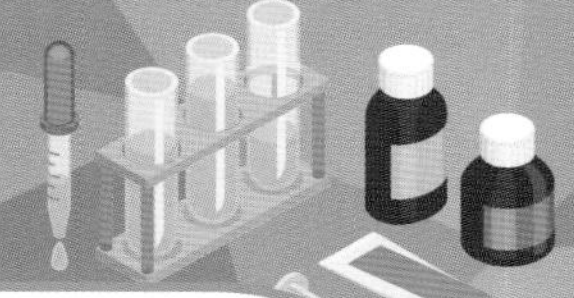
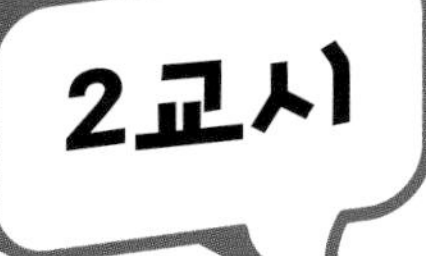

2교시 3. 임상검사이론Ⅱ(115문제)

임상화학(38), 혈액학(35), 임상미생물학(42)

임상화학

MEMO

01 각 공식과 해당 내용이 관계없는 것은? (단, CCr: 크레아티닌 청소율, U: urine creatinine 농도, V: 24hrs urine volume, S: serum creatinine 농도, A: 체표면적, X_1: 실측치, M: 평균, N: 측정횟수, SD: 표준편차, CV: 변동계수)

① SD = $\frac{U \times V}{S} \times \frac{1.48}{A}$

② SD = $\sqrt{\frac{\Sigma(X_1 - M)^2}{N-1}}$

③ Tonks 허용오차 한계 = $\frac{SD \times 0.25}{M} \times 100$

④ CV = $\frac{SD}{M} \times 100$

⑤ 회수율(%) = $\frac{\text{회수량}}{\text{첨가량}} \times 100$

02 표준법에 대한 설명으로 옳은 것은?

① 표준법 중 가장 정확한 값을 얻을 수 있는 것은 Field법이다.
② Definitive법은 까다로운 기술과 고비용 때문에 비실용적이다.
③ 상관도의 Y축은 표준법을 이용한 결과치를 나타낸다.
④ 상관계수는 0에 가까워야 한다.
⑤ 회귀직선 Y = a + bx에서 b는 상가오차를 나타낸다.

03 Liebermann–Burchard 반응과 관련된 내용으로 옳은 것은?

① Biuret 시약을 사용한다.
② 산화제로 H_2SO_4를 사용한다.
③ 최종 발색은 진한 보라색이다.
④ 빙초산을 사용해 빌리루빈을 제거한다.
⑤ Kiliani 반응과 같은 지질 추출액을 사용한다.

01	①	②	③	④	⑤
02	①	②	③	④	⑤
03	①	②	③	④	⑤

04 간기능 검사 중 지질대사 기능을 확인하는 항목은?

① Albumin
② GTT
③ BSP
④ Phospholipid
⑤ GOT

05 심근경색에서 효소가 증가하는 속도가 가장 빠른 것부터 순서대로 나열한 것은?

① CK 〉 GOT 〉 LDH 〉 AST
② CK 〉 AST 〉 LDH 〉 GOT
③ CK 〉 LDH 〉 APT 〉 GPT
④ CK 〉 LDH 〉 GPT 〉 GOT
⑤ CK 〉 GOT 〉 LDH 〉 GPT

06 Bessey-Lowry법에서 ALP와 ACP의 정상치가 바르게 연결된 것은?

① ALP: 1.5~4.0 U/L, ACP: 0~16 U/L
② ALP: 2.7~10 U/L, ACP: 1~4 U/L
③ ALP: 0~4.8 U/L, ACP: 0.13~0.63 U/L
④ ALP: 0.7~2.8 U/L, ACP: 0.13~0.63 U/L
⑤ ALP: 0.7~2.8 U/L, ACP: 0.1~4 U/L

07 Glucose와 GOD, Urea와 Urease 간의 관계를 설명할 수 있는 것은?

① 정밀도
② 정확도
③ 재현성
④ 특이도
⑤ 민감도

08 환자검체를 이용한 내부정도관리법으로만 바르게 조합된 것은?

① 호프만법, 누적합법
② 반복 측정법, 쌍치법
③ 개별검체 관리법, 변동 계수법
④ 주성분 분석법, 누적합법
⑤ panic value check법, cross check법

MEMO

04	①	②	③	④	⑤
05	①	②	③	④	⑤
06	①	②	③	④	⑤
07	①	②	③	④	⑤
08	①	②	③	④	⑤

09 다수의 시료 측정 결과를 두고 표준법으로 측정한 결과와 상관관계를 비교하는 정밀도관리법은?

① cross check법
② 인자 분석법
③ 반복 측정법
④ 기준치 평균법
⑤ 누적합법

10 Tris buffer를 사용해 측정하는 것은?

① DNA
② ALP
③ GOT
④ ALT
⑤ ACP

11 용혈 시 유리되는 전해질과 크게 영향을 받지 않는 대표적인 전해질이 바르게 연결된 것은?

① 칼슘 – 칼륨
② 나트륨 – 염소
③ 칼륨 – 칼슘
④ 염소 – 철
⑤ 칼륨 – 염소

12 정확한 회수율을 얻기 위해 필요한 조건으로 옳은 것은?

① 혈청지질은 100% 회수가 가능한 성분이다.
② 해당 성분의 순물질을 피검시료에 직접 용해시킨다.
③ 피검시료 내 해당 성분이 정상치를 초과해도 문제없다.
④ 용해시키는 물질의 농도는 3%로 일정해야 한다.
⑤ 정량을 위해 첨가한 성분이 기존 혈청에 존재하는 물질이어야 한다.

13 검체의 혼동을 가장 쉽게 알아차릴 수 있는 정도관리에 해당되는 것은?

① 상관체크법
② delta check법
③ 반복측정법
④ number plus법
⑤ multi-rule chart법

MEMO

09	①	②	③	④	⑤
10	①	②	③	④	⑤
11	①	②	③	④	⑤
12	①	②	③	④	⑤
13	①	②	③	④	⑤

14 검체 용혈 시 측정량이 감소하는 물질은?

① Bilirubin
② Na
③ K
④ P
⑤ NEFA

15 개별 검체를 사용하는 정밀도 관리법으로만 바르게 조합된 것은?

① 주성분분석법, plus-minus법
② delta check법, multi-rule chart법
③ 인자분석법, CV법
④ multi-rule chart법, 반복측정법
⑤ panic value check법, delta check법

16 변동계수관리법에 대한 내용으로 옳은 것은?

① 관리 혈청으로 20회 이상 분석 평균치를 구한다.
② 가장 일반적으로 사용되는 정밀도 관리법이다.
③ 10회 이상 반복 측정한 평균값을 사용한다.
④ 변동계수 50% 이하일 때 정밀도를 신뢰할 수 있다.
⑤ 정상 범위와 이상 범위를 나타내는 두 가지 환자 혈청을 사용한다.

17 Karmen법과 Reitman-Frankel법에서 ALT 측정에 공통적으로 사용되는 기질은?

① Creatine
② Aspartic acid
③ Pyruvic acid
④ Phosphocreatine
⑤ Alanine

18 ALP 측정 시 사용되는 buffer로만 바르게 조합된 것은?

① Barbital buffer, Cacodylate buffer
② Glycine buffer, Citrate buffer
③ Veronal buffer, Carbonate buffer
④ Carbonate buffer, Cacodylate buffer
⑤ Barbital buffer, Tris Buffer

MEMO

14	①	②	③	④	⑤
15	①	②	③	④	⑤
16	①	②	③	④	⑤
17	①	②	③	④	⑤
18	①	②	③	④	⑤

19 기질반응물질 phenol에 potassium ferricyanide를 탈색제로 사용하는 효소측정법은?

① Bessey-Lowry법 ② Karmen법
③ Reitman-Frankel법 ④ Cabaud-Wroblewski법
⑤ Kind-King법

20 ALP 측정에 가장 큰 영향을 미치는 요인은?

① 용혈 ② 임신
③ 전립샘 마사지 ④ 요도카테터 삽입
⑤ 구리

21 동일 환자의 데이터 간 관찰되는 다양한 상관관계를 한 가지 측면에서 관찰하고 분석하는 것은?

① 호프만법 ② 누적합법
③ 개별검체관리법 ④ 쌍치법
⑤ number plus법

22 Creatine kinase 동종효소에 대한 설명으로 옳은 것은?

① BB와 MM 두 종류가 검출가능하다.
② 신생아의 경우 MM이 주로 검출된다.
③ CK-MM은 주로 뇌에 존재한다.
④ Heparin 등 항응고제는 활성인자 작용을 저하시킨다.
⑤ 심근에 다량의 CK-MB형이 존재한다.

23 심근경색진단 지표가 되는 효소로만 바르게 조합된 것은?

① GOT, ALP ② CK, α-HBD
③ LDH, LAP ④ CK-MB, γ-GTP
⑤ α-HBD, γ-GTP

MEMO

19	①	②	③	④	⑤
20	①	②	③	④	⑤
21	①	②	③	④	⑤
22	①	②	③	④	⑤
23	①	②	③	④	⑤

24 신경전달물질을 특이적으로 가수분해하며 적혈구막에 주로 존재하는 효소는?

① plasma cholinesterase
② cholinesterase Ⅱ
③ alkaline Phosphatase
④ true cholinesterase
⑤ Aldolase

25 ALP, γ-GTP와 함께 담도계 효소를 구성하며 leucine을 특이적으로 제거하는 효소는?

① ALP
② LD
③ AMS
④ LPS
⑤ LAP

26 LAP의 특징에 대한 설명으로 옳은 것은?

① 채혈 후 실온에서 약 1주일 간 안정을 유지한다.
② 성장기에는 거의 볼 수 없으며 성인이 될수록 증가한다.
③ 여성이 남성보다 높은 수치를 나타낸다.
④ 중증 췌장염의 marker로 사용된다.
⑤ 간, 담도계질환의 진단 및 경과 관찰 지표로 쓰인다.

27 LDH5가 뚜렷하게 상승하는 질환으로만 바르게 나열된 것은?

① 간염, 심근경색
② 지방간, 급성간염
③ 악성빈혈, 근육디스트로피
④ 간암, 악성빈혈
⑤ 급성심근경색, 폐경색

28 벤스존스단백이 응고되는 온도는?

① 85~100℃
② 100℃ 이상
③ 50~60℃
④ 40℃ 이하
⑤ 실온

MEMO

24	①	②	③	④	⑤
25	①	②	③	④	⑤
26	①	②	③	④	⑤
27	①	②	③	④	⑤
28	①	②	③	④	⑤

59 Hageman factor의 활성형은?

① Ⅶa　② ⅩⅠa
③ ⅩⅡa　④ Thrombin
⑤ Ⅷa

60 Reticulocyte 초생체 염색과 관련된 내용이 아닌 것은?

① new methylene blue 또는 brilliant cresyl blue를 사용한다.
② 리보좀의 망상구조를 확인할 수 있다.
③ 살아있는 세포를 채취해 염색하는 방법이다.
④ 고정하지 않고 염색한다.
⑤ Crystal violet을 사용해 핵을 염색한다.

61 MCH를 구할 때 필요한 것은?

① 적혈구 크기, 적혈구 수
② 적혈구용적률
③ 혈색소량, 적혈구 수
④ 평균 Ht치, 적혈구 수
⑤ 혈색소 농도, 혈색소량

62 외인성 응고경로와 내인성 응고경로를 구분하는 핵심요소는?

① 응고반응의 발단 부위
② 응고인자 활성형 여부
③ 응고에 반응하는 시간
④ 피브린 생산 여부
⑤ 응고반응의 강도

63 Anemia가 일반적으로 의미하는 것은?

① RBC 합성 감소, Platelet 수치 증가
② 철분 부족, WBC 증가
③ RBC 성숙 이상, Hematocrit치 증가
④ Hemoglobin 감소, Hematocrit치 감소
⑤ 철분 부족, Platelet 수치 증가

MEMO

59	①	②	③	④	⑤
60	①	②	③	④	⑤
61	①	②	③	④	⑤
62	①	②	③	④	⑤
63	①	②	③	④	⑤

64 Target cell을 지표로 하며 혈색소 polypeptide chain 이상에 의한 적혈구 질환은?

① Pernicious anemia
② Thalassemia
③ MF
④ Pyruvate Kinase deficiency
⑤ DIC

65 평균적혈구혈색소량 판정치가 바르게 연결된 것은?

① 고색소성: 26pg 이상 ② 저색소성: 32pg 이하
③ 정색소성: 약 30pg ④ 정색소성: 24~26pg
⑤ 고색소성: 40pg 이상

66 RBC indices에 대한 설명으로 옳은 것은?

① 한랭응집소는 지나치게 낮은 MCV의 원인이 된다.
② Differential count, ESR은 routine에 포함되는 항목이다.
③ 성인 여성의 혈색소 농도가 15g/dl 미만일 때 빈혈로 진단한다.
④ MCV, RDW는 RBC Indices 항목에 포함된다.
⑤ MCHC는 anisocytosis의 지표가 된다.

67 Hematocrit 공식의 분자에 들어가는 내용으로 옳은 것은?

① 혈장비중 ② 혈액비중
③ 1.0964 - 전혈비중 ④ 전혈비중 - 혈장비중
⑤ 혈장비중 - 전혈비중

68 혈구성분과 혈장 성분의 용적비를 나타내는 농축지표는?

① 평균혈색소량 ② 평균 적혈구 용적
③ 적혈구 분포율 ④ 헤마토크리트
⑤ 혈구 감별 계산

MEMO

64	① ② ③ ④ ⑤
65	① ② ③ ④ ⑤
66	① ② ③ ④ ⑤
67	① ② ③ ④ ⑤
68	① ② ③ ④ ⑤

69 **다음 중 옳은 것은?**

① 임신, 분만, 수술은 헌혈자격에 큰 영향을 미치지 않는다.
② 혈장성분가능 연령은 만 16세 이상 ~ 만 65세 미만이다.
③ 혈소판성분헌혈 횟수가 연 24회인 경우 혈장성분헌혈만 가능하다.
④ 수혈을 받은 날로부터 12개월 이내에 헌혈을 할 수 없다.
⑤ 말라리아 의심지역 방문자는 헌혈금지 대상자이다.

70 **다음 중 수혈이 가능한 혈액은?**

① HBsAg 검사 양성
② Anti-HCV 검사 양성
③ Anti-HIV 검사 음성
④ HIV 핵산증폭검사 양성
⑤ 매독검사 양성

71 **Rh typing negative에서 실시하는 검사는?**

① Lewis test
② P test
③ Duffy test
④ D^u test
⑤ ABO typing

72 **다음 중 24시간 이내 채혈금지 대상자가 바르게 연결된 것은?**

① 홍역 예방접종, 콜레라 예방접종
② 렙토스피라증 예방접종, 알코올중독자
③ 경구용 장티푸스 예방접종, 광견병 예방접종
④ 장티푸스 예방접종, 경구용 소아마비 예방접종
⑤ 콜레라 예방접종, B형간염 예방접종

73 **500ml 혈장성분헌혈 시 총단백 기준치는?**

① 6.0g/dl 미만
② 12.5g/dl 미만
③ 12.0g/dl 이상
④ 6.0g/dl 이상
⑤ 12.1g/dl 미만

MEMO

69	①	②	③	④	⑤
70	①	②	③	④	⑤
71	①	②	③	④	⑤
72	①	②	③	④	⑤
73	①	②	③	④	⑤

임상미생물학

MEMO

74 동양모양선충 유충 이행과 관련이 없는 것은?

① 허파
② 왼심실
③ 기관지
④ 작은창자
⑤ 피부

75 람블편모충 운동성 관찰을 위한 검체는?

① 샘창자액
② 이자액
③ 근육
④ 담즙
⑤ 포화식염수 부유액

76 자충포장란을 통한 유충 감별과 관계가 없는 것은?

① 돼지편충
② 돼지회충
③ 간모세선충
④ 장모세선충
⑤ 두비니구충

77 다슬기와 가재를 순서대로 1, 2차 중간숙주로 갖는 것은?

① 폐흡충
② 간흡충
③ 편충
④ 조충
⑤ 요코가와흡충

78 *Picornavirus*와 *Coronavirus*의 공통점은?

① 하부기도 감염의 원인
② DNA virus
③ 혈청형 개수
④ Adenovirus와 같은 핵산구조
⑤ 코, 구강, 후두 감염의 원인

74	①	②	③	④	⑤
75	①	②	③	④	⑤
76	①	②	③	④	⑤
77	①	②	③	④	⑤
78	①	②	③	④	⑤

79 바이러스에 대한 설명으로 옳은 것은?

① *Coronavirus*는 구제역의 원인이다.
② Avian influenza virus는 H혈청형이 16가지, N혈청형이 9가지이다.
③ Adenovirus는 주로 하부기도 감염의 원인이 된다.
④ Avian influenza virus는 형에 관계없이 모두 고병원성이다.
⑤ Parainfluenza virus의 혈청형은 총 3가지이다.

80 인공배지에서 발육이 불가능한 것은?

① *Tubercle bacillus*
② *Salmonella*
③ *Comma bacillus*
④ *Myxovirus*
⑤ *Escherichia coli*

81 다음 중 껍질 보유 DNA 바이러스는?

① *Picornaviridae*
② Adenoviruses
③ *Hepadnaviridae*
④ *Parvoviridae*
⑤ Papilloma virus

82 다음 바이러스 중 조직 친화성이 다른 것은?

① HBV
② HCV
③ HAV
④ HSV
⑤ HGV

83 Christensen's urea agar를 사용해서 분리하는 것은?

① *Paracoccidioides brasiliensis*
② *Cryptococcus neoformans*
③ *Blastomyces dermatitidis*
④ *Candida albicans*
⑤ *Histoplasma capsulatum*

MEMO

79	①	②	③	④	⑤
80	①	②	③	④	⑤
81	①	②	③	④	⑤
82	①	②	③	④	⑤
83	①	②	③	④	⑤

84 무성생식홀씨와 후막홀씨를 동시에 나타내는 것은?

① *T. beigelii*
② *C. immitis*
③ *G. candidum*
④ *C. albicans*
⑤ *Endothrix*

85 토막난 균사가 고리모양으로 한 줄을 형성하는 것은?

① 후막홀씨
② 분생자
③ 분열자
④ 자낭홀씨
⑤ 담자홀씨

86 다음 중 endomycin을 생산하는 균은?

① *Trichophyton rubrum*
② *Streptomyces griseus*
③ *Blastomyces dermatitidis*
④ *Geotrichum candidum*
⑤ *Streptomyces endus*

87 Blood agar를 가열한 배지의 특징으로 옳은 것은?

① 발육능이 뛰어난 세균에 사용한다.
② 세균 발육 저지물질을 따로 첨가한다.
③ 가열로 인해 세균의 발육이 다소 느리다.
④ 콜레라균, 비브리오균 증균에 적합하다.
⑤ 자연항체를 불활성시키기 위해 가열한다.

88 PPA 생성 반응과 Indole cycle 생성 반응의 공통점은?

① 정색시약 $FeCl_3$
② Lysine 분해능 확인
③ 최종발색
④ 반응 시간
⑤ Deaminase 확인

MEMO

84	①	②	③	④	⑤
85	①	②	③	④	⑤
86	①	②	③	④	⑤
87	①	②	③	④	⑤
88	①	②	③	④	⑤

89 *Salmonella*, *Proteus*, *Citrobacter*, *Edwardsiella*, *Arizona*에서 공통적으로 양성 반응을 나타내는 것은?

① VP test
② H_2S test
③ PPA test
④ ONPG test
⑤ MR test

90 Carbolfuchsin 법과 가장 관련이 깊은 것은?

① 당 분해능, Urease 생성
② 협막과 포자 함유
③ mycolic acid 및 wax 함유
④ 효소존재 여부
⑤ 생존력과 발육능

91 O-nitrophenyl-β-D-galactopyranoside에 다르게 반응하는 것은?

① *Yersinia spp.*
② *E. coli*
③ *Klebsiella spp.*
④ *Enterobacter spp.*
⑤ *Shigella dysenteriae*

92 *E. coli*와 *Shigella spp.*의 생화학적 성상 중 같은 반응을 보이는 것은?

① H_2S
② Glucose
③ Ornithine
④ Motility
⑤ Lysine

93 다음 중 멸균 방법이 옳지 않은 것은?

① Ogawa 배지: 응고 멸균
② O-F 배지: 자외선 멸균
③ Urea : 여과 멸균
④ Spore: 자외선 멸균
⑤ Loeffler 혈청배지: 응고 멸균

MEMO

89	①	②	③	④	⑤
90	①	②	③	④	⑤
91	①	②	③	④	⑤
92	①	②	③	④	⑤
93	①	②	③	④	⑤

94 결핵균 배양에 사용되는 배지는?

① Ogawa medium, Lowenstein-Jensen medium
② Middlebrook broth, Phenol red egg yolk polymyxin agar
③ Lowenstein-Jensen medium, Phenol red egg yolk polymyxin agar
④ MacConkey agar, Middlebrook broth
⑤ Corn Meal agar, Ogawa medium

95 항생제 내성균 감수성 검사와 관련된 내용이 아닌 것은?

① 균 농도와 검사 시간은 억제대 크기와 비례한다.
② *S. aureus*를 대조균으로 사용한다.
③ Mueller-Hinton 한천배지의 두께는 4mm로 일정해야 한다.
④ 냉장보관 디스크는 개봉 후 바로 사용할 수 없다.
⑤ agar dilution test에서 디스크간 간격은 24mm이다.

96 항생제 감수성 검사법에 대한 설명으로 잘못된 것은?

① 디스크 확산법은 CO_2 배양이 필요하다.
② E-test는 정량법이다.
③ Kirby-Bauer method가 가장 일반적으로 사용된다.
④ 디스크 확산법은 배지두께가 억제대 크기에 영향을 미친다.
⑤ Muller Hinton agar를 사용할 경우 16~18시간 배양한다.

97 다음 중 불용성 색소인 prodigiosin을 생성하는 균은?

① *Pseudomonas fluorescens*
② *Pseudomonas aeruginosa*
③ *Staphylococcus aureus*
④ *Flavobacterium meningosepticum*
⑤ *Serratia marcescens*

MEMO

94	①	②	③	④	⑤
95	①	②	③	④	⑤
96	①	②	③	④	⑤
97	①	②	③	④	⑤

98 Pyoverdine을 생성하는 균은?

① *Vibrio psychroerythrus*
② *Hahella chejuensis*
③ *Pseudomonas fluorescens*
④ *Flavobacterium meningosepticum*
⑤ *Serratia marcescens*

99 *Vibrio vulnificus* 발육시험에 반드시 필요한 조건은?

① 6.5% NaCl
② 3% NaCl
③ 7.5% NaCl
④ 10% KOH
⑤ glucose

100 다음 중 그람음성 간균은?

① *Leptospira*
② *Spirillum*
③ *Shigella*
④ *Treponema*
⑤ *Borrelia*

101 *Salmonella*와 *Shigella*의 공통 증균배지는?

① GN broth
② MacConkey agar
③ SS agar
④ EMB agar
⑤ HE agar

102 *Shigella*와 *Salmonella* 구분에 가장 중요한 요소는?

① 가스 생성능
② 분비독소
③ 유당분해능
④ Capsule 유무
⑤ 편모 유무

MEMO

98	①	②	③	④	⑤
99	①	②	③	④	⑤
100	①	②	③	④	⑤
101	①	②	③	④	⑤
102	①	②	③	④	⑤

103 색소 생성균과 해당 색소가 바르게 연결된 것은?

① *Staphylococcus aureus* - 녹색
② *Flavobacterium meningosepticum* - 적색
③ *Staphylococcus aureus* - 분홍색
④ *Pseudomonas aeruginosa* - 황색
⑤ *Pseudomonas aeruginosa* - 녹색

104 MacConkey agar 배지에서 배양된 세균이 분해하는 물질은?

① 포도당
② 유당
③ 과당
④ Catalase
⑤ 아미노산

105 Dextrose를 분해하는 *Salmonella Typhi* 분리 배지는?

① Brain Heart Infusion broth
② Corn Meal agar
③ Bismuth sulfite agar
④ Middlebrook broth
⑤ Sabouraud dextrose agar

106 면역 글로불린에 대한 설명 중 관련이 적은 것은?

① IgG는 5종류의 아형을 갖는다.
② IgE는 reagin 본체를 의미한다.
③ IgM은 고분자 중합체이다.
④ IgD는 림프구 표면에 분포한다.
⑤ IgE 생산에 인터루킨-4가 관여한다.

107 보체활성에 가장 효과적으로 참여하는 IgG 아형은?

① IgG1
② IgG2
③ IgG3
④ IgG4
⑤ IgG2와 IgG4

MEMO

103	①	②	③	④	⑤
104	①	②	③	④	⑤
105	①	②	③	④	⑤
106	①	②	③	④	⑤
107	①	②	③	④	⑤

108 NK cell이 분비하는 물질이 아닌 것은?

① Perforin
② Adipocytokine
③ Granzyme
④ Cytokine
⑤ Chemokine

109 보체활성경로 중 제1경로와 제2경로의 두드러진 차이점은?

① 활성시간
② IgM, IgG의 도움
③ Mg^{2+}의 필요성
④ C4b, C2a 관여
⑤ 이열성

110 면역검사 중 침강법과 응집법의 가장 큰 차이점은?

① 응집이 일어나는 속도
② 응집된 입자의 크기
③ 반응 물질의 종류
④ 반응지속 시간
⑤ 보체결합 속도

111 항체표지법을 사용하는 반응끼리 연결된 것은?

① 형광항체법, 침강반응
② 방사면역측정법, 보체결합반응
③ 효소면역측정법, 중화반응
④ 형광항체법, 효소면역측정법
⑤ 보체결합반응, 항원항체 중화반응

112 α-Fetoprotein을 이용한 혈청단백진단법의 임상 적용은?

① 원발성간암 보조진단
② 전염단핵구증 검사
③ 일본뇌염 바이러스 검사
④ HBV 검사
⑤ 비정형 폐렴 검사

MEMO

108	①	②	③	④	⑤
109	①	②	③	④	⑤
110	①	②	③	④	⑤
111	①	②	③	④	⑤
112	①	②	③	④	⑤

113 anti-hCG 혈청을 이용해 임신 3개월 환자 혈청을 검사했을 때 결과는?

① 음성 - 응집 - 임신
② 음성 - 비응집 - 비임신
③ 양성 - 응집 - 임신
④ 음성 - 비응집 - 임신
⑤ 양성 - 비응집 - 비임신

114 바이러스 감염 혈청학적 진단에 대한 설명으로 옳은 것은?

① 회복기 환자의 검체는 역가가 낮아 사용할 수 없다.
② 발육란에서 직접 배양을 통해 검사한다.
③ 바이러스 핵산을 증폭 검출한다.
④ IgG Ab증가는 바이러스의 현재 감염을 의미한다.
⑤ 바이러스 항원 또는 항체를 검출한다.

115 HBsAg 양성, anti-HBc 활성, Anti-HBs 음성일 때 혈청검사 결과 해석으로 옳은 것은?

① HBV 만성감염단계
② 보균자
③ 급성감염 후 회복기
④ HBV 급성감염
⑤ HBV 감염이력 존재

MEMO

113	①	②	③	④	⑤
114	①	②	③	④	⑤
115	①	②	③	④	⑤

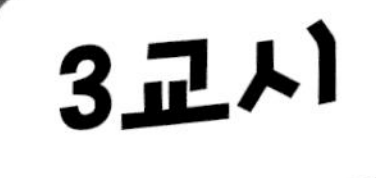

1. 실기시험(65문제)

조직 · 세포 병리검사(16), 임상화학검사(16), 혈액학검사(16), 임상미생물검사(17)

조직·세포 병리검사

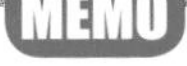

01 아래 사진과 같이 니슬소체를 염색하는 염료로 옳은 것은?

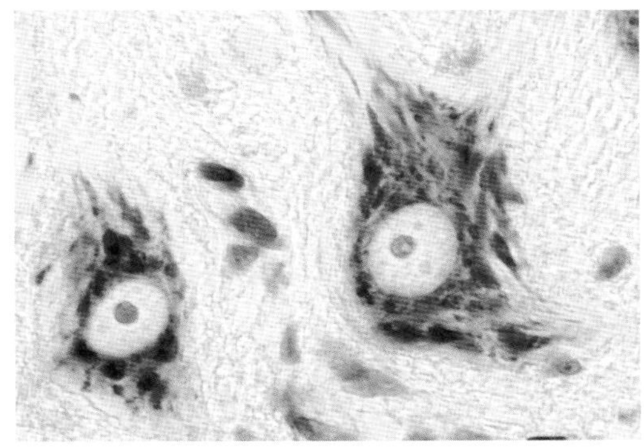

① Hematoxylin
② Crystal violet
③ Methyl green
④ Cresyl violet
⑤ Lithium carbonate

02 아래 사진과 같은 악성 세포형 암종이 주로 발생하는 부위는?

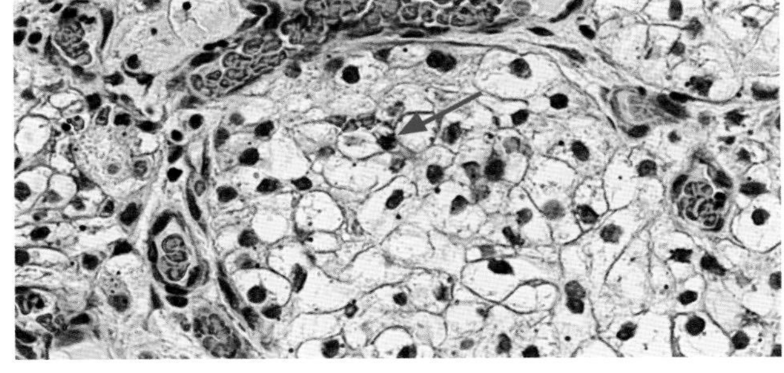

① 간
② 콩팥
③ 허파
④ 지라
⑤ 뼈속질

01	① ② ③ ④ ⑤
02	① ② ③ ④ ⑤

03 아래 사진과 같은 특수염색에서 AA amyloidosis를 확인하는 시약은?

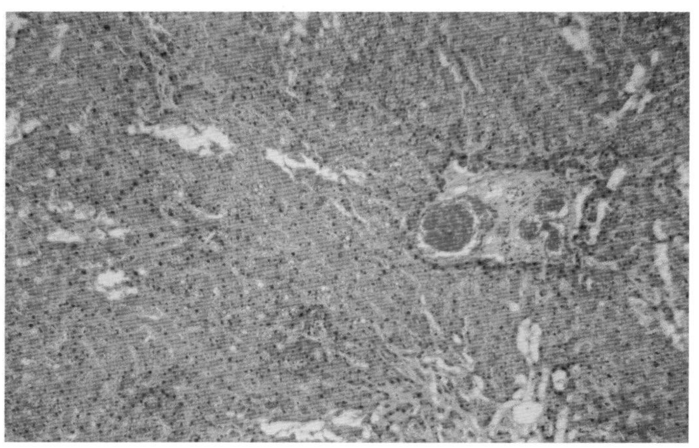

① $KMnO_4$　　② Congo red
③ Harris hematoxylin　　④ Lithium carbonate
⑤ 1% Acid alcohol

04 아래 사진은 B림프구를 TEM으로 관찰한 것이다. 시료 준비에 사용되는 장비는?

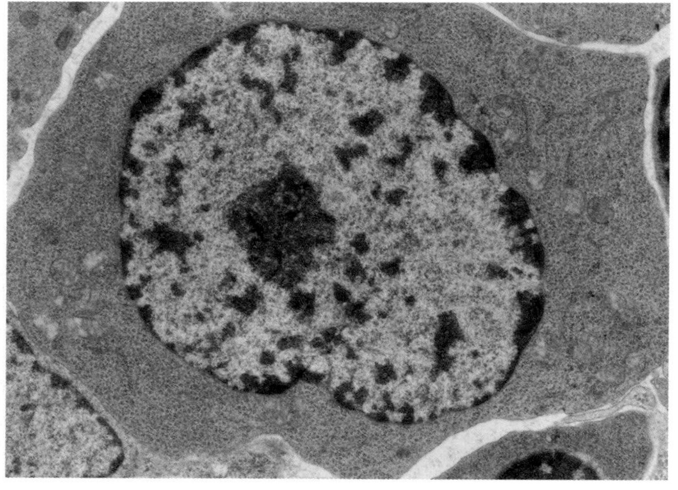

① Sledge microtome　　② Rotary microtome
③ Cryomicrotome　　④ Ultramicrotome
⑤ Vibrating microtome

MEMO

03	① ② ③ ④ ⑤
04	① ② ③ ④ ⑤

05 사진 속 장기의 수술검체 준비와 관련된 내용으로 옳은 것은?

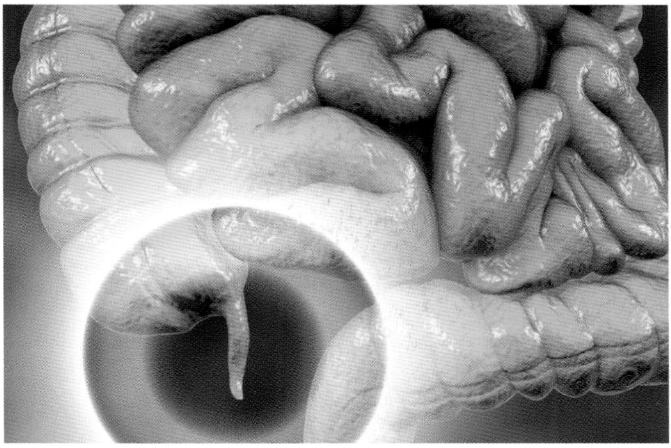

① T자형으로 절개
② 횡단 또는 종단으로 절개
③ 4개의 덩어리로 절개
④ 피막을 제거한 후 절개
⑤ 후방벽을 중심으로 절개

06 아래 그림에 사용된 biopsy법은?

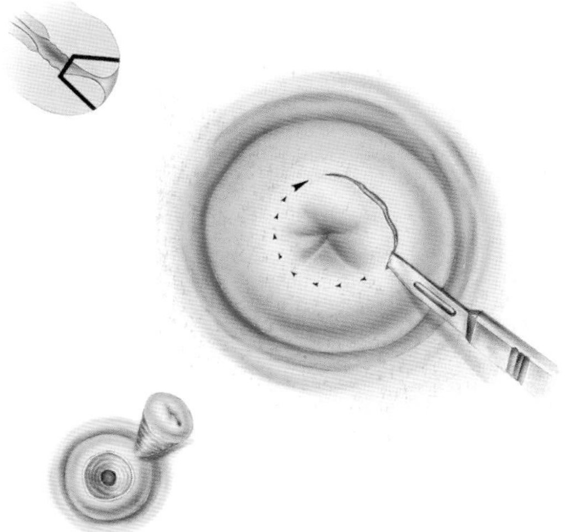

① 절제생검
② 침생검
③ 원뿔생검
④ 펀치생검
⑤ 흡입생검

MEMO

05	① ② ③ ④ ⑤
06	① ② ③ ④ ⑤

07 사진 속 장비에 사용되는 조직동결용 가스는?

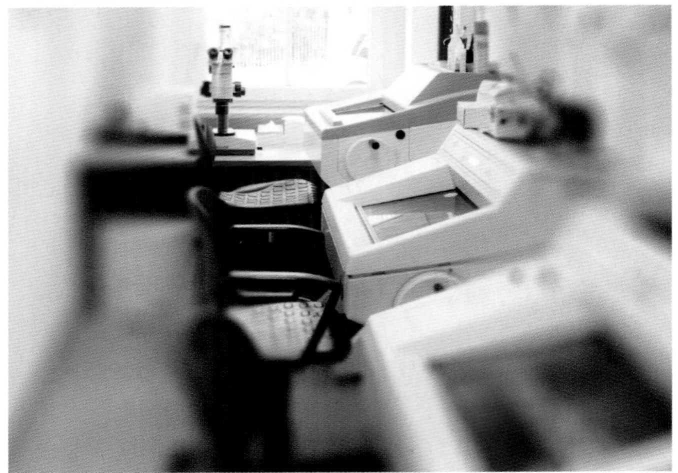

① CO ② CO_2
③ H_2 ④ O_2
⑤ He

08 아래 그림과 같은 박절기의 사용 목적은?

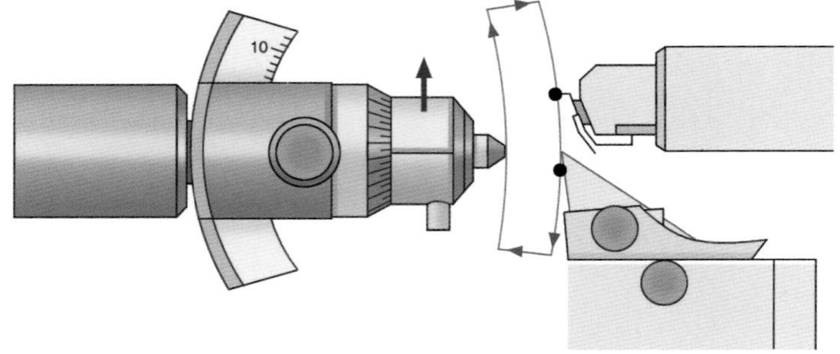

① 생검조직 절편 제작 ② 전자현미경 표본 제작
③ 응급진단용 절편 제작 ④ 비탈회조직 표본 제작
⑤ 셀로이딘블록 절편 제작

MEMO

07	① ② ③ ④ ⑤
08	① ② ③ ④ ⑤

09 Liver stain 시 과염 상태에서 필요한 것은?

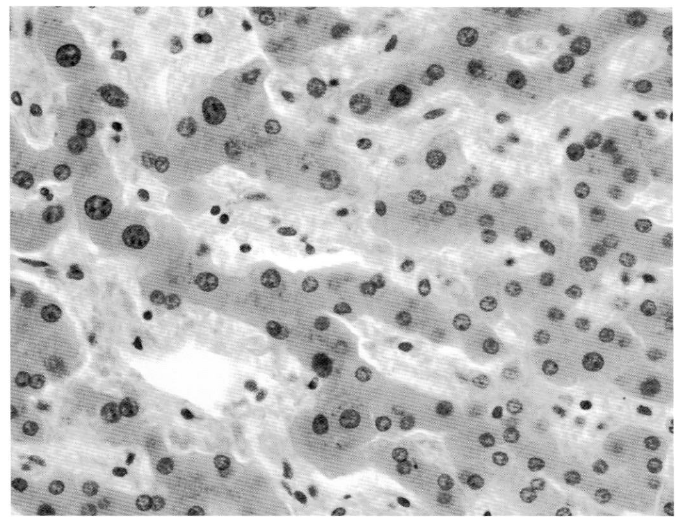

① 물 ② 투명
③ 에오진 ④ 1% HCl
⑤ Harris Hematoxylin

10 아래 사진과 같은 신경세포 특수염색에서 감별제로 사용되는 것은?

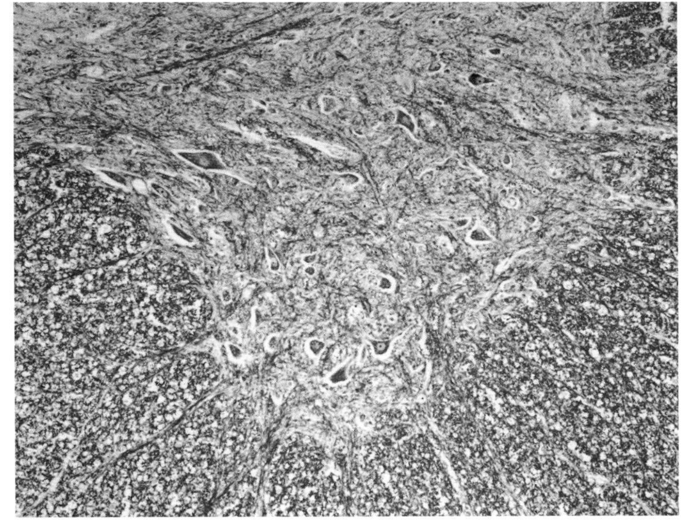

① H&E ② Silver
③ Crystal violet ④ Methyl violet
⑤ Lithium carbonate

MEMO

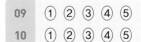

09	① ② ③ ④ ⑤
10	① ② ③ ④ ⑤

11 사진에서 특징적으로 관찰되는 태반세포의 과증식과 관련된 것은?

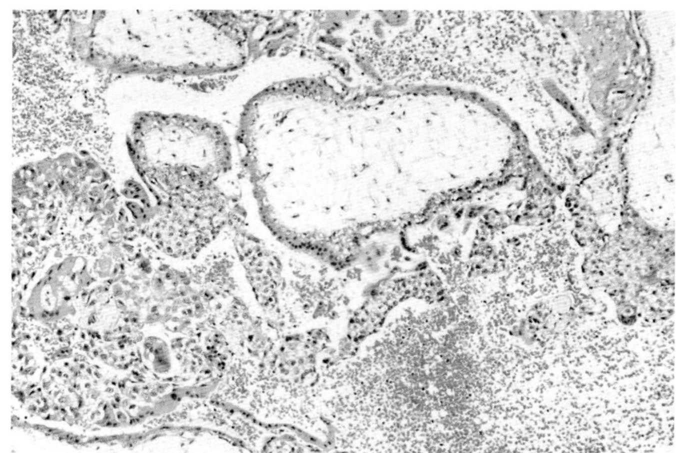

① Syncytial endometritis
② Follicular cervicitis
③ Herpes simplex
④ Hydatidiform mole
⑤ Multinucleated cell

12 아래 사진에서 특징적으로 관찰되는 것은?

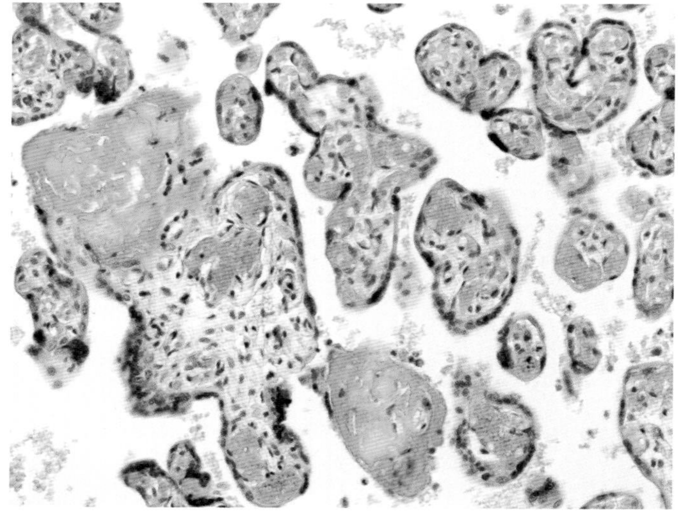

① Exodus
② Follicular cervicitis
③ Syncytial knots
④ Goblet cell
⑤ Multinucleated cell

MEMO

11	① ② ③ ④ ⑤
12	① ② ③ ④ ⑤

[13~14] 다음 사진을 보고 물음에 답하시오.

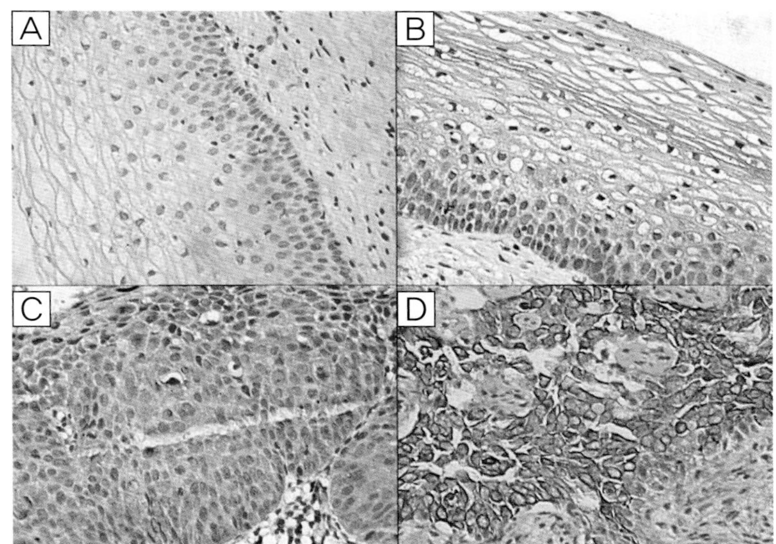

13 A~D 중 가장 정상에 가까운 단계는?

① A　② B
③ C　④ D
⑤ A, C

14 이형성증 단계 중 방기저세포의 세포질, 기저세포의 핵을 갖는 것은?

① A　② B
③ C　④ D
⑤ A, C

MEMO

13	① ② ③ ④ ⑤
14	① ② ③ ④ ⑤

15 아래 사진을 통해 알 수 있는 것은?

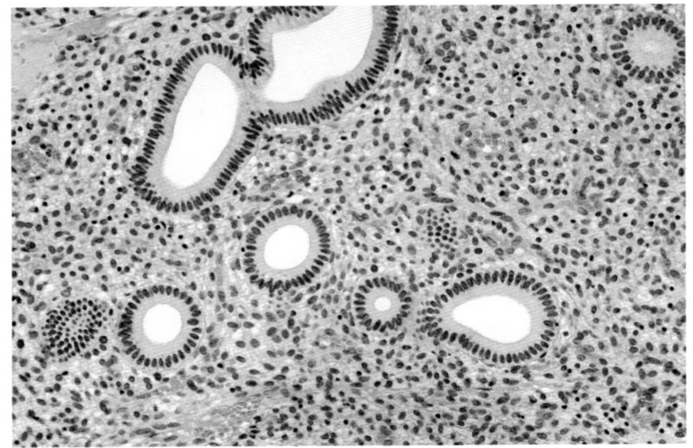

① 단층편평상피
② 단층입방상피
③ 중층편평상피
④ 단층원주상피
⑤ 거짓중층섬모원주상피

16 아래 사진을 통해 알 수 있는 것은?

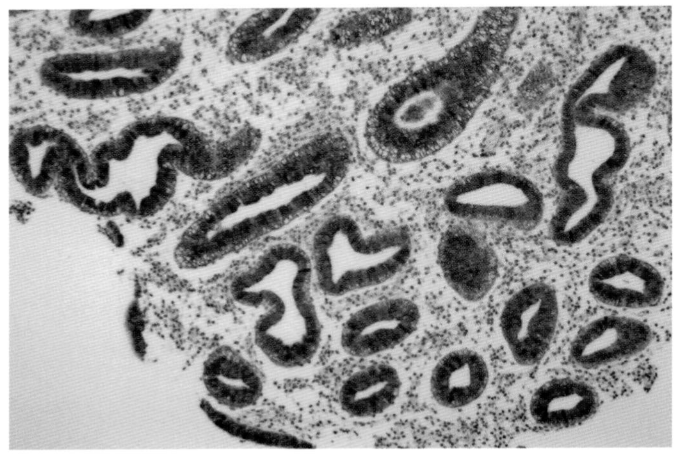

① 허파조직 염색
② 자궁속막 염색
③ 결합조직 염색
④ 간세포 염색
⑤ 나팔관 염색

MEMO

15	①	②	③	④	⑤
16	①	②	③	④	⑤

임상화학검사

17 신장질환을 갖는 환자의 소변에서 특징적으로 관찰되는 것은?

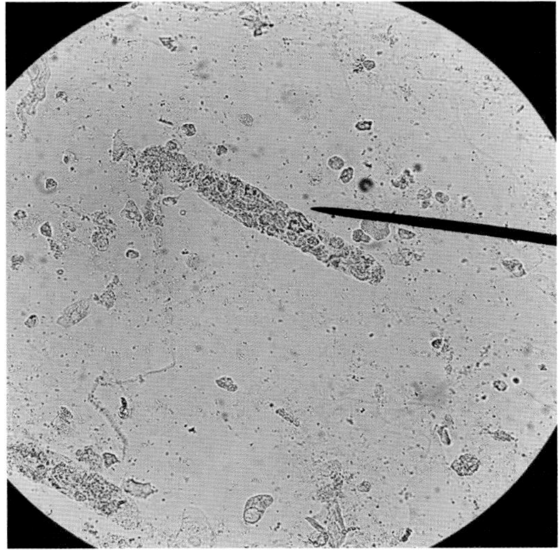

① WBC cast
② Granular cast
③ Waxy cast
④ Renal cast
⑤ Epithelial cast

18 아래 요침사 검경 사진에서 주로 관찰되는 것은?

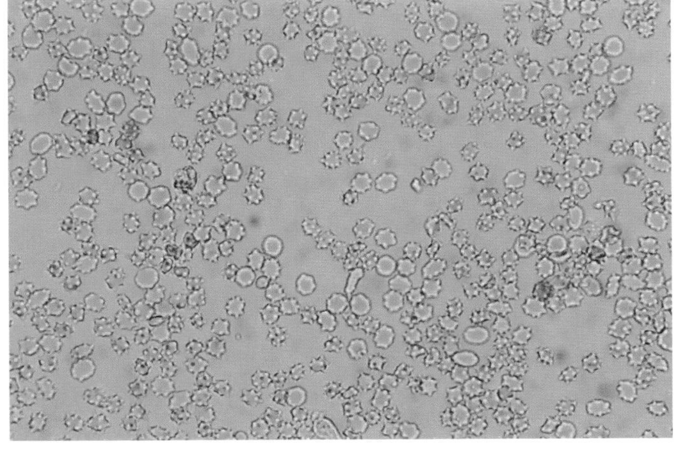

① Waxy cast
② RBC
③ WBC
④ Pus cell
⑤ Epithelial cast

MEMO

17	①	②	③	④	⑤
18	①	②	③	④	⑤

19 아래 사진에서 관찰되는 요침사 결정은?

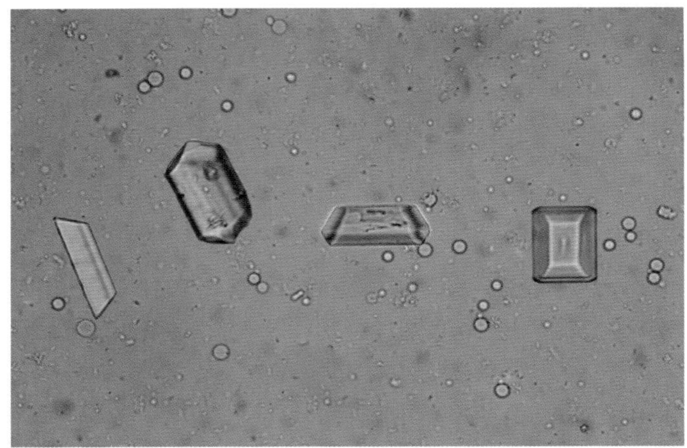

① Triple phosphates
② Ammonium urate
③ Calcium carbonate, Uric acid
④ Calcium oxalate, Calcium carbonate
⑤ Amorphous phosphate, Calcium oxalate

20 정상치 농도 범위가 아래의 오른쪽 그래프와 같이 나타나는 것은?

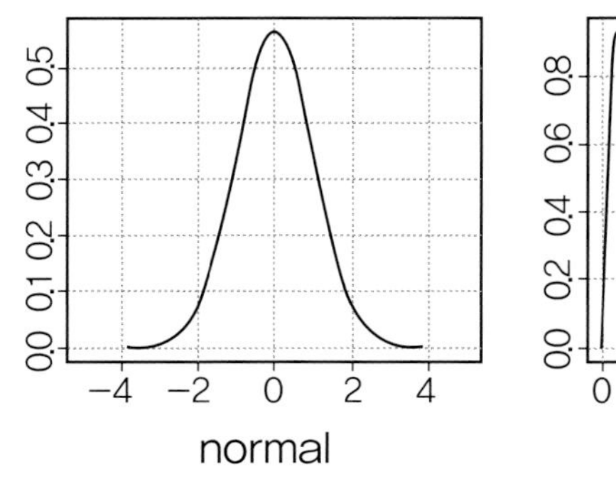

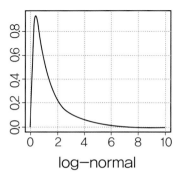

① Na 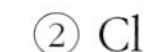 ② Cl
③ Ca ④ K
⑤ 무기인

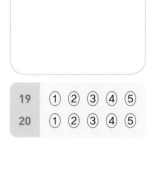

MEMO

19	① ② ③ ④ ⑤
20	① ② ③ ④ ⑤

21 아래 그림과 같은 비색광도계에서 판독부를 구성하는 것은?

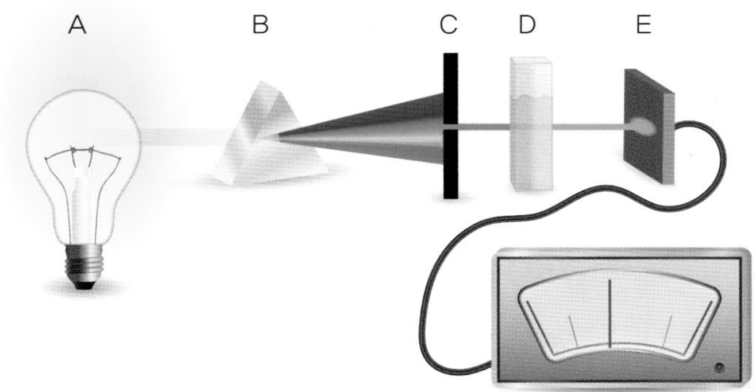

① A - 규소 다이오드
② E - Galvanometer
③ C - Glass
④ D - 반도체 검출기
⑤ B - 적외선 프리즘

22 아래 그림에서 A 부위에 해당되는 성분은?

Blood after centrifugation

A (55 %)
B
C (45 %)

① WBC
② plasma
③ platelets
④ leukocytes
⑤ buffy coat

MEMO

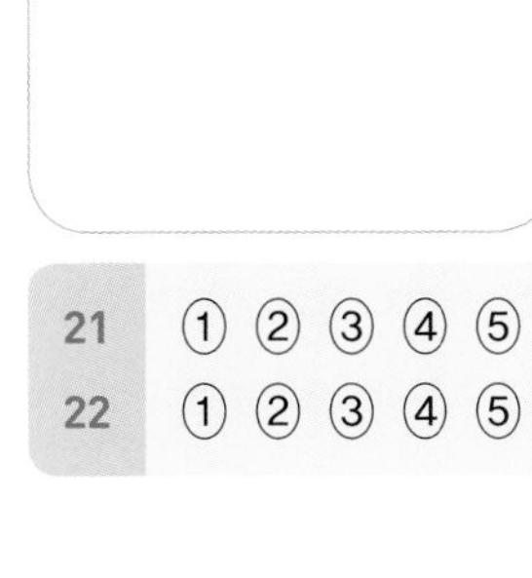

23 아래 그림에서 B가 가리키는 방사성 핵종의 유효 반감기는?

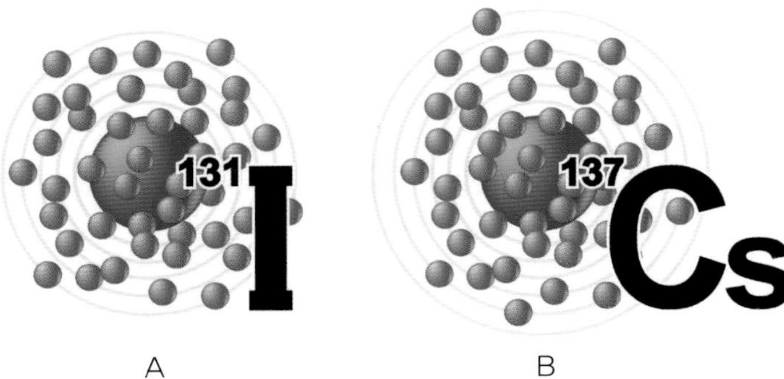

① 8일
② 70일
③ 138일
④ 30년
⑤ 198년

24 형광분광광도계 광원부에 사용하는 램프는?

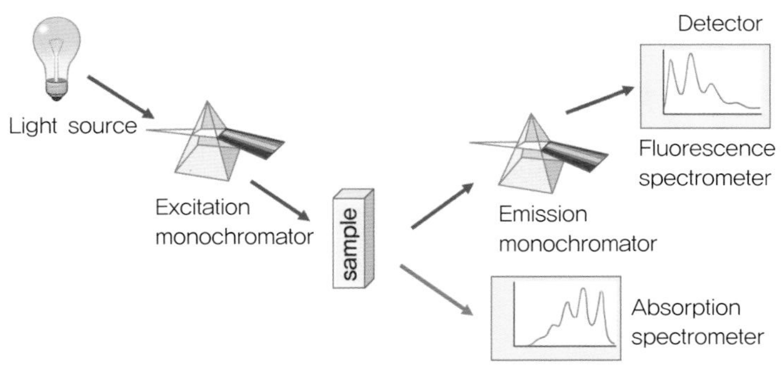

① Xe Lamp, D_2 Lamp
② Hg Lamp, Halogen Lamp
③ W Lamp, D_2 Lamp
④ Hg Lamp, Xe Lamp
⑤ D_2 Lamp, Halogen Lamp

MEMO

23	① ② ③ ④ ⑤
24	① ② ③ ④ ⑤

25 아래 정밀도관리도의 명칭으로 옳은 것은?

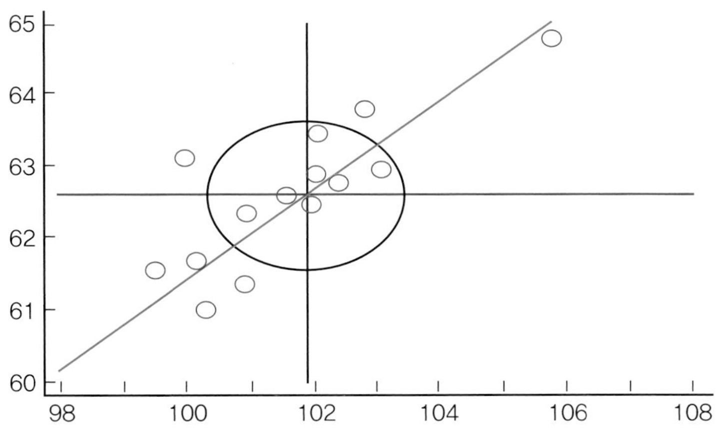

① CV
② CUSUM
③ X-R
④ Twin plot
⑤ Plus-Minus

MEMO

26 아래의 test와 가장 관련이 깊은 것은?

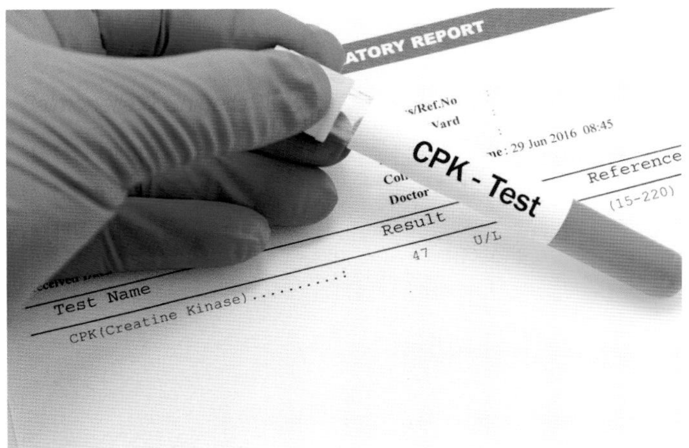

① Urine test
② Enzyme test
③ Uric acid test
④ Glucose test
⑤ Calcium test

25	①	②	③	④	⑤
26	①	②	③	④	⑤

[27~28] 다음 그림을 보고 물음에 답하시오.

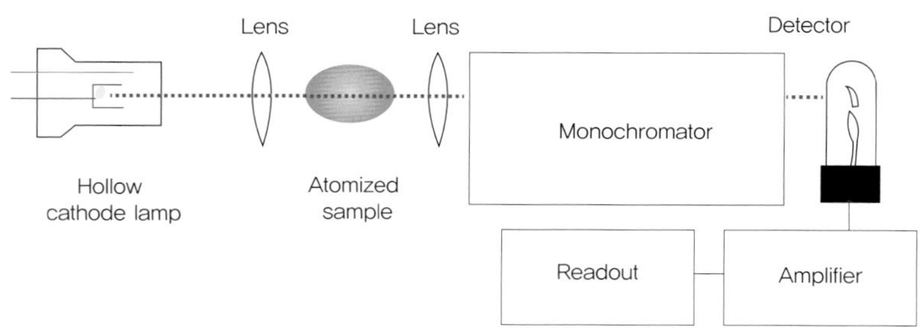

27 그림 속 광도계의 표준물질로 사용되는 것은?

① Ca
② Na
③ Li
④ La
⑤ Sr

MEMO

28 그림 속 광도계에 대한 설명으로 옳지 않은 것은?

① 감도가 높다.
② 간섭이 적다
③ 특이도가 높다.
④ 모든 전해질을 측정한다.
⑤ 다양한 종류의 금속을 측정한다.

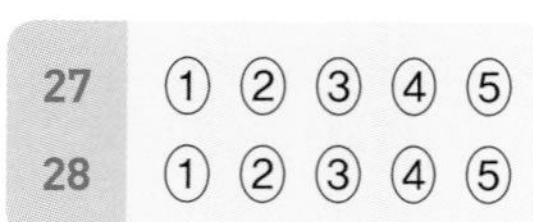

27	① ② ③ ④ ⑤
28	① ② ③ ④ ⑤

[29~30] 다음 그림을 보고 물음에 답하시오.

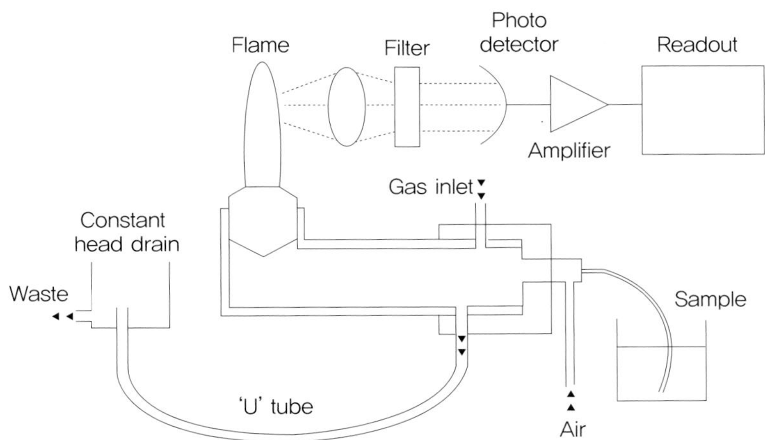

MEMO

29 그림 속 광도계의 이름은?

① 원자흡광광도계
② 염광광도계
③ 분광광도계
④ 형광분광광도계
⑤ 적외분광광도계

30 그림 속 광도계의 불꽃을 일으키는 에너지원은?

① CO_2 gas
② propane gas
③ neon gas
④ argon gas
⑤ fluorine gas

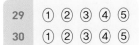

29	① ② ③ ④ ⑤
30	① ② ③ ④ ⑤

31 다음 사진과 같은 형태를 갖는 방사선 측정기기는?

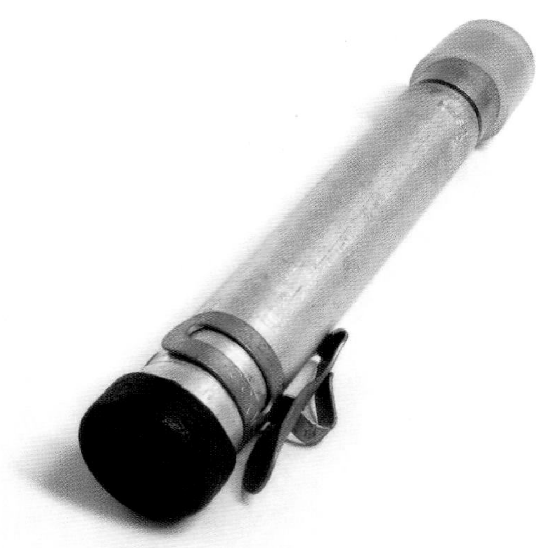

① 개인경보기 ② 포켓선량계 ③ 이온챔버
④ 열형광선량계 ⑤ 경보선량계

32 아래 사진에서 A 부분에 해당되는 것은?

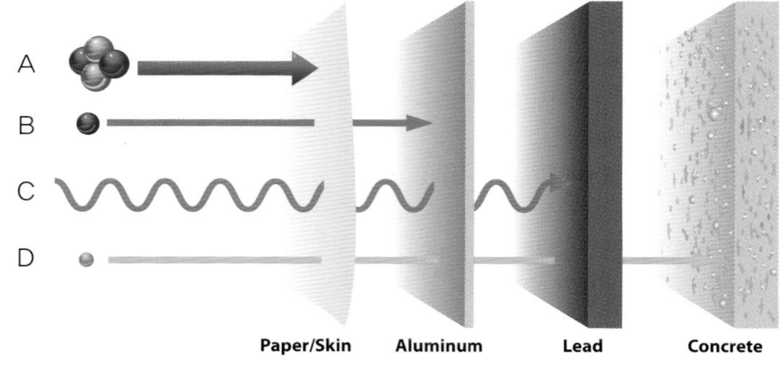

① 알파입자 ② 베타입자 ③ 양전자
④ 감마선 ⑤ 중성자

MEMO

31	① ② ③ ④ ⑤
32	① ② ③ ④ ⑤

MEMO

33 다음은 Bernard-Soulier syndrome 환자의 말초혈액도말 사진이다. 특징적으로 관찰되는 것은?

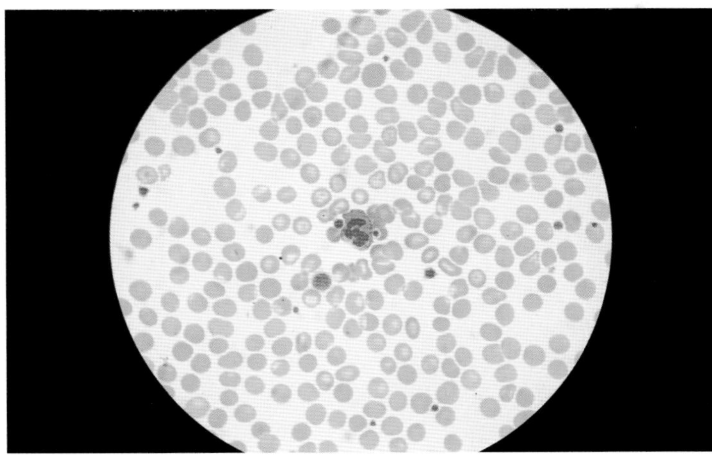

① LE cell
② Russel body
③ Basket cell
④ Chediak-Higashi anomaly
⑤ Giant platelet

34 화살표가 가리키는 호중구 세포질 내에서 관찰되는 것은?

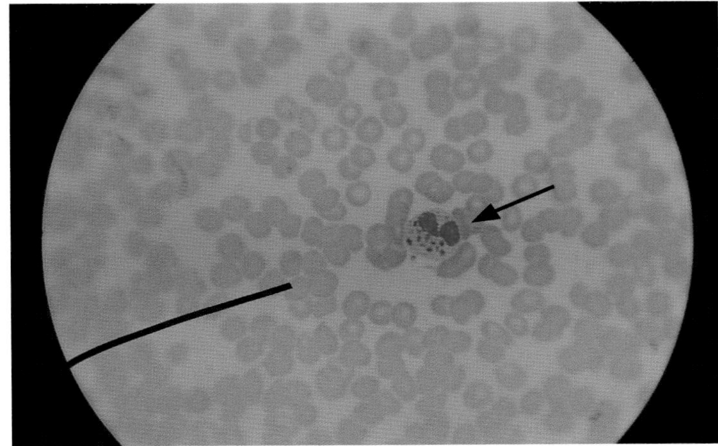

① Hairy cell
② Dohle body
③ Barr body
④ Reilly body
⑤ Chediak-Higashi anomaly

33	① ② ③ ④ ⑤
34	① ② ③ ④ ⑤

35 적혈구 내 reticulum 관찰 염색법은?

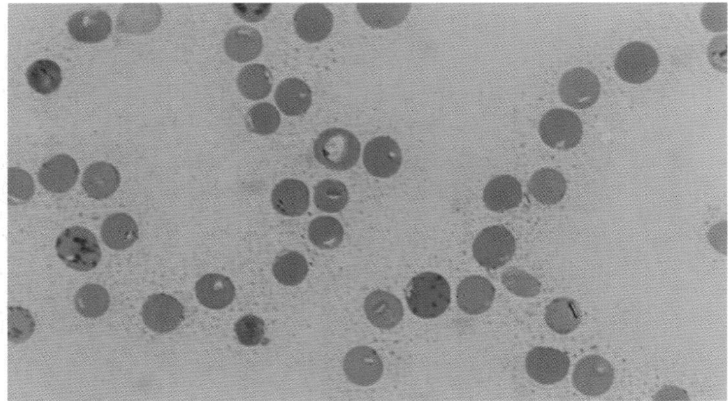

① Giemsa stain
② Peroxidase stain
③ Supravital stain
④ Sudan Black B stain
⑤ Wright stain

36 아래 thalassemia 환자 혈액도말 표본에서 관찰되지 않는 것은?

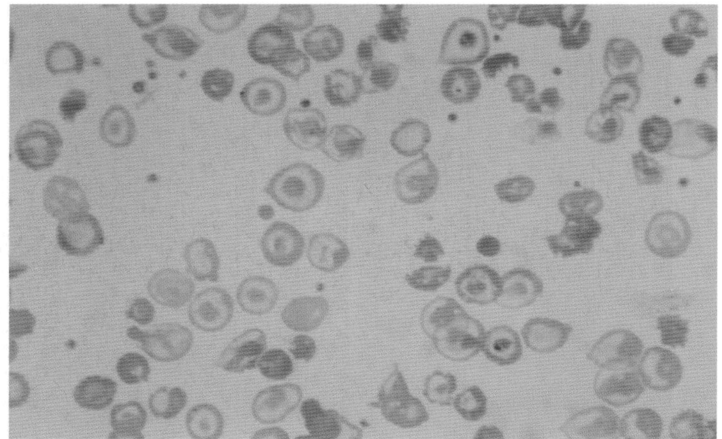

① NRC
② Hypochromia
③ Punched-out cell
④ Schistocyte
⑤ Target cells

MEMO

35	① ② ③ ④ ⑤
36	① ② ③ ④ ⑤

37 사진에서 관찰되는 적혈구의 특징으로 옳은 것은?

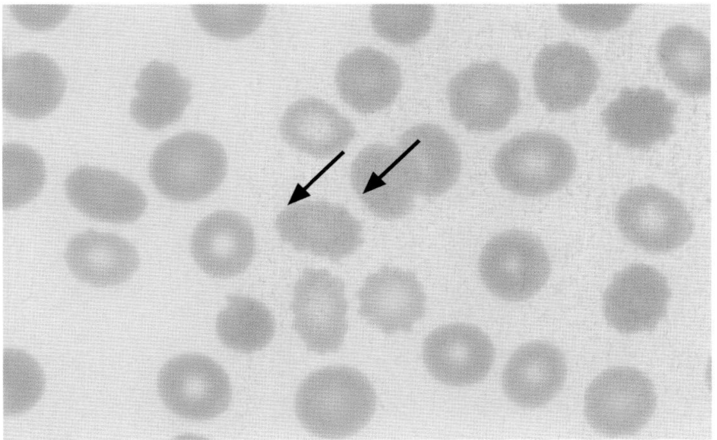

① Acanthocyte
② Spherocyte
③ Echinocyte
④ Sickle cell
⑤ Stomatocyte

38 아래 그림의 변화를 가장 잘 묘사한 것은?

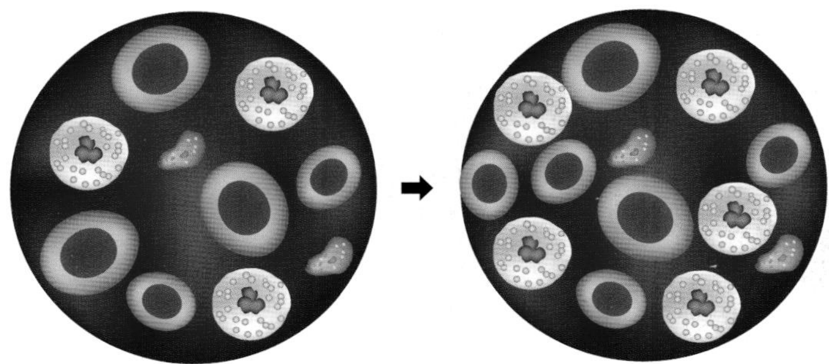

① LE cell
② Elliptocyte
③ Basophilia
④ Cabot's Ring
⑤ Pelger-Huet anomaly

MEMO

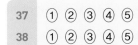

37	① ② ③ ④ ⑤
38	① ② ③ ④ ⑤

39 아래 화살표가 가리키는 눈물방울 모양의 적혈구의 명칭은?

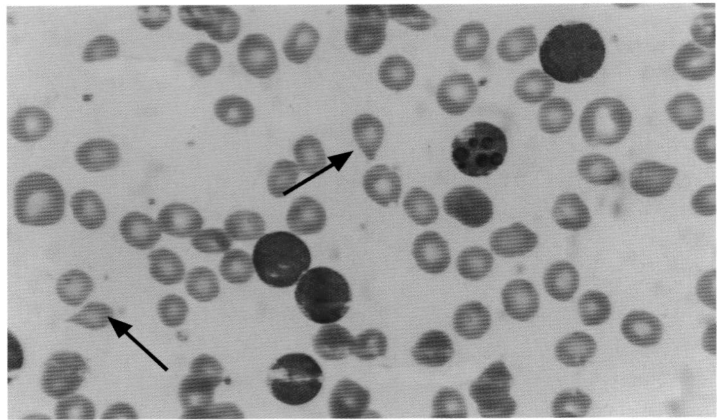

① Crenated cell ② Helmet cell
③ Target cell ④ Dacrocyte
⑤ Cabot's ring

40 사진 속 화살표가 가리키는 것은?

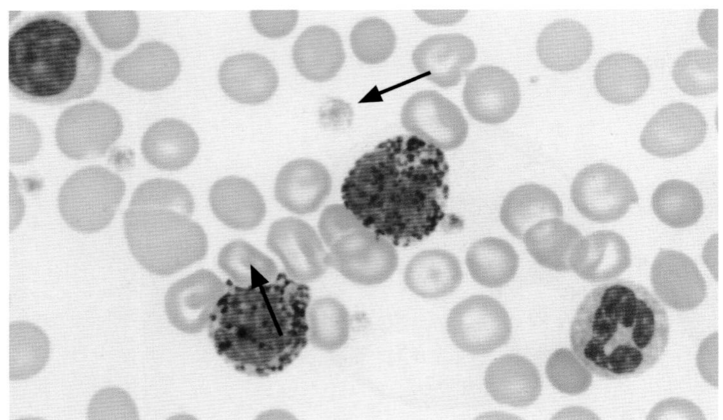

① Mature basophil ② Mature neutrophil
③ Target cell ④ Spherocyte
⑤ Cabot's ring

MEMO

39	①	②	③	④	⑤
40	①	②	③	④	⑤

41 아래 골수도말 염색 사진에서 특징적으로 관찰되는 세포는?

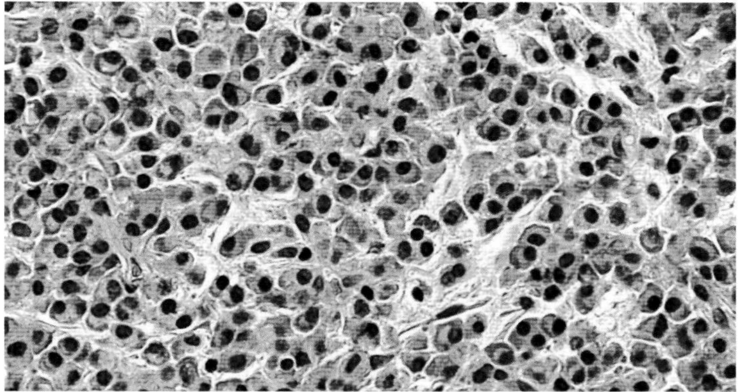

① Target cell
② Plasma cell
③ Irregular size
④ Regular size
⑤ Irregular nuclear chromatin

42 아래 사진에 나타나는 WBC의 종류는?

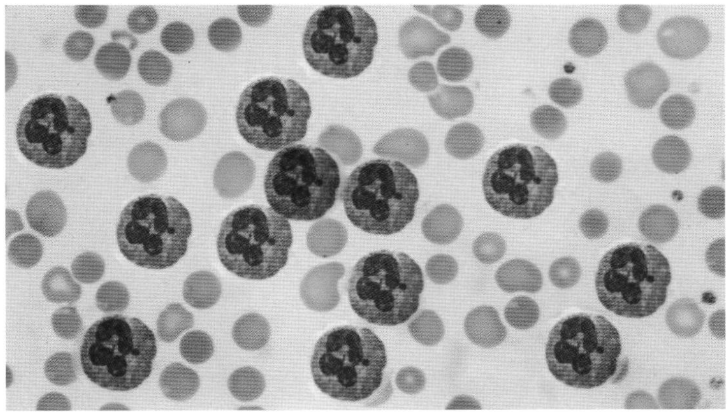

① Eosinophil
② Mast cell
③ Barr body
④ Neutrophil
⑤ Russel body

MEMO

41	① ② ③ ④ ⑤
42	① ② ③ ④ ⑤

43 아래 그림에서 산화환원효소로 작용하는 물질의 체내 결핍과 가장 관계 깊은 것은?

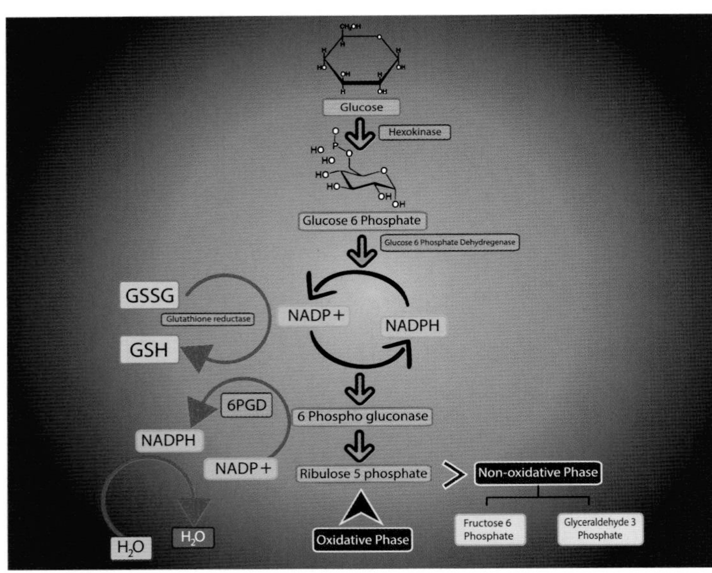

① LDH 효소 결핍 양성
② 혈색소 구조 이상
③ 적혈구 용혈성 장애
④ 검사 시 항응고제로 NaF 사용
⑤ 혈중 G6PD 효소 존재

44 ABO type 혈액형 중 아래 그림과 가장 가까운 것은?

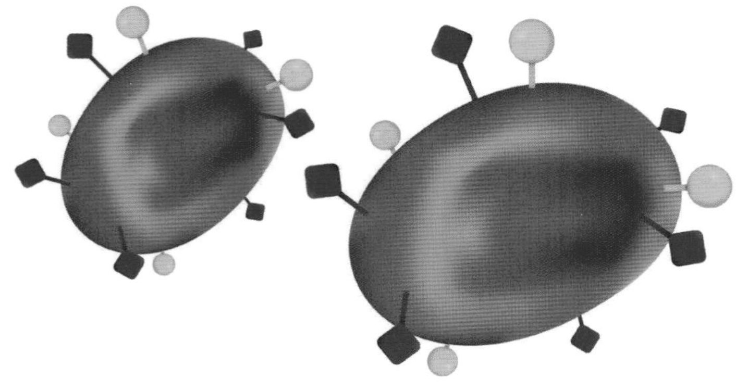

① AB
② A
③ B
④ O
⑤ cis-AB

43	① ② ③ ④ ⑤
44	① ② ③ ④ ⑤

45 장기이식과 관련해 아래 표에 설명된 내용 중 옳은 것은?

	종류	설명	예시
A	이종이식	장애 장기를 그대로 두고 다른 부위에 이식	사람과 침팬지
B	동종이식	같은 종 간의 이식	개와 개
C	자가이식	양자의 유전자가 같은 경우	일란성 쌍둥이
D	동계이식	본인 피부를 신체 다른 부위에 이식	사람과 사람

① A　② B
③ C　④ D
⑤ A, B

46 아래 도표의 빈칸에 들어갈 내용으로 알맞은 것은?

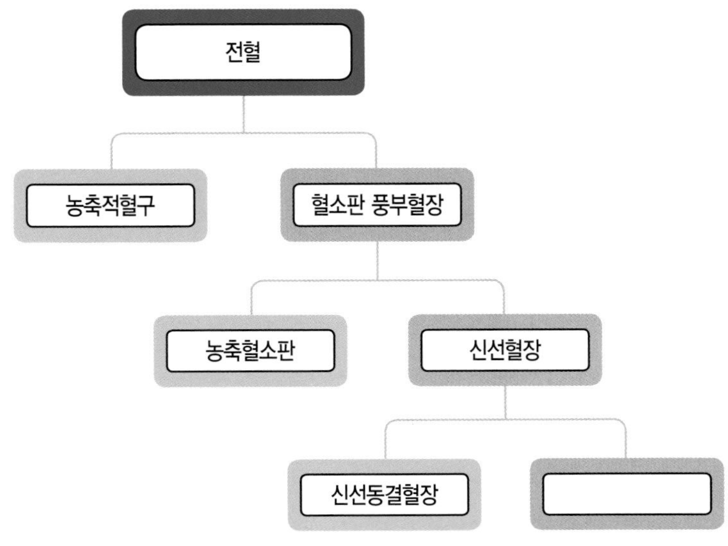

① 성분채혈적혈구　② 성분채혈백혈구
③ 세척혈소판　④ 백혈구제거적혈구
⑤ 동결침전제제

MEMO

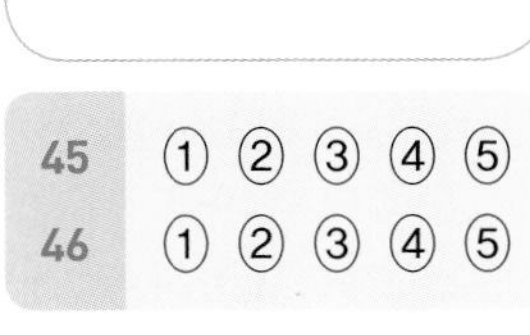

47 사진 속 혈액백 성분을 제공할 수 없는 사람은?

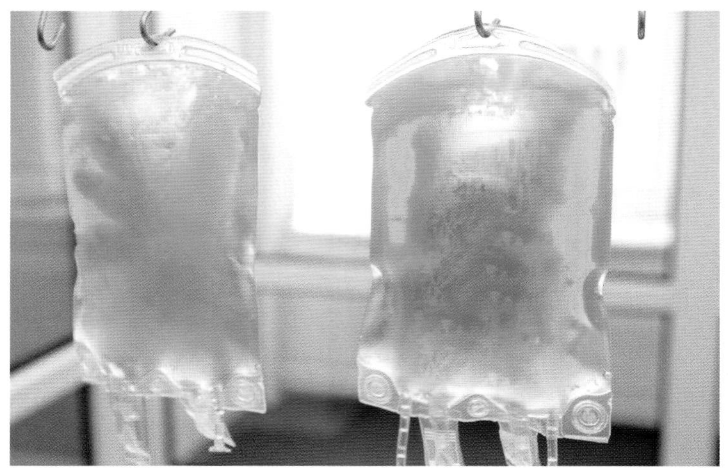

① 체온 37.4도인 사람 ② 혈액비중이 1.050인 사람
③ 체중이 50kg인 성인 남성 ④ 체중이 45kg인 성인 여성
⑤ 분당 맥박이 90회인 사람

48 사진 속 혈액성분에 사용되는 보존액에 대한 설명으로 옳은 것은?

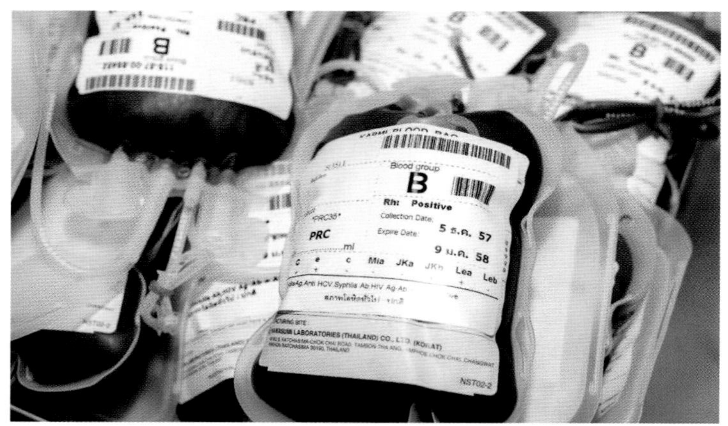

① CPDA 사용, 채혈 후 7일까지 보존 가능
② CPDA-1 사용, 채혈 후 21일까지 보존 가능
③ ADD/M 사용, 채혈 후 21일까지 보존 가능
④ CPDA 사용, 채혈 후 21일까지 보존 가능
⑤ CPDA-1 사용, 채혈 후 1년 간 보존

MEMO

47	① ② ③ ④ ⑤
48	① ② ③ ④ ⑤

57 아래 사진에서 특징적인 염색상을 나타내는 균의 배양에 사용되는 배지는?

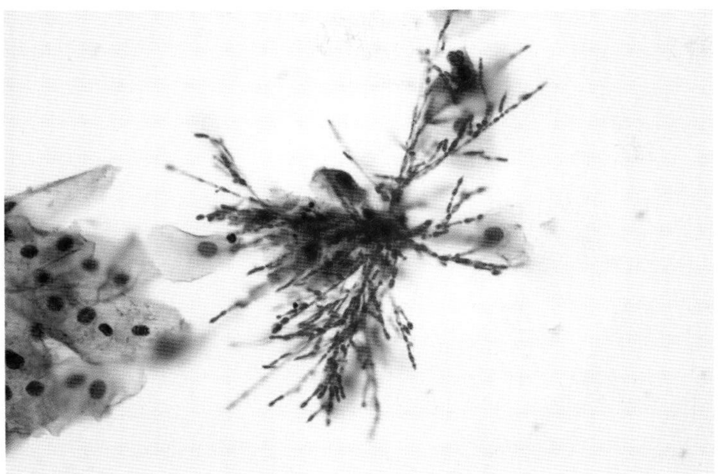

① BHI broth
② Selenite-F broth
③ MacConkey agar
④ Corn meal agar
⑤ Brilliant green agar

58 아래 후층도말표본 염색 사진에서 특징적으로 관찰되는 것은?

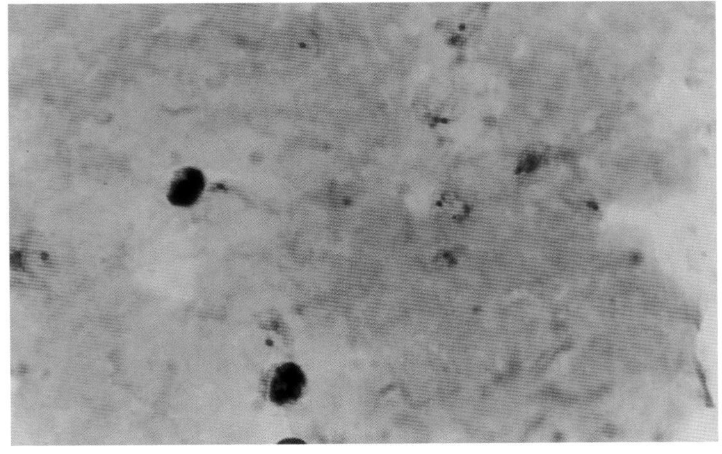

① 세포질 봉입체
② 말라리아원충
③ 다핵성거대세포
④ 반지세포암종
⑤ 사마귀모양암종

MEMO

57	① ② ③ ④ ⑤
58	① ② ③ ④ ⑤

59 아래 그림과 같은 구조를 가진 미생물과 가장 관련이 적은 것은?

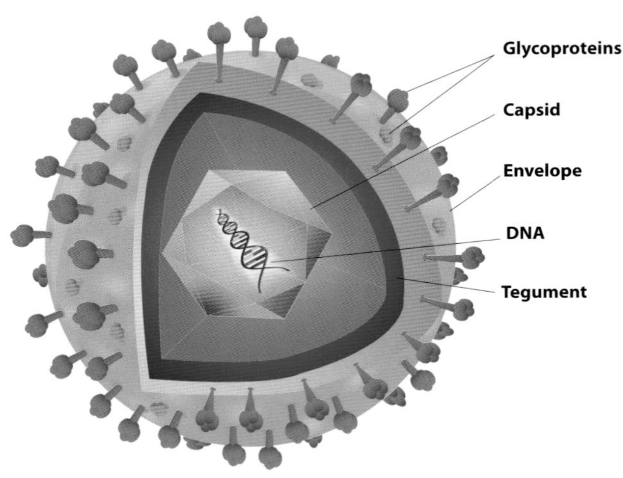

① clean bench
② CO_2 incubator
③ centrifuge
④ sterile filtration
⑤ inverted lens microscope

60 아래 그림과 같은 검사법의 검체로 옳은 것은?

Formalin–ether concentration technique(FECT)

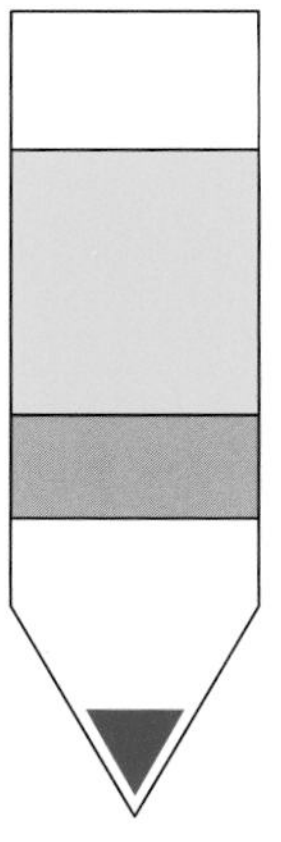

① Sputum
② Stool
③ Liver
④ Kidney
⑤ CSF

MEMO

59	① ② ③ ④ ⑤
60	① ② ③ ④ ⑤

61 아래 사진이 나타내는 양상과 가장 밀접한 질환은?

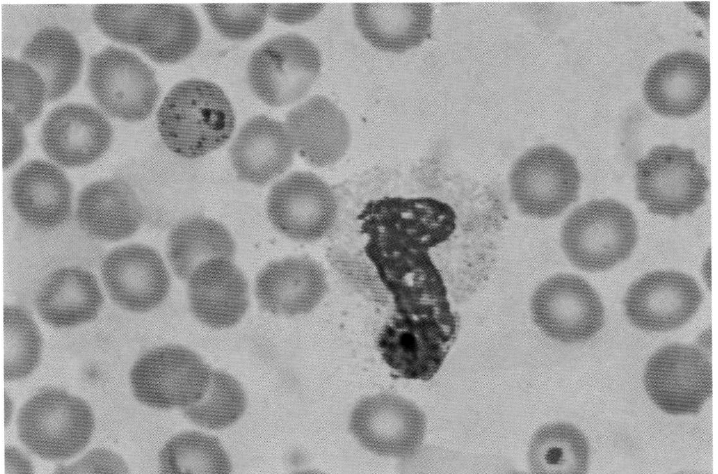

① 간암
② 말라리아
③ 황열
④ 매독
⑤ 렙토스피라증

62 아래 TPHA test 결과에서 최초 positive titer에 해당되는 것은?

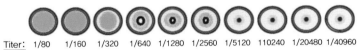

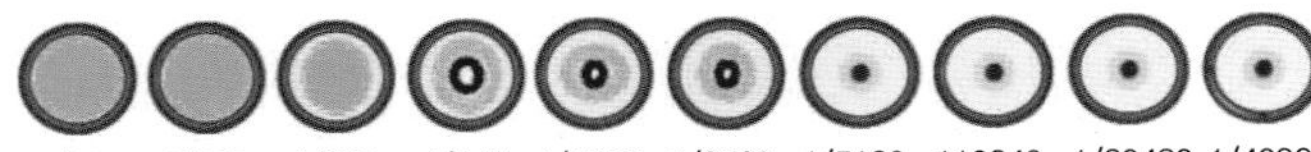

① 1/5120
② 1/320
③ 1/640
④ 1/1280
⑤ 1/2560

MEMO

61	① ② ③ ④ ⑤
62	① ② ③ ④ ⑤

63 아래 그림에서 C번 kit의 반응으로 옳은 것은?

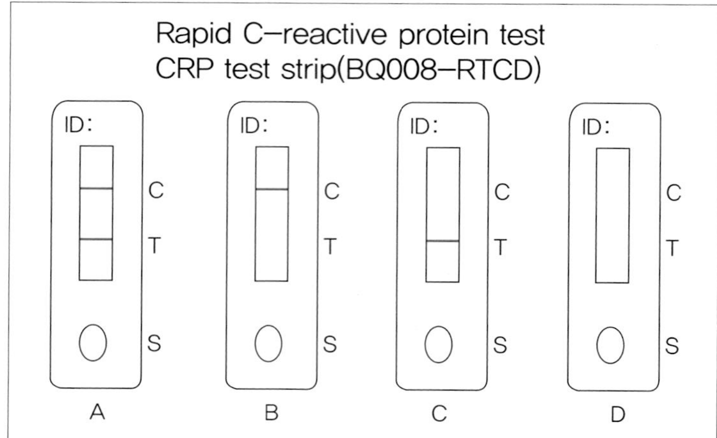

① 응집
② 비응집
③ 혼탁
④ 비혼탁
⑤ 무효

64 아래 그림과 같은 검사의 특징으로 옳은 것은?

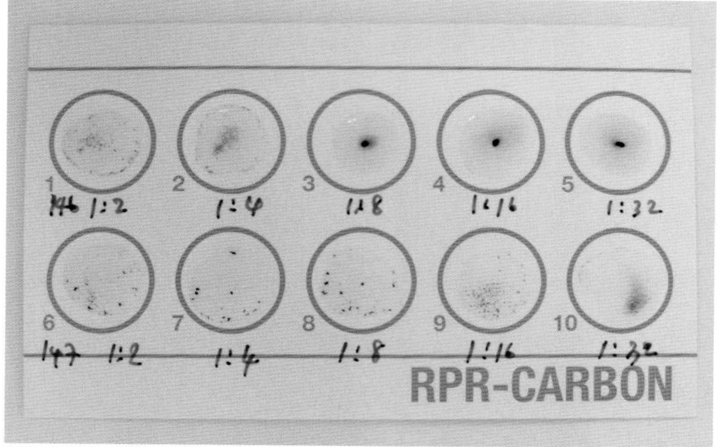

① 정량검사, 낮은 민감도
② 2기 매독 선별에 사용 가능
③ 초기 잠복 매독 선별에 주로 사용
④ 1:32부터 잠재 감염
⑤ 활동성 감염은 선별하지 못함

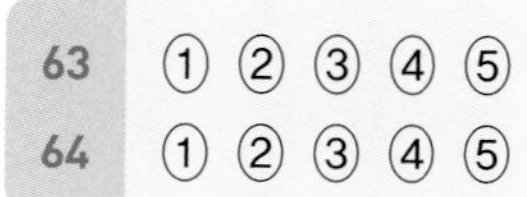

65 아래 사진에서 최초 응집 반응을 보인 역가는?

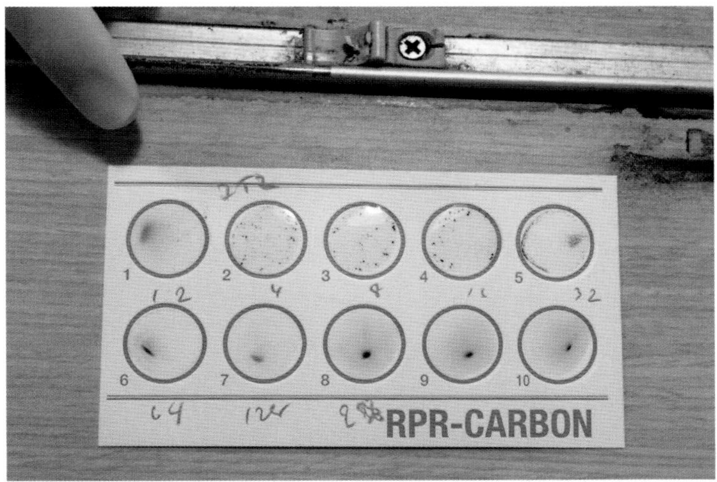

① 1 : 4　　② 1: 8
③ 1: 16　　④ 1: 64
⑤ 1: 256

MEMO

65 ① ② ③ ④ ⑤

제 4 회

실전 모의고사

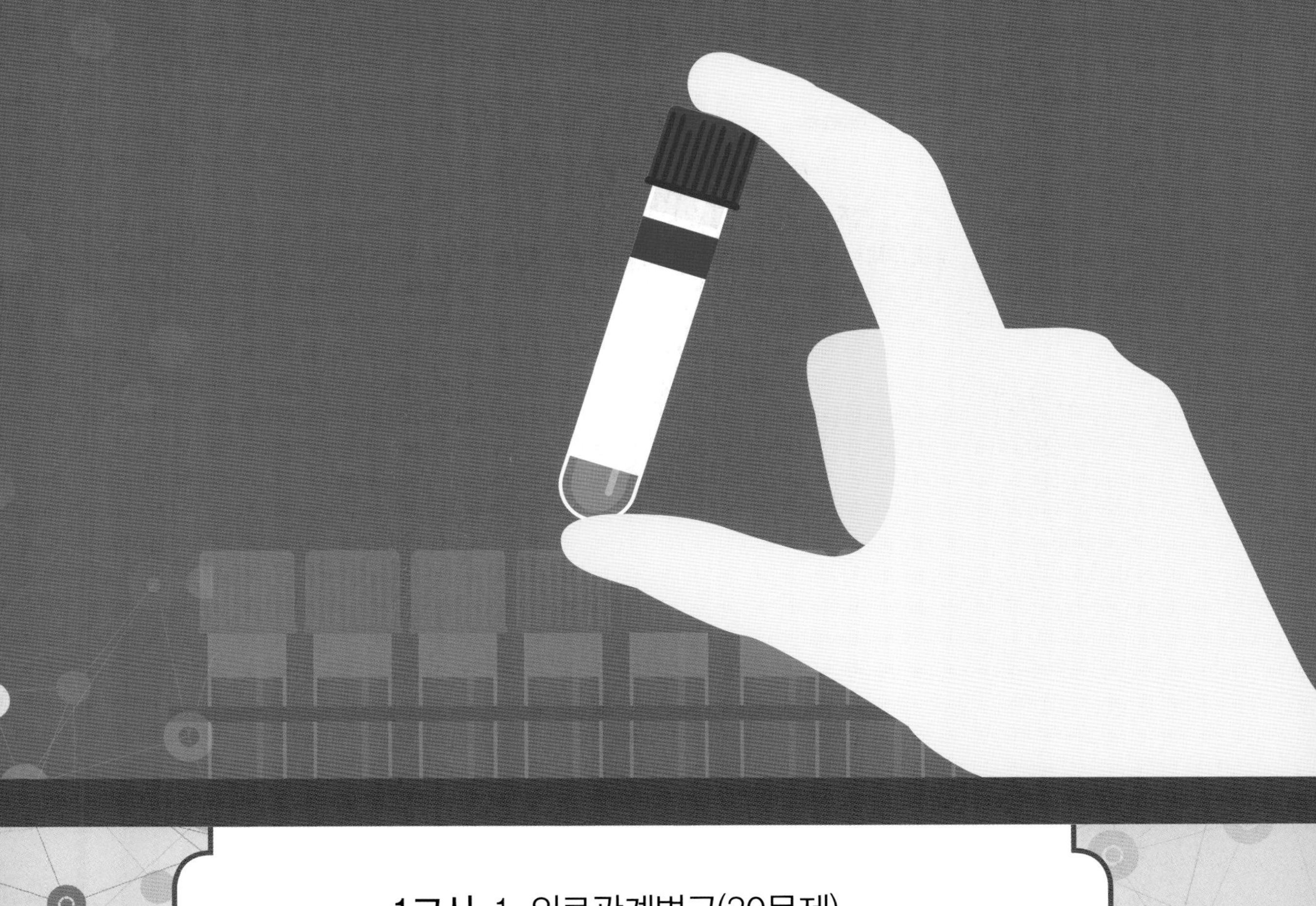

1교시 1. 의료관계법규(20문제)

2. 임상검사이론 I(80문제)

2교시 1. 임상검사이론 II(115문제)

3교시 1. 실기시험(65문제)

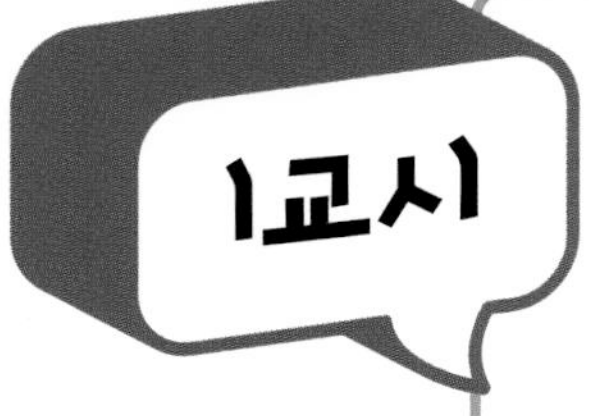

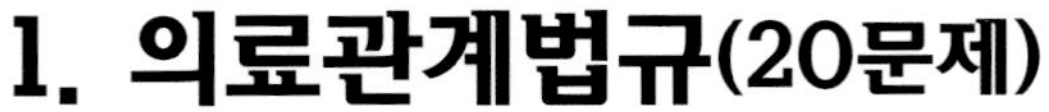

1. 의료관계법규(20문제)
2. 임상검사이론I(80문제)

공중 보건학(10), 해부리(10), 조직병리학(30), 임상생리학(30)

의료관계법규

01 혈액원의 개설자가 혈액관리업무기록 보관을 위해 계획서를 제출하는 대상은?

① 보건복지부장관
② 시도지사
③ 시장, 군수, 구청장
④ 국립보건원장
⑤ 보건소장

02 의료기사 등의 보수교육 관련 내용으로 옳은 것은?

① 보수교육 인정기준 및 운영 기준은 각 기관의 장이 정하여 고시한다.
② 대면 교육이 불가피할 경우에만 온라인 교육으로 대체 가능하다.
③ 면허를 취득한 첫 해의 보수교육은 연간 16시간 진행한다.
④ 직업윤리 및 업무 개선 관련 사항을 교육한다.
⑤ 보수교육 시간은 매년 8시간씩 10년간 진행한다.

03 의료기사 등의 면허증 대여로 면허 취소된 자의 면허증 재발급 시기로 옳은 것은?

① 사유 소멸 후 즉시
② 취소 후 2년 경과
③ 취소 후 5년 경과
④ 취소 후 6개월 경과
⑤ 취소 후 1년 경과

MEMO

01	①	②	③	④	⑤
02	①	②	③	④	⑤
03	①	②	③	④	⑤

04 상황보고를 받은 즉시 의료기관의 장이 보건소장에게 신고해야 하는 감염병은?

① 파라티푸스
② 콜레라
③ A형간염
④ 세균성이질
⑤ 보톨리눔독소증

05 보건복지부장관이 감염병환자등이 있다고 인정되는 항공기에 대한 조사를 명령 할 수 있는 것은?

① 제1급감염병 중 콜레라
② 제2급감염병 중 결핵
③ 제3급감염병 전체
④ 생물테러감염병
⑤ 제4급감염병 중 지정감염병

06 보건소의 보건의료기관 및 국민보건 향상을 위한 업무 세부 사항에 해당되는 것은?

① 보건의료 및 건강증진에 관한 중장기 계획 수립
② 보건에 관한 실험 또는 검사
③ 지역주민 건강증진 관련 조사 및 연구
④ 식품위생에 관한 사항
⑤ 지역사회 건강 실태조사

07 지역보건의료계획 수립 시 지역주민의 의견수렴을 위해 주요 내용을 공고하는 기간은?

① 1주 이상
② 2주 이상
③ 3주
④ 1개월 이상
⑤ 2개월

08 혈액원 또는 이와 유사한 명칭을 사용한 자의 과태료는?

① 40만 원 이하
② 60만 원 이하
③ 100만 원 이하
④ 200만 원 이하
⑤ 500만 원 이하

MEMO

04	①	②	③	④	⑤
05	①	②	③	④	⑤
06	①	②	③	④	⑤
07	①	②	③	④	⑤
08	①	②	③	④	⑤

09 혈액원에서 혈액 품질관리보고를 하지 않을 경우 과태료를 징수하는 사람은?

① 시장, 군수, 구청장
② 질병관리본부장
③ 국립보건원장
④ 보건소장
⑤ 시도지사

10 의료인의 결격사유와 관계 없는 것은?

① 허위로 진료비를 청구하여 금고 이상의 형을 선고받고 복역 중인 자
② 대마 또는 향정신성의약품 중독자
③ 의료 관련 법령 위반으로 금고 이상의 형을 선고받고 형 집행이 종료되지 아니한 자
④ 전문의가 의료인으로서 적합하다고 인정한 정신질환자
⑤ 지역보건법 위반으로 금고 이상의 형을 선고받고 항소를 준비 중인 자

11 다음 중 6개월 후 면허증 재발급이 가능한 경우에 해당되는 것은?

① 대마 또는 향정신성의약품 중독자의 사회에 복귀한 자
② 지역보건법 위반으로 금고 이상의 형을 선고받았으나 면제된 자
③ 치과의사가 발행하는 치과기공물 제작의뢰서를 위반하여 면허가 취소된 뒤 뉘우치는 빛이 뚜렷한 자
④ 의료 관련 법령 위반으로 금고 이상의 형을 선고받고 형 집행이 종료되지 아니한 자
⑤ 다른 사람에게 면허를 대여해 취소된 후 뉘우치는 빛이 뚜렷한 자

12 보수교육 유예와 관련된 내용으로 옳은 것은?

① 보수교육이 1년 유예된 경우 16시간 이상 교육
② 군복무 중인 자는 최대 3년간 면제 가능
③ 해당 연도에 의료기사 등의 신규 면허를 받은 사람은 8시간 이상 교육
④ 보수교육이 3년 이상 유예된 경우 20시간 이상 진행
⑤ 해당 연도에 그 업무에 종사하지 않은 기간이 5개월 이상인 경우 면제 가능

MEMO

09	①	②	③	④	⑤
10	①	②	③	④	⑤
11	①	②	③	④	⑤
12	①	②	③	④	⑤

13 의료인이 아닌 사람은 ?

① 의사
② 치과의사
③ 한의사
④ 안경사
⑤ 조산사

14 보건복지부령이 정하는 바에 따라 의료인의 보수교육을 실시하는 단체는?

① 중앙회
② 수련병원
③ 종합병원 및 병원
④ 의대, 한의대부속병원
⑤ 의대, 치대, 한의과대학

15 의료기관의 개설과 관련된 내용으로 옳은 것은?

① 지방자치단체는 의료기관을 개설할 수 없다.
② 조산원을 개설하는 자는 필요할 경우 지도의사를 둘 수 있다.
③ 요양병원을 개설하려는 자는 시도지사 및 보건소장에게 신고하여야 한다.
④ 환자나 환자 보호자의 요청이 있을 경우 의료기관 밖에서 의료업을 할 수 있다.
⑤ 의료기관을 개설·운영하는 의료법인등은 다른 자에게 그 법인의 명의를 대여할 수 있다.

16 타인의 의뢰를 받아 지역보건의료기관에서 실험 또는 검사를 할 수 없는 사람은?

① 약사
② 한의사
③ 의사
④ 치과의사
⑤ 간호사

17 제1급감염병으로 짝지어진 것은?

① 콜레라, 페스트, 발진티푸스, 만성B형간염
② 디프테리아, 백일해, 홍역, 렙토스피라증
③ 디프테리아, 세균성이질, 황열, 공수병
④ 에볼라바이러스병, 두창, 보툴리눔독소증
⑤ 장티푸스, 파라티푸스, 후천성면역결핍증, 파상풍

MEMO

13	①	②	③	④	⑤
14	①	②	③	④	⑤
15	①	②	③	④	⑤
16	①	②	③	④	⑤
17	①	②	③	④	⑤

18 고위험병원체의 반입 허가를 받지 아니하고 반입한 자의 벌칙은?

① 3년 이하의 징역 또는 3천만 원 이하 벌금
② 5년 이하의 징역 또는 5천만 원 이하 벌금
③ 2년 이하의 징역 또는 2천만 원 이하 벌금
④ 1년 이하의 징역 또는 5천만 원 이하 벌금
⑤ 1년 이하의 징역 또는 2천만 원 이하 벌금

19 시장, 군수, 구청장의 건강진단 및 예방접종 명령의 대상이 아닌 자는?

① 감염병 환자의 가족 또는 동거인
② 감염병 발생지역에 거주하는 자
③ 감염병 환자 등과 접촉하여 감염병에 감염되었을 것으로 의심되는 자
④ 공중장소에 출입한 자
⑤ 감염병 발생지역에 출입해 감염병에 감염되었을 것으로 의심되는 자

20 감염병 관리기관의 지정과 관련된 내용으로 옳은 것은?

① 시장·군수·구청장은 감염병 발생 등 긴급상황 발생 시 감염병 관리기관에 진료 개시 등 필요한 사항을 지시할 수 있다.
② 시도지사는 보건복지부령으로 정하는 바에 따라 「의료법」에 따른 의료기관을 감염병관리기관으로 지정할 수 있다.
③ 보건소장은 감염병관리시설의 설치 및 운영에 드는 비용을 감염병관리기관에 지원할 수 있다.
④ 시도지사는 감염병을 예방하고 감염병환자 등을 진료하는 시설을 설치하여야 한다.
⑤ 감염병관리기관의 장은 감염병 발생 시 감염병관리기관의 진료 개시를 지시하여야 한다.

공중보건학

21 세계 최초로 위생학 강좌를 창설한 나라는?

① 브라질 ② 미국
③ 일본 ④ 독일
⑤ 스웨덴

MEMO

18	①	②	③	④	⑤
19	①	②	③	④	⑤
20	①	②	③	④	⑤
21	①	②	③	④	⑤

조직병리학

41 악성 종양끼리 연결된 것은?

① 점액종, 혈종
② 지방종, 표피낭종
③ 혈관종, 샘암종
④ 수막종, 큰세포암
⑤ 편평상피세포암, 선암

42 염증이 발생했을 때 혈구, 단백질이 혈관 외로 빠져 나와 세포 사이에 고이는 것은?

① 림프액
② 뇌척수액
③ 삼출액
④ 장액
⑤ 점액

43 점액세포, 벽세포, G세포가 존재하는 기관은?

① 이자
② 작은창자
③ 위
④ 큰창자
⑤ 허파

44 급성염증의 특징으로 옳은 것은?

① 호산구 수 증가
② 큰포식세포 증가
③ 호중구 수 감소
④ 비특이적 염증
⑤ 항체생성세포 감소

45 심장막 혈관, 모세혈관 내막 등 혈관내피세포를 구성하는 상피는?

① 단층편평상피
② 중층입방상피
③ 단층입방상피
④ 이행상피
⑤ 거짓중층섬모원주상피

MEMO

41	①	②	③	④	⑤
42	①	②	③	④	⑤
43	①	②	③	④	⑤
44	①	②	③	④	⑤
45	①	②	③	④	⑤

46 점액성 삼출액에서 점막에서 탈락한 상피세포가 함께 관찰되는 것은?

① 화농염증
② 카타르염증
③ 섬유소염증
④ 위막염증
⑤ 장액성염증

47 손상된 조직이 섬유화 과정을 거칠 때 일어나는 현상으로 옳은 것은?

① 섬유와 섬유 사이에 빈 공간이 발생한다.
② 섬유모세포에서 콜라겐이 생성되면 흉터가 남지 않는다.
③ 육아조직이 과잉 형성되면 가역적 흉터를 남긴다.
④ 콜라겐이 과잉생성되면 육아조직이 부드러워진다.
⑤ 섬유화가 심해지면 단단하게 뭉쳐진 흉터조직을 형성한다.

48 식도의 조직학적 구조가 바르게 연결된 것은?

① 점막층, 치밀층, 근육층
② 점막밑층, 결합층, 근육층
③ 장막층, 상피세포층, 외막층
④ 근육층, 점액층, 점막층, 외막층
⑤ 점막층, 점막밑층, 근육층, 외막층

49 위에서 위바닥샘을 구성하며 염산을 분비하는 세포로 옳은 것은?

① 벽세포
② 으뜸세포
③ 호르몬분비세포
④ 점액분비세포
⑤ G세포

50 심장근육세포가 손상을 받았을 때 일어나는 현상은?

① 상피조직으로 대치된다.
② 영구적인 상처를 남기게 된다.
③ 동일한 세포 형태로 대치된다.
④ 신속하게 재생하고 회복된다.
⑤ 아교세포에 의해 손상이 회복된다.

MEMO

46	①	②	③	④	⑤
47	①	②	③	④	⑤
48	①	②	③	④	⑤
49	①	②	③	④	⑤
50	①	②	③	④	⑤

51 Helly's solution 조성으로 옳은 것은?

① Absolute alcohol, formalin
② Neutral buffered formalin
③ Picric acid, Glacial acetic acid
④ Absolute alcohol, Zenker's solution
⑤ Zenker's solution, 37~40% formaldehyde

52 별아교세포와 희소돌기아교세포 관찰에 사용되는 고정액은?

① FAB solution
② Zamboni's solution
③ Bouin's solution
④ Rossman's solution
⑤ Zenker's solution

53 조직 내 효소 검출에 가장 효과적인 고정제는?

① Acetone
② Glutaraldehyde
③ Acetic acid
④ Ethyl alcohol
⑤ Mercuric chloride

54 Potassium dichromate(중크롬산칼륨)을 포함하는 고정액은?

① Helly's solution, Carnoy's solution
② Champy's fluid, Regaud's solution
③ Helly's solution, B5 solution
④ Ortho solution, Carnoy's solution
⑤ Zenker's solution, Kaiserling's solution

55 비부가성 고정제에 해당하는 것은?

① Ethyl alcohol, Acetone
② Chromic acid, Osmium tetroxide
③ Picric acid, Formaldehyde
④ Acetic acid, Glutaraldehyde
⑤ Mercuric chloride, Formaldehyde

MEMO

51	①	②	③	④	⑤
52	①	②	③	④	⑤
53	①	②	③	④	⑤
54	①	②	③	④	⑤
55	①	②	③	④	⑤

56 지질성분을 불용화시켜 신경교세포 관찰을 용이하게 하는 고정제는?

① Ethyl alcohol
② Mercuric iodine
③ Sodium thiosulfate
④ Potassium dichromate
⑤ Formalin ammonium bromide

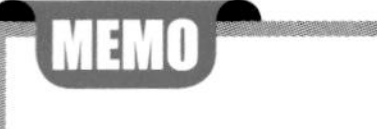

57 10% formalin 고정액의 장점으로 옳은 것은?

① 신속한 고정액의 침투
② 당원 염색을 촉진시킴
③ 매염작용을 늦춰줌
④ 아밀로이드 검출에 용이함
⑤ 중금속이 포함되어 있어 동결절편에 사용 가능

58 전자현미경 관찰에서 후고정제로 사용되는 용액은?

① Osmium tetroxide
② Formaldehyde
③ Mercuric chloride
④ Ethyl alcohol
⑤ Glutaraldehyde

59 희소돌기아교세포와 세포체를 모두 관찰할 수 있는 염색법은?

① 도은법
② 금승홍법
③ 니슬염색법
④ PAS 염색법
⑤ Alcian blue – PAS 염색법

60 당원을 증명하는 특수염색은?

① Mayer stain
② H & E stain
③ PAS stain
④ Congo red stain
⑤ AZAN Malloy stain

56	①	②	③	④	⑤
57	①	②	③	④	⑤
58	①	②	③	④	⑤
59	①	②	③	④	⑤
60	①	②	③	④	⑤

61 콜라겐섬유 염색과 관련된 내용으로 옳은 것은?

① 세포질은 흑색으로 염색된다.
② Aniline blue가 세포질을 염색한다.
③ 콜라겐섬유는 적색으로 염색된다.
④ Biebrich scarlet은 콜라겐섬유 염색에 관여한다.
⑤ Bouin solution을 고정제 및 매염제로 사용한다.

62 지방조직을 제거해 유방, 잘록창자를 신속하게 고정하는 것은?

① Acetone
② 10% formalin
③ 10% alcoholic formalin
④ Kaiserling's fixative
⑤ Carnoys' solution

63 결합조직, 근육, 비상피세포에서 발생한 악성종양을 의미하는 것은?

① Sarcoma
② Granuloma
③ Adenocarcinoma
④ Basal cell carcinoma
⑤ Squamous cell carcinoma

64 원주상피로의 화생이 발생할 가능성이 있는 부위는?

① 기관지
② 자궁목
③ 방광
④ 식도
⑤ 요도

65 출산 또는 낙태 후 현저하게 감소하는 것은?

① Estrogen
② Oxytocin
③ Progesterone
④ Luteinizing hormone
⑤ Follicle stimulating hormone

MEMO

61	①	②	③	④	⑤
62	①	②	③	④	⑤
63	①	②	③	④	⑤
64	①	②	③	④	⑤
65	①	②	③	④	⑤

66 자궁내막세포에 대한 설명이 아닌 것은?

① 포도송이 형태를 보인다.
② 핵소체가 관찰되지 않는다.
③ 폐경기 여성에게서 나타난다.
④ 핵이 과염색되는 경향을 보인다.
⑤ 세포가 중첩되어 있다.

67 바르게 연결된 것은?

① 배란기-이주세포 관찰
② 월경기-방기저세포가 주로 관찰
③ 식도-중층이행상피로 구성
④ 월경기-표재세포>중간세포
⑤ 기관지-원주상피세포로 구성

68 핵소체 비대가 가장 두드러지게 관찰되는 세포는?

① 예비세포
② 상피내암종
③ 큰포식세포
④ 자궁내막세포
⑤ 각질편평상피세포암종

69 Schiller's iodine test에서 대신 사용할 수 있는 용액은?

① Bouin solution
② Harris hematoxylin
③ Lugol's iodine solution
④ Mayer hematoxylin
⑤ Eosin G in phosphate buffer

70 Sarcoma의 종류가 바르게 연결된 것은?

① 피부암, 백혈병
② 뼈육종, 후두암
③ 뼈육종, 악성백혈병
④ 후두암, 악성섬유조직구종
⑤ 횡문근육육종, 설암

MEMO

66	①	②	③	④	⑤
67	①	②	③	④	⑤
68	①	②	③	④	⑤
69	①	②	③	④	⑤
70	①	②	③	④	⑤

임상생리학

71 심전도에 대한 설명으로 옳은 것은?

① 표준사지유도는 전위차를 상대적으로 나타낸다.
② 심전도를 제일 처음 측정한 사람은 Goldberger이다.
③ 쌍극사지유도는 두 전극 간 전위변화의 절대적 양을 측정한다.
④ 처음으로 전기자극을 50% 증폭측정한 사람은 Einthoven이다.
⑤ Ⅱ유도는 왼손과 왼발 간의 전위차를 측정한다.

72 환자에 대한 누설전류 허용치가 10μA인 심전도계는?

① Ergometer
② Holter monitor
③ BF형 심전도계
④ CF형 심전도계
⑤ Telemeter monitor

73 심박수가 분당 60회 이하이면서 심전도 기본파형이 정상인 경우는?

① 빈맥
② 동성서맥
③ 동성빈맥
④ WPW증후군
⑤ LGL증후군

74 동심방결절이 보내는 이상자극에 의해 발생하는 것은?

① 심실조기수축
② 방실조율
③ 심방조기수축
④ 심방기외수축
⑤ 동성부정맥

75 Vector 심전도법에서 7개의 유도전극을 사용하여 심근경색을 검사하는 유도는?

① 식도유도
② 전액면 유도
③ His속 유도
④ Nehb 유도
⑤ Frank 유도

MEMO

71	①	②	③	④	⑤
72	①	②	③	④	⑤
73	①	②	③	④	⑤
74	①	②	③	④	⑤
75	①	②	③	④	⑤

76 심전도를 제일 처음으로 고안한 네덜란드의 생리학자는?

① His ② Bazett
③ Vector ④ Einthoven
⑤ Goldberger

77 1㎃가 넘는 전류에 노출될 경우 일어나는 반응은?

① Microshock ② WPW증후군
③ 심근경색 ④ Macroshock
⑤ 심방부하

78 단극심장앞유도에서 V3와 V4 유도 사이 부분의 명칭은?

① 판막 ② 심실
③ 방실속 ④ 이행대
⑤ 방실결절

79 운동부하검사의 특징으로 옳은 것은?

① Treadmill법은 벨트의 각도와 보행속도로 부하를 준다.
② 잠재적 관상동맥질환을 찾아낼 수 있는 유일한 검사법이다.
③ Holter monitoring은 비활동 중에 24시간 동안 심전도를 검사한다.
④ Ergometer법은 보행이 불편하거나 불가능한 피검사자에게만 사용한다.
⑤ Treadmill의 정지 기준은 목표심박수가 80%에 도달하는 시점이다.

80 뇌파측정전극에 대한 설명으로 옳은 것은?

① 1회 측정 시 12시간을 넘기지 않아야 한다.
② 기록속도는 msec로 표시한다.
③ ㎶는 뇌파의 주기를 나타내는 단위이다.
④ 전극을 통해 뇌파 파형을 있는 그대로 유도한다.
⑤ 접촉저항을 줄이기 위해 설탕물도 사용이 가능하다.

MEMO

76	①	②	③	④	⑤
77	①	②	③	④	⑤
78	①	②	③	④	⑤
79	①	②	③	④	⑤
80	①	②	③	④	⑤

81 일정 주기 동안 전극 사이에서 발생하는 파형의 변화 관계를 가리키는 용어는?

① 위상
② 역위
③ 주파수
④ 시정
⑤ 배경

82 Jasper 전극 배치법에서 대뇌겉질 시각중추에 가장 가깝게 붙이는 전극은?

① O1, O2
② F3, F4
③ Fp1, Fp2
④ F7, F8
⑤ P3, P4

83 10-20법에서 정중이마 부위에 붙이는 전극과 해당 부위에서 중심적으로 관찰되는 특수뇌파는?

① Pz - α파
② Fz - Fmθ파
③ Fp1, Fp2 - β파
④ O1, O2 - δ파
⑤ A1, A2 - δ파

84 안정, 각성, 폐안 상태에서 나타나는 정상 뇌파와 관련된 내용으로 옳은 것은?

① 전체적으로 저진폭 α파가 나타난다.
② 주파수, 진폭, 위상이 좌우 대비된다.
③ 이마 부위에 저진폭의 γ파가 우세하게 나타난다.
④ 뒤통수 부위에 한해 저진폭의 θ파가 나타난다.
⑤ 유아와 소아는 정상뇌파도 주파수와 진폭의 좌우 차가 존재한다.

85 뇌파 진폭에 대한 설명으로 옳은 것은?

① 5mm/50μV는 교차전압이다.
② 진폭의 단위 1μV는 0.01mV이다.
③ 평탄뇌파는 진폭이 매우 큰 파를 말한다.
④ 파의 계곡과 다음 계곡을 연결한 선이 만나는 곳의 높이이다.
⑤ 파의 계곡 시작 부분과 다음 계곡의 끝부분을 연결한 선의 높이이다.

MEMO

81	①	②	③	④	⑤
82	①	②	③	④	⑤
83	①	②	③	④	⑤
84	①	②	③	④	⑤
85	①	②	③	④	⑤

86 근전도계의 전압 증폭도와 공통모드제거비가 순서대로 연결된 것은?

① 120dB, 120dB
② 120dB, 60dB
③ 60dB, 60dB
④ 60dB, 120dB
⑤ 100dB, 60dB

87 근전도계 oscilloscope의 기능으로 올바른 것은?

① 파형을 관찰하고 기록하는 장치이다.
② 브라운관에서 수직축이 시간을 나타낸다.
③ 입력전압 변화에 따른 시간의 차이를 기록한다.
④ 어떤 모양의 파형도 교정장치 없이 기록 할 수 있다.
⑤ 브라운관의 수평축이 신호의 크기 또는 파형을 나타낸다.

88 근전도계 확성기의 기능으로 알맞은 것은?

① 방전파형을 자극해 증폭시킨다.
② 브라운관의 음극선을 증폭시킨다.
③ 근 이완 시 발생하는 높은 주파수를 감지할 수 있다.
④ 신경성 근긴장 방전 감지에 효과적이다.
⑤ 아날로그신호를 디지털 신호로 변환한다.

89 환기기능검사와 관련된 내용으로 구성된 것은?

① 총환기량, 잔기량
② 폐활량, 혈액량
③ 폐확산능, 1초율
④ 폐순환시간, 잔기량, 폐쇄용적
⑤ 1회 환기량, 허파 내 가스분포

90 허파 내 가스분포 검사 중 허파꽈리기능과 관련된 것은?

① 폐쇄용적
② 폐탄력성
③ 기능적 잔기량
④ 예비흡기량
⑤ 노력성 폐활량

MEMO

86	①	②	③	④	⑤
87	①	②	③	④	⑤
88	①	②	③	④	⑤
89	①	②	③	④	⑤
90	①	②	③	④	⑤

91 **폐용적과 관련된 내용으로 옳은 것은?**

① 성인의 잔기량 정상 범위는 2.4L이다.
② 1회 환기량은 안정호흡상태의 1회 호흡량을 뜻한다.
③ 잔기량은 최대흡기 시에 기도와 허파에 잔존하는 가스량을 뜻한다.
④ 예비흡기량은 안정호기상태에서 최대흡기위치에 이르기까지의 가스량이다.
⑤ 예비흡기량은 안정호흡상태에서 최대호기위치까지 필요한 최대 가스량을 말한다.

93 **폐기량검사에 대한 내용으로 옳은 것은?**

① 허파의 부피를 측정하는 검사법이다.
② 가스희석법으로 FRC를 측정할 수 있다.
③ 잔기량은 체적변동기록법으로 측정 할 수 없다.
④ 폐활량계로 기능잔기용량과 잔기량을 직접 측정할 수 있다.
⑤ 허파를 출입하는 공기의 흐름을 통해 전폐기량을 측정한다.

92 **기능적잔기량에 대한 내용으로 옳은 것은?**

① 허파동맥 내 가스분압 차이로 구할 수 있다.
② 폐공기증이 있을 경우 잔기량이 감소한다.
③ 잔기량과 예비호기량의 합에 1회 호흡량을 더한 수치이다.
④ 예비흡기량과 1회 호흡량을 더한 수치와 비슷하다.
⑤ 헬륨가스를 일정량 흡입한 뒤, 허파 내 희석 정도를 측정한다.

94 **폐기량 분획의 명칭과 정의가 올바르게 연결된 것은?**

① 최대흡기량(IC): ERV + RV
② 폐활량(VC): 최대흡기량 + 예비흡기량
③ 잔기량(TV): 최대들숨 뒤 허파 내부에 잔존하는 가스량
④ 폐활량(VC): 최대흡기부터 최대호기위치까지 출입할 수 있는 최소 공기량
⑤ 예비흡기량(IRV): 총환기량 – (예비호기량 + 1회 호흡량 + 잔기량)

95 **초음파검사에서 상의 형태를 결정하는 것은?**

① 주파수 ② 탐촉자 모양
③ 분해능 정도 ④ 임피던스 값
⑤ 공간펄스

MEMO

91	①	②	③	④	⑤
92	①	②	③	④	⑤
93	①	②	③	④	⑤
94	①	②	③	④	⑤
95	①	②	③	④	⑤

96 UCG로 판정할 수 있는 항목이 아닌 것은?

① 심실중격결손증
② 심방중격결손증
③ 두개 내 혈종
④ 대동맥관개존증
⑤ 팔로네증후군

97 심장초음파검사에서 태아의 심박동이나 혈류속도를 보는 데 사용되는 것은?

① 침수형주사법
② 펄스파도플러법
③ 연속파투과법
④ 펄스반사법 A-mode
⑤ 펄스반사법 M-mode

98 초음파 검사에서 탐촉자와 탐촉면 사이를 메우는 전파물질은?

① 공기, 유동파라핀
② 초음파젤리, 올리브유
③ 에탄올, 증류수
④ 글리세린, 메탄올
⑤ 올리브유, 공기

99 가까운 곳은 좁고 먼 곳은 넓게 나오는 부채꼴모양의 영상을 얻을 수 있는 초음파 탐촉자는?

① Convex
② Sector
③ Linear
④ Radial
⑤ Circular

100 Linear형 탐촉자를 주로 이용하는 부위는?

① 복부
② 골반
③ 곧은창자
④ 심장판막
⑤ 혈류속도

MEMO

96	①	②	③	④	⑤
97	①	②	③	④	⑤
98	①	②	③	④	⑤
99	①	②	③	④	⑤
100	①	②	③	④	⑤

49 세척적혈구의 보관 가능 기간은?

① 35시간
② 진탕하며 5일
③ 세척 후 6시간
④ 채혈 후 24시간
⑤ 세척 후 24시간

50 Vitamin K 결핍에 큰 영향을 받는 응고인자는?

① Ⅰ
② Ⅱ
③ Ⅴ
④ Ⅷ
⑤ XⅢ

51 적혈구의 가장 중요한 기능은?

① 산소 운반
② 이온 교환
③ 노폐물 수거
④ 이산화탄소 운반
⑤ 산소와 이산화탄소 교환

52 RBC 성숙과정 중 핵과 세포질의 비는 약 1:10이 되는 단계는?

① Reticulocyte
② Pronormoblast
③ Basophilic normoblast
④ Polychromatic normoblast
⑤ Orthochromatic normoblast

53 트롬빈에 감수성을 나타내는 응고인자가 아닌 것은?

① Ⅰ
② Ⅴ
③ Ⅷ
④ XⅡ
⑤ XⅢ

MEMO

49	①	②	③	④	⑤
50	①	②	③	④	⑤
51	①	②	③	④	⑤
52	①	②	③	④	⑤
53	①	②	③	④	⑤

54 CR 수축률 불량의 가장 큰 원인은?

① 간기능상실
② 급성백혈병
③ 재생불량성빈혈
④ 바이러스성 감염
⑤ 이차성혈소판감소증

55 혈우병 진단용 검사가 아닌 것은?

① Duke법
② aPTT 시험
③ Lee-White법
④ Sahli-Fonio법
⑤ Microcapillary tube법

56 활성체가 비타민 K 의존인자 결합반응에서 보조인자로 작용하는 것은?

① Ⅰ
② Ⅱ
③ Ⅳ
④ Ⅶ
⑤ ⅩⅡ

57 호중구의 유약형으로 U자형 핵이 특징인 세포는?

① 띠중성구
② 늦골수세포
③ 뼈속질세포
④ 뼈속질모세포
⑤ 분열핵 과립구

58 말초혈액에서 발견되는 가장 어린 백혈구는?

① Myelocyte
② Myeloblast
③ Promyelocyte
④ Segmented cell
⑤ Band neutrophil

MEMO

54	①	②	③	④	⑤
55	①	②	③	④	⑤
56	①	②	③	④	⑤
57	①	②	③	④	⑤
58	①	②	③	④	⑤

59 Thrombin 증가와 관련해 결핍이 일어나는 응고인자는?

① V ② X
③ XI ④ VII
⑤ XII

60 말초혈액으로 나가기까지 소요 기간이 바르게 연결된 것은?

① RBC - 7일 ② Platelet - 7일
③ RBC - 24시간 ④ WBC - 3일 이내
⑤ WBC - 7일 이상

61 말초혈액을 이용한 검사에서 가장 관찰하기 어려운 것은?

① 림프구 ② 간상핵구
③ 형질세포 ④ 분엽핵호산구
⑤ 분엽핵호중구

62 혈병수축 시간 불량에 가장 큰 영향을 미치는 것은?

① HIV ② Hemophilia A
③ Hemophilia B ④ Thrombocytosis
⑤ Thrombocytopenia

63 Platelet 조혈전구세포에 해당되는 것은?

① Myotube ② Neuroblast
③ Megakaryocyte ④ Precursor cell
⑤ Multinucleate cell

MEMO

59	①	②	③	④	⑤
60	①	②	③	④	⑤
61	①	②	③	④	⑤
62	①	②	③	④	⑤
63	①	②	③	④	⑤

64 혈액응고 제 V인자와 관련된 혈소판인자는?

① PF-1　② PF-2
③ PF-4　④ PF-7
⑤ PF-10

65 혈소판 감소와 관련된 내용이 아닌 것은?

① BT 연장
② CR 30%
③ Thrombocythemia
④ 모세혈관 취약성 증가
⑤ Thrombocytopenia purpura

66 시안메트헤모글로빈법의 특징이 바르게 설명된 것은?

① 혈색소 비색 정성법이다.
② 맹검액으로 NaCl을 사용한다.
③ 측정 오차가 비교적 큰 편이다.
④ 시약이 포함된 혈액을 30분간 안정시킨 뒤 340nm에서 측정한다.
⑤ 정상인도 전체 혈색소의 1.5% 정도가 메트헤모글로빈 상태로 존재한다.

67 Platelet factor에 대한 설명으로 옳은 것은?

① PF-4는 항응고작용을 중화시킨다.
② PF-6는 혈소판 플라스민을 활성화시킨다.
③ PF-2와 PF-4만 혈소판에 고유한 성질을 갖는다.
④ PF-2는 피브리노겐 활성화 인자를 억제시킨다.
⑤ 혈소판에서 유래한 혈액응고 관여인자로 로마숫자로 표시한다.

MEMO

64	①	②	③	④	⑤
65	①	②	③	④	⑤
66	①	②	③	④	⑤
67	①	②	③	④	⑤

68 지혈 순서가 바르게 나열된 것은?

① 혈소판 점착 → 혈소판 응집 → 응고 혈전 → 혈소판 혈전 → 섬유소 용해
② 혈소판 응집 → 혈소판 점착 → 혈소판 혈전 → 응고 혈전 → 섬유소 용해
③ 혈소판 점착 → 혈소판 응집 → 혈소판 변태 → 혈소판 혈전 → 혈관 수축
④ 혈관 수축 → 혈소판 점착 → 혈소판 응집 → 혈소판 변태 → 혈전 생성 → 응고 혈전
⑤ 혈소판 응집 → 혈관 수축 → 혈소판 변태 → 혈소판 혈전 → 응고 혈전 → 섬유소 용해

69 Kidney와 비슷한 모양의 핵을 갖는 세포의 특징으로 옳은 것은?

① 특수과립이 존재하지 않는다.
② Auer body를 관찰할 수 있다.
③ 뼈속질세포 중 크기가 가장 크다.
④ 미성숙세포의 최종단계에 해당한다.
⑤ 세포질은 연한 녹색, 핵은 청색으로 염색된다.

70 혈소판 감소와 관련된 것은?

① Splenectomy
② Idiopathic thrombocythemia
③ Chronic myelogenous leukemia
④ acute megakaryoblastic leukemia
⑤ Acute lymphoblastic leukemia

71 Aplastic anemia, pernicious anemia와 가장 관계가 깊은 것은?

① MF
② PNH
③ CML
④ Thrombasthenia
⑤ Rheumatoid arthritis

MEMO

68	①	②	③	④	⑤
69	①	②	③	④	⑤
70	①	②	③	④	⑤
71	①	②	③	④	⑤

72 백혈구 백분율에서 림프구 비율과 관련된 내용으로 옳은 것은?

① 림프구 증가는 호중구 증가와 동반된다.
② 급성감염병에서 림프구 절대 수가 증가한다.
③ CLL에서 림프구 상대적 비율이 감소한다.
④ 말초혈액 내 림프구가 6,000개/μL 이상이다.
⑤ 상대적 림프구 증가증은 호중구 증가와 연관되어 있다.

73 TT에서 측정 가능한 응고인자가 바르게 연결된 것은?

① Ⅱ, Ⅶ, Ⅸ, Ⅹ
② Ⅶ, Ⅸ, Ⅹ, ⅩⅡ
③ Ⅱ, Ⅶ, Ⅷ, Ⅹ
④ Ⅲ, Ⅶ, Ⅸ, Ⅹ
⑤ Ⅴ, Ⅶ, Ⅸ, Ⅹ

임상미생물학

74 Stuart's urea broth의 특징이 아닌 것은?

① 요소를 분해하는 균은 모두 자랄 수 있다.
② Disodium phosphate와 phenol red가 포함되어 있다.
③ Helicobacter pylori는 30초 이내에 urease를 분해한다.
④ Yeast extract는 요소분해균의 성장을 돕기위해 첨가한다.
⑤ *Salmonella, Shigella species*에서 *Proteus species*를 감별한다.

75 *Actinomyces israelii*의 특징이 아닌 것은?

① 혐기성그람음성균이다.
② 만성화농육아종을 유발한다.
③ 바퀴살균증에서 분리할 수 있다.
④ 허파와 얼굴 모두 감염경로가 된다.
⑤ 정상돌물의 구강에서 서식하는 정상상재균이다.

76 *Pseudomonas fluorescens* 생성 색소는?

① Pyocyanin
② Pyoverdine
③ Pyomelanin
④ Pyorubin
⑤ Fluorescent

MEMO

72	①	②	③	④	⑤
73	①	②	③	④	⑤
74	①	②	③	④	⑤
75	①	②	③	④	⑤
76	①	②	③	④	⑤

77 결핵의심 소변 배양 검사에 대한 내용이 아닌 것은?

① 중간뇨를 배양한다.
② 아침 첫 소변을 사용한다.
③ Bismuth sulfite agar 배지를 사용한다.
④ 냉장온도에 보관한 검체를 사용할 수 있다.
⑤ 소변 배양은 비뇨생식기계 결핵 진단에 사용된다.

78 배양용 검체와 취급법이 잘못 연결된 것은?

① Urine – 아침 첫 소변
② CSF – 채취 후 즉시 사용
③ Sputum – 아침 첫 객담
④ Urine – 냉장보관 가능
⑤ 뼈속질 – 중화해서 사용

79 폐결핵 확진 환자의 객담을 확보하지 못했을 때 대체용 검체는?

① 혈액 ② 소변
③ 복강액 ④ 뇌척수액
⑤ 기관지 세척액

80 H_2S 생성능 확인용 배지가 아닌 것은?

① DC ② KIA
③ TSI ④ SIM
⑤ LIA

81 기관지 세척액 배양에 사용되는 배지는?

① GN broth
② KCN broth
③ Selenite F broth
④ Tetrathionate broth
⑤ Middle brook 7H9 broth

MEMO

77	① ② ③ ④ ⑤
78	① ② ③ ④ ⑤
79	① ② ③ ④ ⑤
80	① ② ③ ④ ⑤
81	① ② ③ ④ ⑤

82 *Gonorrhea* 진단에 사용되는 배지는?

① TSA
② BHIA
③ Nutrient agar
④ Blood agar plate
⑤ New York City agar

83 성병 원인균이 바르게 연결된 것은?

① *N. gonorrhoeae, K. pneumonia*
② *Treponema pallidium, B. cereus*
③ *H. ducreyi, L. monocytogenes*
④ *Trichomonas vaginalis, H. ducreyi*
⑤ *N. gonorrhoeae, Pseudomonas aeruginosa*

84 수막염과 관계가 없는 균은?

① *H. influenza*
② *S. pyogenes*
③ *N. meningitidis*
④ *C. neoformans*
⑤ *L. monocytogenes*

85 독소형 식중독균에 대해 바르게 설명하고 있는 것은?

① 장염 *vibrio*는 호염성 균이다.
② *V. haemolyticus*는 호염성이다.
③ *S. aureus*는 enterotoxin을 갖는다.
④ *C. botulinum*은 잠복기가 짧은 편이다.
⑤ *Salmonella*는 치사율이 높고 잠복기가 길다.

86 Catalase 반응 시 거품을 생성하는 균속은?

① *Listeria monocytogenes*
② *Serratia*
③ *N. gonorrhoeae*
④ Streptococcus Gr. A
⑤ *Streptococcus pneumoniae*

MEMO

82	①	②	③	④	⑤
83	①	②	③	④	⑤
84	①	②	③	④	⑤
85	①	②	③	④	⑤
86	①	②	③	④	⑤

87 DNase 양성균 중 Esculin 가수분해 test도 양성인 비발효성 그람음성 간균은?

① *Serratia*
② *Bordetella*
③ *Acinetobacter*
④ *Enterococcus*
⑤ *Stenotrophomonas maltophilia*

88 Chocolate agar의 특징으로 옳은 것은?

① semisolid agar
② *H. influenza* 증식배지로 사용
③ Dermatophytes 증균배지로 사용
④ pH 8.0~8.6을 유지
⑤ 혈액우무배지를 autoclave해 사용

89 선택배지가 아닌 것은?

① SS agar, BS agar
② DC agar, HE agar
③ XLD agar, TCBS agar
④ Ogawa agar, LJ medium
⑤ Cooked meat medium, TCBS agar

90 황화수소 생성능 검사에 적합하지 않은 배지는?

① SIM agar
② Semisolid agar
③ Peptone iron agar
④ Hektoen enteric agar
⑤ OF medium with dextrose

91 TCBS 배지를 선택배지로 사용하는 것은?

① *Vibrio cholerae*
② *Aeromonas hydrophila*
③ *Acinetobacter baumanii*
④ *Pseudomonas aeruginosa*
⑤ *Plesiomonas shigelloides*

MEMO

87	①	②	③	④	⑤
88	①	②	③	④	⑤
89	①	②	③	④	⑤
90	①	②	③	④	⑤
91	①	②	③	④	⑤

92 백일해균을 분리하는데 사용되는 선택배지는?

① Blood agar
② Bordet-Gengou agar
③ MacConkey agar BHI
④ Stuart transport Medium
⑤ CDC anaerobic 5% Sheep blood agar

93 고체 배지는?

① PDA
② SIM
③ Potato extract broth
④ Kirchner medium
⑤ Proskauer and becks medium

94 성충 크기가 폐흡충 보다 작은 것은?

① 간질
② 간흡충
③ 요코가와흡충
④ 일본주혈흡충
⑤ 방광주혈흡충 수컷

95 자웅이체 기생충은?

① 요코가와흡충
② 간질
③ 이형흡충
④ 비대흡충
⑤ 방광주혈흡충

96 회충 수정란의 특징으로 옳은 것은?

① 3개의 난세포를 갖는다.
② 구형의 모양을 나타낸다.
③ 자웅동체 기생으로 생성된다.
④ 색상을 통해 구분할 수 있다.
⑤ 난각은 단백막과 키틴막 2가지로 구성되어 있다.

MEMO

92	①	②	③	④	⑤
93	①	②	③	④	⑤
94	①	②	③	④	⑤
95	①	②	③	④	⑤
96	①	②	③	④	⑤

97 만손주혈흡충 수컷과 크기가 가장 비슷한 성충은?

① 간질 ② 간흡충
③ 폐흡충 ④ 비대흡충
⑤ 방광주혈흡충

98 약독화 생백신의 특징이 아닌 것은?

① 바이러스 역가가 낮은 편이다.
② 주사를 통해서만 투여가 가능하다.
③ 여러 종류를 동시에 접종할 수 없다.
④ 독성전환이 발생할 가능성이 존재한다.
⑤ 활성성분의 재활동 가능성이 존재한다.

99 생균백신을 사용하는 것은?

① 풍진 ② 단순포진
③ 인플루엔자 ④ 아데노바이러스감염증
⑤ 라이노바이러스감염증

100 Toxoid 백신을 사용하는 것은?

① 백일해 ② 광견병
③ 일본뇌염 ④ 파라티푸스
⑤ 디프테리아

101 불활성화 백신에서 병원체를 사멸하는데 사용되는 것은?

① 염소 ② 에테르
③ 농황산 ④ 과산화수소
⑤ 포름알데하이드

MEMO

97	①	②	③	④	⑤
98	①	②	③	④	⑤
99	①	②	③	④	⑤
100	①	②	③	④	⑤
101	①	②	③	④	⑤

102 항체생성 유도 성질이 가장 좋은 것은?

① RNA 백신
② Subunit 백신
③ 약독화 생백신
④ 불활성화 백신
⑤ 재조합 DNA 백신

103 흑색진균증을 일으키는 진균은?

① *Fusarium*
② *Penicillium*
③ *Aspergillus*
④ *Sepedonium*
⑤ *Cladosporium*

104 Yeast like fungi에 대한 설명으로 옳은 것은?

① 영양균사를 형성한다.
② 흑색집락을 형성한다.
③ 분절포자를 형성한다.
④ 불규칙한 모양을 나타낸다.
⑤ *Candida albicans*가 대표적이다.

105 *Candida albicans*의 특징이 아닌 것은?

① 가성균사
② 후막홀씨
③ 불완전균류
④ 효모양진균
⑤ 37℃에서 균사형성

106 HLA 항원에 대한 설명으로 옳은 것은?

① Class I은 HLA-DRB1, DRB3를 가짐
② 단일유전자 표현 항원
③ 생체외에서 항원과 반응함
④ 특이항원에 대한 면역반응 유발
⑤ B 림프구 인식 및 활성화에 관여

MEMO

102	①	②	③	④	⑤
103	①	②	③	④	⑤
104	①	②	③	④	⑤
105	①	②	③	④	⑤
106	①	②	③	④	⑤

107 Antinuclear antibodies의 진단에 가장 널리 사용되는 혈청학적 검사법은?

① Latex 응집법
② Waaler-Rose 반응
③ Cryoglobulin test
④ Rapid slide screening
⑤ Indirect immunofluorescence method

108 혈청 내 보체의 특징이 아닌 것은?

① C1~C9까지 존재
② 혈청 단백질의 일종
③ 높은 온도에서 활성화
④ 활성에 반드시 필요한 이온 존재
⑤ 항원과 항체의 결합에 의해 활성화

109 CD4 cell 바이러스 감염과 관련된 혈청학적 검사법은?

① HI test
② PHA test
③ RPHA test
④ Paul-Bunnell test
⑤ Enzyme immunoassay

110 HBsAg 검사에 대한 설명으로 옳은 것은?

① 침강반응을 이용해 검사한다.
② Widal test와 같은 원리를 사용한다.
③ 정량검사를 통해 결과를 알 수 있다.
④ HBsAb 검사와 같은 방식으로 보체를 불활성화 시킨다.
⑤ 간암 보조진단과 B형 간염 바이러스 항원검사에 사용된다.

111 RPHA test의 판독법이 바르게 설명된 것은?

① 1+은 위양성을 의미한다.
② -와 ± 모두 음성을 의미한다.
③ 3+는 불균일한 응집이 다수 나타난다.
④ 2+는 희미한 응집이 나타났다 사라진다.
⑤ 응집도를 이용해 역가를 계산할 수 있다.

MEMO

107	①	②	③	④	⑤
108	①	②	③	④	⑤
109	①	②	③	④	⑤
110	①	②	③	④	⑤
111	①	②	③	④	⑤

112 C-polysaccharide와 특이적 반응을 일으키는 단백질에 대한 설명이 아닌 것은?

① 뇌졸중 진단의 지표가 되는 단백질이다.
② Iinterleukin-6가 간을 자극해 생산된다.
③ 검사에 anti-CRP antibody를 이용한다.
④ Pneumococcus와 만나 침강반응을 일으킨다.
⑤ nephelometer를 이용한 정성검사가 이용된다.

113 CRP 측정 capillary precipitation법 결과 판독이 잘못된 것은?

① 1+는 1mm를 의미한다.
② 최소 6시간 이상 반응시킨다.
③ 침강물의 양에 따라 높이를 측정한다.
④ 2+는 1mm + 2mm를 의미한다.
⑤ 환자혈청과 항혈청은 같은 비율로 사용한다.

114 IgG Fc fragment에 대한 자가항체검사에서 사용되는 항원은?

① CRP
② 자가항체(IgE)
③ glycoprotein
④ 토끼 γ-globulin
⑤ ribonucleoprotein

115 ANA 간접면역형광법에서 환자 혈청과 반응시키는 것은?

① Hep-2 cell
② DNP-IgG latex
③ 토끼 γ-globulin
④ 감작 면양 적혈구
⑤ 형광색소 표지 γ-globulin

MEMO

112	①	②	③	④	⑤
113	①	②	③	④	⑤
114	①	②	③	④	⑤
115	①	②	③	④	⑤

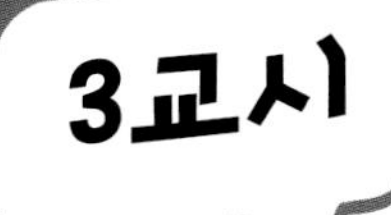

1. 실기시험(65문제)

조직 · 세포 병리검사(16), 임상화학검사(16), 혈액학검사(16), 임상미생물검사(17)

조직·세포 병리검사

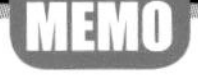

01 갑상선 결절에 대한 초기 진단검사법은?

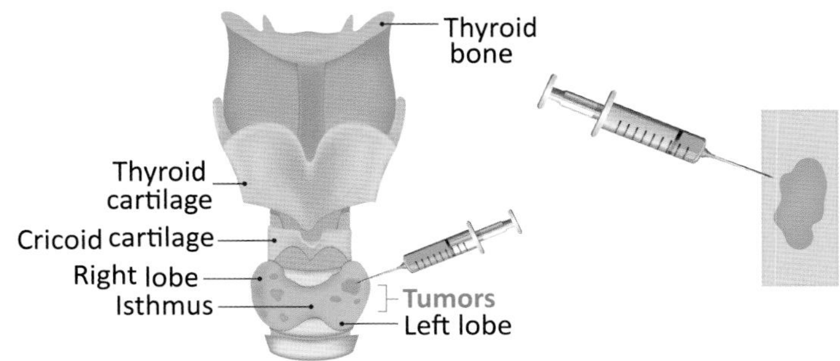

① Bone biopsy
② Punch biopsy
③ Needle biopsy
④ Aspiration biopsy
⑤ Endoscopic biopsy

02 아래 그림이 나타내는 생검법은?

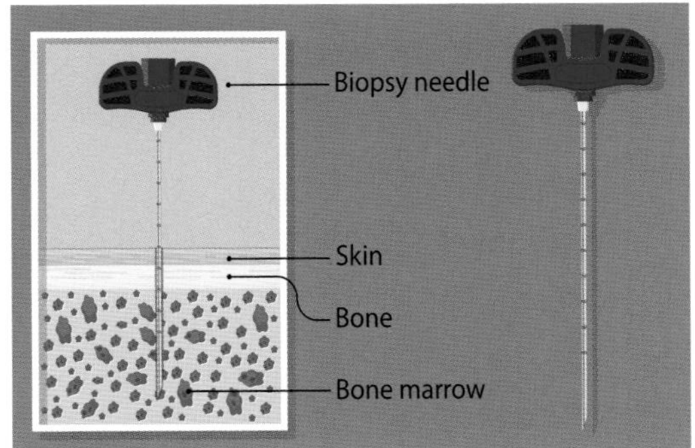

① Punch biopsy
② Oral biopsy
③ Endoscopic biopsy
④ Bone biopsy
⑤ Aspiration biopsy

01	① ② ③ ④ ⑤
02	① ② ③ ④ ⑤

03 아래 사진과 관련된 특수 염색은?

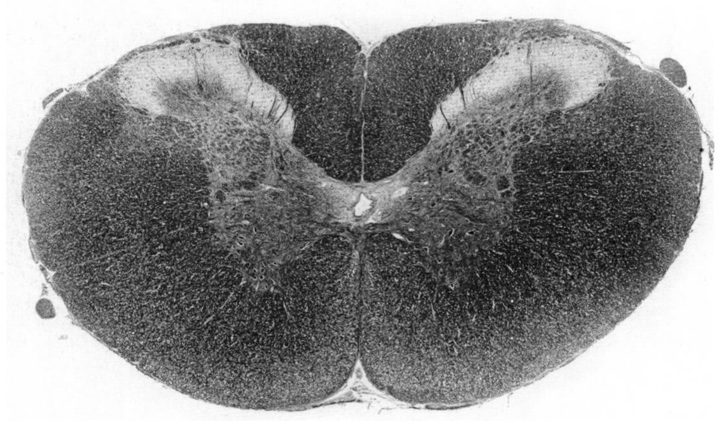

① PTAH stain
② Silver stain
③ Thioflavin T
④ Luxol fast blue stain
⑤ Gold sublimate method

04 아래 사진과 같이 칼슘침착이 나타나는 장기의 시료 채취법으로 옳은 것은?

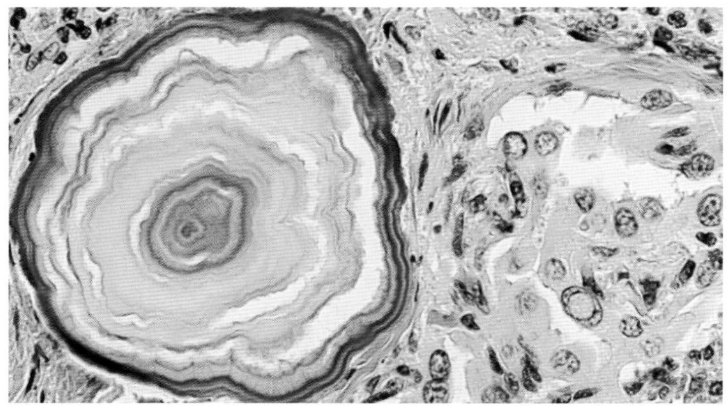

① Thyroidectomy
② Nephrectomy
③ Hysterectomy
④ Radical mastectomy
⑤ Intratracheal injection

MEMO

03	① ② ③ ④ ⑤
04	① ② ③ ④ ⑤

05 아래 소뇌겉질백색질 염색 사진에서 청색으로 염색된 물질은?

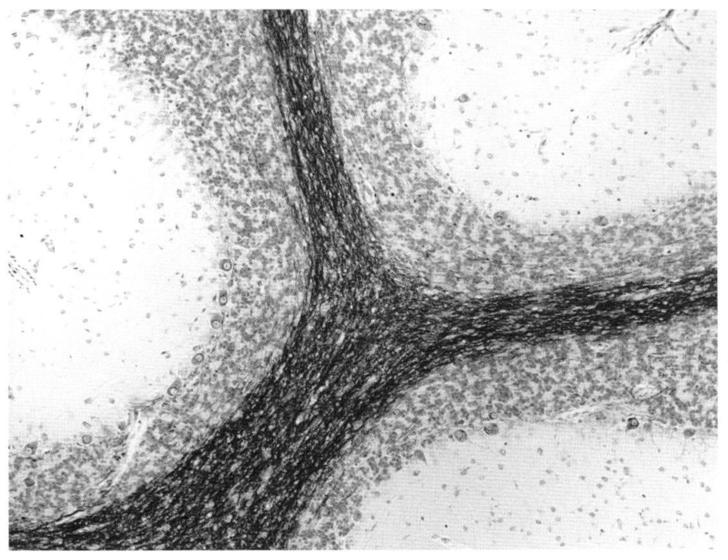

① 핵 ② 세포질
③ 적혈구 ④ 축삭돌기
⑤ 말이집신경섬유

06 아래 H&E 염색 사진을 통해 유추할 수 있는 인체 조직은?

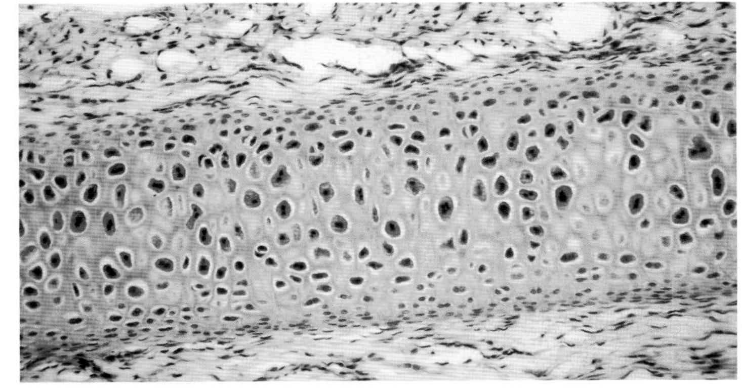

① 뇌 ② 허파
③ 뼈 ④ 간
⑤ 콩팥

MEMO

05	① ② ③ ④ ⑤
06	① ② ③ ④ ⑤

07 아래 강조된 부위의 조직절편 제작을 위한 시료 채취법은?

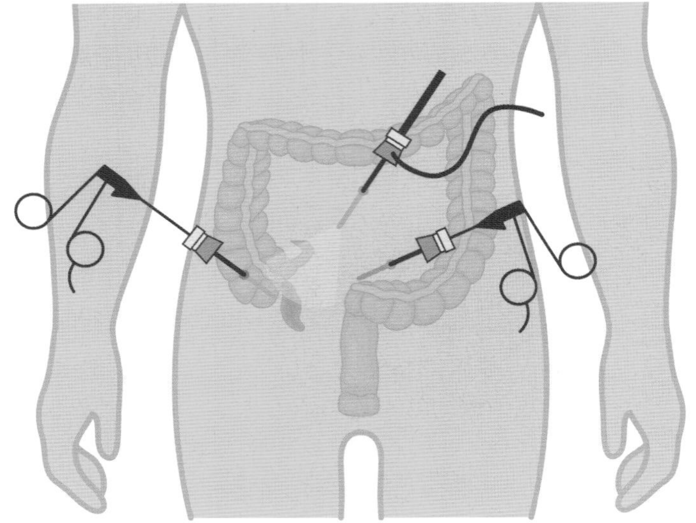

① Nephrectomy
② Appendectomy
③ Cervical cone biopsy
④ Radical mastectomy
⑤ Intratracheal injection

08 아래 immunocytochemistry 염색 사진이 나타내는 것은?

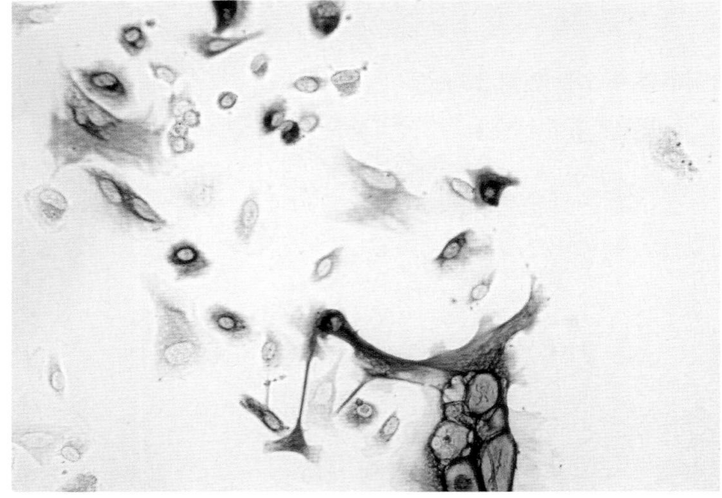

① 허파조직
② 자궁속막
③ 간조직
④ 혈액도말
⑤ 골수도말

MEMO

07	①	②	③	④	⑤
08	①	②	③	④	⑤

09 아래 작은창자 상피세포 염색 사진에서 PAS 반응이 증명하는 물질은?

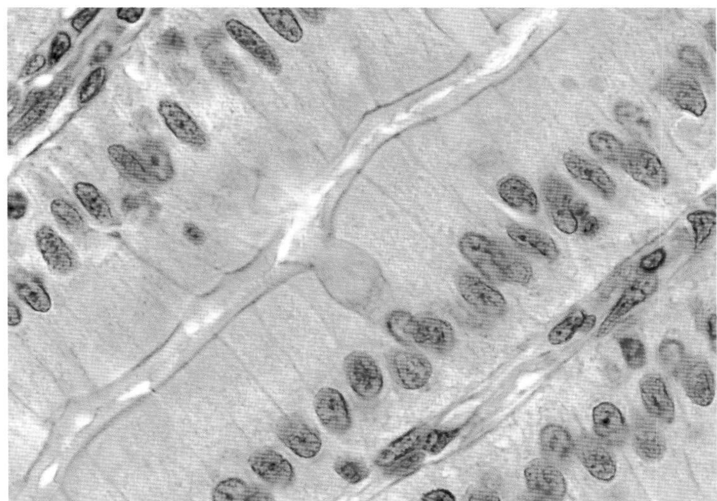

① 효소 ② 근육
③ 단백질 ④ 글리코겐
⑤ 중성점액

10 아래 사진과 연관이 가장 깊은 silver stain법은?

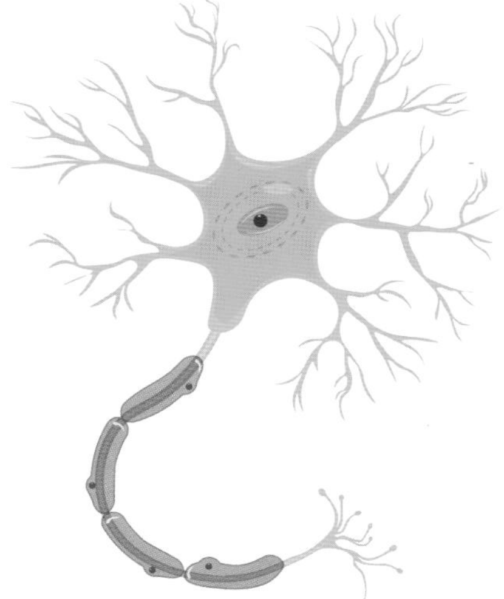

① PTAH stain ② Thioflavin T
③ Luxol fast blue stain ④ Bielschowsky stain
⑤ Gold sublimate method

MEMO

09	① ② ③ ④ ⑤
10	① ② ③ ④ ⑤

11 아래 Pap smear 상에서 관찰되는 세포가 상피세포의 2/3 이상을 차지할 경우 해당되는 것은?

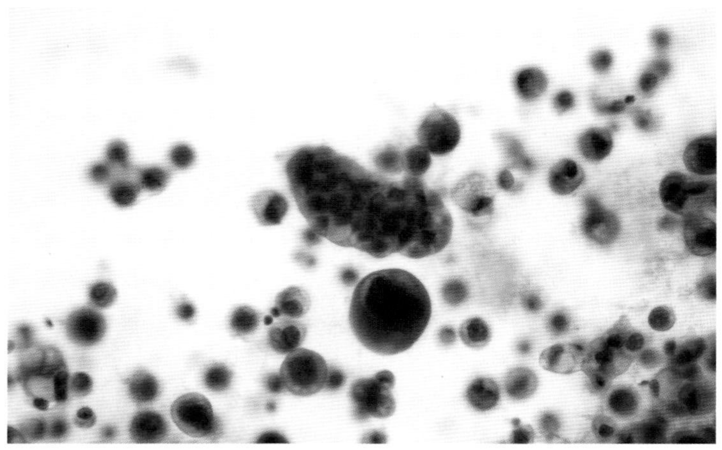

① 미분화성 상피암
② 자궁속막증식증
③ 자궁속목부 샘암종
④ 고등급 이형성증
⑤ 헤르페스바이러스 감염증

12 아래 Pap smear 염색 사진에서 특징적으로 나타나는 세포는?

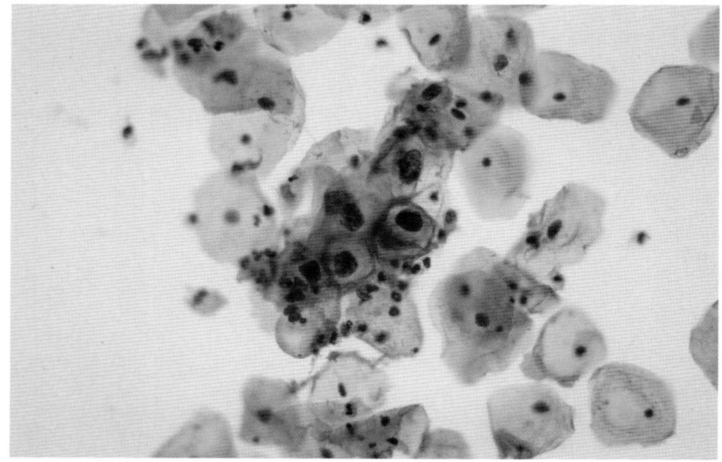

① 표층세포
② 중층편평상피
③ 공동세포
④ 방기저세포
⑤ 비각화성 중층편평상피

MEMO

11	① ② ③ ④ ⑤
12	① ② ③ ④ ⑤

13 아래 사진에서 관찰되는 이상세포는?

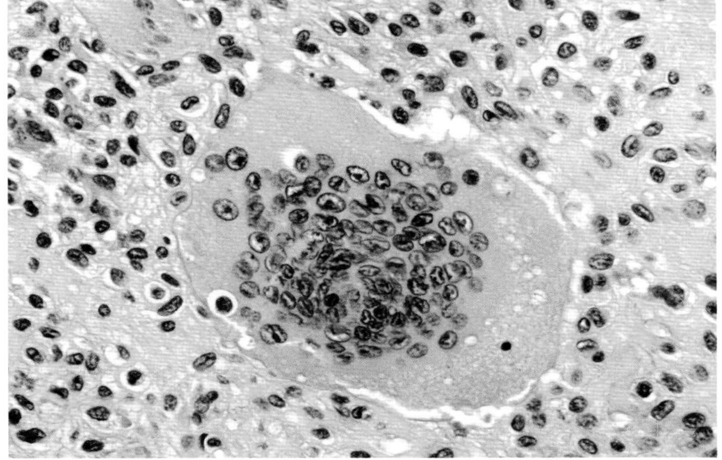

① HPV
② Leptothrix
③ Syncytiotrophoblast cell
④ Multinucleated giant cell
⑤ Gardnerella vaginalis

14 아래 사진에서 관찰되는 이형성증의 특징으로 옳은 것은?

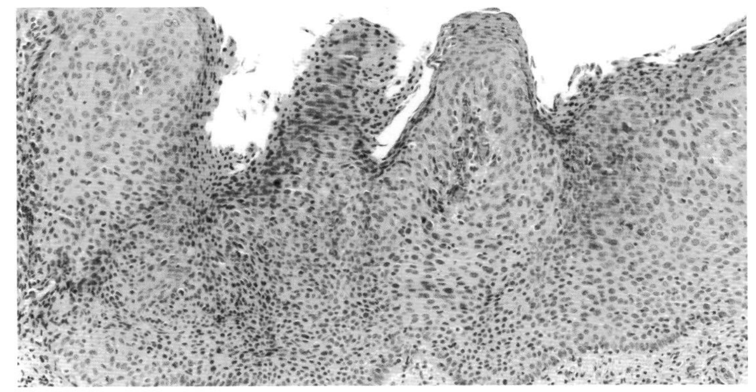

① 높은 정상복귀율
② Metaplasia와 비슷한 형태
③ 중간세포의 세포질, 방기저세포의 핵
④ 표층세포의 세포질, 중간세포의 핵
⑤ 방기저세포의 세포질, 기저세포의 핵

MEMO

13	① ② ③ ④ ⑤
14	① ② ③ ④ ⑤

15 Pap smear에서 특징적으로 나타나는 이형세포의 분류 조건은?

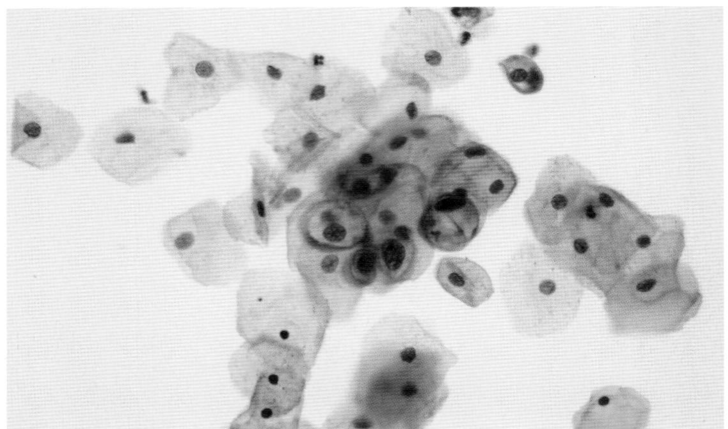

① 염색성에 의한 분류
② 핵 성숙도에 의한 분류
③ N/C ratio에 의한 분류
④ 염증정도에 의한 분류
⑤ 세포질 성숙에 의한 분류

16 이형 상피세포 감별 또는 원주 구분에 사용되는 염색법은?

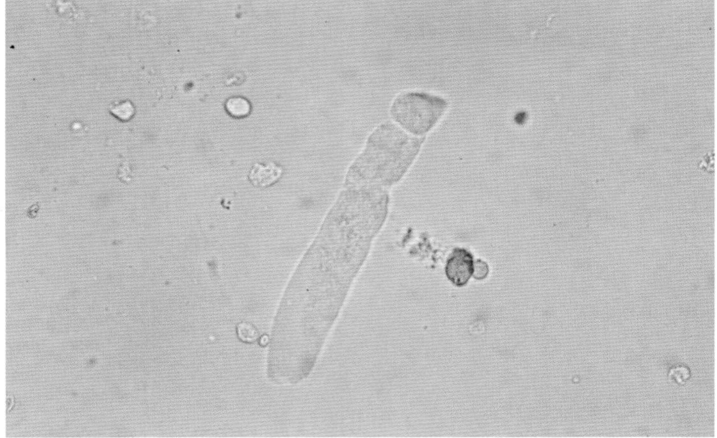

① Prescott-Brodie stain
② Hemosiderin stain
③ Prussian blue stain
④ Sternheimer-Malbin stain
⑤ Modified Sternheimer-Malbin stain

MEMO

15	① ② ③ ④ ⑤
16	① ② ③ ④ ⑤

25 사진 속 장비를 이용해 혈장단백을 측정할 때 물질 이동속도에 영향을 주지 않는 것은?

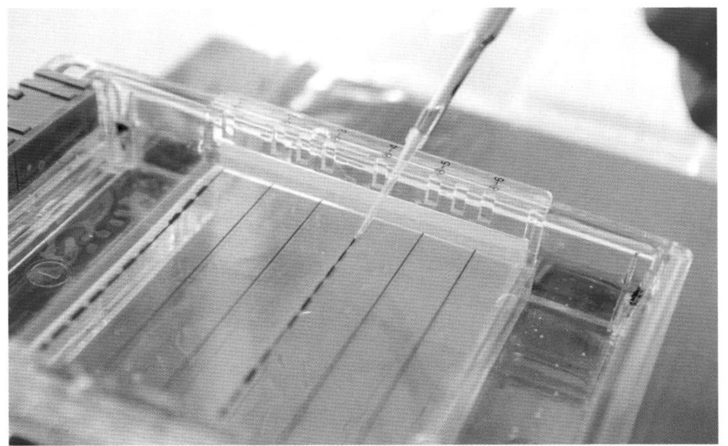

① 분자의 크기
② 전해질 pH
③ 염료 분자량
④ 혈소판 농도
⑤ 이온 강도

MEMO

26 혈청단백질 전기영동상에서 A 부분에 위치하는 것은?

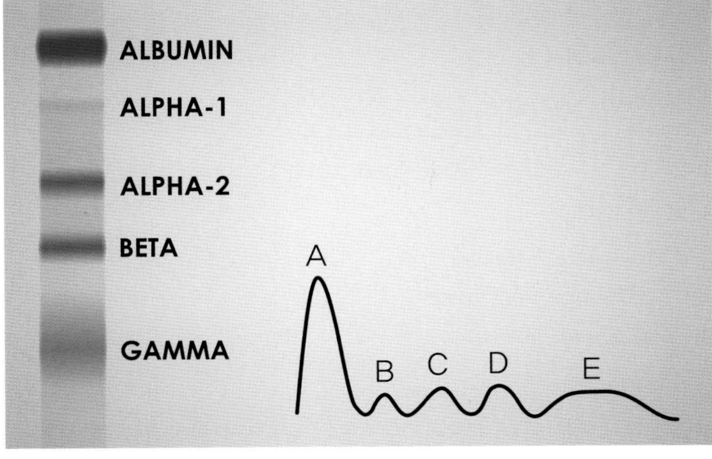

① β-globulin
② γ-globulin
③ α1-globulin
④ Albumin
⑤ α2-globulin

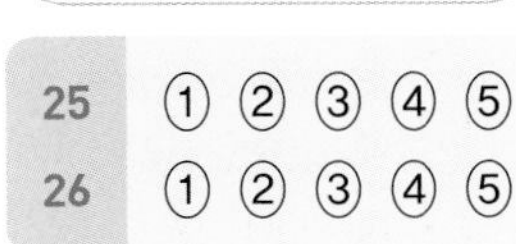

27 아래 그림과 같은 결과를 얻기 위해 요구되는 단백질의 최소 농도는?

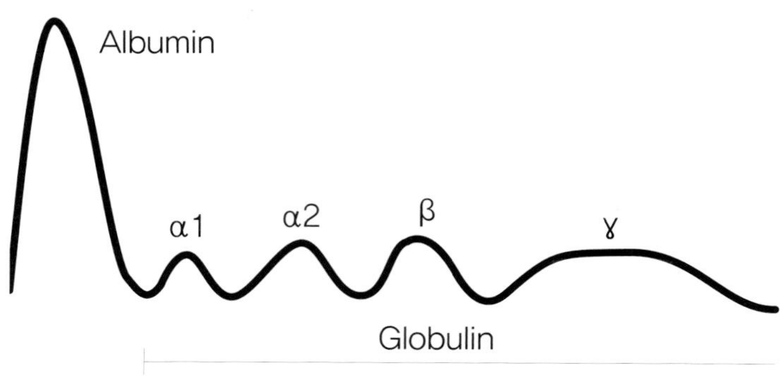

① 0.1mg/dl　② 0.01g/dl
③ 0.1g/dl　④ 1mg/dl
⑤ 0.01mg/ml

28 아래 그래프와 관련된 내용으로 옳은 것은?

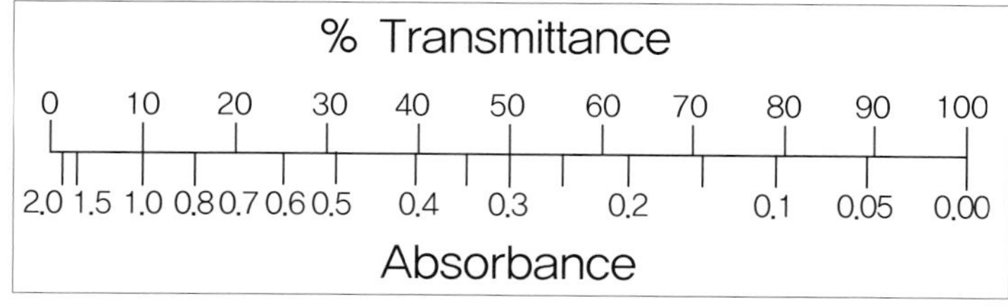

Abs = 0　100% light transmitted
Abs = 1　10% light transmitted
• Absorbance = 0 to 1.0 for minimal error

① 투과도는 입사광/투과광
② 흡광도는 세포 두께에 반비례
③ 흡광도는 -log 50, 대략 0.3
④ 투과도는 용액의 질량에 비례
⑤ 흡광도는 -log 0 = 대략 150%

MEMO

27	①	②	③	④	⑤
28	①	②	③	④	⑤

29 LDH 전기영동에서 급성간염과 관련된 LDH는?

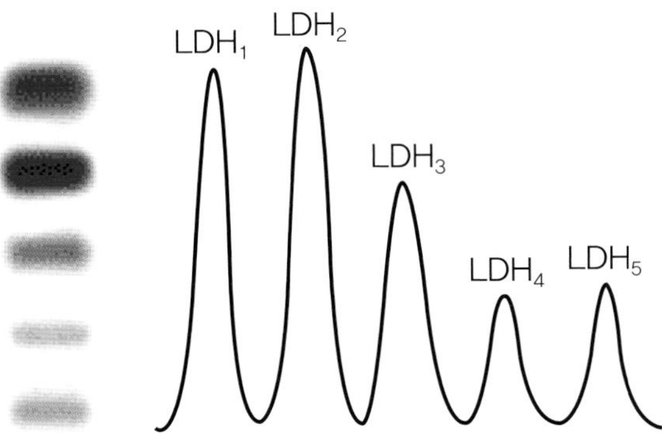

① LDH1
② LDH2
③ LDH3
④ LDH4
⑤ LDH5

30 X bar-R 관리도에서 B가 가리키는 빨간색 선이 의미하는 것은?

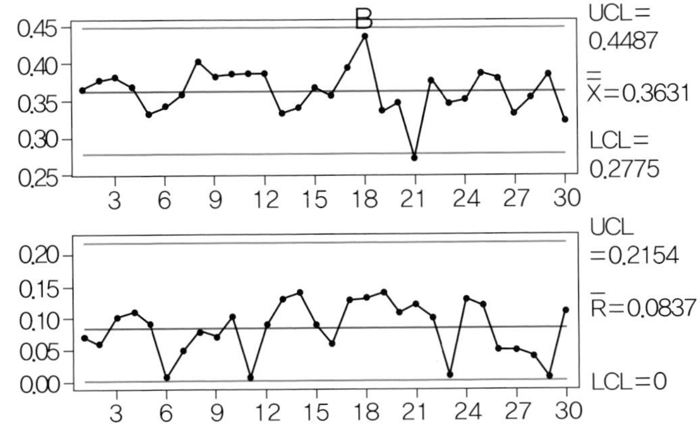

① 공정 평균값
② 관리이탈 기준
③ 규격한계
④ 공정변동
⑤ 목표 값

MEMO

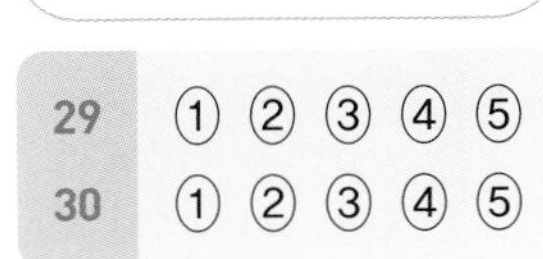

31 아래의 사진 속 검사에 사용되는 항응고제는?

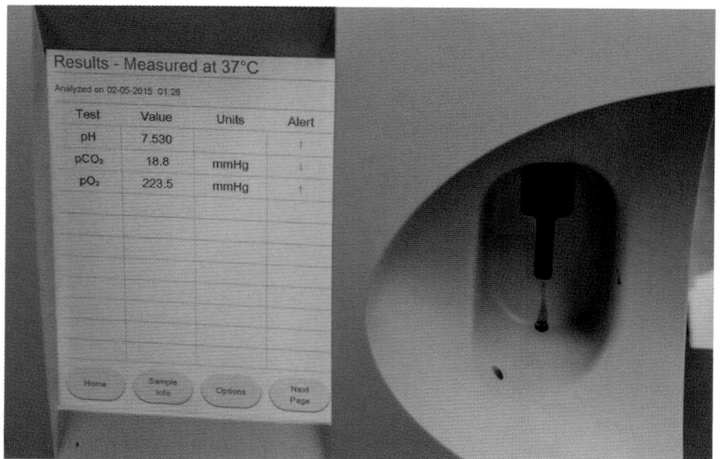

① Sodium heparin
② Sodium oxalate
③ Lithium oxalate
④ Double oxalate
⑤ Sodium citrate

32 아래 사진에서 베타입자를 차단할 수 있는 물질로 옳은 것은?

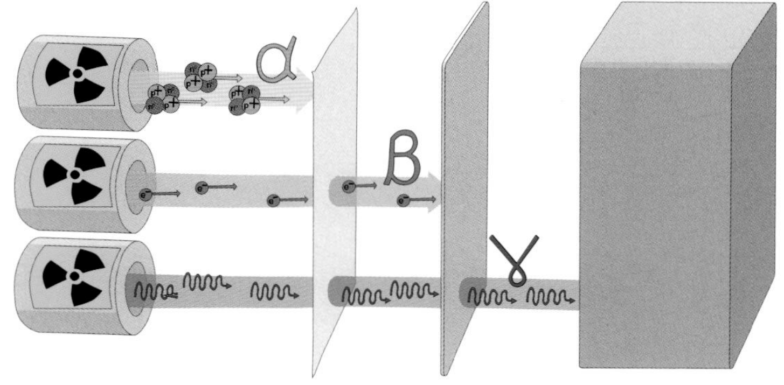

① 납
② 종이
③ 피부
④ 콘크리트
⑤ 알루미늄

MEMO

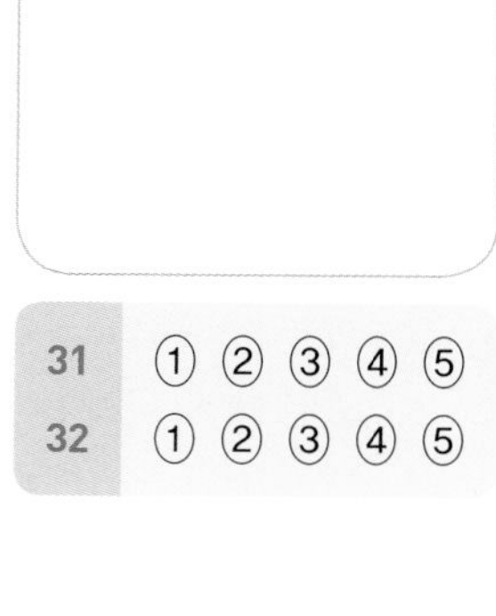

MEMO

33 아래 사진에서 나타나는 적혈구의 양상으로 옳은 것은?

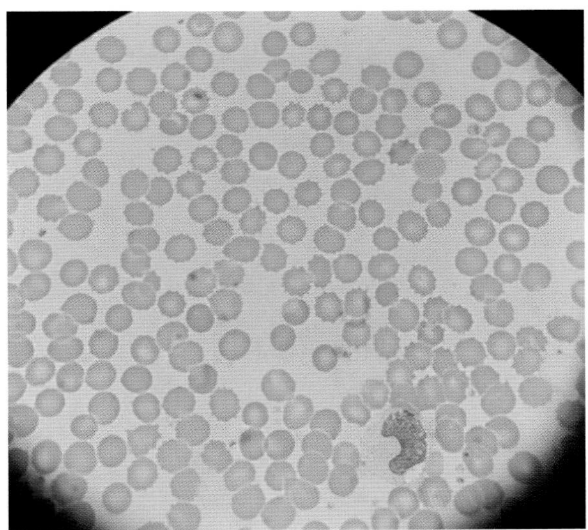

① Anulocyte
② Acanthocytosis
③ Blister cell
④ Normochromia
⑤ Basophilic stippling

34 아래의 사진 속 적혈구에서 관찰되는 것은?

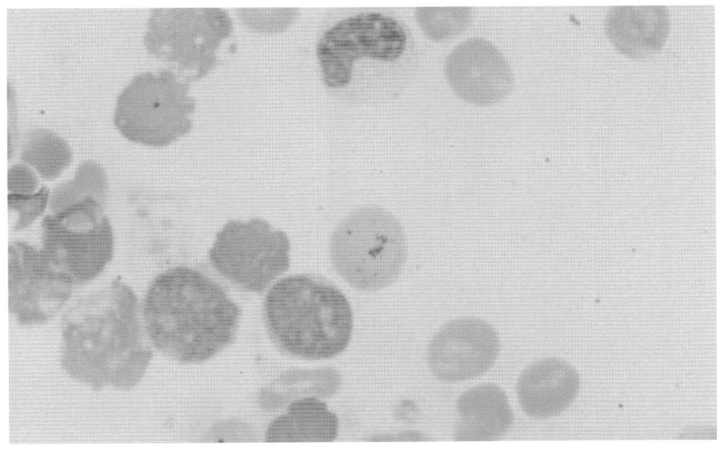

① Heinz body
② Pappenheimer body
③ Cabot's Ring
④ Howell jolly body
⑤ Basophilic stippling

33	①	②	③	④	⑤
34	①	②	③	④	⑤

35 아래 그림에서 E번 tube의 용도는?

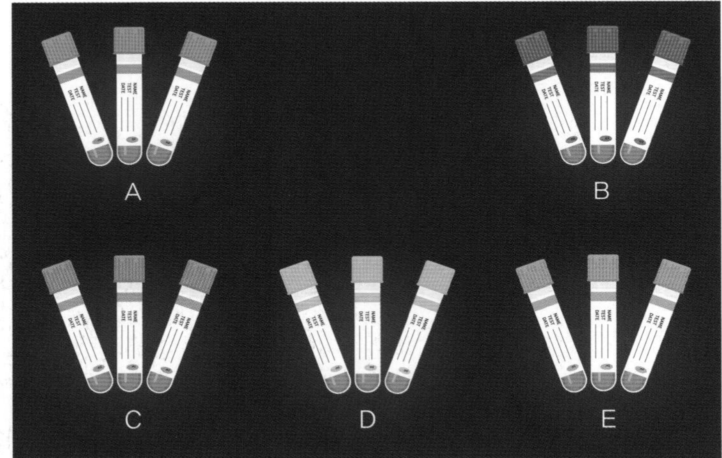

① Plain tube
② Sodium citrate tube
③ Clot activator tube
④ Blood culture tube
⑤ EDTA tube

36 Sternheimer-Malbin stain의 주된 시행 목적은?

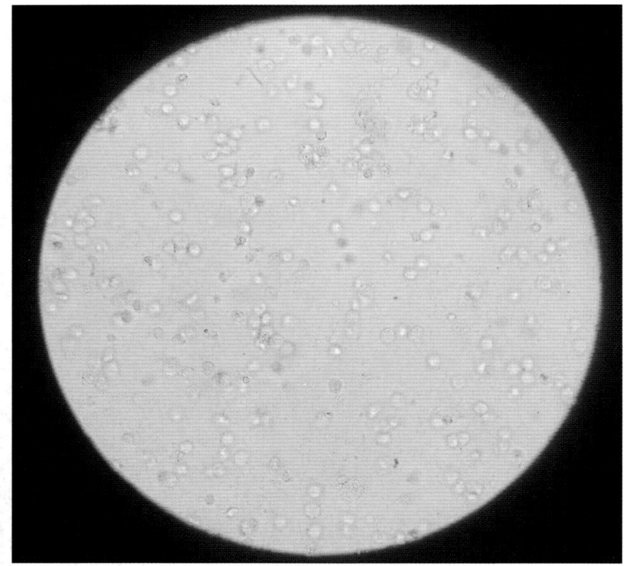

① Cast 감별
② 이형상피 구분
④ 지방구 확인
③ RBC 성숙도 구분
⑤ WBC 활성 및 분류

MEMO

35	① ② ③ ④ ⑤
36	① ② ③ ④ ⑤

[37~38] 다음 사진을 보고 물음에 답하시오.

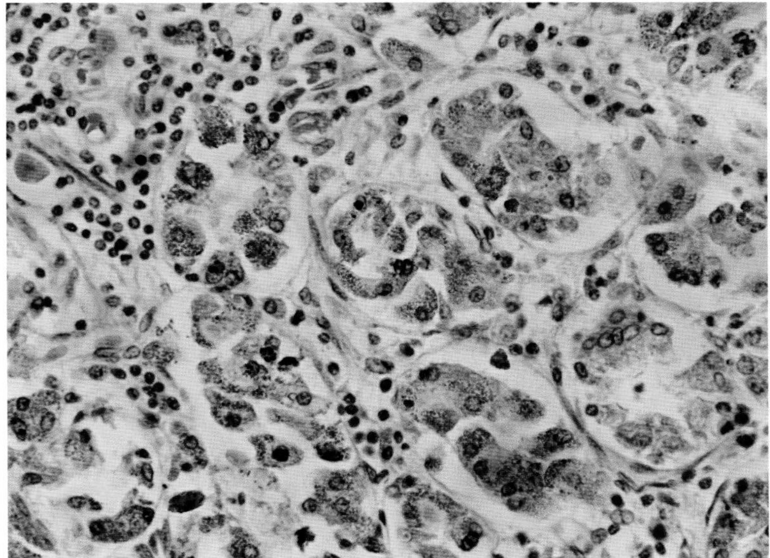

MEMO

37 위 세포질 사진에서 관찰되는 침전물의 명칭은?

① Sudan Ⅲ
② Safranine O
③ Chloroform
④ Prussian blue
⑤ Crystal violet

38 위 사진에서 철 염색을 위해 사용된 염색액은?

① Acridine
② Crystal violet
③ Haematoxylin
④ Potassium ferrocyanide
⑤ Safranine O, Ethanol

37	① ② ③ ④ ⑤
38	① ② ③ ④ ⑤

39 Basophilic stippling, transferrin, 혈청철, 저장철 증가와 가장 관련있는 것은?

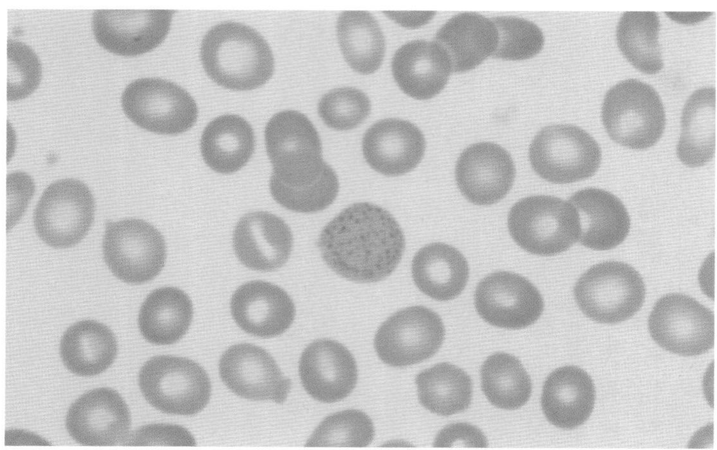

① 악성빈혈
② 용혈성빈혈
③ 말라리아
④ 철적아구성빈혈
⑤ 겸상적혈구성빈혈

40 아래 사진 중 오른쪽 변형적혈구와 관련된 질환에 대한 설명으로 옳은 것은?

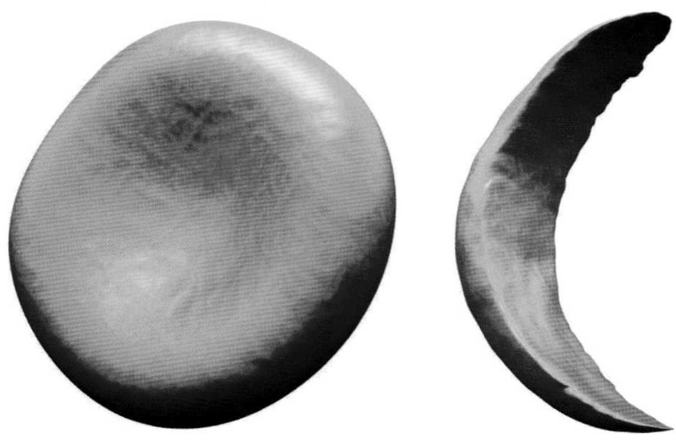

① Vitamin B12 결핍
② 거대다핵세포 출현
③ S 혈색소와 깊은 연관
④ A 혈색소의 용해도가 가장 높음
⑤ 혈색소 용해도는 산소농도와 반비례

MEMO

39	① ② ③ ④ ⑤
40	① ② ③ ④ ⑤

41 아래 사진에서 관찰되는 특징적인 세포과 관련된 내용으로 옳은 것은?

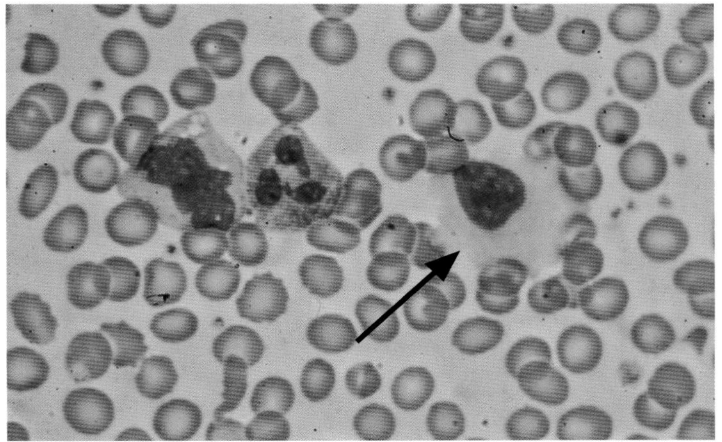

① T 림프구 기원
② 완만한 증식 속도
③ 높은 발병 빈도
④ 세포질 내 공포 형성
⑤ 골수천자 불가능

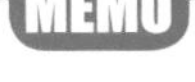

42 아래 사진에서 target cell 이외에 관찰 가능한 이상적혈구증은?

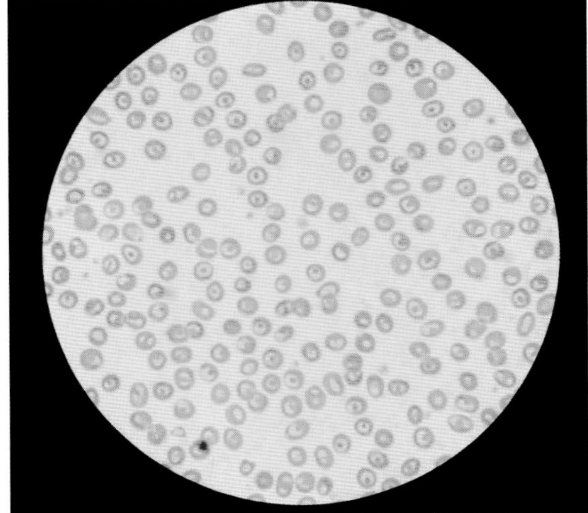

① Burr cells
② Dacrocytosis
③ Poikilocytosis
④ Anisocytosis
⑤ Microcytosis

41	① ② ③ ④ ⑤
42	① ② ③ ④ ⑤

43 **아래 사진에서 확인되는 형태 이상 적혈구와 관련된 설명으로 옳은 것은?**

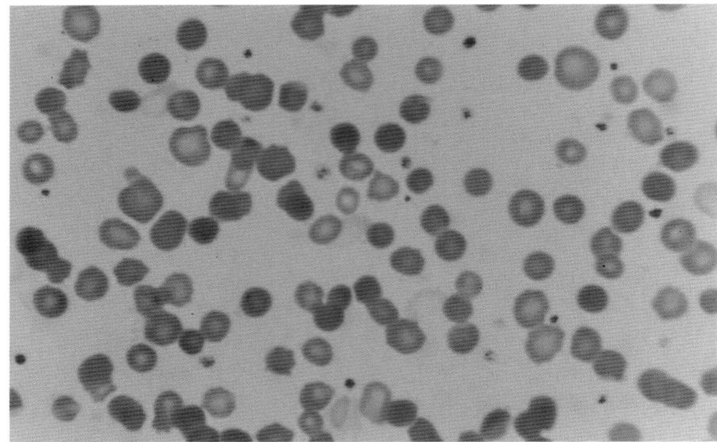

① 헤모글로빈 농축 ② Blister가 존재
③ 수많은 돌기 존재 ④ 항응고제 과다 투입 시 발생
⑤ 만성실혈성빈혈에서 나타남

44 **응고인자 보충을 위해 투여하는 아래의 사진 속 혈액성분제제에 대한 설명으로 옳은 것은?**

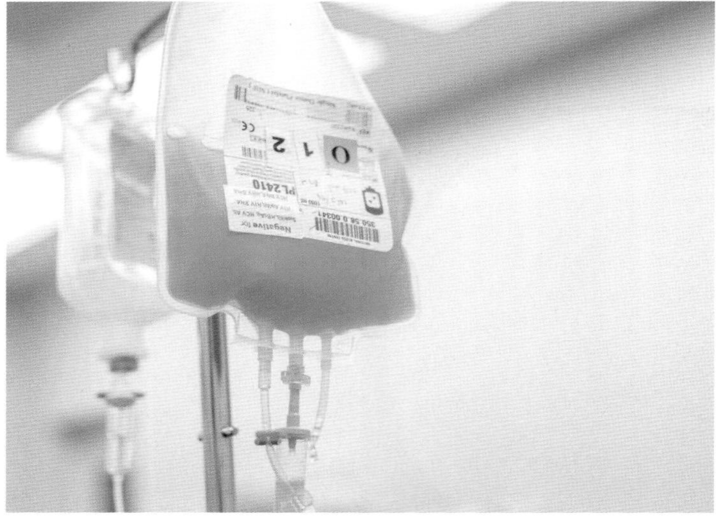

① PT 감소 시 투여
② 투여 전 fibrinogen 수치 확인
③ 응고인자 보충을 위한 표준 치료법
④ 응고인자 결핍 예방 효과
⑤ 저 fibrinogen 혈증에서 사용 불가능

MEMO

43	① ② ③ ④ ⑤
44	① ② ③ ④ ⑤

45 아래의 사진 속 농축적혈구 용기의 표시 내용과 가장 거리가 먼 것은?

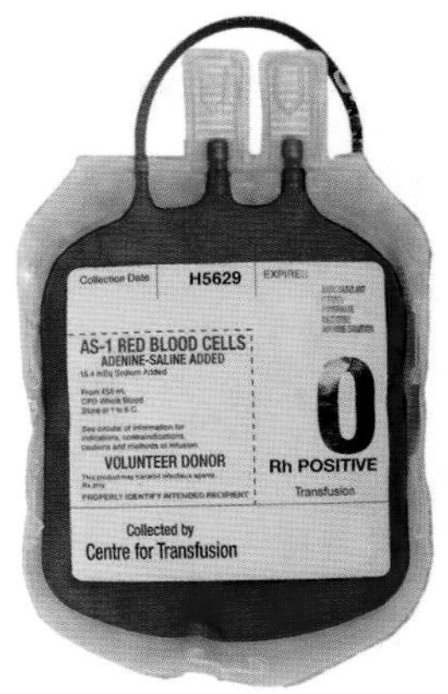

① 제조연월일
② 항응고제 종류
③ 혈액보존액의 제조번호
④ "융해 후 3 시간 이내에 사용한다."는 문구
⑤ "따로 규정하는 수혈용 기구를 사용하여야 한다."는 문구

46 아래의 사진 속 전혈제제 용기의 표시사항이 아닌 것은?

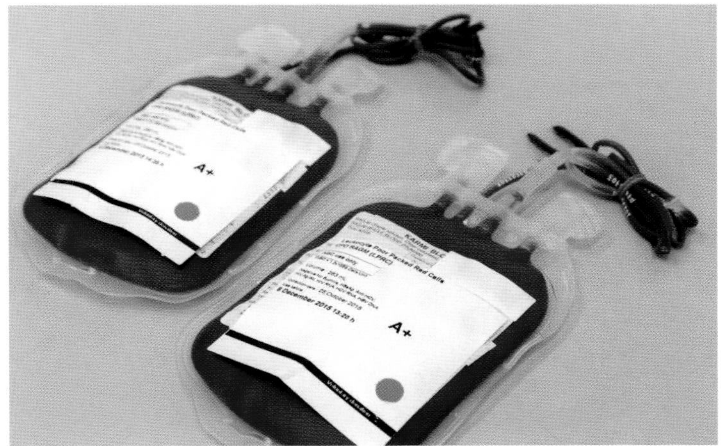

① 저장 방법
② 항응고제 농도
③ ABO 혈액형 구분
④ 첨가제 제조번호
⑤ "혈액형을 확인 후 수혈하여야 한다."는 문구

MEMO

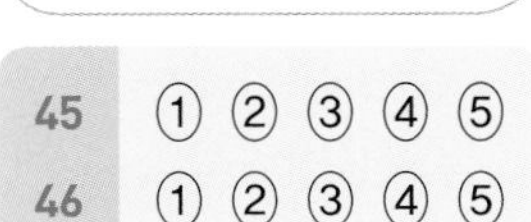

47 아래의 사진 속 혈액백 내용물(FFP)을 수혈할 때 참고해야 할 검사 항목이 아닌 것은?

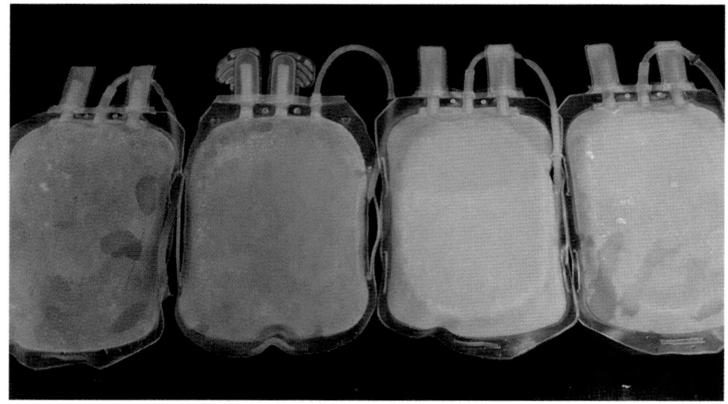

① ALT ② B형간염검사
③ 매독검사 ④ C형간염검사
⑤ anti-HTLV-Ⅰ/Ⅱ 검사

48 아래의 사진은 유효기간이 5일이며 실온보관해야 하는 혈액성분제제이다. 채혈 가능한 최소 간격은?

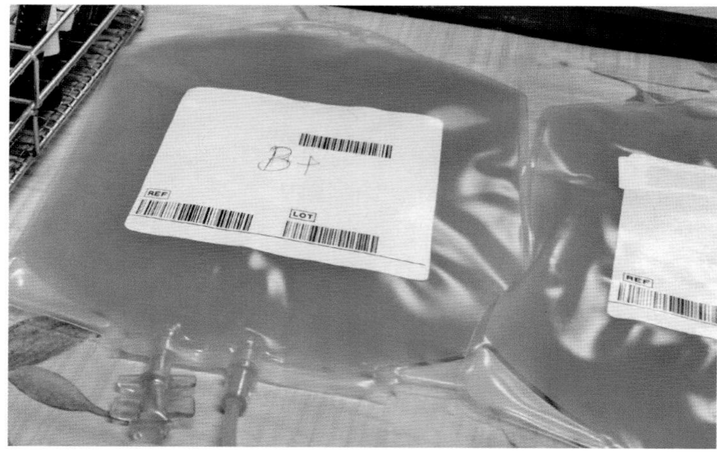

① 24시간 ② 72시간
③ 36시간 ④ 일주일
⑤ 1년

MEMO

47	①	②	③	④	⑤
48	①	②	③	④	⑤

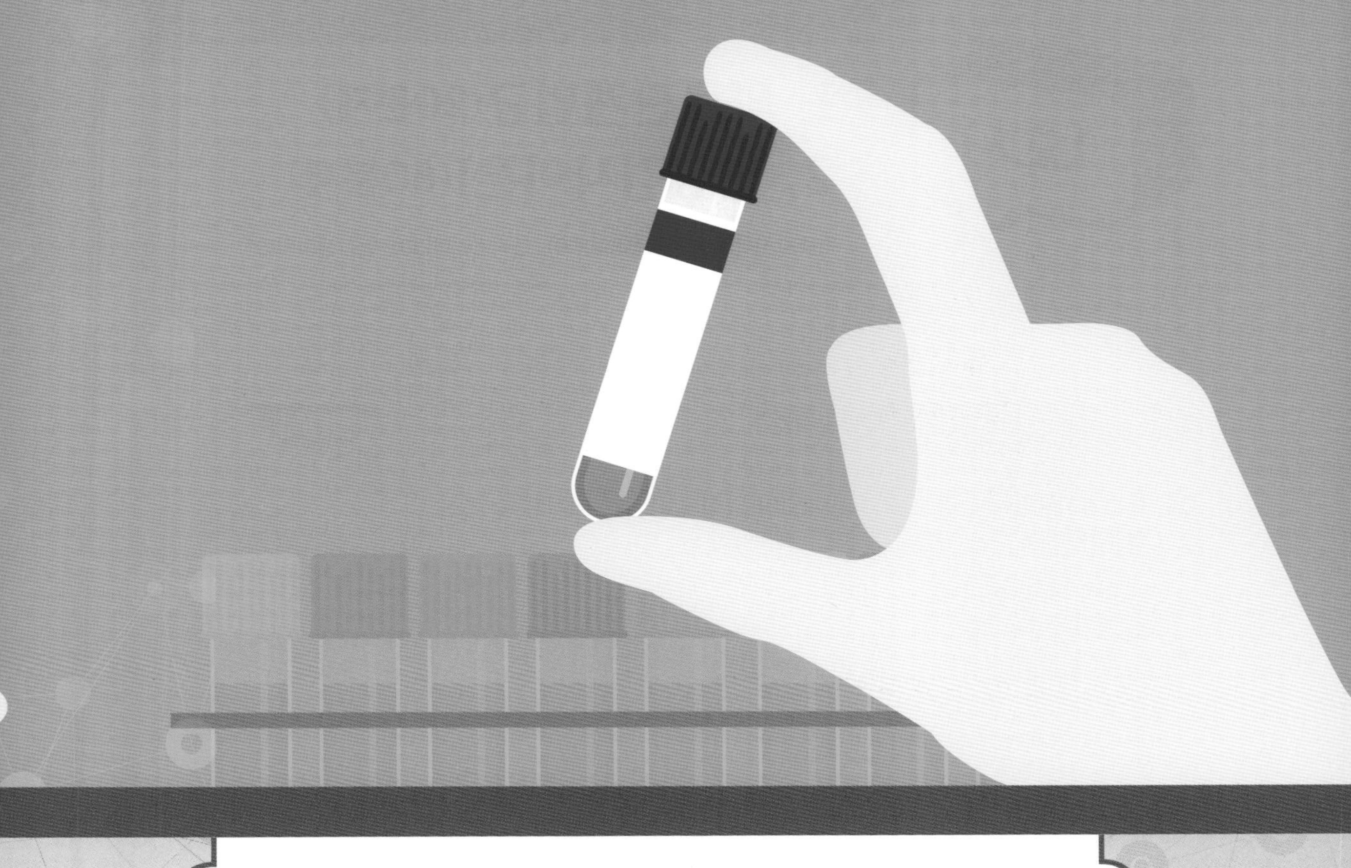

1교시 1. 의료관계법규(20문제)

2. 임상검사이론 Ⅰ(80문제)

2교시 1. 임상검사이론 Ⅱ(115문제)

3교시 1. 실기시험(65문제)

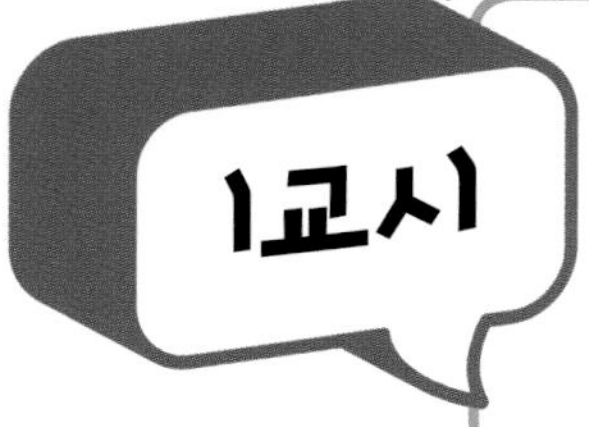

1. 의료관계법규(20문제)
2. 임상검사이론I(80문제)

공중보건학(10), 해부생리학(10), 조직병리학(30), 임상생리학(30)

의료관계법규

01 보건복지부령에 따라 규모와 관계없이 당직의료인을 배치할 수 있는 의료기관은?

① 한방병원, 한의원
② 치과병원, 치과의원
③ 30개 이하의 요양병상을 갖춘 병원
④ 종합병원, 조산원
⑤ 국립결핵병원 및 국립재활원

02 의료인이 종합병원을 개설하기 위해 허가를 받아야 하는 대상은?

① 시도지사
② 보건복지부장관
③ 대통령
④ 시장, 군수
⑤ 국무총리

03 의료법인이 그 정관을 변경하고자 할 때 미리 협의를 거쳐야 하는 대상은?

① 시도지사
② 보건복지부장관
③ 대통령
④ 보건소장
⑤ 국무총리

04 보건복지부 장관이 매년 실시하는 의료기사 등의 시험의 근거가 되는 법령은?

① 보건복지부령
② 대통령령
③ 지방자치단체 조례
④ 법률
⑤ 의료기사법

MEMO

01	① ② ③ ④ ⑤
02	① ② ③ ④ ⑤
03	① ② ③ ④ ⑤
04	① ② ③ ④ ⑤

05 의료기사 등의 면허 대여를 알선한 이에 대한 조치로 옳은 것은?

① 3년 이하 징역, 3천만 원 이하 벌금
② 1년 이하 징역, 100만 원 이하 벌금
③ 100만 원 이하 벌금
④ 100만 원 이하 과태료
⑤ 500만 원 이하 과태료

06 실태와 취업 상황을 허위로 신고한 의료기사 등의 처분으로 옳은 것은?

① 1년 이하 징역, 100만 원 이하 벌금
② 1년 이하 징역, 200만 원 이하 벌금
③ 100만 원 이하 과태료
④ 500만 원 이하 벌금
⑤ 500만 원 이하 과태료

07 지방자체단체장이 지역사회 건강실태조사를 실시할 때 포함되지 않는 것은?

① 건강검진 및 예방접종 등 질병 예방에 관한 사항
② 질병 및 보건의료서비스 이용 실태에 관한 사항
③ 모자보건관리를 위해 필요한 사항
④ 사고 및 중독에 관한 사항
⑤ 흡연, 음주 등 건강 관련 생활습관에 관한 사항

08 헌혈자에게 헌혈증서를 발급하지 아니한 자의 벌칙은?

① 100만 원 이하 벌금
② 200만 원 이하의 과태료
③ 2년 이하의 징역 또는 500만 원 이하의 벌금
④ 1년 이하의 징역 또는 300만 원 이하의 벌금
⑤ 1년 이하의 징역 또는 1천만 원 이하의 벌금

09 의료기사 등의 결격사유와 관계없는 사항은?

① 마약중독자
② 소아마비 환자
③ 피한정후견인
④ 정신질환자
⑤ 금고 이상의 형을 받고 복역중인 자

MEMO

05	①	②	③	④	⑤
06	①	②	③	④	⑤
07	①	②	③	④	⑤
08	①	②	③	④	⑤
09	①	②	③	④	⑤

10 의료법 관련 보건복지부 장관의 권한을 위임할 수 없는 대상은?

① 시도지사　　② 보건소장
③ 시장, 군수, 구청장　　④ 의사, 치과의사, 한의사
⑤ 질병관리본부장

11 치과기공소 및 치과기공사가 준수해야 하는 내용으로 옳은 것은?

① 치과기공사는 치과의사에게 면허대여가 가능하다.
② 치과기공소는 보건복지부령이 정하는 시설과 장비를 갖추어야 한다.
③ 치과기공사는 2개 이상의 기공소를 운영할 수 있다.
④ 치과기공사는 제3자에게 고용되어 기공소를 운영할 수 있다.
⑤ 치과기공소 개설 시 보건소장에게 등록을 신고해야 한다.

12 3년 이하의 징역 또는 3천만 원 이하의 벌금에 처하는 사람은?

① 의료기사 등의 면허 없이 의료기사 등의 명칭을 사용한 사람
② 실태와 취업상황신고를 불이행한 임상병리사
③ 2개소 이상의 치과기공소를 개설한 치기공사
④ 안경사 면허 없이 안경업소를 개설한 사람
⑤ 면허 없이 유사한 명칭을 사용한 치기공사

13 보건소의 설치기준과 관련해 가장 알맞은 것은?

① 대통령령 – 보건복지부장관 조례
② 대통령령 – 지방자치단체 조례
③ 보건복지부령 – 지방자치단체 조례
④ 보건복지부령 – 보건복지부장관 규칙
⑤ 법률 – 지방자치단체 조례

14 보건소의 시설을 이용 또는 진료를 받은 자로부터 징수하는 수수료와 진료비를 정하는 기준은?

① 대통령령　　② 의료법
③ 지방자치단체 조례　　④ 보건복지부 내규
⑤ 감염병관리법

MEMO

10	①	②	③	④	⑤
11	①	②	③	④	⑤
12	①	②	③	④	⑤
13	①	②	③	④	⑤
14	①	②	③	④	⑤

15 **조사 거부자가 감염병환자등이 아닌 것으로 인정될 때 즉시 격리조치를 해제할 권한이 없는 사람은?**

① 시장
② 보건복지부장관
③ 군수
④ 시도지사
⑤ 보건소장

16 **감염병 유행 시 전파를 막기 위한 조치가 아닌 것은?**

① 의료기관에 대한 업무 정지
② 해당 장소 내 이동제한
③ 시체 검안 또는 해부 실시
④ 통행 차단을 위하여 필요한 조치
⑤ 일반 공중의 출입금지

17 **감염병 예방 관련 국고 부담 경비와 그 성격이 다른 것은?**

① 예방접종약의 연구, 개발, 생산에 드는 경비
② 예방접종 등으로 인한 피해보상을 위한 경비
③ 감염병 예방을 위한 전문인력의 양성에 드는 경비
④ 외국인 감염병환자 등의 입원 치료, 조사, 진찰 등에 드는 경비
⑤ 보건복지부장관이 지정한 감염병관리기관의 감염병관리시설의 설치ㆍ운영에 드는 경비

18 **혈액 매매행위 등을 한 자의 벌칙은?**

① 3년 이하의 징역 또는 3천만 원 이하의 벌금
② 5년 이하의 징역 또는 5천만 원 이하의 벌금
③ 5년 이하의 징역 또는 2천만 원 이하의 벌금
④ 3년 이하의 징역 또는 2천만 원 이하의 벌금
⑤ 10년 이하의 징역 또는 2천만 원 이하의 벌금

19 **혈액 관리법 관련 2년 이하의 징역 또는 2천만 원 이하의 벌금에 해당되는 것은?**

① 혈액 매매 행위 등을 한 자
② 허가를 받지 않고 혈액원을 개설한 자
③ 보건복지부 장관의 허가 없이 혈액관리업무를 한 자
④ 채혈 전에 헌혈자의 신원 확인 및 건강진단을 하지 아니한 자
⑤ 혈액관리업무를 할 수 있는 자가 아니면서 혈액관리업무를 한 자

MEMO

15	①	②	③	④	⑤
16	①	②	③	④	⑤
17	①	②	③	④	⑤
18	①	②	③	④	⑤
19	①	②	③	④	⑤

20 혈액원이 제조관리자를 두지 아니한 경우 받는 처분은?

① 2천만 원 이하의 벌금
② 개설허가 취소 및 6개월 업무정지 또는 시정명령
③ 2년 이하의 징역
④ 500만 원 이하의 과태료
⑤ 3년 이하의 징역 또는 3천만 원 이하의 과태료

MEMO

공중보건학

21 다음 중 부영양화의 주원인 물질은?

① 황, 질소
② 질소, 인
③ 인, 염산
④ 수은, 수소
⑤ 수소, 인

22 산성비의 기준이 되는 pH는?

① pH 10.5 이상
② pH 8.6 이상
③ pH 5.0 이상
④ pH 5.6 이하
⑤ pH 7.0 이하

23 Itai-itai disease의 원인이 되는 것은?

① 유기수은
② 카드뮴
③ DDT
④ 메틸수은
⑤ PCBs

24 적조현상의 가장 큰 원인이 되는 것은?

① 생활하수
② 영양염류
③ 축산폐수
④ 농업폐수
⑤ 정체성 수역

20	①	②	③	④	⑤
21	①	②	③	④	⑤
22	①	②	③	④	⑤
23	①	②	③	④	⑤
24	①	②	③	④	⑤

25 생활소음 측정 단위를 나타내는 것은?

① dB(A) ② dB(B)
③ dB(C) ④ dB(D)
⑤ dB(E)

26 질병 발생의 역학인자 중 병인에 해당되는 것은?

① 영양소 ② 결혼 상태
③ 인종 ④ 사회적 관습
⑤ 연령

27 물리적 요인에 의해 발병하는 직업병은?

① 비소중독 ② 백혈병
③ 아세톤중독 ④ 레이노증후군
⑤ DDT노출

28 수질오염을 가리키는 특성 중 독성을 의미 하는 것은?

① 경도 ② 산성도
③ 적조현상 ④ TLm
⑤ 부식도

29 Nicotinic acid결핍에 의한 신경기능 저하가 나타나는 것은?

① 나병 ② 천연두
③ 펠라그라 ④ 독미나리 섭취
⑤ 목화씨 섭취

30 거미줄모형설에서 질병 증상발현과 관련이 없는 요소는?

① 생활습관의 변화 ② 부적절한 영양분 섭취
③ 운동부족 ④ 정신적 소모와 스트레스
⑤ 타인에 의한 감염

MEMO

25	①	②	③	④	⑤
26	①	②	③	④	⑤
27	①	②	③	④	⑤
28	①	②	③	④	⑤
29	①	②	③	④	⑤
30	①	②	③	④	⑤

MEMO

31 근육의 글리코겐이 젖산으로 분해될 때 발생하는 현상은?

① 호흡 증가, 심박동수 증가, 혈압 감소, 소변배출량 감소
② 호흡 증가, 심박동수 증가, 혈액 농축, 혈압 감소
③ 운동선수의 산소부채량은 일반인보다 감소
④ 산소부채량이 증가하면 혈액 내 젖산 증가
⑤ 체온, 혈압상승, 소변배출량 증가

32 흡입된 공기의 통과경로가 알맞게 연결된 것은?

① 기관지 – 기관 – 허파꽈리관 – 꽈리주머니 – 허파꽈리 - 꽈리주머니
② 기관 – 기관지 – 꽈리주머니 – 허파꽈리관 – 허파꽈리 - 꽈리주머니
③ 기관 – 기관지 – 꽈리주머니 – 허파꽈리 – 허파꽈리관 - 허파꽈리
④ 기관지 - 기관 - 허파꽈리 - 꽈리주머니 – 허파꽈리관 – 종말, 호흡세기관지
⑤ 기관 – 기관지 - 종말, 호흡세기관지 - 허파꽈리관 – 꽈리주머니 - 허파꽈리

33 콩팥에 대한 내용으로 옳은 것은?

① 왼쪽 콩팥이 오른쪽 콩팥보다 아래에 위치한다.
② 콩팥의 구조적, 기능적 단위를 신원이라고 한다.
③ 정상소변의 비중치는 1.030~1.050이다
④ 한쪽 콩팥에 약 10만 개의 신원이 존재한다.
⑤ 신원은 토리와 토리주머니로 구성되어 있다.

34 표정근에 대한 내용으로 옳은 것은?

① 3번 뇌신경이 지배한다.
② 입둘레근이 보조개를 만든다.
③ 화난 표정을 만드는 볼근은 입꼬리내림근이라고도 부른다.
④ 입꼬리내림근은 슬픈 표정을 지을 때 사용된다.
⑤ 입둘레근은 입을 열 때, 큰광대근은 입을 다물 때 사용된다.

31	① ② ③ ④ ⑤
32	① ② ③ ④ ⑤
33	① ② ③ ④ ⑤
34	① ② ③ ④ ⑤

35 복장뼈와 빗장뼈, 관자뼈의 유양부를 연결하며 더부신경의 지배를 받는 근육은?

① 넓은목근 ② 목빗근
③ 얕은가슴근 ④ 얕은등근
⑤ 배바깥빗근

36 각 기관을 구성하는 상피의 기능이 바르게 연결된 것은?

① 위 내부-흡수 ② 창자 내면-보호
③ 섬모-운반 ④ 코안 점막-보호
⑤ 방광-흡수

37 무의식적인 활동과 관계된 반사활의 순서는?

① 감수체 - 감각신경 - 반사중추 - 운동신경 - 효과기
② 수용기 - 감각신경 - 운동중추 - 운동신경 - 효과기
③ 감수체 - 감각신경 - 생명중추 - 운동신경 - 효과기
④ 수용기 - 운동신경 - 반사중추 - 감각신경 - 효과기
⑤ 감수체 - 운동신경 - 생명중추 - 감각신경 - 효과기

38 고유결합조직 구성섬유 중 세망섬유로 구성되어 있는 조직은?

① 지방조직, 힘줄 ② 혈구형성조직, 탄력연골
③ 연골, 림프조직 ④ 골수, 비장
⑤ 뼈막, 인대

39 부비동이 존재하는 뇌머리뼈와 안면골이 순서대로 바르게 연결 된 것은?

① 사골 - 나비뼈 ② 이마뼈 - 마루뼈
③ 이마뼈 - 상악골 ④ 사골 - 마루뼈
⑤ 마루뼈 - 상악골

MEMO

35	①	②	③	④	⑤
35	①	②	③	④	⑤
37	①	②	③	④	⑤
38	①	②	③	④	⑤
39	①	②	③	④	⑤

40 **뼈대근육 세포의 안정막전압에 대한 설명으로 옳은 것은?**

① Na^{+}가 세포내로 이동한다.
② 안정막전압일때 Cl 투과도는 K 투과도보다 3-7배 높다.
③ 안정막전압의 크기는 -120mV이다.
④ 신경세포와 같은 크기의 전압을 갖는다.
⑤ 불안정 상태에서 세포막 전기적 대립상태를 말한다.

조직병리학

41 **급성염증의 징후 중 혈류량과 관련된 것은?**

① 홍조, 발적, 두드러기
② 종창, 기능상실, 출혈
③ 동통, 부종
④ 기능상실, 삼출
⑤ 삼출, 혈전, 발열

42 **백색혈전에 대한 설명으로 옳은 것은?**

① 적혈구와 섬유소의 결합으로 생성
② 혈류속도가 느린 심방에서 관찰
③ 응고인자 활성화에 의해 발생
④ 혈류 속도와 혈전 생성은 직접적인 관계가 없음
⑤ 혈관 지름이 50% 이상 감소한 곳에서 관찰

43 **폐렴균, 수막구균 감염 시 염증성 삼출액이 고름으로 형성되는 것은?**

① 수포
② 부종
③ 용해
④ 섬유화
⑤ 농양

44 **만성염증과 관련된 내용으로 옳은 것은?**

① 혈관 확장
② 호중구 침윤
③ 특이적 염증 발생
④ 화학주성을 일으키는 물질이 유발
⑤ 자연살해세포 증가

MEMO

40	①	②	③	④	⑤
41	①	②	③	④	⑤
42	①	②	③	④	⑤
43	①	②	③	④	⑤
44	①	②	③	④	⑤

45 천식, 비염과 같은 알레르기성 염증과 관련해 가장 쉽게 발견할 수 있는 세포는?

① 호중구 ② 큰포식세포
③ 항체생성세포 ④ 호염기구
⑤ 호산구

46 종말세기관지를 구성하는 상피로 옳은 것은?

① 단층편평상피 ② 이행상피
③ 단층입방상피 ④ 중층편평상피
⑤ 단층섬모원주상피

47 위바닥샘을 구성하는 세포 중 주로 위 몸통에 존재하며 들문에서는 볼 수 없는 것은?

① 부세포 ② 벽세포
③ G세포 ④ 으뜸세포
⑤ 점액세포

48 각 조직에서 탈락하는 세포들이 바르게 연결된 것은?

① 모세혈관 - 단층원주상피
② 신우, 요관 - 단층편평상피
③ 기관지, 기관 - 내피세포
④ 결막 - 중층이행상피
⑤ 갑상샘 여포- 단층입방상피

49 종말세기관지, 기관에 공통적으로 풍부하게 존재하는 세포는?

① 장크롬성 친화성 세포 ② 파네트세포
③ 산분비세포 ④ 술잔세포
⑤ 부세포

MEMO

45	①	②	③	④	⑤
45	①	②	③	④	⑤
47	①	②	③	④	⑤
48	①	②	③	④	⑤
49	①	②	③	④	⑤

50 피부조직의 기원에 대해 옳은 것은?

① 진피: 외배엽 기원
② 진피: 중배엽 기원
③ 모두 내배엽 기원
④ 대부분 중배엽 기원 + 일부 외배엽 기원
⑤ 모두 외배엽 기원

51 옥도화 과정에서 잔여 iodine을 제거하는 용액은?

① Acetone
② Osmium tetroxide
③ Hypo 용액
④ Lugol iodine 용액
⑤ Potassium permanganate

52 옥도화 과정을 거치지 않는 고정액에 해당되는 것은?

① Zenker's solution
② Muller's fluid
③ Maximow's solution
④ Schaudinn's solution
⑤ Helly's solution

53 탄수화물 염색에 사용되는 시약과 과산화 경향 때문에 사용할 수 없는 용액이 바르게 연결된 것은?

① Schiff 시약, Picric acid
② Alcian blue시약, Methanamin silver
③ Schiff 시약, Potassium ferrocyanide
④ Weight iron hematoxylin 시약, Mucocarmin
⑤ Weight iron hematoxylin 시약, Methanamin silver

MEMO

50	①	②	③	④	⑤
51	①	②	③	④	⑤
52	①	②	③	④	⑤
53	①	②	③	④	⑤

54 오래된 Schiff 시약의 사용 전 점검에 대한 설명으로 옳은 것은?

① 10% 포르말린 용액을 사용한다.
② 시약이 노랗게 변하면 사용할 수 있다.
③ Picric acid를 사용해 확인한다.
④ 시약이 청색으로 변하면 사용이 가능하다.
⑤ 40% formaldehyde를 녹인 수용액에 떨어트려 확인한다.

55 D-PAS 염색의 시약 구성 또는 사용 시 온도에 대한 설명으로 옳은 것은?

① 시약조성 - Basic fuchsin, 0.1N HCl, Sodium metabisulfite
② 시약조성 - Basic fuchsin, Diastase, Sodium metabisulfite
③ 보관은 실온에 하며 사용 전 냉장고에 잠시 넣어둔다.
④ 시약조성 - Basic fuchsin, 1N HCl, Potassium metabisulfite
⑤ 실온보관이 원칙이며 냉장보관 시 침전이 생긴다.

56 파라핀 블록의 제작 과정이 바르게 연결된 것은?

① 고정 → 탈수 → 침투 → 투명 → 포매
② 고정 → 탈수 → 포매 → 침투 → 박절
③ 고정 → 탈수 → 투명 → 침투 → 포매
④ 고정 → 침투 → 탈수 → 투명 → 포매
⑤ 전처리 → 탈수 → 고정 → 투명 → 박절

57 Paraffin 포매의 단점으로 옳은 것은?

① 침투 시 발생하는 30℃ 이상의 고온이 조직에 영향을 준다.
② 방치하면 조직연화 현상이 나타난다.
③ 다른 조직에 비해 뇌조직 파라핀 블록은 보관기간이 짧다.
④ 지방 성분은 용해되어 포매가 불가능하다.
⑤ 안구 조직은 파라핀절편 제작이 불가능하다.

MEMO

54	①	②	③	④	⑤
55	①	②	③	④	⑤
56	①	②	③	④	⑤
57	①	②	③	④	⑤

58 Helly's solution 에 포함되는 시약들이 바르게 연결된 것은?

① Potassium dichromate, 10% formalin
② Mercuric chloride, formalin
③ Potassium dichromate, 0.1% formalin
④ 10% formalin, Sodium sulfate
⑤ Sodium sulfate, Absolute alcohol

59 포유류의 영구보존 및 천연색 유지에 가장 적합한 고정액은?

① Ortho solution
② B-5 solution
③ Carnoy's solution
④ Kaiserling's preservative
⑤ 20% formalin

60 뼈조직이나 석회화된 조직 내의 칼슘염을 제거하는 과정을 부르는 용어는?

① 중화 ② 석회화
③ 침투 ④ 수세
⑤ 탈회

61 Kaiserling's preservative의 2차 고정액 사용 목적으로 올바른 것은?

① 일반적인 고정 ② 고유의 색 유지
③ 항원물질 보존 ④ 영구보존
⑤ 뼈속질조직 고정

62 Kaiserling's preservative의 2차고정액 조성으로 알맞은 것은?

① 80% Ethanol
② 80% Ethanol, formalin solution
③ Glycerin, Potassium acetate solution
④ 30% Ethanol
⑤ Potassium acetate, formalin solution

MEMO

58	①	②	③	④	⑤
59	①	②	③	④	⑤
60	①	②	③	④	⑤
61	①	②	③	④	⑤
62	①	②	③	④	⑤

63 정자 운동이 활발하게 일어나는 질 내부 pH는?

① pH 2.5~3.5 강산성
② pH 4.5~5.0 약산성
③ pH 7.0~8.5
④ pH 10.5
⑤ pH 3.5~5.0 산성

64 질분비물에 정상상재하며 산도를 유지하는 균은?

① *Bacillus subtilis*
② *Doderlein bacillus*
③ *Bacillus alcalophilus*
④ *Bacillus thermophilus*
⑤ *Bacillus amyloliquefaciens*

65 중피에 존재하는 상피세포의 특징으로 옳은 것은?

① 식도를 덮고 있는 세포이다.
② 여성의 정상 질 도말 표본에서 관찰된다.
③ 내배엽에서 기원한 세포이다.
④ 중층상피이며 탐식능력이 있다.
⑤ 염증자극을 받으면 화생이 일어나 중피종으로 전환한다.

66 여성의 생식주기와 함께 증식과 탈락을 반복하는 생식기의 명칭은?

① 자궁속막
② 질
③ 나팔관
④ 난소
⑤ 자궁팽대부

67 편평상피과 원주상피가 만나는 접합부의 위치변경에 영향을 주는 요소들은?

① 나이, 호르몬
② 염증, 격렬한 운동
③ 호르몬, 효소
④ 임신 여부, 격렬한 운동
⑤ 수유 여부, 약물복용 여부

MEMO

63	①	②	③	④	⑤
64	①	②	③	④	⑤
65	①	②	③	④	⑤
66	①	②	③	④	⑤
67	①	②	③	④	⑤

68 단층원주상피세포만으로 구성되어 있는 것은?

① 편평원주 접합부
② 바깥자궁경부
③ 질(점막층)
④ 자궁내막
⑤ 난소 표면

69 정상 질도말 표본에서 관찰하기 어려운 것은?

① 약간 겹쳐진 표층세포
② 다수의 다핵백혈구
③ 양성진주
④ 주상세포
⑤ 방기저세포

70 자궁 내 점막상피에 가해지는 만성염증, 기계적 자극으로 발생하는 점막결손은?

① 미란
② 궤양
③ 출혈
④ 천공
⑤ 괴사

임상생리학

71 Goldberger 유도와 관련 있는 것은?

① V1, Ⅰ 유도
② Ⅲ, aVR
③ aVL, V6
④ 단극심장앞유도
⑤ 증폭유도

72 왼쪽빗장뼈 중간과 5번째 갈비뼈사이의 교차점에 부착하는 유도는?

① 단극유도, V3
② 쌍극유도, Ⅲ
③ 증폭단극유도, aVF
④ 심장앞유도, V4
⑤ 단극심장앞유도, V3

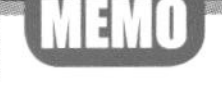

68	①	②	③	④	⑤
69	①	②	③	④	⑤
70	①	②	③	④	⑤
71	①	②	③	④	⑤
72	①	②	③	④	⑤

93 Benedict-Roth형 폐활량계 기록속도가 32mm/min일 때 검사가능 항목은?

① TV, VC
② FVC, FEV1
③ TV, TLC
④ FEV1, VC
⑤ VC, IC

94 Benedict-Roth형 spirometer에서 노력폐활량값을 구할 수 있는 기록속도는?

① 32mm/min
② 16mm/sec
③ 32mm/sec
④ 160mm/sec
⑤ 160mm/min

95 산부인과 검사용 초음파 측정법에 대한 내용으로 옳은 것은?

① 자궁초음파는 공복에 실시하는 것이 좋다.
② 복부초음파를 실시할 때 배뇨를 참아야 한다.
③ 자궁초음파는 태아에게 영향을 미치지 않는다.
④ 복부초음파는 자궁초음파와 달리 검사 전 물을 마셔도 된다.
⑤ 방광을 통해 자궁이나 곧은창자 검사가 가능하다.

96 뇌혈류 초음파 검사에서 CO_2, acetazolamide가 직접 영향을 주는 요인은?

① 대뇌반구 지수
② 박동성 지수
③ 저항 지수
④ 혈류방향
⑤ 혈관반응성

97 심초음파 적용 대상 중 일반적으로 doppler법을 사용하는 것은?

① 적혈구용적률
② 태아의 크기와 염색체 이상 여부
③ 혈류 속도와 가스 교환 유무
④ 심장막액의 불순물 함유 여부
⑤ 태아 심박동 확인

MEMO

93	①	②	③	④	⑤
94	①	②	③	④	⑤
95	①	②	③	④	⑤
96	①	②	③	④	⑤
97	①	②	③	④	⑤

98 **배의 장기와 이자, 콩팥, 부인과 영역 검사에 사용되는 scan법은?**

① B-mode 침수형 scan
② B-mode 접촉형 scan
③ 부채형 초음파 단층장치
④ A-mode
⑤ B-mode PPI 방식

99 **A-mode와 관련된 내용으로 옳은 것은?**

① Amplitude-mode의 줄임말로 반사파의 속도를 표시한다.
② 갑상샘과 젖샘의 이상을 진단한다.
③ 가장 많이 사용되는 진폭 표시법이다.
④ 시간 대비 반사파의 진폭을 높이로 표시한다.
⑤ 구조물을 입체적으로 볼 수 있는 방식이다.

100 **펄스반사법 M-mode를 통해 진단할 수 있는 것은?**

① 뇌종양, 기관지염
② 기흉, 갑상샘암
③ 담석, 갑상샘암
④ 판막움직임, 심박동 여부
⑤ 체액저류, 가슴막염

MEMO

98	①	②	③	④	⑤
99	①	②	③	④	⑤
100	①	②	③	④	⑤

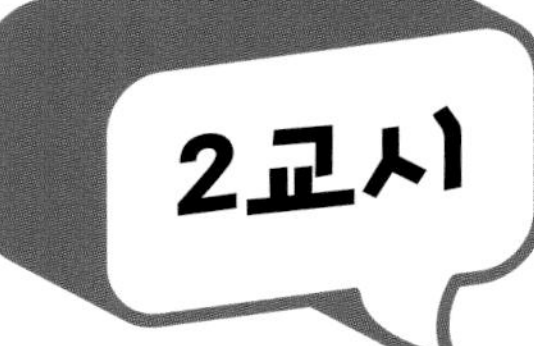

3. 임상검사이론Ⅱ(115문제)

임상화학(38), 혈액학(35), 임상미생물학(42)

임상화학

01 전이효소에 대한 설명으로 옳은 것은?

① 기질 사이에서 산화－환원반응을 촉매한다.
② LDH, Urate oxidase 등이 포함된다.
③ 기질 원자단의 전이를 촉매한다.
④ GOT, GPK, Arginase 등이 있다.
⑤ 이중결합을 형성하며 기질의 특정 원자단을 제거한다.

02 효소작용에 nucleoside triphosphates가 관여하는 것은?

① 이성화효소
② 제거효소
③ 결합효소
④ 가수분해효소
⑤ 전이효소

03 측정 시 Somogyi–Nelson법을 이용하는 성분은?

① Ascorbic acid, Uric acid
② True glucose
③ Ascorbic acid, True glucose
④ NPN
⑤ Glucose, Creatinine

MEMO

01	①	②	③	④	⑤
02	①	②	③	④	⑤
03	①	②	③	④	⑤

04 Berthelot 반응을 이용한 암모니아 측정법은?

① 이온교환수지법, 확산법
② 확산법, 효소법
③ 효소법, 제단백법
④ Conway법, GLDH법
⑤ Hyland법, 제단백법

05 $R-SO_3^-Na^+$의 대조이온으로 사용되는 것은?

① $R-SO_3^-Na^+$
② NH_4^+
③ $R-SO_3^-NH_4^+$
④ NaOH
⑤ NH_3

06 TCA 제단백법의 측정 pH로 옳은 것은?

① pH 7.0
② pH 6.0
③ pH 7.4
④ pH 2.5
⑤ pH 1.0

07 전해질 측정에 주로 사용되는 제단백법을 이용할 수 없는 것은?

① Mg_2^+
② Cl^-
③ P
④ Ca_2^+
⑤ Na^+

08 측정 시 약 알칼리 pH에서 강염기 용액을 이용해 단백을 제거하는 것은?

① ATP
② glycogen
③ cAMP
④ glutathione
⑤ True glucose

MEMO

04	①	②	③	④	⑤
05	①	②	③	④	⑤
06	①	②	③	④	⑤
07	①	②	③	④	⑤
08	①	②	③	④	⑤

09 인지질의 특징이 바르게 설명된 것은?

① 폐쇄황달에서 cephalin이 증가한다.
② 간에서 합성되는 복합지질로 전이효소에 의해 분해된다.
③ 가장 많이 차지하는 성분은 lecithin이다.
④ 레시틴은 glycerol을 함유하지 않는다.
⑤ 지질성분 특성상 식사의 영향을 크게 받는다.

10 Conway 확산법에 대한 설명으로 옳은 것은?

① Diffusion dish 내실에서 암모니아를 유리한다.
② 흡수액을 넣는 곳에 강산성 용액이 사용된다.
③ 혈장과 H_2SO_4는 외실에 넣는다.
④ H_3BO_3는 암모니아를 혈장에서 분리한다.
⑤ 혈장에 지시제를 첨가한 후 HCl로 pH를 적정한다.

11 간세포암종, 신장암에서 증가하는 효소는?

① ATP
② Sealase
③ Aldolase A
④ DNA ligase
⑤ Polynucleotide ligase

12 효소 불활성화를 발생시키는 요인이 바르게 연결된 것은?

① 기질과 효소 농도
② 실온, 보조인자 활성
③ Inhibitor, 60℃ 이상의 온도
④ 지적 pH, 경쟁적 저해제
⑤ 보조인자 억제제, 중성 pH

13 Glutathione에서 γ-glutamyl group을 가수분해해 펩티드로 전이하는 것은?

① Amylase
② GGT
③ ACP, ALP
④ Cholinesterase, Aldolase
⑤ Lipase, LAP

MEMO

09	①	②	③	④	⑤
10	①	②	③	④	⑤
11	①	②	③	④	⑤
12	①	②	③	④	⑤
13	①	②	③	④	⑤

14 기질 특이성에 대한 설명으로 옳은 것은?

① 특정 기질에만 작용하는 성질을 결합특이성이라고 한다.
② 기질이 효소에 대한 공통 기능기를 갖고 있으면 특이성이 발현된다.
③ Lock & Key 이론은 한 가지 효소와 여러 가지 기질간 반응을 의미한다.
④ 효소-기질 반응은 기질과 생성물의 입체 이성질성 일치를 의미한다.
⑤ 결합 특이성은 특정한 형태를 가진 입자간 물리결합을 의미한다.

15 Haden법의 특징으로 옳은 것은?

① Folin-Wu법보다 복잡하지만 시간이 적게 걸린다.
② 요산의 손실이 적은 편이다.
③ 원법보다 단백질 침전시간이 오래 걸린다.
④ 단백침전시약으로 PO_3^-가 사용된다.
⑤ 양이온 침전법에 속한다.

16 인지질에 대한 설명으로 옳은 것은?

① 검사용 검체는 교반기를 거쳐 검사한다.
② 정상치는 대략 250~300 mg/dl이다.
③ 고혈압, 빈혈 등에서 증가한다.
④ 간에서 합성되어 혈중으로 방출되는 성분이다.
⑤ 공복 시 가장 적게 검출되는 지질이다.

17 정상성인 뇌척수액에 존재하는 glucose 정상치로 옳은 것은?

① 15~45 g/dl
② 6.5~8.5 g/dl
③ 2.4~3.5 g/dl
④ 50~65 mg/dl
⑤ 15~45 mg/dl

18 알부민 글로불린 계수 정상치로 옳은 것은?

① 1.1~1.7 : 1
② 1.0~2.5 : 1
③ 2.0~3.5 : 1
④ 4.0~5.0 : 1
⑤ 1.2~3.5 : 1

MEMO

14	①	②	③	④	⑤
15	①	②	③	④	⑤
16	①	②	③	④	⑤
17	①	②	③	④	⑤
18	①	②	③	④	⑤

19 단백질 정량법 중 질소함유율 관련 계수는?

① 6.25　② 1.8
③ 4.25　④ 2.0
⑤ 1.2

20 Peroxide를 이용하는 반응시험이 바르게 연결된 것은?

① Wroblewski 법, O-Toludine 법
② Karmen UV 법, Benzidine 법
③ Stool guaiac법, Benzidine 법
④ Reitman - Frankel 법, Dithizone법
⑤ Bodansky 법, Stool guaiac 시험

21 혈당측정 시 α-D-Glucose를 β-D-Glucose로 전환시키는 효소는?

① POD　② Hexokinase
③ Mutarotase　④ ATP
⑤ NADP

22 Hexokinase 법의 보조효소로 사용되는 것은?

① ATP, NADP　② 4 - AAP
③ GOD　④ Peroxidase
⑤ POD

23 GOD법의 측정물질과 측정파장이 바르게 연결된 것은?

① 측정물질: Quinone, 측정파장: 340nm
② 측정물질: Glycosylamine, 측정파장: 700nm
③ 측정물질: NADPH, 측정파장: 500nm
④ 측정물질: Quinone, 측정파장: 500nm
⑤ 측정물질: NADP, 측정파장: 500nm

MEMO

19	①	②	③	④	⑤
20	①	②	③	④	⑤
21	①	②	③	④	⑤
22	①	②	③	④	⑤
23	①	②	③	④	⑤

24 제단백 과정을 거치지 않는 glucose 측정법은?

① Hagedorn-Jensen 법, Somogyi-Nelson 법
② Oxime 법, GOD 법
③ O-toluidine boric acid 법, Hagedorn-Jensen 법
④ Hexokinase 법, Somogyi-Nelson 법
⑤ Urea-GLDH 법, O-toluidine boric acid 법

25 정상인 GTT 최고치가 나타나는 시간과 최고혈당은?

① 당 투여 120분 후, 160~170 mg/dl
② 당 투여 30분, 80~120 mg/dl
③ 당 투여 후 10~30분, 100 mg/dl
④ 당 투여 후 50~60분, 160~170 mg/dl
⑤ 당 투여 직후, 80~120 mg/dl

26 정상성인 CSF에서 발견되는 성분은?

① FFA, Creatinine
② Albumin, blood cell
③ K, RBC
④ Lymphocyte, BUN
⑤ Glucose, protein

27 세포내액과 세포외액에 대한 설명을 옳은 것은?

① 세포내액은 Na^+, Ca^{++}, K^+등의 농도가 세포외액보다 높다.
② 혈중나트륨이 증가하면 aldosterone이 분비된다.
③ 수분중독증은 세포외액 과다로 발생한다.
④ 간질액과 혈장의 가장 큰 차이는 포도당 농도이다.
⑤ 세포내액과 세포외액 이온의 합은 전기적으로 중성을 나타낸다.

28 동양모양선충란의 인체 기생 부위는?

① 샘창자
② 작은창자
③ 간
④ 폐
⑤ 담도

MEMO

24	①	②	③	④	⑤
25	①	②	③	④	⑤
26	①	②	③	④	⑤
27	①	②	③	④	⑤
28	①	②	③	④	⑤

29 다음 중 영양형만 관찰되는 것은?

① 람블편모충　② 맹장편모충
③ 후진편모충　④ 구강편모충
⑤ 메닐편모충

30 Calcium phosphate와 쉽게 혼동될 수 있는 산성결정은?

① Triple phosphate
② Dicalcium phosphate
③ Ammonium urate
④ Calcium sulfate
⑤ Amorphous phosphate

31 Lipoid nephrosis에서 관찰되며 무색투명, 얇고 귀퉁이가 깨져서 관찰되는 것은?

① 요산　② 칼슘염
③ 류신　④ 티로신
⑤ 콜레스테롤

32 트립토판의 대사산물로 요중으로 배설되는 성분은?

① 티로신　② 유로빌리노겐
③ 트립신　④ 인디칸
⑤ 포르피린

33 요침사 검경에서 백혈구와 혼동할 수 있는 것은?

① 세모편모충　② 지방원주
③ 공동세포　④ 초자원주
⑤ 편평세포

MEMO

29	①	②	③	④	⑤
30	①	②	③	④	⑤
31	①	②	③	④	⑤
32	①	②	③	④	⑤
33	①	②	③	④	⑤

34 Indoxyl과 결합해 indican을 생성하는 성분은?

① 요소
② 황산
③ 수산화나트륨
④ 칼슘
⑤ 수산화칼륨

35 아밀로이드증 또는 만성 콩팥질환에서 증가되는 것은?

① 납양 원주
② 지방 원주
③ 세균 원주
④ 적혈구 원주
⑤ 초자원주

36 방사선 감수성이 가장 낮은 조직은?

① 면역기능세포
② 뼈속질
③ 성숙 적혈구
④ 장상피
⑤ 생식세포

37 조직의 방사선 감수성과 관련된 내용으로 옳은 것은?

① 감수성이 높을수록 종양치료에 효과적이다.
② 세포분열중에 피폭을 받는 경우 감수성이 증가한다.
③ 감수성이 높은 종양은 전이 또는 재발율이 낮은편이다.
④ 뇌와 간은 방사선에 저항성이 매우 낮은 편이다.
⑤ 방사선 강도와 종양의 크기는 반비례한다.

38 방사선에 저항성이 거의 없는 것은?

① 조혈세포
② 간
③ 근육
④ 적혈구
⑤ 신경세포

MEMO

34	①	②	③	④	⑤
35	①	②	③	④	⑤
36	①	②	③	④	⑤
37	①	②	③	④	⑤
38	①	②	③	④	⑤

MEMO

39 단시간 내에 혈소판 수 증가, CT 연장, 24시간 후 그물적혈구가 급격히 증가하는 것은?

① 철결핍성 빈혈
② 만성질환에 의한 빈혈
③ 선천성 철적아구빈혈
④ 실혈에 의한 빈혈
⑤ 재생불량성 빈혈

40 콩팥 적혈구생성인자가 제 역할을 못해 발생하는 질환은?

① Anemia of blood loss
② Sideroblastic Anemia
③ Anemia of chronic disorders
④ Pernicious Anemia
⑤ Anemia of chronic renal disorder

41 혈소판 플라스민 억제제로 작용하는 것은?

① PF-1
② PF-5
③ PF-6
④ PF-7
⑤ PF-8

42 Platelet factor에 대한 설명으로 옳은 것은?

① 혈소판에서 유래한 혈액응고 관여인자로 로마숫자로 표시한다.
② PF-2와 PF-4만 혈소판에 고유한 성질을 갖는다.
③ PF-6는 혈소판 플라스민을 활성화시킨다.
④ PF-2는 피브리노겐 활성화 인자를 억제시킨다.
⑤ PF-4는 헤파린에 높은 친화성을 갖는다.

43 적혈구삼투압 취약성 검사에 사용되는 항응고제를 저지하는 인자는?

① 혈소판 제 1인자
② 혈소판 제 2인자
③ 혈소판 제 3인자
④ 혈소판 제 4인자
⑤ 혈소판 제 10인자

39	①	②	③	④	⑤
40	①	②	③	④	⑤
41	①	②	③	④	⑤
42	①	②	③	④	⑤
43	①	②	③	④	⑤

44 Lymphocyte 변형 때문에 혈액도말검사에 사용할 수 없는 것은?

① Sodium citrate
② Ammonium oxalate
③ Sodium oxalate
④ Double oxalate
⑤ EDTA

45 21번 염색체가 3개로 총 47개의 염색체를 갖는 유전병은?

① Drum stick
② Barr body
③ Klinefelter's syndrome
④ Turner's syndrome
⑤ Down's syndrome

46 말초혈액 내 림프구 수가 상대적으로 증가하는 것은?

① 전염 단핵구증
② 백일해
③ 림프성 백혈병
④ 급성감염병 회복기
⑤ 재생불량성 빈혈

47 Heparin을 사용한 PT- INR test의 정상치는?

① 30~40초
② 1.4 이하
③ 10초 이하
④ 1.0 이하
⑤ 2.0 이상

48 CML과 CLL의 가장 큰 차이점은?

① Hairy cell 증식
② Globulin의 현저한 증가
③ 적혈구 연전현상 발생 여부
④ Philadelphia chromosome 양성 여부
⑤ 골수기능 부전 강도

MEMO

44	①	②	③	④	⑤
45	①	②	③	④	⑤
46	①	②	③	④	⑤
47	①	②	③	④	⑤
48	①	②	③	④	⑤

49 다음 중 세포막 단백질인 α, β-spectrin 이상으로 발생하는 이상적혈구는?

① Spherocyte
② Siderocyte
③ Sickle cell
④ Metarubricyte
⑤ Target cell

50 EDTA를 사용할 수 없는 검사는?

① 자동혈구계산기
② 혈액도말표본
③ 적혈구 형태관찰
④ 동맥혈가스 검사
⑤ 혈소판 계산

51 혈액가스 측정 항목 중 염기과잉을 확인하는 항목은?

① BB
② HCO_3
③ pH
④ BE
⑤ pO_2

52 EDTA를 과다 사용할 경우 일어나는 것은?

① MCV 증가
② MCH 증가
③ PCV 증가
④ MCHC 감소
⑤ PCV 감소

53 시안메트헤모글로빈법 시약인 Drabkin's 용액의 역할은?

① 항응고제
② 혈구형태 보존제
③ 혈구희석용액
④ 적혈구위축제
⑤ 적혈구용해제

MEMO

49	①	②	③	④	⑤
50	①	②	③	④	⑤
51	①	②	③	④	⑤
52	①	②	③	④	⑤
53	①	②	③	④	⑤

54 헤모글로빈 정상치가 바르게 연결된 것은?

① 성인 남성 - 15~20g/dl
② 임산부 - 약 13~18g/dl
③ 성인 여성 - 16g/dl 이하
④ 성인 여성 - 약 17g/dl 이상
⑤ 성인 남성 - 약 15g/dl

55 Methemoglobin에 대한 설명으로 옳은 것은?

① 질산염에 의해 메트헤모글로빈 혈증이 발생한다.
② 산소결합이 지나치게 많이 일어나 발생한다.
③ 메트헤모글로빈은 정상인 혈색소에 존재하지 않는다.
④ WBC에서 분비하는 효소를 통해 환원된다.
⑤ 정상인 혈색소의 0.1%를 차지한다.

56 Drabkin's reagent 조성이 바르게 연결된 것은?

① 시약 1ml + Blood 0.05ml
② 시약 5ml + Blood 0.02ml
③ 시약 5ml + Blood 0.01ml
④ 시약 2.5ml + Blood 0.02ml
⑤ 시약 2.5ml + Blood 0.05ml

57 BT검사를 통해 측정 가능한 내용은?

① 응고인자 결핍
② 피브린 전환장애
③ 외인계 응고인자 검출
④ 혈소판 수치
⑤ 내인계 응고인자 기능

58 BT검사에 영향을 주는 요소가 아닌 것은?

① 혈소판무력증
② DIC
③ Von Willebrand병
④ 아스피린 복용
⑤ 저장풀결핍증

MEMO

54	①	②	③	④	⑤
55	①	②	③	④	⑤
56	①	②	③	④	⑤
57	①	②	③	④	⑤
58	①	②	③	④	⑤

59 불규칙한 혈소판 형태, 거대 혈소판 관찰, 혈소판 수 감소를 증상으로 하는 선천성 질환은?

① 무피브리노겐혈증 ② Vitamin K 결핍
③ 파종혈관내응고 ④ 혈우병 A
⑤ Bernard Soulier syndrome

60 aPTT 연장, PT 연장과 관련된 응고인자는?

① I 인자 결핍
② Ⅷ 인자 결핍
③ Ⅳ억제인자 존재
④ Ⅷ억제인자 존재
⑤ X인자 결핍 또는 억제인자 존재

61 Prothrombin time에 가장 큰 영향을 미치는 응고인자는?

① Ⅷ ② Ⅶ
③ XⅡ ④ Ⅲ
⑤ XⅠ

62 ACD-B 성분이 바르게 연결된 것은?

① Monobasic sodium phosphate
② Adenine, D.W
③ Citric acid, Adenine
④ Citric acid, sodium citrate
⑤ Dextrose, Adenine

63 수혈 부작용에 포함되지 않는 것은?

① 신생아용혈질환 ② cytomegalovirus 감염
③ 바이러스성 간염전파 ④ 알레르기반응
⑤ 이식편대숙주병

MEMO

59	①	②	③	④	⑤
60	①	②	③	④	⑤
61	①	②	③	④	⑤
62	①	②	③	④	⑤
63	①	②	③	④	⑤

64 **자가수혈의 장점이 아닌 것은?**

① 수술 전 혈액예치를 통해 위급상황 대비가 가능하다.
② 희귀 혈액형 확보가 용이하다.
③ 수혈전파질환의 위험이 없다.
④ 동종면역의 위험이 없다.
⑤ 수술 중 혈액회수 시 세균오염이 없다.

65 **두 단위 적혈구 성분 채혈 시 최소 간격은?**

① 60일
② 4개월
③ 14일
④ 72시간
⑤ 3개월

66 **간접쿰스검사에 사용되는 항원과 검출 항체는?**

① 완전 항체, O형 적혈구
② AHG, O형 적혈구
③ 불완전 항체, O형 적혈구
④ AHG, 감작된 환자혈구
⑤ 불완전 항체, 비감작 환자혈구

67 **CPDA-1 사용 시 혈액 400ml에 사용되는 양은?**

① 8(혈액) :1(CPDA-1)
② 56ml
③ 4(혈액) :1(CPDA-1)
④ 25ml
⑤ 80ml

68 **Bombay 혈액형의 특징으로 옳은 것은?**

① Anti - H lectin 양성
② AB, A cell 비응집
③ Oh cell과 비응집
④ B, O cell 비응집
⑤ A_2B형 구분 가능

MEMO

64	①	②	③	④	⑤
65	①	②	③	④	⑤
66	①	②	③	④	⑤
67	①	②	③	④	⑤
68	①	②	③	④	⑤

69 응집력이 강한 순서대로 연결된 것은?

① A_1B 〉 A_1 〉 A_2 〉 A_2B 〉 A_3
② A_1 〉 A_1B 〉 A_2B 〉 A_2 〉 A_3
③ A_1 〉 A_1B 〉 A_2 〉 A_2B 〉 A_3
④ A_3 〉 A_1B 〉 A_2 〉 A_2B 〉 A1
⑤ A_2 〉 A_1B 〉 A_1 〉 A_2B 〉 A_3

70 Ulex europaeus 추출물과 가장 강하게 반응하는 것은?

① Cis-AB형
② Bombay 혈액형
③ O형
④ A_2형
⑤ A_2B형

71 D^U형 수혈 시 주의사항이 잘못된 것은?

① 수혈자가 D^U형일 경우 Rh 음성 혈액을 수혈받는다.
② 공혈자 D^U형일 경우 Rh 양성 혈액으로 간주한다.
③ 간접쿰스검사를 통해 D^U형을 재확인한다.
④ D^U형은 항원성이 매우 약한 상태를 의미한다.
⑤ 간접쿰스검사 응집반응은 Rh 양성을 의미한다.

72 A형 적혈구에 존재하는 것은?

① Anti - A 응집소
② Anti - A, B 응집소
③ Ag B
④ Ag A, B
⑤ Anti - B응집소

73 Rh형 부적합에 의한 신생아 용혈질환 검사는?

① 직접쿰스검사
② Weak D test
③ Rh-Hr test
④ 간접쿰스검사
⑤ Back typing

MEMO

69	①	②	③	④	⑤
70	①	②	③	④	⑤
71	①	②	③	④	⑤
72	①	②	③	④	⑤
73	①	②	③	④	⑤

임상미생물학

74 *Neisseria gonorrhoeae*의 독성을 결정하는 가장 큰 특징은?

① capsule 존재
② hemolysis 반응
③ lactose 분해
④ pili의 존재
⑤ glucose 분해

75 *Staphylococcus* 균종의 특징이 아닌 것은?

① 통성혐기성 그람양성구균이다.
② 배양 초기와 후기 염색성이 다르다.
③ 정상 상재균과 감염성 균이 혼재한다.
④ 빠르게 변이하는 항생제 내성균이다.
⑤ Catalase를 생산하는 연쇄구균과 구별 가능하다.

76 Lysine iron agar 배지가 포함하는 물질은?

① 포도당
② 트립토판
③ 혈액
④ Vancomycin
⑤ Glycerin

77 *Neisseria meningitidis*의 특징이 아닌 것은?

① 호기성 균이다.
② 협막을 보유하고 있다.
③ 배양 시 5% CO_2를 첨가한다.
④ *N. gonorrhoeae, S. pneumoniae*와 같은 형태를 갖는다.
⑤ 저온, 건조에 저항성이 강하다.

78 절지동물, 살아있는 동물세포에서만 증식이 가능한 균은?

① *Rickettsia*
② *M. tuberculosis*
③ *B. abortus*
④ *N. meningitidis*
⑤ *M. lepra*

MEMO

74	①	②	③	④	⑤
75	①	②	③	④	⑤
76	①	②	③	④	⑤
77	①	②	③	④	⑤
78	①	②	③	④	⑤

99 B-cell에 감염되어 무한증식성 형질전환을 일으키는 바이러스는?

① EBV
② HAV
③ HSV
④ CMV
⑤ NANB

100 출혈열콩팥증후군과 가장 관련이 적은 것은?

① Seoul virus
② Hantaan virus
③ Prospect Hill virus
④ Adenovirus
⑤ puumala virus

101 Rhinovirus에 대한 설명으로 옳은 것은?

① *Coronavirus*속에 속한다.
② 건조한 환경에서 사멸된다.
③ 일반적으로 하기도 감염의 주원인이다.
④ *Poxviridae* virion에 비해 1/10 가량 크기가 작다.
⑤ 예방대책이 확립되어 있는 바이러스이다.

102 크로이츠펠트-야콥병 병원체의 특징이 아닌 것은?

① 정상존재하는 단백질을 refolding시켜 구조변형을 유발한다.
② 단백질분해효소의 영향을 크게 받지 않는다.
③ 변형된 뇌세포를 안정적으로 유지시킨다.
④ 일반적인 미생물 소독 방법으로 불활화가 가능하다.
⑤ DNA와 RNA를 갖지 않는다.

103 Mold 형태 관찰에 주로 사용되는 것은?

① PAS stain
② India ink stain
③ Toluidine blue reaction
④ Giemsa stain
⑤ Lactophenol cotton blue stain

99	①	②	③	④	⑤
100	①	②	③	④	⑤
101	①	②	③	④	⑤
102	①	②	③	④	⑤
103	①	②	③	④	⑤

104 흑색진균증을 일으키는 균은?

① *Sporothrix schenckii*
② *Cladosporium trichoides*
③ *Cladosporium carrionii*
④ *Trichophyton schoenleinii*
⑤ *Trichophyton rubrum*

105 Candida albicans와 Cryptococcus neoformans를 감별하는 배지는?

① Corn meal agar ② Sabouraud's agar
③ Isolation medium ④ Littman medium
⑤ Urease medium

106 *Candida albicans*의 후막홀씨형성을 촉진하는 물질은?

① Phenol ② Agar
③ Cotton blue ④ Lactic acid
⑤ Tween 80

107 Wet preparation에 사용되는 시약은?

① 0.1N KCl ② 10% NaOH
③ 0.1N HCl ④ 1% Tween 80
⑤ 0.3% Phenol

108 폐렴구균의 C-polysaccharide 침강법은?

① SSS 측정
② Neufeld quellung 반응
③ Optochin sensitivity 시험
④ Bile solubility 시험
⑤ C-reactive protein법

MEMO

104	① ② ③ ④ ⑤
105	① ② ③ ④ ⑤
106	① ② ③ ④ ⑤
107	① ② ③ ④ ⑤
108	① ② ③ ④ ⑤

109 **Weil-Felix 시험에 사용되는 균주 또는 물질이 아닌 것은?**

① *P. vulgaris* OX19
② OPS
③ ASLO
④ *P. vulgaris* OX2
⑤ *P. mirabilis* OXK

110 **세균 협막을 이루는 주성분은?**

① 단당류
② 과당
③ 갈락토오스
④ 다당류
⑤ 포도

111 **장티푸스 진단용 검체에 대한 내용으로 옳은 것은?**

① 발병 14일이 경과되면 혈청 내 항체가 소멸된다.
② 3주 이상 경과한 경우 Widal test를 사용한다.
③ 항체검출법은 발병 1주 이내가 가장 효과적이다.
④ 발병 1주 이내에는 혈액배양에서 배양 할 수 없다.
⑤ 2주가 지나면 stool에서 전혀 검출되지 않는다.

112 **장티푸스 확진검사에 대한 설명으로 옳은 것은?**

① Streptolysin O 생성 여부를 확인한다.
② *Salmonella paratyphi* C 항체를 사용한다.
③ Widal test에 사용되는 항원은 anti-group D이다.
④ 소변배양을 통해 검사한다.
⑤ O 항원 응집소가를 통해 *S. paratyphi* A와 B를 구분한다.

MEMO

109	①	②	③	④	⑤
110	①	②	③	④	⑤
111	①	②	③	④	⑤
112	①	②	③	④	⑤

113 Widal test에 대한 설명으로 옳은 것은?

① Salmonellosis 초기에 항생제 투여는 역가에 큰 영향이 없다.
② S. typhi O 항원 역가의 정상판정 최대치는 1:160 미만이다.
③ S. typhi H 항원 역가의 정상판정 최대치는 1:320 미만이다.
④ 지역 및 인종에 관계 없이 참고치가 일정한 검사법이다.
⑤ *Salmonella gastroenteritis* 진단에 큰 효용성이 없다.

114 Group A streptococcus 혈청학적 검사법이 아닌 것은?

① streptozyme 항원검출 검사
② anti-DNase B 검사
③ anti-NADase 검사
④ hyaluronidase 항체검출 검사
⑤ streptolysin O 항체검출 검사

115 혈청학적 검사에서 primary test로 사용되는 것은?

① 침강반응
② 시험관 침강반응
③ 면역확산법
④ Coombs' 시험
⑤ 효소면역법

MEMO

113	① ② ③ ④ ⑤
114	① ② ③ ④ ⑤
115	① ② ③ ④ ⑤

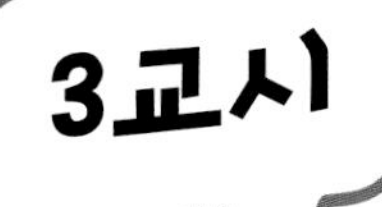

1. 실기시험(65문제)

조직 · 세포 병리검사(16), 임상화학검사(16), 혈액학검사(16), 임상미생물검사(17)

조직·세포 병리검사

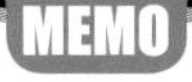

01 아래 그림 속 장기들이 갖는 공통점은?

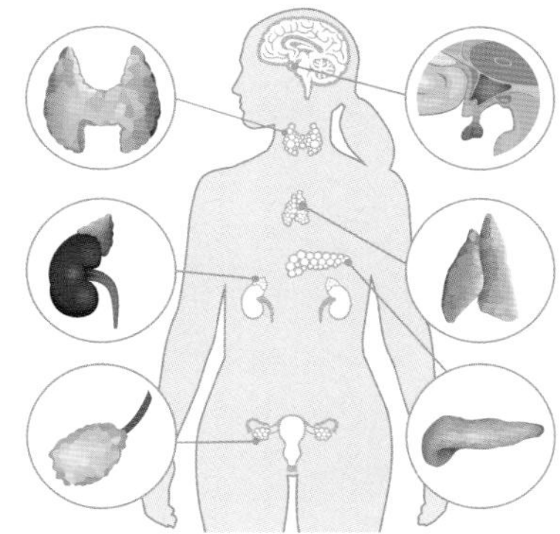

① 외분비샘
② 성호르몬분비
③ 내분비샘
④ 소화효소분비
⑤ 소화액분비

02 아래 조직표본의 염색 사진 속 장기는?

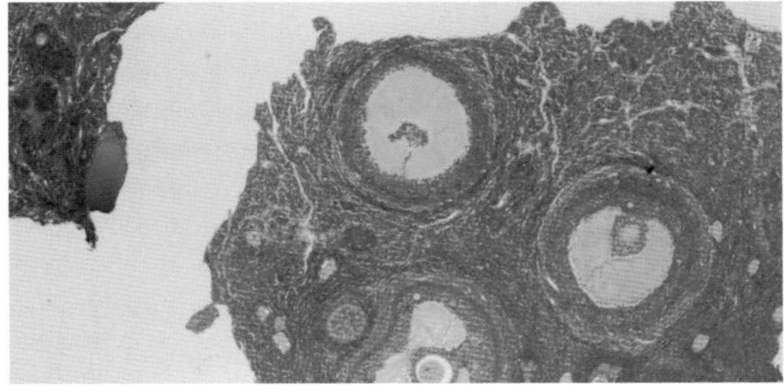

① 자궁
② 방광
③ 이자
④ 심장
⑤ 난소

01	① ② ③ ④ ⑤
02	① ② ③ ④ ⑤

03 아래 사진의 세포핵과 아교섬유 염색에 사용되는 고정액은?

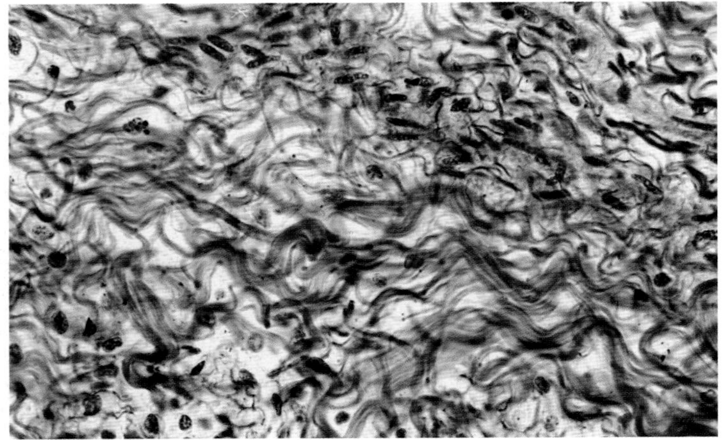

① HCl
② Bouin
③ Helly
④ Zenker
⑤ Phosphotungstic acid

04 아래 조직표본의 염색 사진들이 공통적으로 나타내는 것은?

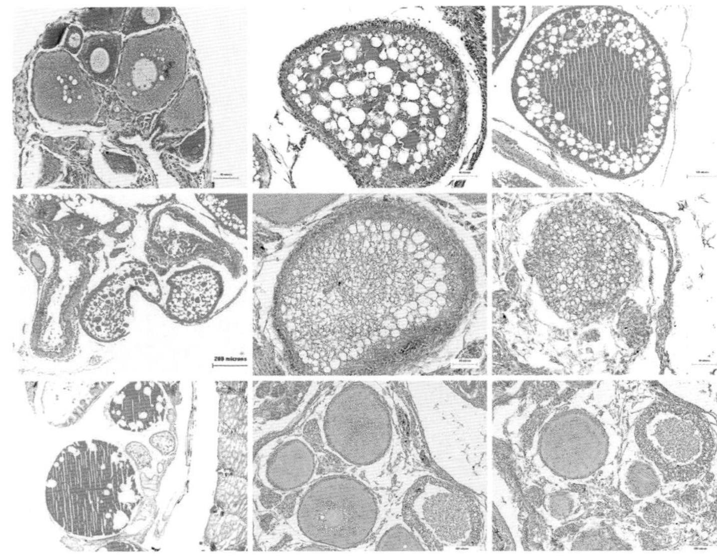

① 폐
② 신장
③ 심장
④ 간
⑤ 난소

MEMO

03	①	②	③	④	⑤
04	①	②	③	④	⑤

[05~06] 다음 사진을 보고 물음에 답하시오.

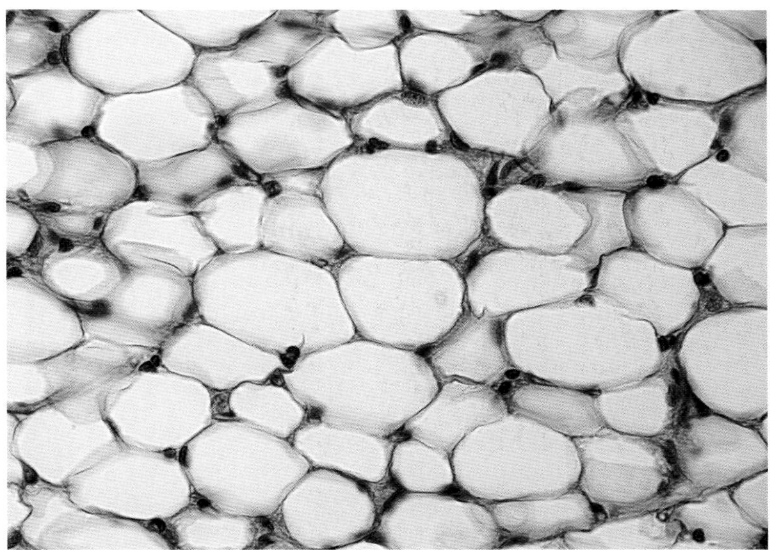

05 위 H&E 염색 사진을 통해 관찰할 수 있는 것은?

① 중심부 핵
② 2개의 핵
③ 지질방울
④ 갈색지방세포
⑤촘촘한 세포체

MEMO

06 위 염색 사진에서 지방이 투명하게 관찰되는 부위에 작용하는 용매는?

① 무기용매
② 비수용매
③ 강성용매
④ 분자용매
⑤ 유기용매

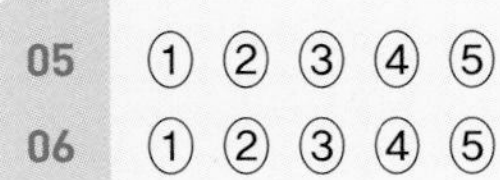

07 아래 사진 속 염색에 사용된 고정액으로 옳은 것은?

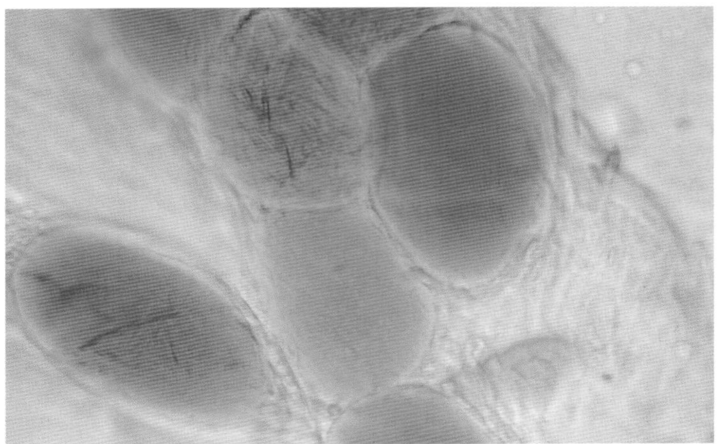

① Formalin
② Paraffin
③ Acetic acid
④ Alcohol
⑤ Glycerin jelly

08 아래 슬라이드의 염색과 관련이 없는 것은?

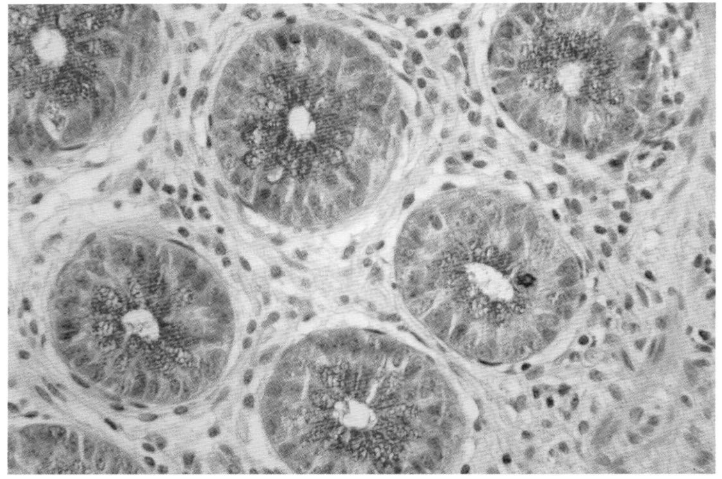

① PTAH
② 탄수화물 증명
③ PAS stain
④ Schiff 시약
⑤ Carnoy 고정

MEMO

07	① ② ③ ④ ⑤
08	① ② ③ ④ ⑤

09 Verhoeff stain에서 elastic fiber의 색깔은?

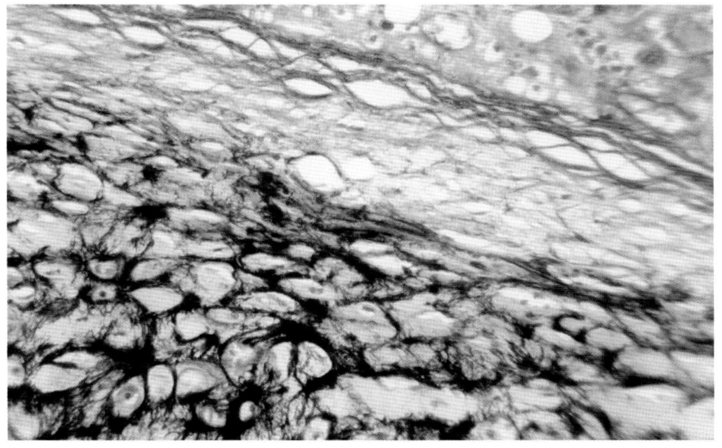

① 갈색
② 청색
③ 회색
④ 흑색
⑤ 적색

10 난소주기와 관련해 바르게 연결된 것은?

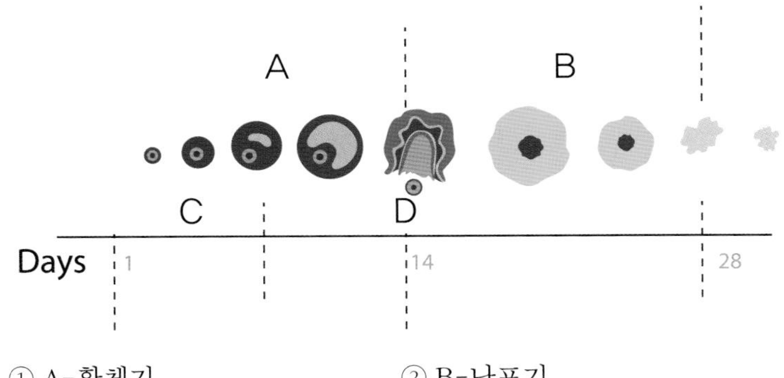

① A-황체기
② B-난포기
③ C-성숙기
④ D-배란기
⑤ A-백체기

MEMO

09	① ② ③ ④ ⑤
10	① ② ③ ④ ⑤

11 아래 사진은 ascitic fluid를 라이트 염색한 결과이다. 관찰되는 세포는?

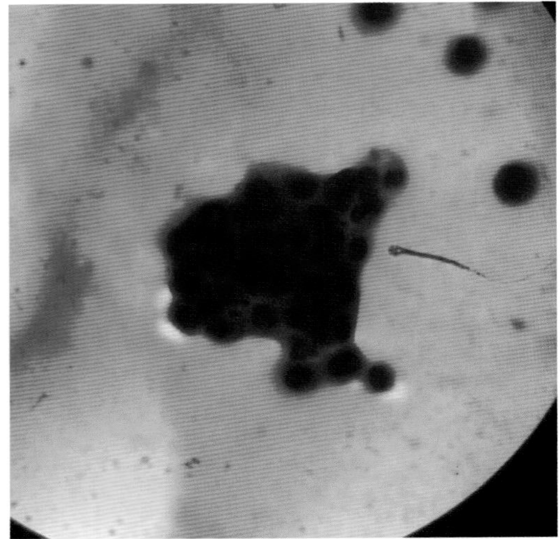

① 속세포덩이
② 뭇핵거대세포
③ 영양막세포
④ 혈관속거대세포
⑤ 홑핵거대세포

12 아래 지방조직의 염색 사진에서 특징적으로 관찰되는 이상 세포는?

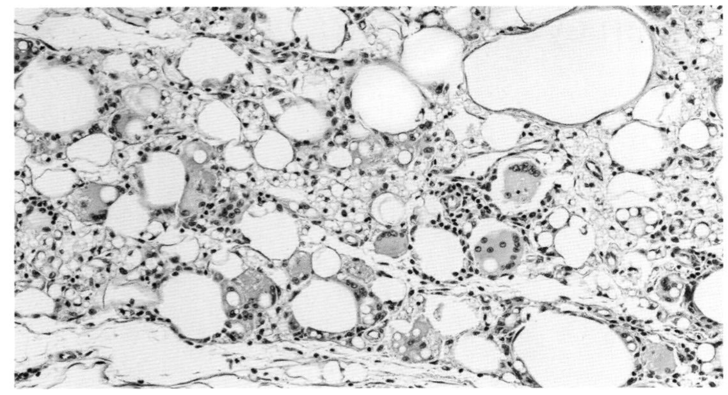

① 방기저세포
② 홑핵거대세포
③ 영양막세포
④ 혈관속거대세포
⑤ 뭇핵거대세포

MEMO

11	① ② ③ ④ ⑤
12	① ② ③ ④ ⑤

13 아래 Pap smear 검사 결과 사진에서 관찰되는 세포 상태는?

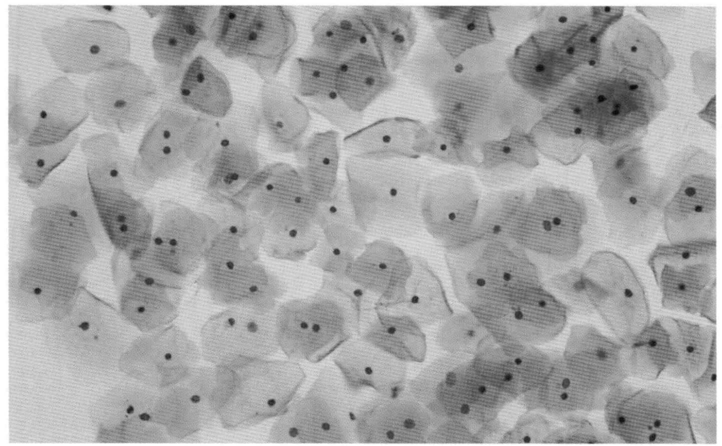

① 경증 이형성증
② 정상 상피세포
③ 중증 이형성증
④ 미세침윤암종
⑤ 침습성 자궁경부암

MEMO

14 아래 Pap smear에서 가장 뚜렷하게 관찰되는 것은?

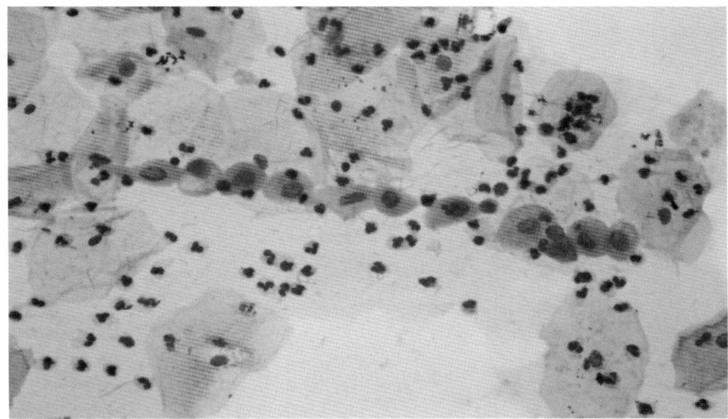

① severe dysplasia
② carcinoma
③ mild dysplasia
④ hyperplasia
⑤ squamous metaplasia

13	① ② ③ ④ ⑤
14	① ② ③ ④ ⑤

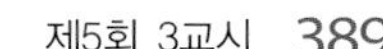

15 아래의 사진 A~D 중 squamous cell carcinoma를 나타내는 것은?

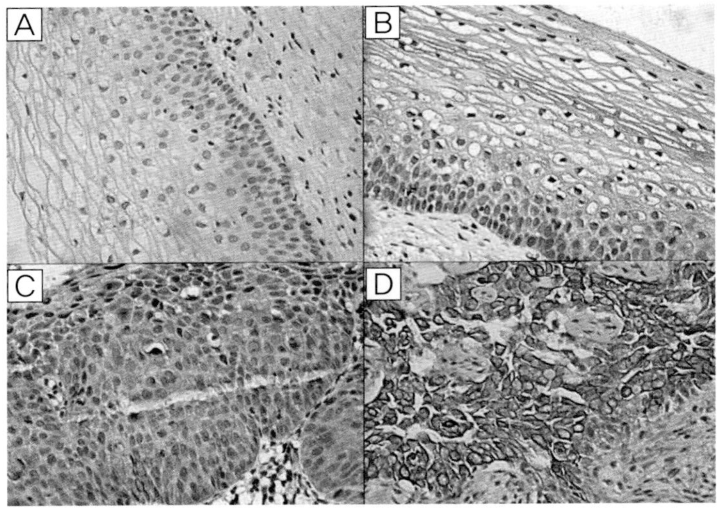

① A
② B
③ C
④ D
⑤ A, C

16 아래와 같은 조직표본의 H&E 염색 사진 결과와 큰 관련이 없는 것은?

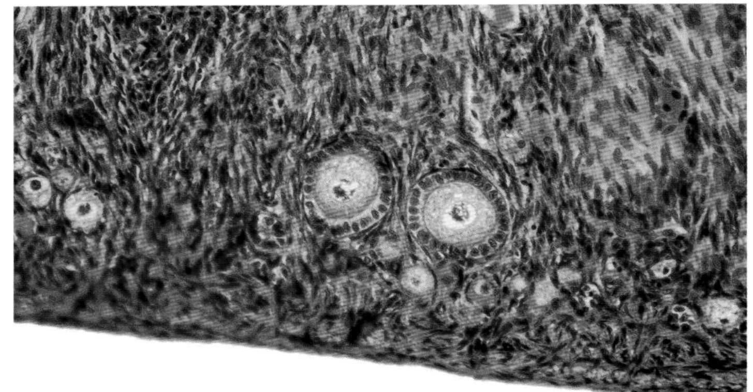

① 난포방
② 1차난포
③ 2차난포
④ 성숙난포
⑤ 난모상피세포

MEMO

15	① ② ③ ④ ⑤
16	① ② ③ ④ ⑤

MEMO

17 pH 4.0에서 관찰 가능하며 hepatitis, cirrhosis 등과 연관된 것은?

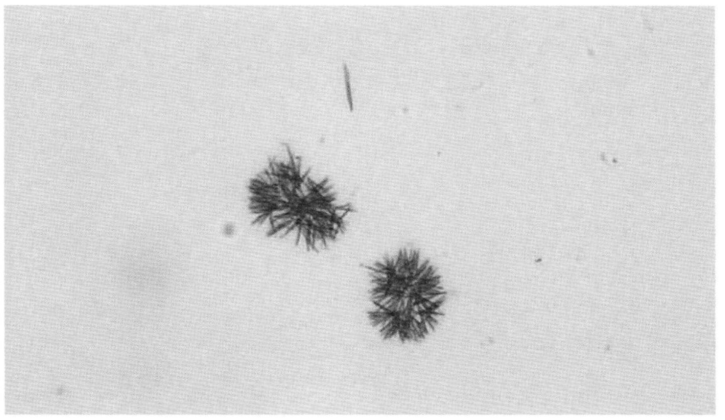

① WBC cast
② Sodium urate
③ Amorphous urate
④ Bilirubin crystals
⑤ Calcium sulfate

18 Alkaline urine에서 발견되는 사진 속 요침사는?

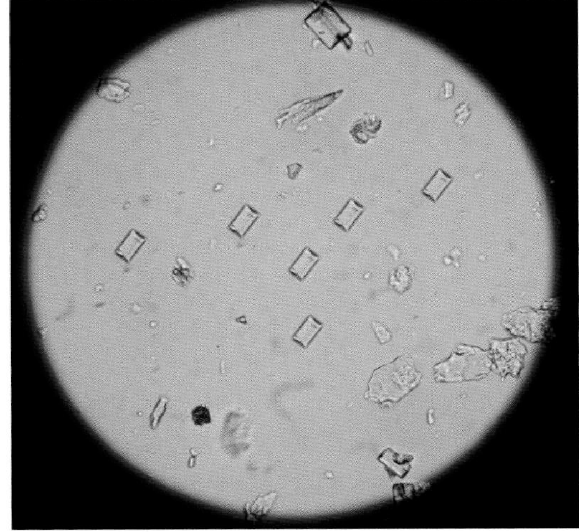

① Uric acid
② Calcium phosphates
③ Tripple phosphete
④ Calcium carbonates
⑤ Ammonium urates

17	① ② ③ ④ ⑤
18	① ② ③ ④ ⑤

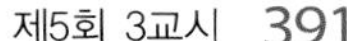

19 아래 요침사 검경 사진에서 특징적으로 관찰되는 결정과 큰 관계가 없는 것은?

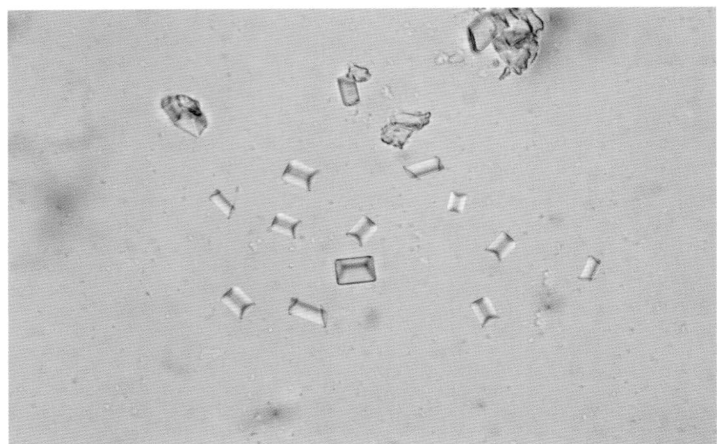

① 빙초산에 용해　　② 마그네슘 결정
③ 요로폐쇄　　④ 알칼리 뇨에서 관찰
⑤ 신선 뇨에서 관찰 불가

20 아래 사진 속 urine glucose 정성법과 가장 관련이 깊은 것은?

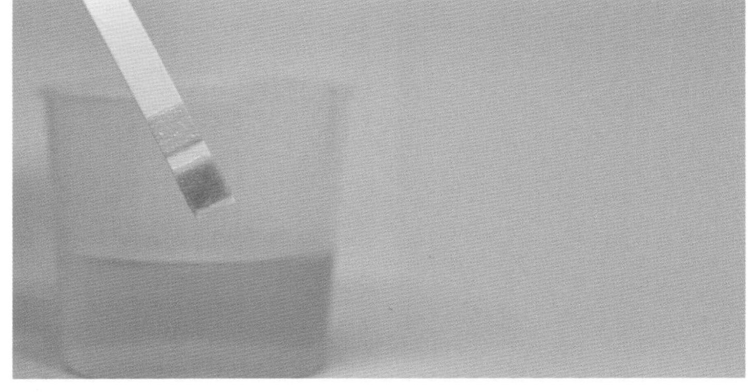

① 환원법　　② 정량검사
③ $CuSO_4$　　④ 효소법
⑤ Sodium citrate

MEMO

19	① ② ③ ④ ⑤
20	① ② ③ ④ ⑤

21 아래 사진 속 기기를 통해 일반적으로 측정하는 항목은?

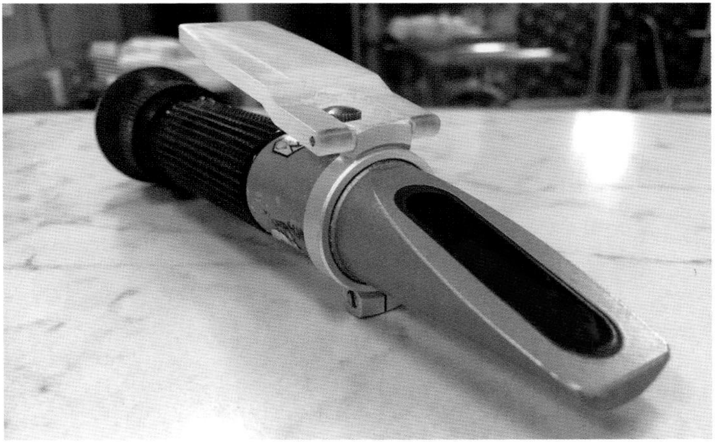

① 질소
② 요비중
③ 빌리루빈
④ 요소
⑤ 헤모글로빈

22 아래 사진 속 glucose 측정법과 가장 관련이 깊은 것은?

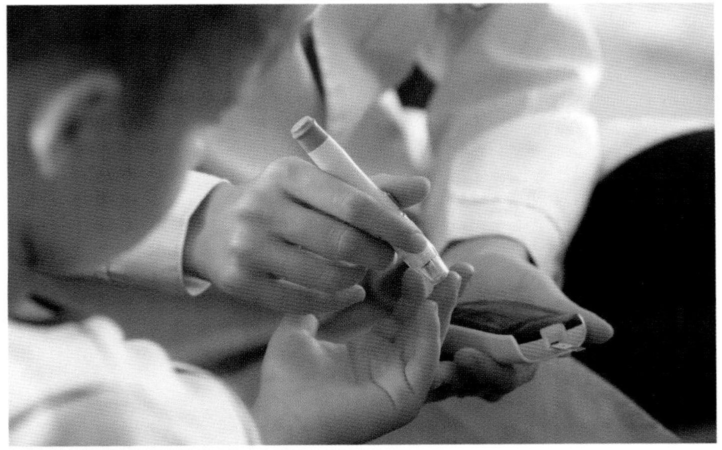

① quinone
② 환원법
③ $CuSO_4$
④ sodium citrate
⑤ sodium carbonate

MEMO

21	① ② ③ ④ ⑤
22	① ② ③ ④ ⑤

23 Benedict solution을 이용한 glucose 측정법에서 가장 강한 양성 판정은?

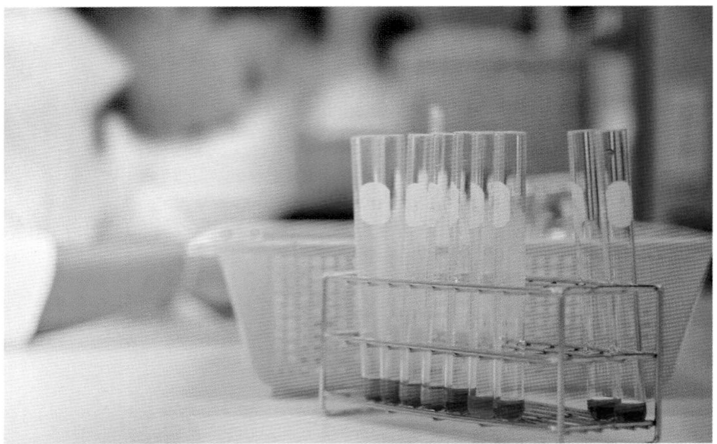

① 청색　② 녹색
③ 갈색　④ 오렌지색
⑤ 황녹색

24 아래 사진 속 glucose 측정법에 사용되는 시약은?

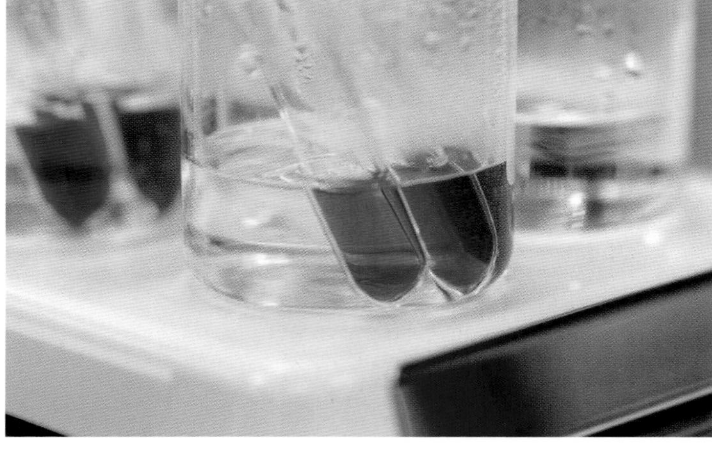

① H_2O_2　② $CuSO_4$
③ phenol　④ glucose oxidase
⑤ phosphomolybdic acid

MEMO

23	① ② ③ ④ ⑤
24	① ② ③ ④ ⑤

25 다음의 A~E 중 ALP 측정에 4-AAP를 발색제로 사용하는 검사법의 최종 발색은?

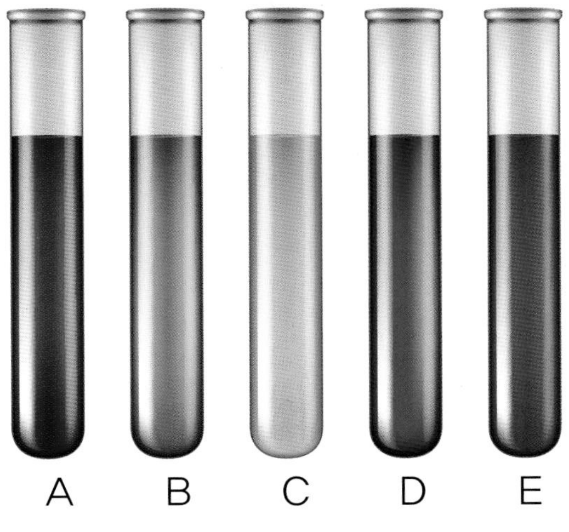

① A
② B
③ C
④ D
⑤ E

26 원심분리 혈액에서 가장 많이 차지하는 구성 성분은?

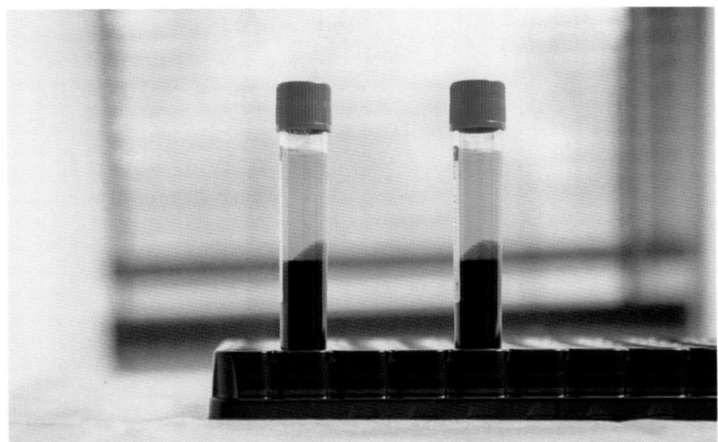

① WBC
② leukocytes
③ plasma
④ platelets
⑤ erythrocytes

MEMO

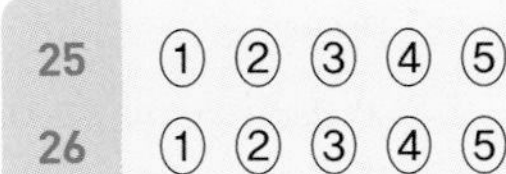

27 아래 사진 속 기기의 기본 구성과 관련이 적은 것은?

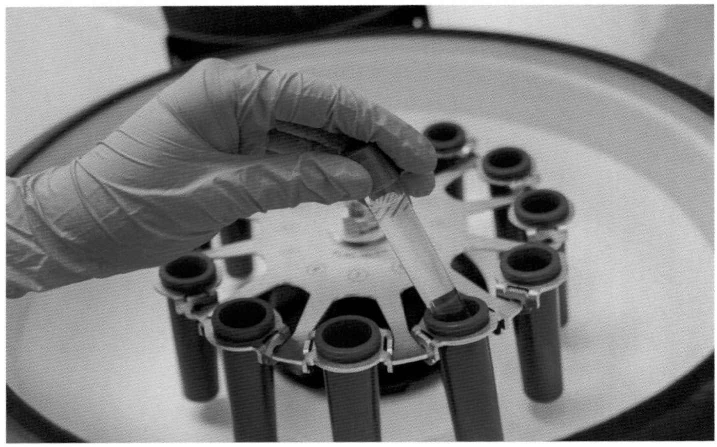

① controller
② angle head
③ swing bucket
④ Buchner funnel
⑤ horizontal head

28 Kind-King 법에서 최종 결과가 아래의 B와 같이 나타날 경우 탈색제로 사용된 것은?

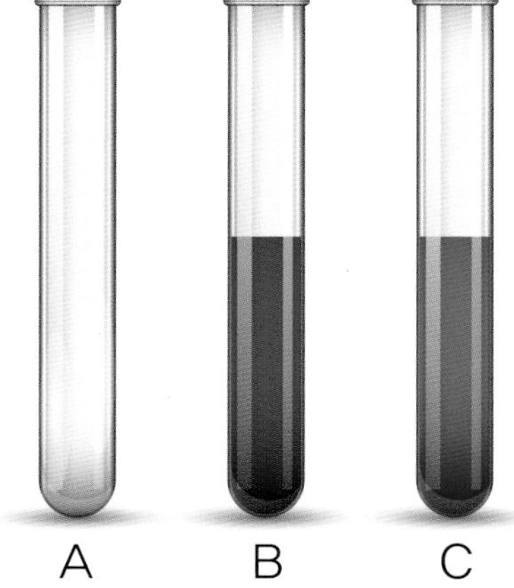

① Phenol
② NaOH
③ 4-aminoantipyrine
④ Phenyl phosphate
⑤ Potassium ferricyanide

MEMO

27	① ② ③ ④ ⑤
28	① ② ③ ④ ⑤

29 환원제를 사용해 아래와 같은 비색분석이 가능한 phosphatase 측정법은?

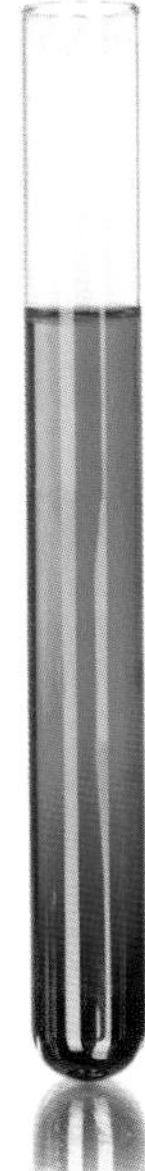

① Bodansky
② Kind-King
③ Reitman-Frankel
④ Bessey-Lowry-Brock
⑤ King-Amstrong

MEMO

30 아래 사진 속 기기의 명칭으로 옳은 것은?

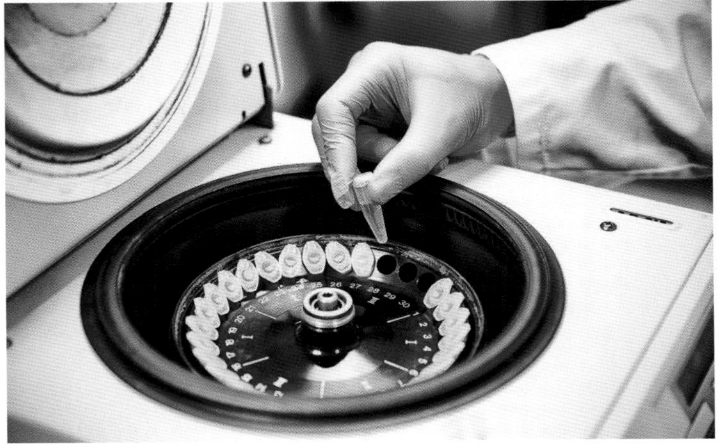

① pipette
② centrifuge
③ autoanalyzer
④ flow cytometry
⑤ blood cell counter

29	① ② ③ ④ ⑤
30	① ② ③ ④ ⑤

31 아래 사진의 감마선과 가장 비슷한 특성을 갖는 것은?

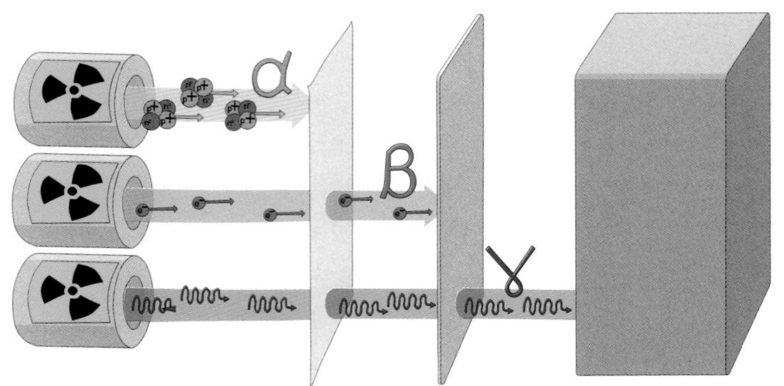

① 중성자　　② 베타입자
③ X-선　　④ 양전자
⑤ 알파입자

32 아래 그림에서 A가 가리키는 방사성 핵종의 전리방사선으로 옳은 것은?

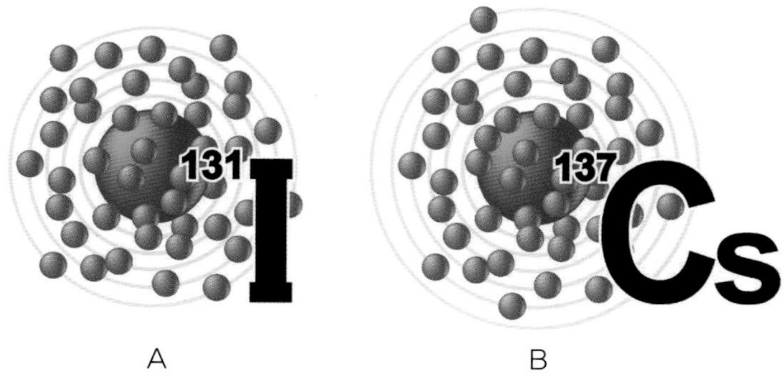

① α　　② β
③ β, γ　　④ γ
⑤ α, β

MEMO

31	① ② ③ ④ ⑤
32	① ② ③ ④ ⑤

MEMO

33 Perls' stain에서 prussian blue dye를 형성하는 것은?

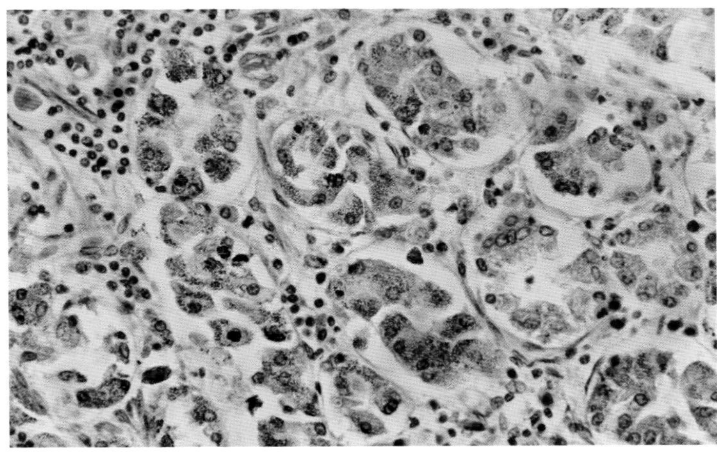

① 핵
② 철 이온
③ 배경
④ 세포질
⑤ 조대과립

34 아래 사진에서 검은막대가 가리키는 적혈구의 상태와 가장 관련 깊은 것은?

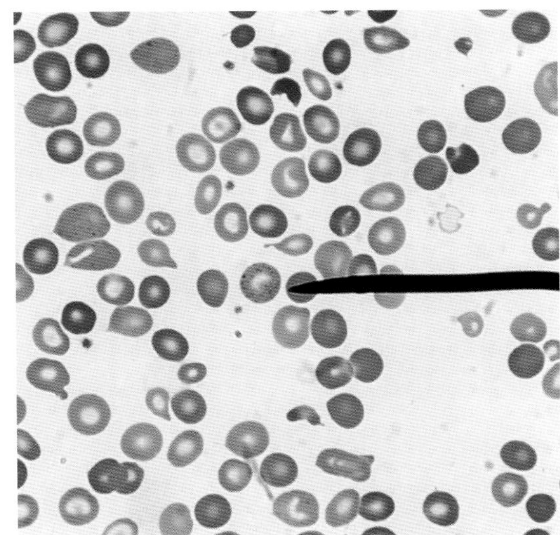

① 납중독
② 핵막의 잔존
③ 핵 파편
④ RBC 생성 촉진 인자 감소
⑤ 혈색소 합성장애

33	① ② ③ ④ ⑤
34	① ② ③ ④ ⑤

35 아래 사진이 나타내는 적혈구 이상 형태의 특징은?

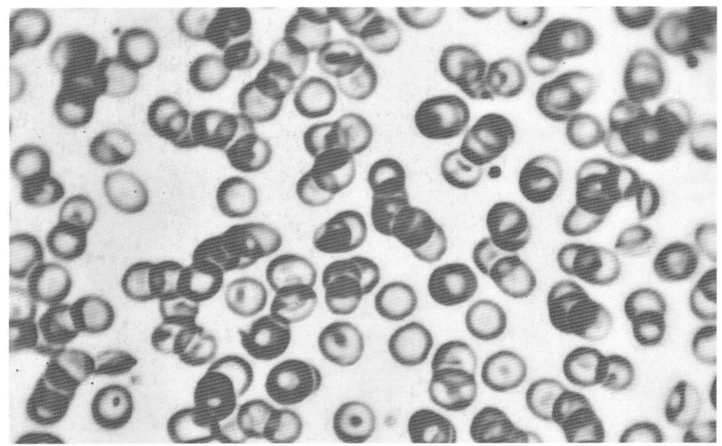

① 골수증식성 질환
② Hypervolemia
③ Hypochromia
④ Hemoconcentration
⑤ 혈색소 과다합성

36 아래 사진 속 화살표가 가리키는 악성빈혈에서 관찰 가능한 적혈구 내 봉입체는?

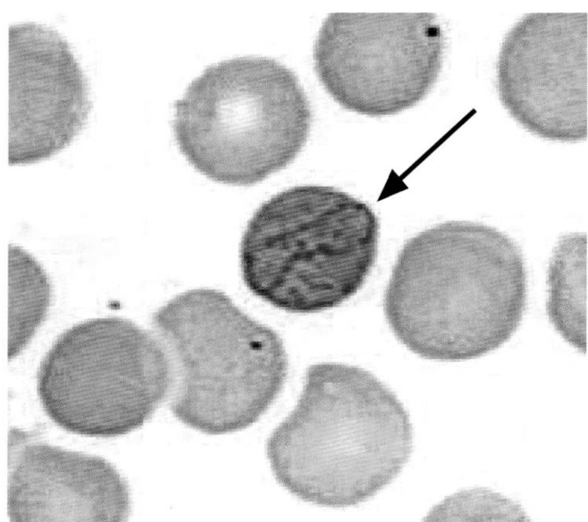

① Heinz body
② Globin 침전
③ 핵막의 잔여물
④ Metarubricyte
⑤ Supravital staining의 결과물

MEMO

35	①	②	③	④	⑤
36	①	②	③	④	⑤

37 다음 중 아래 사진에 나타난 적혈구 내 봉입체의 염색법으로 옳은 것은?

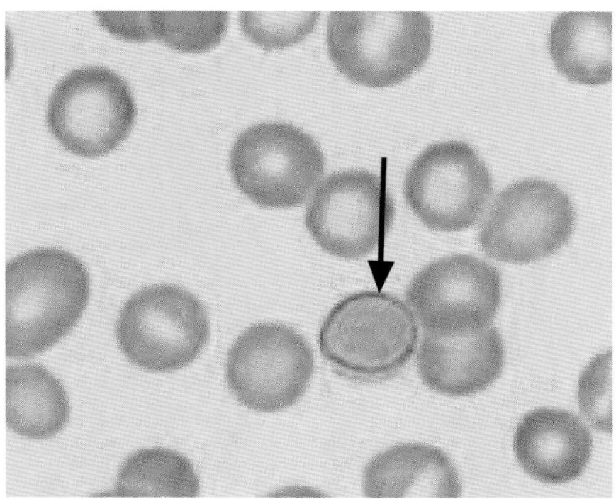

① 김자 염색
② 초생체 염색
③ 라이트 염색
④ 세포질 염색
⑤ 로마노스키 염색

38 사진에서 관찰되는 적혈구 이상 형태와 가장 관련이 깊은 것은?

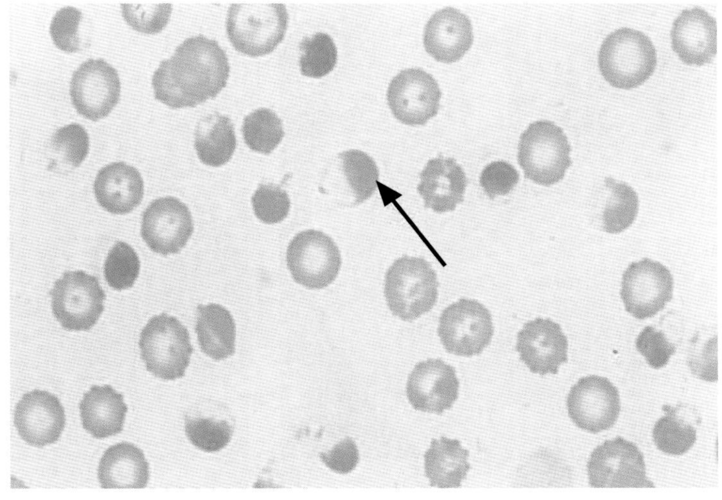

① 중독
② 삼투압 취약성
③ 용혈성 빈혈
④ G6PD 결핍
⑤ 만성실혈성 빈혈

MEMO

37	① ② ③ ④ ⑤
38	① ② ③ ④ ⑤

39 아래 사진에서 가장 많이 관찰되는 적혈구 이상 형태는?

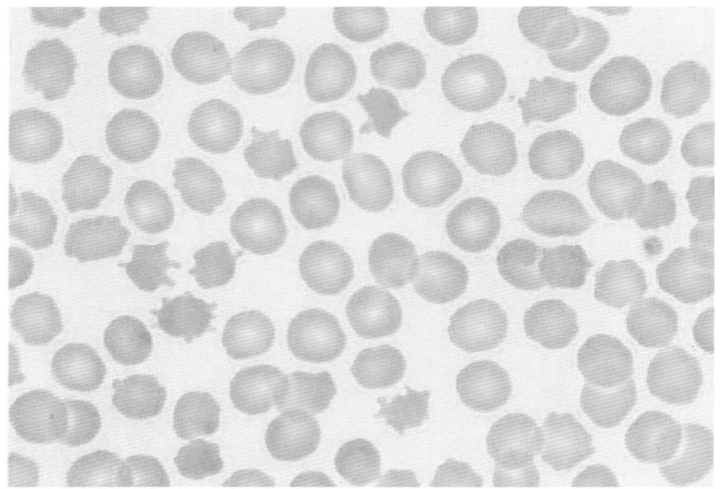

① Acanthocyte
② Blister cell
③ Echinocyte
④ Elliptocyte
⑤ Pyknocyte

40 아래 사진에서 빨간색 화살표가 가리키는 것은?

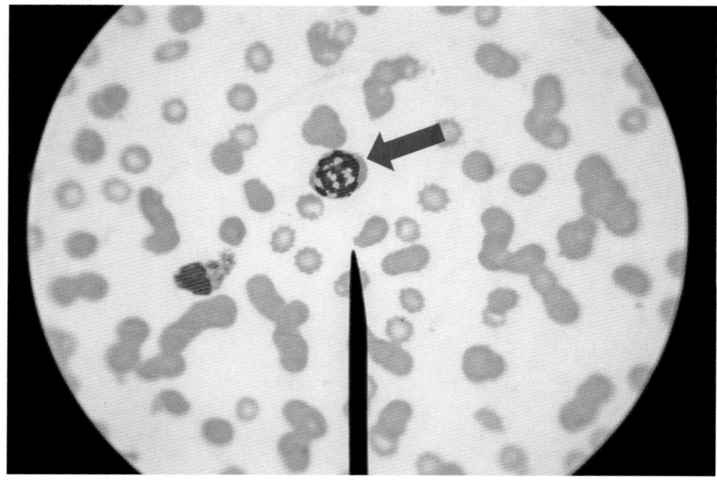

① Tart cell
② Drum stick
③ Smudge cell
④ Hairy cell
⑤ Dohle body

MEMO

39	① ② ③ ④ ⑤
40	① ② ③ ④ ⑤

MEMO

49 Gram stain에서 사용되는 fixation법은?

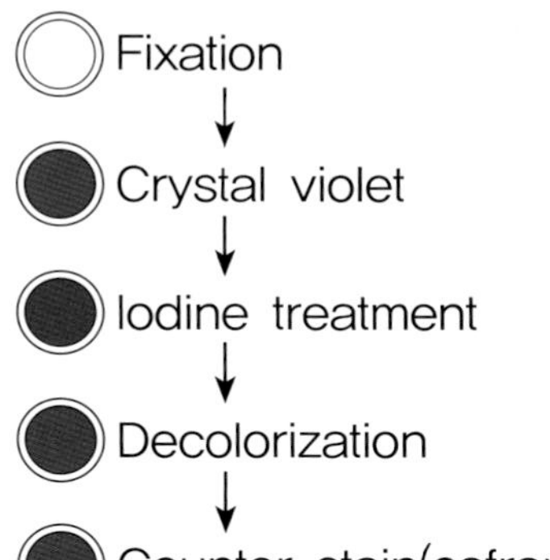

① Ice
② Heat
③ Alcohol
④ Air dry
⑤ Formalin

50 아래 사진은 Hippurate 시험에 사용되는 배지이다. 다음 중 관련이 없는 것은?

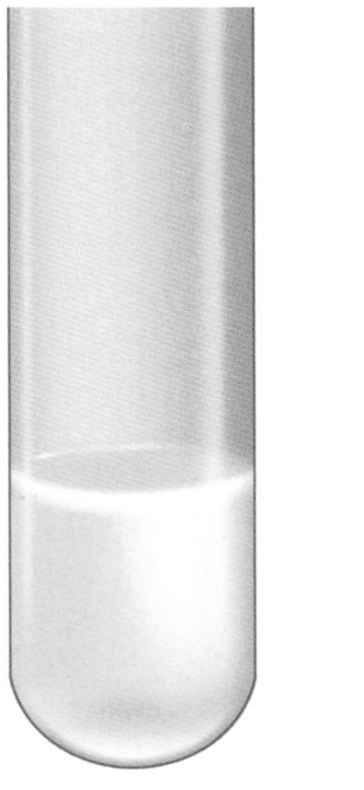
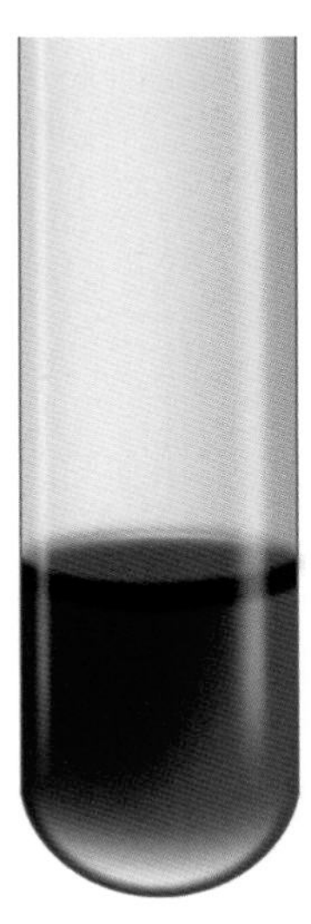
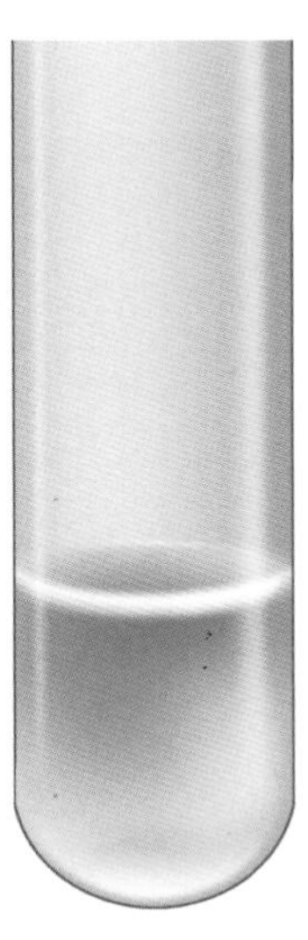

① *E. coli* 시험
② *S. agalactiae*
③ *Campylobacter coli* (-)
④ Hippurate hydrolysis test
⑤ *Campylobacter jejuni* (+)

49	① ② ③ ④ ⑤
50	① ② ③ ④ ⑤

51 Campy BAP 배지에서 관찰되는 성상과 가장 큰 관련이 있는 것은?

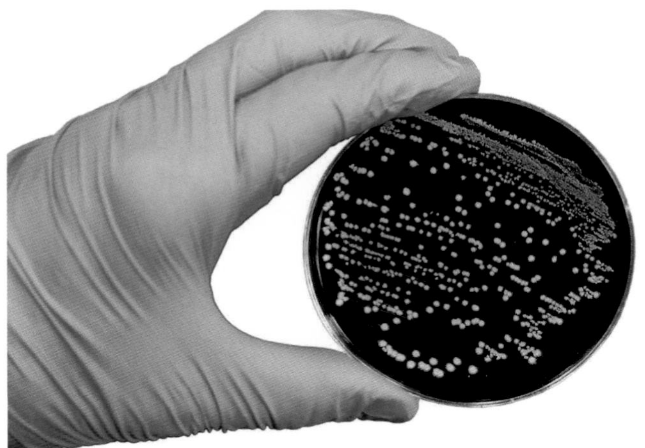

① Inulin 분해
② Quellung 반응
③ Bacitracin 확정 시험
④ *Campylobacter spp.* 구분
⑤ Optochin susceptibility 시험

52 아래의 TCBS 배지를 사용해 35~37℃ 배양 결과 사진과 같이 green color로 자란 부분의 의심균은?

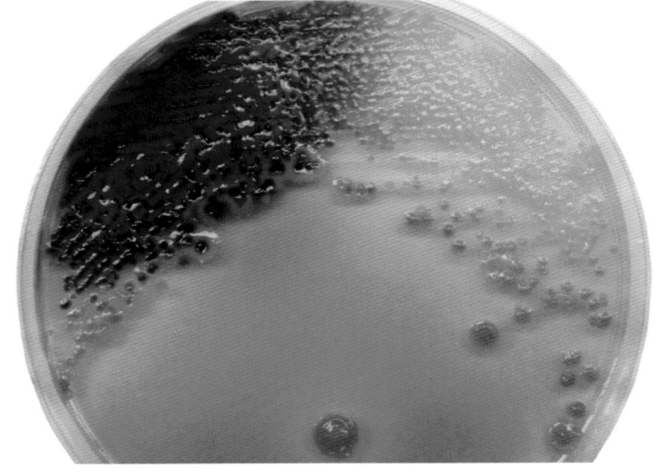

① *E. coli*
② *Vibrio parahaemolyticus*
③ *Vibrio cholerae*
④ *Campylobacter coli*
⑤ *Citrobacter freundii*

MEMO

51	① ② ③ ④ ⑤
52	① ② ③ ④ ⑤

53 아래 사진에 나타난 세균화학요법은?

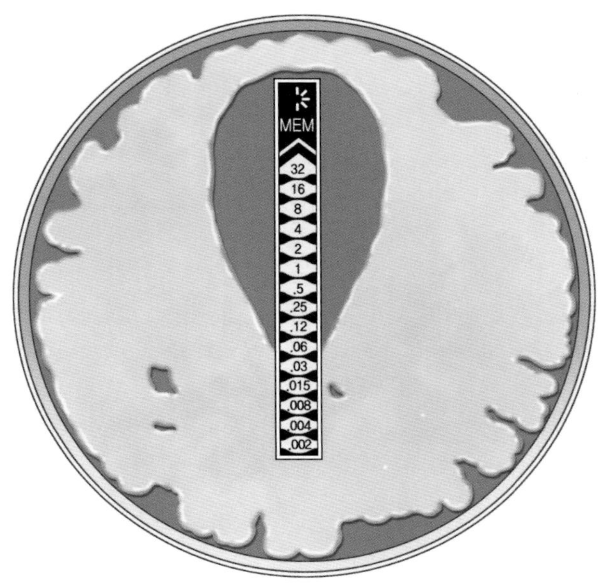

① E-test법 ② 액체배지 희석법
③ 자동화 분석법 ④ Disk 확산법
⑤ 최대 억제농도 측정법

54 BAP에서 아래와 같이 β-용혈을 나타내며 Egg yolk agar에서 집락 주변에 유백색 띠를 형성하는 균은?

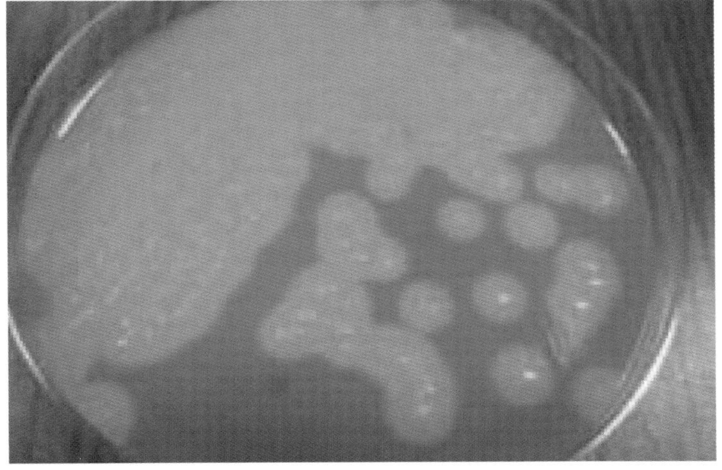

① *Bacillus cereus* ② *Cryptococcus neoformans*
③ *Streptococcus pneumonia* ④ *Bordetella pertussis*
⑤ *Klebsiella pneumoniae*

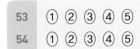

MEMO

53	① ② ③ ④ ⑤
54	① ② ③ ④ ⑤

55 아래 사진 속 Gram 염색 결과에 가장 부합하는 균은?

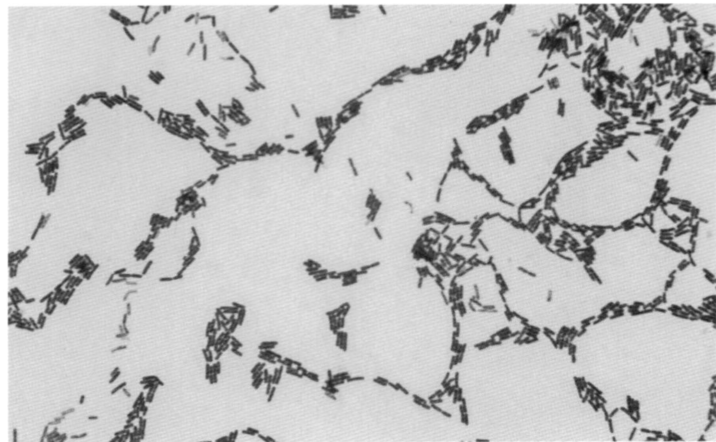

① *Bacillus anthracis*
② *Bordetella pertussis*
③ *Cryptococcus neoformans*
④ *Neisseria meningitidis*
⑤ *Streptococcus pneumonia*

56 아래 사진 속 PAS 염색 결과에 해당하는 균은?

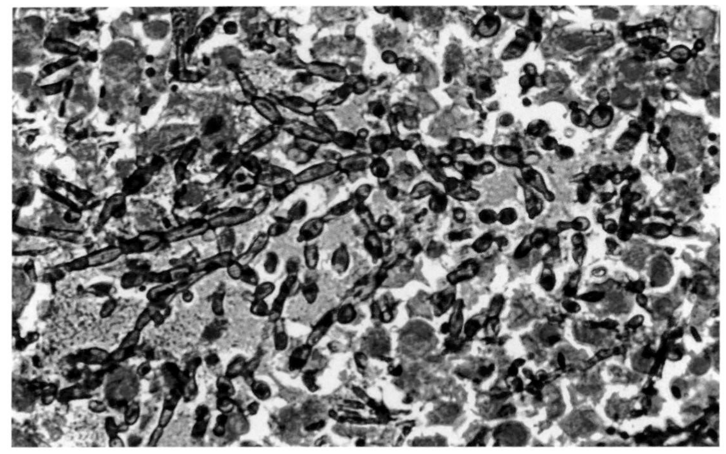

① *M. canis*
② *A. fumigatus*
③ *C. albicans*
④ *A. israelli*
⑤ *N. asteroides*

MEMO

55	①	②	③	④	⑤
56	①	②	③	④	⑤

57 다음 준비물을 통해 염색할 수 있는 것은?

> 1. Glass slide
> 2. Cover slip
> 3. Needle
> 4. Lactophenol cotton blue

① *C. albicans* ② *B. anthracis*
③ *H. influenzae* ④ *S. pneumoniae*
⑤ *K. pneumoniae*

MEMO

58 아래 그림과 가장 관련이 깊은 것은?

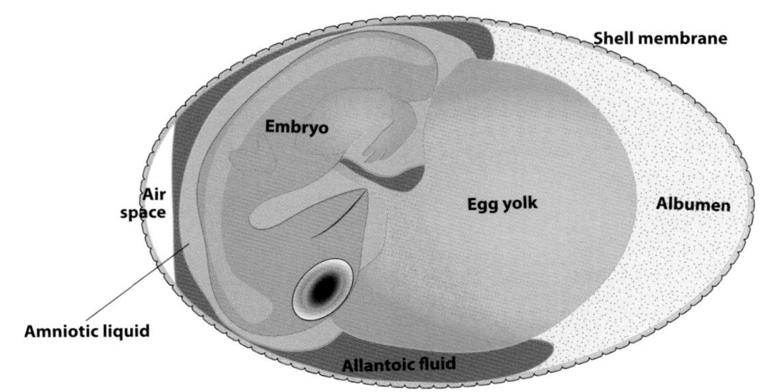

① 인공배지 ② 진균배양
③ 세균배양 ④ 영양배지
⑤ 바이러스배양

57	① ② ③ ④ ⑤
58	① ② ③ ④ ⑤

59 아래 사진 속 배지에 pH 지시약으로 첨가되는 물질은?

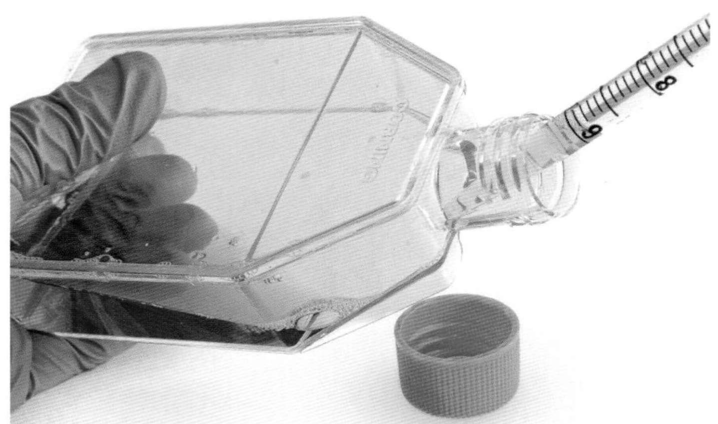

① salts
② phenol red
③ serum
④ amino acids
⑤ carbohydrates

60 아래 사진 속 충란 검사 결과에서 뚜렷하게 관찰되는 것은?

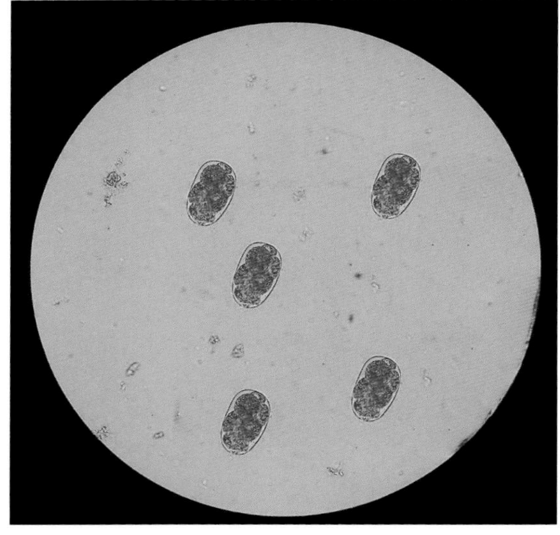

① 편충 충란
② 회충 충란
③ 요충 충란
④ 구충 충란
⑤ 요코가와흡충 충란

MEMO

59	① ② ③ ④ ⑤
60	① ② ③ ④ ⑤

61 아래 사진에서 관찰되는 STD 원인 기생충은?

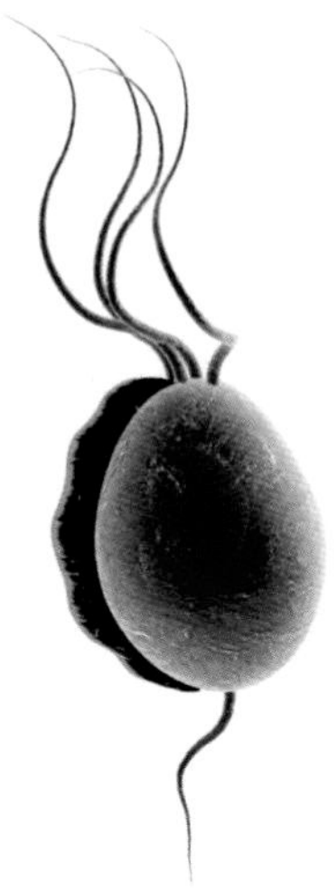

① 질편모충 ② 맹장편모충
③ 메닐편모충 ④ 장트리코모나스
⑤ 구강트리코모나스

62 아래 사진 속 원리를 이용하는 HLA 검사법으로 옳은 것은?

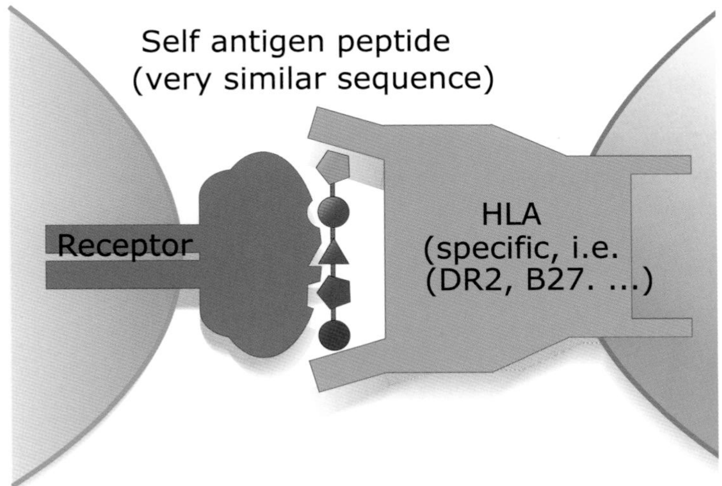

① PCR법 ② 전기영동법
③ 항원항체법 ④ 혼합배양법
⑤ 방사선조사법

MEMO

61	① ② ③ ④ ⑤
62	① ② ③ ④ ⑤

63 아래 그림에 대한 설명 중 거리가 먼 것은?

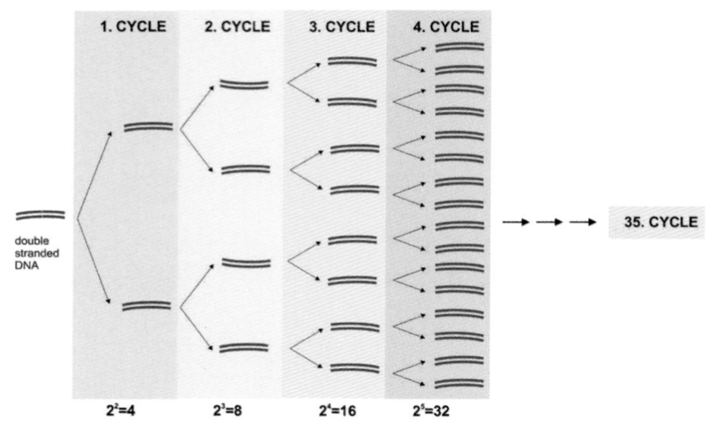

① 유전질환 진단에 사용
② 반응 순서: DNA 분리 – 결합 - 중합반응
③ 실시간 반응 확인에 부적합
④ 열 변성 과정을 거침
⑤ 연쇄 반응 1회당 2배 증폭

64 아래 그림과 같은 원리를 이용하는 검사법은?

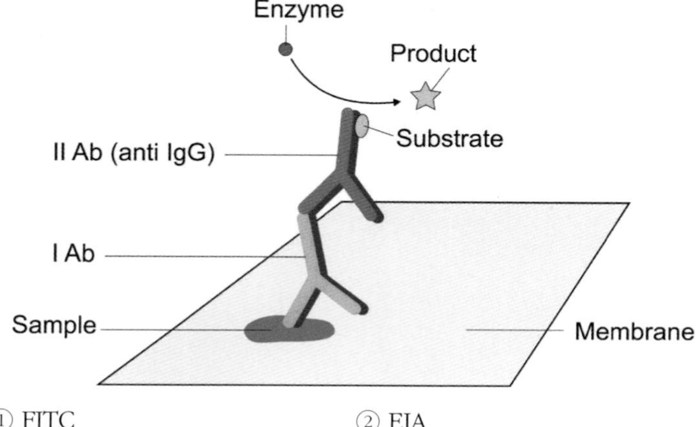

① FITC
② EIA
③ RAST
④ IRMA
⑤ RPR

MEMO

63	① ② ③ ④ ⑤
64	① ② ③ ④ ⑤

65 아래 검사에 사용되는 항원항체 응집반응과 그 원리가 다른 것은?

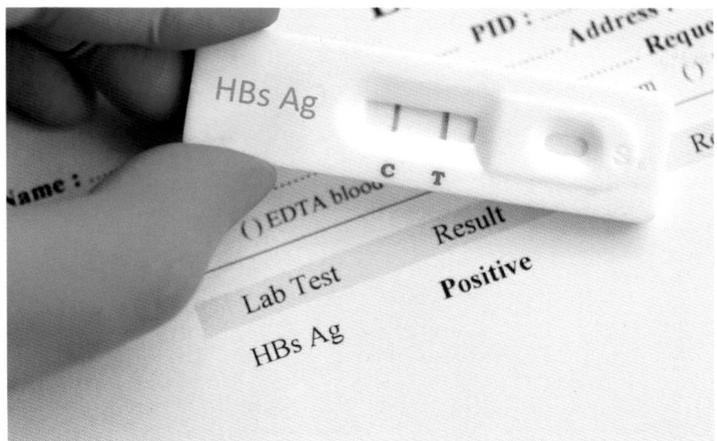

① TPHA
② anti-HBs
③ ASO
④ rheumatoid factor
⑤ influenza virus

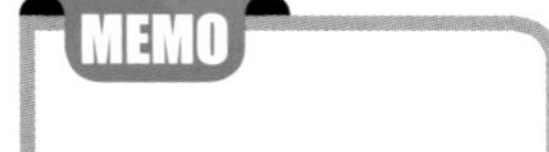

65 ① ② ③ ④ ⑤

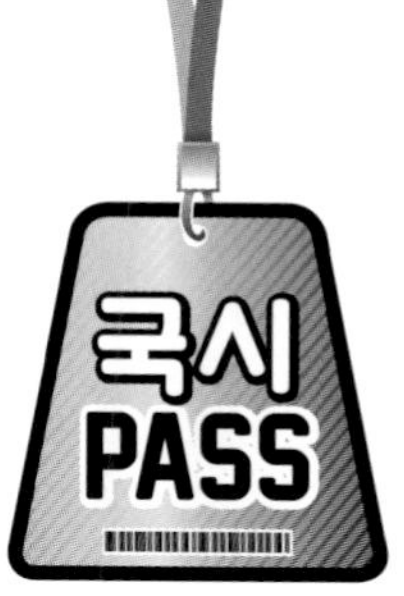

보건의료인 국가시험 한번에 합격하기

임상병리사

실전 동형모의고사

정답 및 해설

MEDICAL LABORATORY TECHNOLOGIST

씨마스

제1회 임상병리사 실전모의고사 정답 및 해설

1교시

01	④	02	④	03	②	04	①	05	④	06	②	07	①	08	①	09	④	10	⑤
11	①	12	①	13	⑤	14	④	15	③	16	①	17	⑤	18	④	19	②	20	③
21	②	22	③	23	①	24	⑤	25	⑤	26	④	27	④	28	③	29	①	30	①
31	③	32	②	33	①	34	①	35	①	36	⑤	37	③	38	④	39	①	40	②
41	①	42	②	43	③	44	①	45	③	46	①	47	①	48	③	49	⑤	50	④
51	①	52	③	53	①	54	⑤	55	①	56	③	57	③	58	③	59	④	60	②
61	④	62	④	63	①	64	②	65	③	66	②	67	④	68	⑤	69	④	70	②
71	①	72	①	73	④	74	①	75	②	76	①	77	①	78	③	79	④	80	③
81	④	82	③	83	②	84	③	85	①	86	④	87	①	88	①	89	①	90	④
91	④	92	⑤	93	①	94	②	95	③	96	⑤	97	②	98	①	99	④	100	①

01 정답 ④

지역보건법

• 제18조(시설의 이용)

지역보건의료기관은 보건의료에 관한 실험 또는 검사를 위하여 의사·치과의사·한의사·약사 등에게 그 시설을 이용하게 하거나 타인의 의뢰를 받아 실험 또는 검사를 할 수 있다.

02 정답 ④

지역보건법 시행령

• 제13조(보건소장)

③ 보건소장은 시장·군수·구청장의 지휘·감독을 받아 보건소의 업무를 관장하고 소속 공무원을 지휘·감독하며, 관할 보건지소, 건강생활지원센터 및 「농어촌 등 보건의료를 위한 특별조치법」 제2조 제4호에 따른 보건진료소(이하 "보건진료소"라 한다)의 직원 및 업무에 대하여 지도·감독한다.

03 정답 ②

지역보건법

• 제10조(보건소의 설치)

① 지역주민의 건강을 증진하고 질병을 예방·관리하기 위하여 시·군·구에 대통령령으로 정하는 기준에 따라 해당 지방자치단체의 조례로 보건소(보건의료원을 포함한다. 이하 같다)를 설치한다.

04 정답 ①

지역보건법

• 제11조(보건소의 기능 및 업무)

① 보건소는 해당 지방자치단체의 관할 구역에서 다음 각 호의 기능 및 업무를 수행한다.

1. 건강 친화적인 지역사회 여건의 조성
2. 지역보건의료정책의 기획, 조사·연구 및 평가
3. 보건의료인 및 「보건의료기본법」 제3조 제4호에 따른 보건의료기관 등에 대한 지도·관리·육성과 국민보건 향상을 위한 지도·관리

4. 보건의료 관련기관·단체, 학교, 직장 등과의 협력체계 구축
5. 지역주민의 건강증진 및 질병예방·관리를 위한 다음 각 목의 지역보건의료서비스의 제공
가. 국민건강증진·구강건강·영양관리사업 및 보건교육
나. 감염병의 예방 및 관리
다. 모성과 영유아의 건강유지·증진
라. 여성·노인·장애인 등 보건의료 취약계층의 건강유지·증진
마. 정신건강증진 및 생명존중에 관한 사항
바. 지역주민에 대한 진료, 건강검진 및 만성질환 등의 질병관리에 관한 사항
사. 가정 및 사회복지시설 등을 방문하여 행하는 보건의료 및 건강관리사업
아. 난임의 예방 및 관리
② 보건복지부장관이 지정하여 고시하는 의료취약지의 보건소는 제1항 제5호 아목 중 대통령령으로 정하는 업무를 수행할 수 있다.
③ 제1항 및 제2항에 따른 보건소 기능 및 업무 등에 관하여 필요한 세부 사항은 대통령령으로 정한다.

지역보건법 시행령

• 제9조(보건소의 기능 및 업무의 세부 사항)

① 법 제11조 제1항 제2호에 따른 지역보건의료정책의 기획, 조사·연구 및 평가의 세부 사항은 다음 각 호와 같다.
1. 지역보건의료계획 등 보건의료 및 건강증진에 관한 중장기 계획 및 실행계획의 수립·시행 및 평가에 관한 사항
2. 지역사회 건강실태조사 등 보건의료 및 건강증진에 관한 조사·연구에 관한 사항
3. 보건에 관한 실험 또는 검사에 관한 사항

② 법 제11조 제1항 제3호에 따른 보건의료인 및 「보건의료기본법」 제3조 제4호에 따른 보건의료기관 등에 대한 지도·관리·육성과 국민보건 향상을 위한 지도·관리의 세부 사항은 다음 각 호와 같다.
1. 의료인 및 의료기관에 대한 지도 등에 관한 사항
2. 의료기사·보건의료정보관리사 및 안경사에 대한 지도 등에 관한 사항
3. 응급의료에 관한 사항
4. 「농어촌 등 보건의료를 위한 특별조치법」에 따른 공중보건의사, 보건진료 전담공무원 및 보건진료소에 대한 지도 등에 관한 사항
5. 약사에 관한 사항과 마약·향정신성의약품의 관리에 관한 사항
6. 공중위생 및 식품위생에 관한 사항

③ 법 제11조 제2항에서 "대통령령으로 정하는 업무"란 난임시술 주사제 투약에 관한 지원 및 정보 제공을 말한다.

05 정답 ④

감염병 예방법

• 제19조(건강진단)

성매개감염병의 예방을 위하여 종사자의 건강진단이 필요한 직업으로 보건복지부령으로 정하는 직업에 종사하는 자와 성매개감염병에 감염되어 그 전염을 매개할 상당한 우려가 있다고 시장·군수·구청장이 인정한 자는 보건복지부령으로 정하는 바에 따라 성매개감염병에 관한 건강진단을 받아야 한다.

06 정답 ②

감염병 예방법

• 제32조(예방접종의 실시주간 및 실시기준 등)

② 예방접종의 실시기준과 방법 등에 관하여 필요한 사항은 보건복지부령으로 정한다.

07 정답 ①

감염병 예방법

• 제2조(정의)

이 법에서 사용하는 용어의 뜻은 다음과 같다.
4. "제3급감염병"이란 그 발생을 계속 감시할 필요가 있어 발생 또는 유행 시 24시간 이내에 신고하여야 하는 다음 각 목의 감염병을 말한다. 다만, 갑작스러운 국내 유입 또는 유행이 예견되어 긴급한 예방·관리가 필요하여 보건복지부장관이 지정하는 감염병을 포함한다.
가. 파상풍
나. B형간염
다. 일본뇌염
라. C형간염

마. 말라리아
바. 레지오넬라증
사. 비브리오패혈증
아. 발진티푸스
자. 발진열
차. 쯔쯔가무시증
카. 렙토스피라증
타. 브루셀라증
파. 공수병
하. 신증후군출혈열
거. 후천성면역결핍증(AIDS)
너. 크로이츠펠트-야콥병(CJD) 및 변종크로이츠펠트-야콥병(vCJD)
더. 황열
러. 뎅기열
머. 큐열
버. 웨스트나일열
서. 라임병
어. 진드기매개뇌염
저. 유비저
처. 치쿤구니야열
커. 중증열성혈소판감소증후군(SFTS)
터. 지카바이러스 감염증

08 정답 ①

의료법

• 제92조(과태료)

① 다음 각 호의 어느 하나에 해당하는 자에게는 300만 원 이하의 과태료를 부과한다.

1의 3. 제24조의 2 제1항을 위반하여 환자에게 설명을 하지 아니하거나 서면 동의를 받지 아니한 자

• 제24조의 2(의료행위에 관한 설명)

① 의사·치과의사 또는 한의사는 사람의 생명 또는 신체에 중대한 위해를 발생하게 할 우려가 있는 수술, 수혈, 전신마취(이하 이 조에서 "수술등"이라 한다)를 하는 경우 제2항에 따른 사항을 환자(환자가 의사결정능력이 없는 경우 환자의 법정대리인을 말한다. 이하 이 조에서 같다)에게 설명하고 서면(전자문서를 포함한다. 이하 이 조에서 같다)으로 그 동의를 받아야 한다. 다만, 설명 및 동의 절차로 인하여 수술등이 지체되면 환자의 생명이 위험하여지거나 심신상의 중대한 장애를 가져오는 경우에는 그러하지 아니하다.

09 정답 ④

감염병예방법 시행규칙

• 제9조(그 밖의 신고의무자의 신고)

법 제12조제1항 및 제2항에 따라 그 밖의 신고의무자는 다음 각 호의 사항을 서면, 구두, 전보, 전화 또는 컴퓨터통신의 방법으로 보건소장에게 지체 없이 신고하거나 알려야 한다.

1. 신고인의 성명, 주소와 감염병환자등 또는 사망자와의 관계
2. 감염병환자등 또는 사망자의 성명, 주소 및 직업
3. 감염병환자등 또는 사망자의 주요 증상 및 발병일

10 정답 ⑤

의료기사법

• 제5조(결격사유)

다음 각 호의 어느 하나에 해당하는 사람에 대하여는 의료기사등의 면허를 하지 아니한다.

1. 「정신건강증진 및 정신질환자 복지서비스 지원에 관한 법률」 제3조제1호에 따른 정신질환자. 다만, 전문의가 의료기사등으로서 적합하다고 인정하는 사람의 경우에는 그러하지 아니하다.
2. 「마약류 관리에 관한 법률」에 따른 마약류 중독자
3. 피성년후견인, 피한정후견인
4. 금고 이상의 실형을 선고받고 그 집행이 끝나지 아니하거나 면제되지 아니한 사람

• 제22조(자격의 정지)

① 보건복지부장관은 의료기사등이 다음 각 호의 어느 하나에 해당하는 경우에는 6개월 이내의 기간을 정하여 그 면허자격을 정지시킬 수 있다.

④ 제1항에 따른 자격정지처분은 그 사유가 발생한 날부터 5년이 지나면 하지 못한다.

의료기사법 시행령

• 제4조(국가시험의 시행과 공고)

① 보건복지부장관은 법 제6조제2항에 따라 「한국보건의료인국가시험원법」에 따른 한국보건의료인국가시험원(이하 "국가시험관리기관"이라 한다)으로 하여금 국가시험을 관리하도록 한다.

• 제14조(업무의 위탁)

③ 법 제28조제2항에 따라 보건복지부장관은 법 제20조에 따른 의료기사등에 대한 보수교육을 다음 각 호의 어느 하나에 해당하는 기관 중 교육능력을 갖춘 것으로 인정되는 기관에 위탁한다.

3. 해당 의료기사등의 업무와 관련된 연구기관

[오답풀이]

의료기사법 시행령

• 제3조(국가시험의 범위)

② 국가시험은 필기시험과 실기시험으로 구분하여 실시하되, 실기시험은 필기시험 합격자에 대해서만 실시한다. 다만, 보건복지부장관이 필요하다고 인정하는 경우에는 필기시험과 실기시험을 병합하여 실시할 수 있다.

11 정답 ①

의료기사 등에 관한 법률

• 제30조(벌칙)

① 다음 각 호의 어느 하나에 해당하는 사람은 3년 이하의 징역 또는 3천만 원 이하의 벌금에 처한다.

1. 제9조 제1항 본문을 위반하여 의료기사 등의 면허 없이 의료기사 등의 업무를 한 사람
2. 제9조 제3항을 위반하여 다른 사람에게 면허를 대여한 사람

2의 2. 제9조 제4항을 위반하여 면허를 대여받거나 면허 대여를 알선한 사람

3. 제10조를 위반하여 업무상 알게 된 비밀을 누설한 사람
4. 제11조의 2 제1항을 위반하여 치과기공사의 면허 없이 치과기공소를 개설한 자. 다만, 제11조의 2 제1항에 따라 개설등록을 한 치과의사는 제외한다.
5. 제11조의 3 제1항을 위반하여 치과의사가 발행한 치과기공물제작의뢰서에 따르지 아니하고 치과기공물제작 등 업무를 행한 자
6. 제12조 제1항을 위반하여 안경사의 면허 없이 안경업소를 개설한 사람

② 제1항 제3호의 죄는 고소가 있어야 공소를 제기할 수 있다.

12 정답 ①

지역보건법

• 제16조(전문인력의 적정 배치 등)

① 지역보건의료기관에는 기관의 장과 해당 기관의 기능을 수행하는 데 필요한 면허·자격 또는 전문지식을 가진 인력(이하 "전문인력"이라 한다)을 두어야 한다.

⑤ 제1항에 따른 전문인력의 배치 및 임용자격 기준과 제3항에 따른 교육훈련의 대상·기간·평가 및 그 결과 처리 등에 필요한 사항은 대통령령으로 정한다.

13 정답 ⑤

의료법 시행령

• 제26조(의료기관 개설신고사항의 변경신고)

① 법 제33조 제5항에 따라 의원·치과의원·한의원 또는 조산원 개설자가 그 개설 장소를 이전하거나 다음 각 호의 어느 하나에 해당하는 개설신고사항의 변경신고를 하려면 의료기관 개설신고증명서와 변경 사항을 확인할 수 있는 서류의 사본을 첨부하여 별지 제14호서식의 신고사항 변경신고서(전자문서로 된 신고서를 포함한다)를 시장·군수·구청장에게 제출하여야 한다.

14 정답 ④

의료법 시행규칙

• 제27조(의료기관 개설허가)

④ 시·도지사는 분기별 의료기관의 개설허가 상황을 매 분기가 끝난 후 15일까지 보건복지부장관에게 보고하여야 한다.

15 정답 ③

의료기사법

• 제21조(면허의 취소 등)

① 보건복지부장관은 의료기사등이 다음 각 호의 어느 하나에 해당하면 그 면허를 취소할 수 있다. 다만, 제1호의 경우에는 면허를 취소하여야 한다.

1. 제5조 제1호부터 제4호까지의 규정에 해당하게 된 경우

> • 제5조(결격사유)
>
> 다음 각 호의 어느 하나에 해당하는 사람에 대하여는 의료기사등의 면허를 하지 아니한다.
>
> 1. 「정신건강증진 및 정신질환자 복지서비스 지원에 관한 법률」 제3조 제1호에 따른 정신

질환자. 다만, 전문의가 의료기사등으로서 적합하다고 인정하는 사람의 경우에는 그러하지 아니하다.
2. 「마약류 관리에 관한 법률」에 따른 마약류 중독자
3. 피성년후견인, 피한정후견인
4. 이 법 또는 「형법」중 제234조, 제269조, 제270조 제2항부터 제4항까지, 제317조 제1항, 「보건범죄 단속에 관한 특별조치법」, 「지역보건법」, 「국민건강증진법」, 「후천성면역결핍증 예방법」, 「의료법」, 「응급의료에 관한 법률」, 「시체해부 및 보존에 관한 법률」, 「혈액관리법」, 「마약류 관리에 관한 법률」, 「모자보건법」또는 「국민건강보험법」을 위반하여 금고 이상의 실형을 선고받고 그 집행이 끝나지 아니하거나 면제되지 아니한 사람

3. 제9조제3항을 위반하여 타인에게 의료기사등의 면허증을 빌려 준 경우
3의 2. 제11조의 3 제1항을 위반하여 치과의사가 발행하는 치과기공물제작의뢰서에 따르지 아니하고 치과기공물제작등 업무를 한 때
4. 제22조 제1항 또는 제3항에 따른 면허자격정지 또는 면허효력정지 기간에 의료기사등의 업무를 하거나 3회 이상 면허자격정지 또는 면허효력정지 처분을 받은 경우

16 정답 ①

의료법 시행규칙

• 제15조(진료기록부 등의 보존)

① 의료인이나 의료기관 개설자는 법 제22조제2항에 따른 진료기록부등을 다음 각 호에 정하는 기간 동안 보존하여야 한다. 다만, 계속적인 진료를 위하여 필요한 경우에는 1회에 한정하여 다음 각 호에 정하는 기간의 범위에서 그 기간을 연장하여 보존할 수 있다.
1. 환자 명부: 5년
2. 진료기록부: 10년
3. 처방전: 2년
4. 수술기록: 10년
5. 검사내용 및 검사소견기록: 5년
6. 방사선 사진(영상물을 포함한다) 및 그 소견서: 5년
7. 간호기록부: 5년
8. 조산기록부: 5년
9. 진단서 등의 부본(진단서·사망진단서 및 시체검안서 등을 따로 구분하여 보존할 것): 3년

17 정답 ⑤

의료법

• 제64조(개설 허가 취소 등)

① 보건복지부장관 또는 시장·군수·구청장은 의료기관이 다음 각 호의 어느 하나에 해당하면 그 의료업을 1년의 범위에서 정지시키거나 개설 허가의 취소 또는 의료기관 폐쇄를 명할 수 있다. 다만, 제8호에 해당하는 경우에는 의료기관 개설허가의 취소 또는 의료기관 폐쇄를 명하여야 하며, 의료기관 폐쇄는 제33조 제3항과 제35조 제1항 본문에 따라 신고한 의료기관에만 명할 수 있다.
1. 개설 신고나 개설 허가를 한 날부터 3개월 이내에 정당한 사유 없이 업무를 시작하지 아니한 때
2. 제27조 제5항을 위반하여 무자격자에게 의료행위를 하게 하거나 의료인에게 면허 사항 외의 의료행위를 하게 한 때
3. 제61조에 따른 관계 공무원의 직무 수행을 기피 또는 방해하거나 제59조 또는 제63조에 따른 명령을 위반한 때
4. 제33조 제2항 제3호부터 제5호까지의 규정에 따른 의료법인·비영리법인, 준정부기관·지방의료원 또는 한국보훈복지의료공단의 설립허가가 취소되거나 해산된 때
4의 2. 제33조 제2항을 위반하여 의료기관을 개설한 때
5. 제33조 제5항·제7항·제9항·제10항, 제40조, 제40조의2 또는 제56조를 위반한 때. 다만, 의료기관 개설자 본인에게 책임이 없는 사유로 제33조 제7항 제4호를 위반한 때에는 그러하지 아니하다.
5의 2. 정당한 사유 없이 제40조 제1항에 따른 폐업·휴업 신고를 하지 아니하고 6개월 이상 의료업을 하지 아니한 때
6. 제63조에 따른 시정명령(제4조 제5항 위반에 따른 시정명령을 제외한다)을 이행하지 아니한 때

7. 「약사법」 제24조제2항을 위반하여 담합행위를 한 때
8. 의료기관 개설자가 거짓으로 진료비를 청구하여 금고 이상의 형을 선고받고 그 형이 확정된 때

18 정답 ④

의료기사 등에 관한 법률

• 제22조(자격의 정지)

① 보건복지부장관은 의료기사 등이 다음 각 호의 어느 하나에 해당하는 경우에는 6개월 이내의 기간을 정하여 그 면허 자격을 정지시킬 수 있다.
1. 품위를 현저히 손상시키는 행위를 한 경우

의료기사 등에 관한 법률 시행령

• 제13조(의료기사 등의 품위손상행위의 범위)

법 제22조 제1항 제1호에 따른 품위손상행위의 범위는 다음 각 호와 같다.
1. 제2조에 따른 의료기사 등의 업무 범위를 벗어나는 행위
2. 의사나 치과의사의 지도를 받지 아니하고 제2조의 업무를 하는 행위(보건의료정보관리사와 안경사의 경우는 제외한다)
3. 학문적으로 인정되지 아니하거나 윤리적으로 허용되지 아니하는 방법으로 업무를 하는 행위
4. 검사 결과를 사실과 다르게 판시하는 행위

• 제2조(의료기사, 보건의료정보관리사 및 안경사의 업무 범위 등)

① 「의료기사 등에 관한 법률」(이하 "법"이라 한다) 제2조 제2항에 따른 의료기사의 종류에 따른 업무 및 법 제3조에 따른 의료기사, 보건의료정보관리사 및 안경사(이하 "의료기사 등"이라 한다)의 구체적인 업무 범위는 별표 1에 따른다.
② 의료기사는 의사 또는 치과의사의 지도를 받아 별표 1에 따른 업무를 수행한다.

19 정답 ②

혈액관리법

• 제11조(혈액제제의 수가)

혈액원이 헌혈자로부터 채혈하여 제조한 혈액제제를 의료기관에 공급하는 가격과 혈액원으로부터 혈액제제를 공급받은 의료기관이 수혈자에게 공급하는 가격은 보건복지부장관이 정하여 고시한다.

20 정답 ③

혈액관리법

• 제2조(정의)

이 법에서 사용하는 용어의 뜻은 다음과 같다.
1. "혈액"이란 인체에서 채혈(採血)한 혈구(血球) 및 혈장(血漿)을 말한다.
2. "혈액관리업무"란 수혈(輸血)이나 혈액제제(血液製劑)의 제조에 필요한 혈액을 채혈·검사·제조·보존·공급 또는 품질관리하는 업무를 말한다.
3. "혈액원"이란 혈액관리업무를 수행하기 위하여 제6조 제3항에 따라 허가를 받은 자를 말한다.
4. "헌혈자"란 자기의 혈액을 혈액원에 무상(無償)으로 제공하는 사람을 말한다.
5. "부적격혈액"이란 채혈 시 또는 채혈 후에 이상이 발견된 혈액 또는 혈액제제로서 보건복지부령으로 정하는 혈액 또는 혈액제제를 말한다.
6. "채혈금지대상자"란 감염병 환자, 약물복용 환자 등 건강기준에 미달하는 사람으로서 헌혈을 하기에 부적합하다고 보건복지부령으로 정하는 사람을 말한다.
7. "특정수혈부작용"이란 수혈한 혈액제제로 인하여 발생한 부작용으로서 보건복지부령으로 정하는 것을 말한다.
8. "혈액제제"란 혈액을 원료로 하여 제조한 「약사법」 제2조에 따른 의약품으로서 다음 각 목의 어느 하나에 해당하는 것을 말한다.
   가. 전혈
   나. 농축적혈구
   다. 신선동결혈장
   라. 농축혈소판
   마. 그 밖에 보건복지부령으로 정하는 혈액 관련 의약품
9. "헌혈환급예치금"이란 제14조제4항에 따라 수혈비용을 보상하거나 헌혈사업에 사용할 목적으로 혈액원이 보건복지부장관에게 예치하는 금액을 말한다.
10. "채혈"이란 수혈 등에 사용되는 혈액제제를 제조하기 위하여 헌혈자로부터 혈액을 채취하는 행위를 말한다.
11. "채혈부작용"이란 채혈한 후에 헌혈자에게 나타날 수 있는 혈관미주신경반응 또는 피하출혈 등 미리 예상하지 못한 부작용을 말한다.

21 정답 ②

산성비의 원인 물질

아황산가스, 질소화합물, 염화수소와 함께 비정상적인 대기 화학 성분

22 정답 ③

윈슬로우(Charles-Edward Amory, Winslow)의 공중보건에 대한 정의

- 환경위생, 감염병 예방 및 질병의 조기 진단, 예방을 위한 치료
- 개인위생에 관한 개별교육, 간호서비스의 조직, 건강유지에 필요한 생활수준 보장을 위한 사회적 기구의 정비 등

[오답풀이]

질병치료는 포함되지 않음

23 정답 ①

공중보건의 의미를 갖는 것들

위생학, 사회의학, 건설의학, 지역사회의학, 예방의학 등

[오답풀이]

임상의학 등 치료를 위한 의학은 공중보건의 대상이 아님

24 정답 ⑤

- 온열요소: 복사열, 기온, 기습, 기류(바람)
- 기후요소: 기온, 강우, 기류

25 정답 ⑤

역학(epidemiology)의 목적과 역할

인구 집단을 대상으로 건강과 질병에 영향을 주는 요인에 관해 연구하는 학문

질병의 발생, 분포 경향 등의 원인을 찾고 예방법을 탐구(질병의 치료는 임상의학의 목적)

26 정답 ④

병인(agent), 숙주(host), 환경(environment)

환경(environment): 물리·화학적 자극, 생물학적·사회문화적 환경이 모두 포함됨

27 정답 ④

공중보건사업의 최소 단위

지역사회: 개인이 아닌 지역 주민 전체의 질병 예방과 건강의 유지를 목적으로 이루어짐

28 정답 ③

공중보건의 발전기

1. 고대기(기원전~A.D. 500년)
2. 중세기(암흑기 A.D. 500~1500년)
3. 근세기(여명기, 요람기, A.D. 1500~1850년): 산업혁명, 근대과학기술의 태동, 공중보건의 사상의 본격적 시작
4. 근대기(확립기, A.D. 1850년~1900년)
5. 현대기(발전기, 1900년 이후)

29 정답 ①

공중보건사업 수행의 3대 요소

보건교육, 보건행정, 보건법

- 국민건강증진사업: 보건교육, 질병예방, 영양개선, 건강관리 및 건강생활의 실천 등을 통하여 국민의 건강을 증진시키는 사업
- 보건교육: 개인 또는 집단으로 하여금 건강에 유익한 행위를 자발적으로 수행하도록 하는 교육 → 3가지 중 핵심 요소

30 정답 ①

WHO의 1차보건의료(primary health care)에 대한 접근법

Accessible(접근성): 지역 사회 주민이 쉽게 이용 가능 해야 함

Acceptable(수용 가능성): 지역 사회 주민이 쉽게 수용할 수 있는 방법으로 제공되어야 함

Available(주민 참여): 지역 사회 주민의 적극적인 참여가 이루어져야 함

Affordable(지불 부담 능력): 서비스를 받는 이의 지불 능력에 맞는 보건의료수가로 제공되어야 함

31 정답 ③

상피조직의 종류

- 단층: 편평상피, 입방상피, 원주상피
- 거짓중층: 원주상피
- 중층: 편평상피, 입방상피, 원주상피, 이행상피
- 비각질중층편평상피: 입안, 식도, 각막, 질, 외자궁경부를 구성

[오답풀이]
- 단층원주상피: 위, 소장, 대장등 소화관, 담낭 등을 구성
- 단층입방상피: 콩팥요세관, 난소, 갑상샘소포 등을 구성
- 이행상피: 신배(콩팥잔), 신우(콩팥깔때기), 요관, 방광 등을 구성
- 섬모성거짓중층원주상피: 기관, 기관지, 코점막, 후두 등을 구성

32 정답 ②
- 등굽이, 골반굽이: 일차굽이, 태아기 때부터 나타남
- 목굽이, 허리굽이: 이차굽이, 출생 이후 성장기를 거치며 나타남
- 척추뼈를 세는 기준은 7번째 목뼈(7번 경추, 솟을뼈)
- 칼돌기(검상돌기)는 복장뼈(흉골)에 존재
- 꼬리뼈는 어린이가 3~4개, 어른이 1개

33 정답 ①

니슬소체(Nissl body)

신경세포의 원형질(세포질과 핵질)에 존재하는 진한 핵소체
- 마이스너소체: 촉각(지각)소체, 지각 신경 끝에 존재
- 루피니소체: 피하조직에 존재, 온수용기
- 크라우제소체: 피하조직에 존재, 냉수용기
- 파치니소체: 피부조직에 존재, 압(력)수용기

34 정답 ①
- 중배엽 유래: 골격계, 근육계, 혈관, 생식계
- 내배엽 유래: 호흡계, 소화계, 배설계
- 외배엽 유래: 뇌, 척수, 상피조직
- 배엽의 발생 순서: 외배엽 → 내배엽 → 중배엽

35 정답 ①

세뇨관의 재흡수
- 토리쪽곱슬세관(근위곡요세관): 여과된 작은 용질들을 대부분 재흡수
  → K^+, 여과된 포도당, Na^+, Cl^-, Ca^{2+}, H_2O의 약 60-80%, HCO_3^-의 90% 이상
- 먼쪽곱슬세관(원위곡세관): Na^+, H_2O의 미세조정을 담당

36 정답 ⑤

위샘의 구성 세포
- 주세포(으뜸세포): 위액분비세포, pepsinogen 분비
- 벽세포: 염산 분비
- 부세포(목점액세포): 점액 분비
- 은친화세포: serotonin 분비
- 술잔세포: 소화관에 존재, 점액분비세포

37 정답 ③

랑게한스섬의 내분비선과 외분비선
- 내분비선(호르몬 분비): Glucagon, Insulin, Somatostatin
- 외분비선(효소 분비): Amylase, Trypsin, Pepsin, Lipase, Steapsin

38 정답 ④

대뇌겉질(대뇌피질)의 영역별 특수 기능
- 이마엽(전두엽): 운동영역과 전전두영역으로 나뉨, 운동수행능력, 브로카영역(언어중추)

[오답풀이]
- 뒤통수엽(후두엽): 시각중추
- 관자엽(측두엽): 청각중추
- 마루엽(두정엽): 운동중추

39 정답 ①

맥압의 정의, 혈압 측정
- 최고 혈압과 최저 혈압의 차이는 정상 성인이 40mmHg 전후
- 혈압 상승은 교감신경의 흥분을 통해 일어나며 주로 위팔동맥(상완동맥)에서 측정

40 정답 ②

Antidiuretic hormone(ADH)

먼쪽곱슬세관(원위곡세뇨관)과 집합세관(두 가지가 서로 연결되어 있음)에 작용하는 항이뇨호르몬(=vasopressin)으로 물의 재흡수를 촉진

41 정답 ①

세포 손상

세포 적응 능력 한계치를 벗어난 자극(형태학적, 기능적 변화 발생)
- 생리적위축: 노화에 의해 발생

• 생리적비대: 사춘기, 임신, 수유 등에 의한 호르몬의 영향으로 발생
• 불사용위축: 미사용으로 인해 발생하는 위축
• 세포적응: 손상 받지 않을 정도의 자극을 받은 경우

42 정답 ②

세포병리검사 중 부인과적 세포학적 검사

검체 채취 후 박리된 세포가 변질되지 않도록 깨끗한 slide 표면에 얇게 도말 후 즉시 95% ethanol에 고정

43 정답 ③

치즈괴사(caseous necrosis, 건락성괴사)의 특징

• 응고괴사와 액화괴사가 혼합된 형태
• 결핵성 병변(결핵균의 지질다당질 변성) 및 매독에서 주로 관찰

44 정답 ①

불안정세포(labile cell)

일생 동안 증식, 강력한 재생능력, 탈락 또는 사멸을 반복하며 세포를 채워주고 재생시킴

45 정답 ③

안정세포의 특징과 종류

• 정상적인 상태에서는 분열하지 않음, 자극을 받으면 신속하게 분열, 손상된 조직을 재생시킴
• 간, 콩팥, 이자, 갑상샘 등에 분포한 실질세포, 섬유모세포, 평활근(민무늬근)세포, 혈관내피세포, 뼈모세포, 연골모세포 등

영구세포

• 증식을 할 수 없는 세포, 신경, 심근, 골격근세포 등

46 정답 ①

결합조직

세포가 만들어낸 섬유를 주로 갖는 조직. 세포나 기관 사이 등에 존재하고 결합 작용을 함.

• 세망섬유: 실질기관
• 탄력섬유: 피하 조직, 굵은 동맥, 폐 등에 특히 발달
• 아교(교원)섬유: 힘줄, 인대

47 정답 ①

술잔세포(goblet cell)

큰창자(대장), 기관지, 샘창자(십이지장)를 포함해 주로 빈창자(공장), 돌창자(회장)에 분포하며 단층원주상 피세포로 구성되어 있고 다량의 점액을 분비

48 정답 ③

바닥막(기저막)의 특징

상피와 결합조직 사이의 간극, 실제 막이 아닌 결합구조를 의미함

• 바닥막: 바닥판 + 바닥밑판(섬유세망판 = 섬유그물판)으로 구성, PAS염색으로 관투명판으로 구성
• 바닥판: 상피세포 바닥면과 세포외바탕질의 구조적 연결을 매개하고 상피와 주변 결합조직을 분리할 뿐만 아니라 물질 이동 및 신호 전달에도 관여함. 다양한 두께, 투과전자현미경으로 관찰, PAS 염색
• 바닥밑판: 섬유세망판(섬유그물판)이라고 하며 결합조직 쪽으로 형성(콩팥소체, 허파꽈리에는 바닥밑판 구조가 존재하지 않음)

49 정답 ⑤

신경조직의 세포

뇌실막세포, 미세아교세포, 별아교세포, 슈반세포, 희소돌기아교세포 등

50 정답 ④

Oligodendrocyte(희소돌기아교세포)

신경세포의 축삭돌기를 감싸는 myelin sheath(수초)를 형성, 중추신경계통

51 정답 ①

조직의 육안 검사

• 신선한 조직: 분리 즉시 생체염색이나 위상차 현미경을 통해 관찰(광학현미경은 세포 구조감별에 부적절), 살아 있는 세포 검사, 생체염색 시 핵염색 불가능
• 고정한 조직: 조직 구성 보존 및 관찰을 위해 절취된 조직을 즉시 고정액 처리(탈수, 투명, 침투, 박절, 염색 후 광학현미경으로 관찰)

52 정답 ③

조직 검사법의 특징

- 골수생검: 포르말린 고정, H&E 염색
- 날인표본법(impression print, touch print): 림프절, 비장, 골수생검에 이용하는 신속 진단법, 신선한 상태의 조직을 절취, slide 위에 가볍게 눌러 붙여 건조, 고정, 염색 후 관찰. Touch print법은 조직의 구축학적 배열이 유지되기 때문에 연성조직의 악성종양 진단 시 신속 검사법으로 활용
- 세침흡인검사(생검)법(가는바늘흡인, 세침흡인생검, fine needle aspiration): 가는 바늘을 병변 부위에 찔러 직접 흡입하여 얻은 fluid 검체, 미세조직편을 slide 위에 도말, 염색, 관찰하는 방법. 고통과 합병증이 적어 널리 사용되나 흡인 부위에 따라 진단오류 확률이 높은 편
- 중심부바늘생검법(core needle biopsy): 14gage 정도의 굵은 바늘을 사용해 세포가 아니라 조직을 얻는 방법. 중심부 조직을 한꺼번에 많이 얻을 수 있어 병변의 구조를 보다 자세히 확인 가능. 절편 채취 과정에서 세침흡인보다 많은 조직손상이 발생하는 것이 단점.

53 정답 ①

세침흡인생검법

- 골수, 간, 비장, 림프절, 갑상샘, 젖샘, 전립선, 폐 등에 존재하는 병소, 낭종 등에서 검체 채취
- 콩팥암 진단은 조직 또는 세포검사 대신 대부분 영상진단법으로 확인

54 정답 ⑤

날인표본법(Impression print)의 특징

- 림프절, 지라(비장), 골수(뼈속질)등을 신선한 상태에서 절취, 날인, 건조고정, 염색 후 관찰
- 조직 배열이 유지된 상태에서 관찰 가능, 신속 검사법, 탈락세포 검사에 주로 사용

55 정답 ①

골수도말표본법(bone marrow smear)

- 검체를 slide 위에 도말한 뒤 빠르게 말려서 고정 후 염색, 관찰
- 짧은 시간에 간단히 만들어 세포 각각의 변화뿐만 아니라 세포들의 군집상을 자세히 관찰 가능

56 정답 ③

조직 형태학적 검사의 정의

- 조직 절편을 염색한 뒤 육안, 광학현미경, 전자현미경 등을 통해 구조, 크기, 형태, 배열을 관찰(환자의 질병을 진단하는 데 필요한 정보를 제공)
- 면역조직화학적 검사: 항원-항체 간 반응을 이용하여 세포나 조직 내 존재하는 물질을 확인하는 면역염색법

57 정답 ③

일반염색과 특수염색

- 일반 염색: 핵과 세포질을 분리해 관찰
- 특수 염색: 조직 내 병원미생물의 검출을 위한 염색
- 도은법: 은 침투법, 세망섬유 염색법, 염료 대신 은 성분을 침착시켜서 관찰

58 정답 ③

조직 화학적 검사의 특징

일반 염료 염색을 통해 각종 물질(핵산, 지질, 무기질, 탄수화물 등)의 존재 유무를 증명함.

59 정답 ④

일반 조직 화학 검사

핵산, 탄수화물, 지질, 무기질 등을 검출

60 정답 ②

효소 조직 화학적 검사의 특징

효소-기질 특이적 반응을 이용하여 조직 내 효소 활성 부위를 가시화하는 방법

61 정답 ④

효소 조직 화학 검사법의 최종 유색반응산물(final colored reaction product, FRP)

효소-기질 반응을 통해 생성된 일차반응산물(육안 확인 불가)의 확인을 위해 기타 물질을 반응시켜 불용성의 유색반응산물로 전환시킴

62 정답 ④

면역 조직 화학적 검사의 특징

- 항원-항체 반응을 이용해 조직 절편 내에 존재하는 항원을 검출(면역염색)

- 종류: 형광항체법(동결절편), 효소항체법(파라핀절편)

63 정답 ①

- 화생(metaplasia): 상피세포에서 주로 발생하며 이미 정상적 분화를 끝낸 세포가 다른 형태, 기능을 가진 세포로 변화하는 이상 현상
- 이형성(dysplasia): 상피세포가 커지고 세포의 모양과 크기가 불규칙하며 핵의 염색상도 변화됨. 핵이 농염되고 세포 배열의 규칙성이 소실되는 현상
- 수복(repair): 이미 형성된 염증을 치유하는 과정

64 정답 ②

세포위축(atrophy)

세포의 기능 장애

세포 크기 및 수 감소, 실질세포사멸, 세포사이물질 감소 후 괴사

65 정답 ③

여성생식기 세포 검사 관련 검체 채취

나머지는 편평-원주상피 접합부(squamocolumnar junction)의 특징

후질원개에서 채취한 질풀도말 → 이상세포가 존재할 확률이 높음

66 정답 ②

이상세포의 발견

- 암세포는 세포 주기 조절 유전자 이상으로 분열 정지기인 G0기 없이 계속 성장함
- 세포 분열 단계 중 휴지기에서 가장 구분이 용이함

67 정답 ④

뒤질천장(후질원개)과 질풀도말(vaginal pool smear)

질벽, 자궁목, 자궁속막, 자궁관, 난소 등에서 떨어져 나온 박리세포를 도말 후 고정해 관찰

신속, 간편한 이상세포 확인 검사

68 정답 ⑤

바깥자궁목과 속자궁목의 자궁속막 세척

- 각각의 부위에서 채취해 검사 가능 → 병변 부위 확인이 가능
- 시간이 지날수록 건조로 인한 세포변성 발생 가능성 → 세포 변성으로 염색성 저하
- 자궁속막강 세척검사: Gravlee Jet Washer를 사용해 식염수로 속막강을 세척한 뒤 액체를 주사기에 모아 세포를 분리한 후 고정, 염색

69 정답 ④

호중구(다핵백혈구, 다형핵 호중구)

외상 후 수분 이내에 손상된 부위로 이동하는 급성 염증 반응의 특징적인 세포

- 형질세포: 항원과 T세포의 자극에 의해 대량의 항체를 분비하도록 분화된 B 세포이며 만성염증에서 증가

70 정답 ②

양수 및 양수 검사

- 임신 중 태아의 세포유전학적 조성을 확인하기 위한 검사에 사용되는 검체
- 초음파 유도 하에 미세침으로 복부를 관통하여 자궁 내 양수를 약 20~30cc 가량 채취해 분석

71 정답 ①

심전도계의 구성

- 입력부: 유도 선택기(유도 전환용 스위치), 교정장치, 유도 전극(부착형: 흉부 및 사지, 집게형: 사지, 표준 12유도는 사지에 6개, 흉부에 6개의 전극 사용), 유도 코드
- 증폭부: 전치 증폭기(차동 증폭기), 주증폭기, R-C회로(특정 주파수의 교류를 선택적으로 전달하거나 저지함)
- 기록부: galvanometer(검류계: 미세 전류 측정 및 검출), stylus(열펜), 기록지, 종이 이동장치, 시각 장치
- 기타: gel, paste(전극 부착용 겔: 피부와 전극 사이 저항 감소용, 분극 방지)

72 정답 ①

- 좌축편위: Ⅰ 유도(왼손과 오른손) - 상향, aVF(왼발) 유도 - 하향, 범위: -90~0°
- 우축편위: 90~180°
- 정상편위: 0~90°

73 정답 ④

Sinoatrial node(동심방결절, 굴심방결절)

전기 자극을 생성해 심장 전체로 전달함, 심장의 움직임을 주도하는 역할
박동조율기, 심박조율기, pacemaker라고 부름

74 정답 ①

심박동수와 심장주기의 이해

60초/분당 심장의 박동수 = 60초/80회 = 0.75초
0.75초 × 3주기 = 2.25초

75 정답 ②

절대불응기(absolute refractory period)

심장 주기 중 탈분극이 발생하고 소멸하는 기간, 자극의 강도와 관계없이 무반응인 상태

76 정답 ①

심장근육세포의 전기 현상

- 분극 상태(polarization): 세포의 휴식 상태, 세포 내부는 (−)전기를, 외부는 (+)전기를 나타냄
- 안정막전위: −90~0mV

77 정답 ①

심전도 증례 중 심방세동(심방잔떨림)

- 흥분 전도 이상이 아닌 자극생성 이상을 의미함
- P파 소실, 불규칙한 RR간격, 불규칙하고 작은 f파 출현 → 심방세동(심방잔떨림)
- P파 소실, 톱니 모양의 F파 출현→ 심방조동(심방된떨림), 세동보다 덜 빠르고 더 규칙적임

78 정답 ③

심전도 유도법

- 표준12유도: Ⅰ, Ⅱ, Ⅲ, aVR, aVL, aVF, V1,~V6
- Ⅱ유도와 aVR 유도는 심장을 기준으로 서로 반대편에 부착 → 벡터가 정반대로 관찰됨
- (양극)표준사지유도: 왼손-오른손(제Ⅰ유도), 왼발-오른손(제Ⅱ유도), 왼발-왼손(제Ⅲ유도) 사이의 전위차를 기록
- 단극사지유도: 왼손, 오른손, 왼발의 전극에 5KΩ 이상의 저항을 두고 연결, 차례대로 aVL, aVR, aVF 유도라고 함
- 단극심장전유도(홑극심장앞유도): V1~V6까지 가슴벽면에 관전극을 붙이고 Wilson의 결합전극과의 전위차를 기록

79 정답 ④

비정상 심전도의 이해(왼심실비대, left ventricular hypertrophy, LVH)

- QRS파의 높이 및 깊이는 왼심실 무게 및 크기와 관련 있음
- 심장전유도의 QRS: V1에서 V6쪽으로 갈수록 R파가 커져야 정상(R파/S파 비 상승)

왼심실(좌심실)비대 심전도 소견

- R파/S파의 비가 V3, V4에서 1에 가까우면 정상, V1, V2에서 나타나면 왼심실비대
- 왼심실비대는 QRS가 원래의 방향대로 크고 깊어짐
- V1, V2에서 깊은 S파 관찰, V5, V6에서 큰 R파가 관찰 → V1-S파와 V5-R파를 합했을 때 35mm 이상이면 왼심실비대 진단

80 정답 ③

Sleep stage 중 경수면기의 특징

Stage 2, sleep spindle(방추파)가 마루부위(두정부, parietal)에 우세, 이상성의 K-complex wave(K복합파) 출현

81 정답 ④

뇌파의 임상적 응용

- 뇌에서 발생하는 전기 활동 모니터링을 통해 뇌기능을 확인하는 검사
- 머리뼈 내의 질환을 진단하는 보조 검사법
- 간질(종류 파악 가능), 뇌종양, 뇌염, 뇌출혈 진단과 약물 효과, 경과 관찰, 예후 판정, 치료 효과 판정 등

82 정답 ③

뇌파 측정 시 외부 요인에 의한 잡음의 종류

- 교류장애(누설전류)
- 정전기
- 정맥주사 시 수액 방울이 일으키는 정전하(electrostatic charge)
- 변조 고주파(라디오나 초단파 치료기 등에서 저주파 신호 혼입)
- 기타 잡음(치료용 기기, 전화벨 등)

83 정답 ②

뇌파단극유도법의 장점과 단점

- 장점: 파형의 등장 위치와 시간을 실제에 가깝게 기록할 수 있으며, 전체적인 위상 관계 파악에 적합
- 단점: 잡음 혼입이 쉽고 기준전극이 활성화될 우려가 있으며, 미세한 차이나 초점 확인에 부적합

[오답풀이]

⑤ '이상파 간 비교가 쉬운 것'은 쌍극유도(두극유도)의 장점

84 정답 ③

둘레계통(변연계)의 특징

- 인지 능력, 원시적 감각(공포, 슬픔, 기쁨)을 자율 기능과 내분비 기능의 영향으로 조절
- 해마(학습 활동), 편도체(주의 집중과 감정 처리에 관여), 시상앞부위 핵 등이 둘레계(변연엽)으로 둘러싸여 있음

85 정답 ①

인체 유래 잡음의 종류

- 근전도(EMG)
- 심전도(ECG, EKG)
- 안구운동(EOG)
- 눈 깜박임, 혀 움직임, 맥파, 발한, 호흡
- 금속 의치, 심장 페이스메이커 등

전극 및 입력계 유래 잡음

- 전극 불량 또는 전극 부착 불량, 전극유도선의 흔들림

86 정답 ④

근전도 검사(electromyography, EMG)의 임상적 의의

- 말초신경의 흥분전도속도 측정 (전극을 통해 활동전위를 증폭, 기록하는 전기적 검사법)
- 말초신경과 근육계의 손상(신경근육접합부의 손상 → 중증 근육무력증)
- 신경과 근육의 자체질환, 신경계 질환에 적용 Parkinson's disease: 퇴행성 중추신경계 질환

87 정답 ①

신경근의 단위(neuromuscular unit, NMU, 운동 단위)

한 개의 운동신경과 그 운동신경섬유 + 그로부터 지배받는 근섬유다발 → 앞뿔세포(전각세포, anterior horn cell)와 그 축삭(axon) + 해당 축삭이 지배하는 운동신경섬유(motor nerve fiber)로 구성

88 정답 ①

EMG에 사용하는 피부표면전극

- 보통근전도(표면근전도, surface electromyography)를 이용하는 신경전도 검사
- 근육 전체에 대한 활동전위를 측정
- NMU에 대한 세분화된 분석은 바늘전극 사용

89 정답 ①

P_AO_2(partial pressure of alveolar oxygen, 허파꽈리산소분압, 폐포산소분압)

- 허파꽈리(폐포)에 남아있는 산소의 분압

흡기 직후에는 760mmHg(대기압)×0.21(대기 중 산소 농도, 약 21%) = 159mmHg로 높지만 일부는 수증기에 포화되고 혈액 가스 교환 및 폐포 내 CO_2 확산이 일어난 뒤 약 100mmHg까지 하강함

- 분압: 각 성분 기체가 나타내는 압력

90 정답 ④

허파꽈리(폐포) 공기 내 가스 분압 분포

- P_AO_2(O_2분압): 100mmHg
- P_ACO_2(CO_2분압): 40mmHg
- P_AN_2(N_2분압): 573mmHg
- P_AH_2O(H_2O분압): 47mmHg

→ 합계: 760mmHg

91 정답 ④

정맥혈과 동맥혈의 가스 분압 차이

- O_2(60mmHg로 가장 큰 차이를 나타냄)

가스	정맥혈 가스 분압	동맥혈 가스 분압
O_2	40mmHg	100mmHg
CO_2	46mmHg	40mmHg
N_2	573mmHg	573mmHg
H_2O	47mmHg	47mmHg

92 정답 ⑤

가스 분압의 합계

91번 문제 해설 참조

- 허파꽈리: 760mmHg
- 정맥혈: 707mmHg
- 동맥혈: 760mmHg

93 정답 ①

허파의 구역별 특징

- 오른허파: 3엽(위엽 3구역, 중간엽 2구역, 아래엽 5구역, 총 10구역으로 구분)
- 왼허파: 2엽(위엽 4구역, 아래엽 4구역, 총 8구역으로 구성)
- 호흡기 구조: 코와 입을 통해 후두와 기관으로 연결 → 기관은 왼 기관지와 오른 기관지로 분리 → 기관지는 계속해서 가지치기를 하며 가늘어져 세기관지를 형성 → 세기관지 끝부분에 가스 교환이 일어나는 허파꽈리(폐포)가 위치

94 정답 ②

PFT(폐기능 검사, pulmonary function tests)

- 폐활량계로 들숨과 날숨을 측정
- 4가지 폐용적(RV, TV, ERV, IRV), 4가지 폐용량(TLC, VC, FRC, IC)
- 허파꽈리공기: 예비호식용적(축기) + 잔기량
  - 예비호식용적(축기): 정상적인 안정 호흡 후(호기 후) 이어서 내뱉을 수 있는 공기량
  - 잔기량: 최대 호흡 후 허파에 남아 있는 공기량
- 만성기관지염: 폐기능 검사 정상
- 전체 압력(전압력): 각각의 성분 기체가 나타내는 전체 압력
- 흡기압(들숨압): 흡기 시에 가해지는 압력
- 흉부X선 촬영 결과와 폐기능 검사 결과는 반드시 일치하지 않음.

95 정답 ③

고주파 초음파의 특징

- 거리 분해능: 거의 겹쳐서 보이는 두 목표물을 다른 것으로서 식별하는 데 필요한 최소한의 거리
- 지향성: 소리, 전파, 빛 등의 송수신에 있어 특정 방향에 강한 반응을 보이는 성질
- 단점: 파장이 짧아 체내에서 흡수되기 쉬움, 약한 투과성(반사, 굴절, 흡수, 체내 심층부까지 도달하지 못함)

고주파 초음파의 특징

- 소아는 성인보다 고주파를 사용: 소아(3.5~5 MHz), 성인(2.5~3.5 MHz)
- 우수한 거리 분해능: 거의 겹쳐서 보이는 두 목표물을 다른 것으로서 식별하는 데 필요한 최소한의 거리
- 날카로운 지향성: 소리, 전파, 빛 등의 송수신에 있어 특정 방향에 강한 반응을 보이는 성질
- 단점: 파장이 짧아 체내에서 흡수되기 쉬움, 약한 투과성(반사, 굴절, 흡수, 체내 심층부까지 도달하지 못함)

96 정답 ⑤

초음파의 체내 통과 속도

- 인체 조직 내에서 초음파의 속도는 거의 일정함(1,540m/sec).
- 일반적으로 초음파 기기는 소리의 평균 속도를 1,540m/s로 가정하고 음파의 왕복에 소요된 시간에 따라 거리를 계산함.

97 정답 ②

영상 진단에 사용되는 초음파 주파수

최대 1~30 MHz 범위에서 사용(주로 1~17MHz 사이)

- 심장: 2~3 MHz
- 복부: 3~5 MHz
- 가슴, 갑상샘: 7.5~13 MHz
- 위장관: 15~30 MHz

98 정답 ①

분해능의 정의

인접한 두 목표물을 분리해서 식별하는 데 필요한 최소 분해각(고주파 초음파는 거리 분해능이 우수함)

99 정답 ④

지향성의 정의

소리, 전파, 빛 등의 송수신에 있어 있어서 특정 방향에 강한 반응을 보이는 성질(고주파초음파는 지향성이 우수함, 날카로움)

100 정답 ①

소아용 고주파 초음파의 특징

- 고주파: 지향성이 좋지만 파장이 짧아 투과력이 약함
- 같은 고주파를 사용하지만 성인(2~3 MHz)보다 높은 주파수를 사용함(약 5~10 MHz)

2교시

번호	정답	번호	정답	번호	정답	번호	정답	번호	정답	번호	정답	번호	정답	번호	정답	번호	정답	번호	정답
01	①	02	⑤	03	①	04	②	05	①	06	①	07	①	08	②	09	⑤	10	①
11	②	12	①	13	③	14	④	15	⑤	16	①	17	④	18	②	19	⑤	20	①
21	③	22	②	23	⑤	24	④	25	⑤	26	③	27	⑤	28	④	29	④	30	②
31	④	32	③	33	②	34	③	35	①	36	②	37	①	38	②	39	④	40	②
41	③	42	⑤	43	①	44	②	45	②	46	④	47	②	48	⑤	49	④	50	⑤
51	②	52	①	53	④	54	③	55	④	56	④	57	②	58	②	59	⑤	60	⑤
61	③	62	②	63	⑤	64	⑤	65	④	66	⑤	67	④	68	⑤	69	②	70	③
71	⑤	72	①	73	④	74	①	75	①	76	⑤	77	④	78	②	79	③	80	②
81	④	82	②	83	③	84	⑤	85	①	86	①	87	①	88	⑤	89	④	90	④
91	②	92	④	93	④	94	④	95	③	96	①	97	②	98	②	99	②	100	①
101	③	102	⑤	103	②	104	③	105	②	106	⑤	107	④	108	②	109	⑤	110	①
111	②	112	③	113	④	114	③	115	①										

01 정답 ①

Transferrin의 특징

- 체내에서 철과 특이적으로 결합하는 운반 단백질, 체내 철의 2/3는 적혈구 내 헤모글로빈에 존재, 체내 철의 약 70~75%가 활성철(free iron)
- 만성출혈(chronic blood loss)에서 증가
- 1분자의 transferrin은 2개의 Fe^{3+}이온과 결합

02 정답 ⑤

- 혈청철: 혈중 철의 총량을 측정한 값.(혈중의 거의 모든 철이 트랜스페린과 결합한 상태)
- 불포화철결합능(unsaturated iron binding capacity, UIBC): 트랜스페린의 예비 능력. 아직 철과 결합하지 않은 트랜스페린의 양을 확인함.(직접 측정하거나 TIBC에서 철을 제하는 계산을 통해 확인 가능. 혈청철이 감소하면 트렌스페린의 양 증가)
- 총철결합능(total iron binding capacity, TIBC): UIBC + 혈청철(serum Fe, 트랜스페린과 결합되어 있는 철의 양), 혈액에서 단백질과 결합하여 운반될 수 있는 철의 총량을 의미함. 이용 가능한 트랜스페린의 양을 측정할 수 있는 간접적인 지표
- 재생불량빈혈: 골수에 문제가 생겨(트랜스페린에 의해) 운반된 철을 이용해 적혈구를 생산하지 못하는 상태.(TIBC 변동 없음, UIBC 감소, 혈청철 증가)
- 철결핍빈혈: 지속적인 출혈 등 여러 원인에 의해 체내 철이 결핍되면 더 많은 철을 골수로 수송하기 위해 트랜스페린 생산을 증가시킴 → 총철결합능인 TIBC 증가, 혈청철은 계속 감소, 결과적으로 UIBC 증가함.

03 정답 ①

지질단백질의 전기영동상 분류

- HDL: α-Lipoprotein,
- LDL: β-Lipoprotein
- VLDL: Preβ-Lipoprotein

04 정답 ②

혈청철의 특징

- 혈청철은 transferrin에 결합되어 있는 철
- 혈청철이 감소하면 적혈구 합성을 늘리기 위해 철이 필요 → transferrin 생산을 늘림.
- 간염 등에서 조직 내 저장철(간: ferritin/hemosiderin, 근육: myoglobin)이 이동, 사용되면 혈청철 농도가 상승함.
- 저장철은 간, 지라의 세망내피계에 분포, 철 결핍 시 감소함.

05 정답 ①

재생불량빈혈과 혈청철

- 적혈구 생성과 붕괴에 따라 혈청철 농도 결정(혈청철 농도는 골수의 조혈기능을 반영)
- 뼈속질(골수) 조혈기능 감퇴 → 혈청철 흐름 정체(조혈기능에 사용될 철이 남아 있음) → 혈청철 농도 상승(TIBC: 총철결합능 상승, UIBC: 불포화철결합능 감소)
- 총철결합능은 변화 없음(TIBC는 transferrin 그 자체의 양을 의미)

06 정답 ①

생리식염수 농도

- 나트륨(Na)과 염소(Cl)의 화합물
- %농도 = (용질의 질량/용액의 질량) × 100
- 생리식염수 농도: 0.9%[(NaCl /증류수 5,000 ml) × 100 = 0.9%]

07 정답 ①

몰농도(Morality) = 용질의 몰수(mol)/용매의 부피(단위: L)

- 1M = 1mol/1L
- 용질의 몰수(mol): 용질의 질량/화학식량
- NaCl의 화학식량: Na 원자량(22.991) + Cl 원자량(35.457) = 58.448 = 약 58.5
- NaCl의 몰수: 20g/58.5 = 약 0.34mol
- 0.34mol/1L = 0.34M

08 정답 ②

몰농도 공식의 응용

- 용질의 몰수 = 용액의 몰농도 × 용액의 부피 (0.1M × 0.2L = 0.02 mol)
- [NaOH의 질량/NaOH 화학식량 40(Na 22.991 + O 16 + H 1)] = 0.02 mol
- NaOH = 0.8g

09 정답 ⑤

염광광도계(Flame Photometer) 측정 물질

- 형광분석법과 같지만 외부로부터 가해지는 에너지가 형광분석법은 빛을, 염광분석은 불꽃(flame)을 사용
- Na, K, Ca, Li, Ba 등 인체구성무기질(전해질)과 미량 원소 정성 & 정량 분석 → 나트륨, 칼륨 분석에 주로 사용, Cl(염소)는 측정 불가
- 알칼리 금속(Na, K), 알카리 토금속(Ca, Mg, Sr, Ba, Li), 전이금속(Cu, Pb)

10 정답 ①

원자흡광광도계(atomic absorption spectrometer)

- 원자마다 바닥 상태에서 들뜬 상태가 되는 데 필요한 특정 에너지를 가진 빛이 존재
- 바닥 상태의 시료(전자 배열이 안정된 기저 상태, 기체화)에 다양한 파장의 빛을 쏘임 → 원자가 흡수해 들뜬 상태가 되면 흡수되어 세기가 감소한 해당 파장을 측정함 → 해당 원소 및 흡수량 파악(시료 중 해당 원소의 농도는 흡수 강도에 비례)
- 알칼리 금속(Li, Na, K, Rb, Cs, Fr), 알칼리 토금속, 아연, 망간, 구리, 납, 카드뮴 등 미량 금속의 정량 분석에 사용

11 정답 ②

원자흡광분광법의 특징

- 흡광도 검량선을 작성(특정 원소의 표준을 여러 농도로 작성), 검량선을 근거로 시료의 특정 원소 농도를 파악
- 원자마다 바닥 상태에서 들뜬 상태가 되기 위해 필요한 특정 에너지를 가진 빛이 존재
- 바닥 상태의 시료(기체화, 안정 상태)에 다양한 파장의 빛을 쏘임 → 원자가 흡수해 들뜬 상태가 되면 흡수되어 그 세기가 감소한 파장을 측정 → 해당 원소를 파악(흡수량과 시료의 원소 함량은 비례)

12 정답 ①

염광광도법의 원리

- 주로 백금선(니크롬선)을 이용, 염산 처리한 분말 시료를 산화 불꽃속에 넣어 불꽃을 착색 → 분광기를 사용해 불꽃 색 확인
- 이미 알려진 각 원소의 고유한 파장을 참고해 정성 분석 가능
- 불꽃의 세기로부터 정량 분석도 가능

13 정답 ③

VLDL, 중성지방의 증가

- VLDL(very low density lipoprotein, 초저밀도 지질단백), VLDL 잔여물, chylomicron 등 중성지방이 풍부한 지단백(TG-rich lipoprotein, TRL)들은 심장동맥의 죽상경화를 촉진시킴.

14 정답 ④

중성지방 측정법 중 효소법(비색광도계)에 사용되는 시약

- lipase, peroxidase, glycerol phosphate oxidase, glycerol kinase
- NAD(Nicotinamide adenine dinucleotide): UV 흡광도법에 사용

15 정답 ⑤

중성지방 측정 Fletcher법(Hantzsch's 반응)

발색 시약인 acetylacetone을 사용해 생성된 formaldehyde(HCHO)를 비색 정량

16 정답 ①

고속(고성능) 액체크로마토그래피(High Performance Liquid Chromatography, HPLC)

- 시간이 많이 걸리던 종래의 액체크로마토그래피를 신속화 시킨 검사법. 뛰어난 해상력, 짧은 분석시간이 장점.
- 주요 임상검사 항목: 카테콜아민, 아미노산, HbA_1c 및 혈중 약물 농도 측정, 혈청 크레아티닌, 혈청 요산의 기준법으로 사용.

[오답풀이]

이동상 물질은 가스 혹은 액체 상태, 고정상 지역은 고체 혹은 액체 상태

③ 전기 영동의 특징

④ 광도분석(photometry)의 특징

17 정답 ④

아세틸아세톤법(Acetylacetone method)

중성지방 측정 Fletcher법(Hantzsch's 반응)을 사용해 중성지방 측정 시 산화에 의해 생성된 포름알데히드 정량을 위해 사용하는 발색 시약

18 정답 ②

혈청지질 추출제

물에 녹지 않으며 에테르(ether), 클로로포름(chloroform), 벤젠(benzene)과 같은 비극성 유기용매에 녹는 지질(lipid)의 성질을 이용해 중성지방 측정 시 추출제로 사용

19 정답 ⑤

중성지방 측정법이 거치는 화학적 단계

추출 - 흡착 - 비누화 - 산화 - 발색

20 정답 ①

비누화(Saponification) 반응의 특징

- 방해 물질을 제거한 혈청지질에 KOH/NaOH를 첨가해 지질의 비누화 반응을 일으킴 → 중성지방은 glycerol로 가수분해, 콜레스테롤은 유리콜레스테롤로 분해
- Glycerol + $NaIO_4$(산화제, 하이포아요오드산 나트륨) → Formaldehyde + Formic acid

21 정답 ③

Catecholamines 측정법

- 소변 내 vanillylmandelic acid(VMA)를 추출한 뒤 산화제를 첨가 → Vanillin 생성

소변 내 바닐릴만델산(Vanillylmandelic Acid) 측정법

- 24시간 뇨를 대상으로 신경아세포종, 갈색세포종, 기타 신경내분비 종양을 진단하거나 배제하기 위해 시행
- 직접 Vanillin 법: 24시간 소변 + Ethyl acetate + $NaIO_4$ → Vanillin(360㎚에서 측정)

22 정답 ②

혈청 내 지질 효소 측정법

- 중성지방: Peroxidase 비색법, UV법
- 인지질: Oxidase법
- Fiske-Subarrow 인지질 비색법 비효소법
- 유리지방산: ACS-ACOD법

• GLDH는 비단백질소 효소 측정법

23 정답 ⑤

인지질 측정법 중 비색법(Fisk–Subbarow법)

• 발색 시약: Ammonium molybdate(청색으로 발색)

[오답풀이]

③, ④ 콜레스테롤 정량법

24 정답 ④

콜레스테롤 측정법 1단계(직접비색법)

• 종류: Zlatkis-Zak법, Zurkowski법
• 장점: 신속한 측정
• 단점: 측정 물질 이외의 간섭 발색을 막을 수 없음

25 정답 ⑤

Sulfosalicylic acid를 사용한 반응

• 혈청 내 cholesterol 직접 비색 측정에 사용되는 sulfosalicylic acid 반응
• Albumin 침전법, CSF protein, Urine protein, Inorganic phosphate 측정법에도 사용

26 정답 ③

콜레스테롤 측정법 중 2단계법

• 공통점: 추출액 + Digitonine, 두 반응 모두 추출과 발색을 거쳐 400~770nm 이내에서 흡광도 값 측정
• Liebermann-Burchard 반응: Total cholesterol, ester cholesterol 측정
• Keller-Kiliani 반응: Total cholesterol, free cholesterol 측정

27 정답 ⑤

Bloor solution의 성분과 비율

콜레스테롤 측정 2단계법 중 Liebermann-Burchard반응법에 사용되는 혈청콜레스테롤 추출액 Ethanol : Ether = 3 : 1

28 정답 ④

Creatinine clearance rate(크레아티닌청소율, CCr)

소변과 혈장 내 creatinine양을 비교해 사구체(토리) 기능을 측정

$C = \frac{UV}{P}$(U: 소변 creatinine 농도, V: 요의 양, P: 혈장 creatinine 농도)

29 정답 ④

케톤체(ketone body) 생성

• 포도당 공급이 없을 때 간에서 지방의 분해로 지방산 생성, 다시 케톤체로 바뀐 후 소변으로 배설

요케톤(urine ketone)의 생성

• 주 에너지원인 포도당의 사용이 불가능할 때 지방산으로부터 생성되는 대사산물로 간에서 생성되며 혈중에서도 정상적으로 소량 존재, 정상 소변에서 검출되지 않음.
• 케톤체의 생산과 제거가 균형을 이루지 못할 경우: 케톤혈증이 초래되고 소변에서도 발견됨.

30 정답 ②

요중 염화물 측정

• Fantus 시험: $AgNO_3$(질산은)을 이용해 소변 내 Cl을 AgCl로 침전시켜 측정

31 정답 ④

Sodium carbonate(탄산나트륨, Na_2CO_3)

• δ-ALA(δ-aminolevulinic acid): porphyrin의 전구 물질
• 요검사에서 방부제로 반드시 Na_2CO_3 사용

32 정답 ③

Fishberg 농축 시험과 희석 시험

• 농축 시험: 수분 섭취 제한
• 희석 시험: 수분 섭취 후 30분 간격으로 배뇨

33 정답 ②

Pitressin test

• ADH(antidiuretic hormone, 항이뇨호르몬)/Vasopressin(바소프레신) 투여 후 요비중 측정 → 신장과 혈관에 작용하여 항이뇨작용 및 혈압 상승 작용에 관여

34 정답 ③

대사생성물에 의한 소변 색 변화

혈뇨, 결석에 의한 출혈, 신장장애가 있을 경우 RBC, hemoglobin, myoglobin, porphyrin 등에

의해 소변이 선홍색 ~ 적색을 나타냄.

35 정답 ①

방사능 세기를 나타내는 단위(unit of radioactivity)

- SI(international system of units, 국제 단위계) 단위 → Bq(becquerel, 베크렐)
- 37 billion Bq = 1 curie(Ci, 비 SI 단위)

36 정답 ②

방사능의 단위

- 1Bq: 1초에 1개의 원자핵이 붕괴함.
- $\frac{1붕괴}{S}$ (S: 단위 시간, 1초)

37 정답 ①

Target organ(표적 기관)

선택된 소·정량의 방사성 핵종을 대상 종양 등 표적 기관의 근접부 또는 내부에 일정 시간 위치시킴

38 정답 ②

염색질(chromatin)에 대한 방사선 작용

- 염색질 짜임새 ↑ = Repair enzyme ↓ = 방사선 감수성 ↑
- Repair enzyme: 방사선에 의한 영향으로부터 회복될 때 작용하는 효소. 염색질이 촘촘할수록 이 효소의 접근이 어려움.

39 정답 ④

태아적혈모구증(erythroblastosis fetalis)

신생아용혈성질환: 태반을 통과한 산모의 ABO 혈액형 항체가 태아 또는 신생아 적혈구를 파괴하는 질환, 신생아 말초혈액 내 적혈모구(적아구) 증가

40 정답 ②

피브리노겐(fibrinogen, 섬유소원)

- 제1응고인자
- 혈액응고의 중심적 역할, 트롬빈에 의하여 불용성인 피브린으로 변화

41 정답 ③

Macrocyte(큰적혈구)

- 직경 9~12㎛ 병적으로 큰 적혈구
- folic acid(엽산)결핍, Vitamin B12 결핍, MCV(mean corpuscular volume, 평균적혈구용적, 정상치: 80~100 fl) 증가

42 정답 ⑤

악성빈혈(malignant anemia, pernicious anemia)

- 내인인자분비 감소로 Vitamin B12 흡수가 안돼 결핍초래 → 악성빈혈
- 그물(망상)적혈구 감소, 유핵적혈구, 큰적혈구 등장

43 정답 ①

그물적혈구(reticulocyte)

- 미성숙적혈구, RNA, 미토콘드리아. 리보좀이 남아 있으며 1~2일 내 RNA를 잃고 성숙적혈구로 성장, 급성출혈 및 용혈빈혈(적혈구 세균감염)에서 증가, 철결핍빈혈에서 감소
- 성인과 신생아에서 관찰, 글로빈 합성 가능

44 정답 ②

Microcytic anemia(작은적혈구빈혈)의 특징

5~6㎛ 이하 작은적혈구, 납중독, 철결핍빈혈, 헤모글로빈 이상증

45 정답 ②

풋적혈구모세포(전적혈모세포, proerythroblast)의 특징

적혈모구(적혈구모세포)중 가장 유약한 세포

46 정답 ④

동결침전제제(Cryoprecipitate)에 존재하는 응고인자

- 각종 혈액응고인자가 가급적 파괴되지 않은 상태에서 동결한 제제
- 외인성 트롬보플라스틴: 조직 및 조직액에 존재하는 응고인자

[오답풀이]

- 트롬보플라스틴: 체내에 흐르고 있는 혈액 속에는 존재하지 않고 출혈 시 등장하는 응고인자

47 정답 ②

골수모세포, 뼈속질모세포(myeloblast)

- 백혈구로 분화하는 미분화골수계세포, 급성골수세포백혈병에서 특징적으로 출현
- A*ml*(acute myeloid leukemia, 급성골수성백혈병)

48 정답 ⑤

Azure과립(1차과립)

과립구의 세포 내 과립은 세포의 분화와 밀접한 관련이 있음. 뼈속질모세포(골수아구, 골수모구)에는 과립이 없고 풋뼈속질세포(전골수구)가 되었을 때 과립 생성

49 정답 ④

풋뼈속질세포(전골수구세포, promyelocyte)

아주르친화과립(azurophil granule)이 처음으로 나타나는 세포

50 정답 ⑤

CML(Chronic Myelocytic Leukemia, 만성골수세포 백혈병)

Philadelphia chromosome(필라델피아염색체): 만성골수세포백혈병의 약 80~95% 이상에서 관찰되는 특징적인 소견

51 정답 ②

신생아용혈성질환(hemolytic disease of newborn)

Rh부적합 또는 ABO부적합 임신: 태반을 통해 모친의 적혈구 동종항원 항체가 태아에 이행, 신생아 적혈구를 파괴하는 용혈성 질환

[오답풀이]

- 신생아혈소판감소증: 모체가 특발성 혈소판감소 자색반병이 이환되어 혈소판에 대한 자가항체가 있는 경우 또는 신생아의 혈소판 동종항원에 대한 항체가 있는 경우, 그 항체가 태반을 경유하여 신생아에 도착, 신생아의 혈소판과 결합하여 혈소판을 감소시키고 출혈을 나타냄.

52 정답 ①

- New-methylene blue: brilliant cresyl blue와 함께 초생체염색(supervital stain)의 주요 염료
- HbH(haemoglobin H): 지중해빈혈에서 관찰되는 이상혈색소, 고정 없이 세포내부 미세구조를 관찰하는 초생체염색법 사용
- 나머지는 모두 Wright 또는 Wright-Giemsa 염색으로 관찰 가능한 적혈구 내 봉입체들

53 정답 ④

Alder-Reilly anomaly

- mucopolysaccharide(점액다당류)단백질 이상에 의한 보통염색체열성질환
- 호중구 이외에 단구, 림프구 등 다른 백혈구에서도 과립이상이 관찰됨.
- 나머지는 모두 호중구 이상과 관련

54 정답 ③

Turk's solution 구성

1~2% CH_3COOH(빙초산, acetic acid)으로 rbc 용혈 후 gentian violet으로 wbc 염색해 관찰

55 정답 ④

Wright's stain

혈액세포의 세포질 내 과립의 명료한 관찰을 위해 사용하는 염색법

- 장점: 고정없이 간편하고 신속하게 명료한 염색성을 얻을 수 있음.
- 단점: 과염색의 가능성이 존재(핵관찰은 Giemsa 염색을 주로 사용)

56 정답 ④

Pelger-Huet anomaly

호중구 핵 분획이 적절하게 일어나지 않는 질환. 아령 또는 땅콩 모양으로 이분엽되어 있음.

57 정답 ②

WBC(백혈구) 중 과립구의 분포도

- 전체 백혈구의 약 60%
- WBC(백혈구) = 과립구(호중구+호산구+호염기구) + 단핵구 + 림프구(B림프구 + T림프구 + NK세포)

58 정답 ②

염색체 이상의 종류

- Pelger-Huet anomaly: 핵 분획 이상
- Vernard-Soulier syndrome: 혈소판 이상
- Alder-Reilly anomaly: 보통염색체열성질환
- Hermansky-Pudlak syndrome: 보통염색체열성질환
- May-Hegglin anomaly: 보통염색체우성질환

• Chediak-Higashi: 핵이상, 호중구에서 Dohle bodies 관찰

59 정답 ⑤

• 버킷림프종: B세포가 증가하는 B세포성 림프계 종양
• 급성림프모구백혈병의 WHO 분류
• Precursor B-cell ALL(B전구림프모구백혈병)
• Precursor T-cell ALL(T전구림프모구백혈병)
• 버킷세포백혈병 (버킷림프종 중 급성림프모구백혈병 양상이 강할 경우)

60 정답 ⑤

뼈속질계 종양의 WHO 분류법

• WHO 분류법에서는 blast(모세포) 20% 이상으로 AML(급성골수세포백혈병) 정의
• FAB 분류법에서는 골수에서 모세포(blast)가 30% 이상인 경우를 AML로 정의

61 정답 ③

• 급성전골수성백혈병, APL의 특징: faggot cell이 관찰됨 (auer rod가 다발로 나타남)
• FAB 분류의 M3에 해당

62 정답 ②

항글로불린검사의 혈구 세척

불충분한 혈구 세척: 혈청단백이 남아있으면 쿰스혈청을 중화시켜 위음성의 원인으로 작용

63 정답 ⑤

공혈자(헌혈자) 검사 항목

• 매독 검사, anti-HCV, HBsAg, HIV 항체, ALT 등
• 나머지는 모두 수혈자 검사 항목

64 정답 ⑤

Cross matching

• 주시험관: 환자 혈청 2drops, 3% 공혈자혈구 부유액 1drop

65 정답 ④

ABO형 불일치

• 면역 결핍증, 부적합수혈 및 이형수혈로 인한 적혈구 혼재, 감염에 의한 혈액형항원 변화 등
• 나머지는 모두 특이 또는 비특이항체관련 문제

66 정답 ⑤

농축혈소판 보존 기간

20~24℃, 약 3~5일

67 정답 ④

Blood collection bag

• 삼중채혈백: 농축적혈구, 농축혈소판, 신선동결혈장 분리를 위해 사용

68 정답 ⑤

식물응집소

• Ulex europaeus: Anti-H Lectin, 적혈구 H항원 검출에 사용
• Dolichos biflorus를 사용하는 Anti-A1 Lectin도 같은 식물응집소(A형 아형확인에 사용)

69 정답 ②

동종이형(이계)항체(allogeneic antibody)

종이 같지만 계가 다를 경우 상대 항원에 대해 생성되는 항체

예 Rh(-)과 Rh(+)간 반응 → 동종간 혈액형 구별이 가능한 항체가 생성됨.

동종항체(alloantibody)

같은 종일 경우, 한 개체가 생산한 항체는 또 다른 개체의 항원과 반응해 항체를 생성함.

예 rabbit anti-human antibody와 사람 rbc → 혈액형에 관계없이 사람 rbc와 모두 반응하며 항체를 생성함.

70 정답 ③

자가항체(auto antibody)

• 자가면역질환 등 면역조절에 이상이 생겨 본인 항원에 과도한 면역반응을 나타냄
• 자연항체(natural antibody): Anti-A 또는 anti-B 등 뚜렷한 항원 자극이 없어도 태어날 때부터 갖고 있는 항체

71 정답 ⑤

백혈구제거적혈구의 보관 온도: 1~6℃

• 신선동결혈장: -18℃ 이하

• 동결침전제제: -18℃ 이하
• 농축적혈구: 1~6℃
• 농축혈소판: 20~24℃

72 정답 ①

농축혈소판의 사용 관리 기준

제조 후 5분(120시간) 이내 사용해야 하며, 실온 보관과 응고 방지를 위해 보관 시 교반기를 사용해야 함.

73 정답 ④

ATP(Adenosine Triphosphate)

적혈구가 수명과 기능을 유지하는 데 필요로 하는 기본 에너지

74 정답 ①

선모충감염경로

• 애벌레(유충)에 감염된 돼지고기 섭취를 통해 인체 감염 발생
• 포충, 요충, 편충: 기생충 충란으로 오염된 흙, 물 또는 음식을 섭취할 때 감염
• 회충: 태반 감염

75 정답 ①

구충 검사법

두비니구충, 아메리카구충 등에서 충란 발견을 위해 식염수부유법을, 종구분을 위해 충란배양법을 사용함.

76 정답 ⑤

잇몸아메바(치은아메바)

• 이핵아메바와 함께 체내에서 포낭형 없이 영양형만 관찰
• 나머지는 모두 영양형, 포낭형이 함께 존재

77 정답 ④

Respiratory syncytial virus(호흡기세포융합바이러스, RSV)

• Parainfluenza, measles virus, mumps virus와 함께 파라믹소바이러스과에 속함
• 하부호흡기감염의 원인 바이러스

[오답풀이]

① parainfluenza virus - 상기도염, 인플루엔자성 열성질환
② measles virus - 홍역
③ mumps virus - 유행귀밑샘염, 볼거리
⑤ adenovirus - 감기, 인두염

78 정답 ②

Measles virus(홍역 바이러스)

• 뇌염을 일으키는 홍역의 원인 바이러스
• 나머지는 모두 상기도염 증상을 나타냄.

79 정답 ③

바이러스의 특징

• 전자현미경으로 관찰 가능하며 미생물 중 가장 작은 크기(단위는 nm 사용)
• 숙주가 반드시 필요하며 핵없이 핵산(RNA, DNA)과 외피단백질로 구성

80 정답 ②

방선균, 바퀴살균(Actinomyces)

세균과 비슷한 크기, actinomyces israelii는 바퀴살균증(방선균증)의 원인균

• 방선균: 균사체 및 포자체로 존재하며 세균에 가까운 원핵생물

81 정답 ④

Candida albicans의 분생포자

Chlamydospore(후막포자), Blastospore(분아포자, 출아포자) 형성으로 증식

Candida albicans의 포자

• 균사체 내부: Chlamydospore(후막포자)
• 균사체 말단: Blastospore(분아포자, 출아포자) 형성으로 증식

82 정답 ②

Wet Preparation(무염색표본법)

• 기생충란, 세균, 진균의 형태 관찰(광학현미경) 및 운동성(위상차현미경) 관찰에 적합한 방법
• 진균의 무염색표본법 전처리: Potassium hydroxide(KOH) 10%

83 정답 ③

Waaler-Rose test(혈구응집반응시험)

류마티스인자(RF, rheumatoid factor)검출을 위한 감작적혈구 응집 반응

84 정답 ⑤

류마티스인자(RF, rheumatoid factor)중 IgM-RF 검출법

- RA test: 라텍스응집반응
- Waaler-Rose test, RAHA test: 감작적혈구 응집반응

85 정답 ①

CRP(C-reactive protein, C-반응성단백)

- 염증, 조직손상 등에서 비특이적으로 반응(증가 또는 감소)하는 급성기 반응단백물질
- CRP는 폐렴알균 표면항원과도 반응하며 정상혈청에서도 미량 존재함
- 임상적으로 뇌졸중과 심근경색 위험도의 지표로 사용

86 정답 ①

L. interrogans 감염(렙토스피라증) 진단

- MAT(항체응집검사, microscopic agglutination test)를 통해 항체역가 증가치 확인
- 혈액, 소변에서 분리배양도 가능하나 기간이 오래 걸림

87 정답 ①

HLA(human leukocyte antigen, 사람백혈구항원, 조직적합항원)항체 검사

- HLA 교차시험: 공여자 장기에 대한 거부반응을 막기위한 항체검사
- 환자혈청 + 여러 종류의 인체조직적합항원

88 정답 ⑤

HLA 검사의 응용

- 질병 간의 연관성 연구는 가능

89 정답 ④

골수이식적합성 검사

- 검사를 위한 림프구 순도는 80% 이상
- 환자 T-cell과 공여자의 T-cell, B-cell을 모두 준비하며 두 사람의 희석된 혈청도 준비함
- 음성반응을 확인한 후 장기이식을 시행
- HLA typing(형별검사)
- HLA crossmatching(교차시험): 환자 혈액 내에 공여자의 HLA 항원에 반응하는 항체 존재 여부 확인

90 정답 ④

동종항체(Alloantibody)

- 동종항체를 통해 동종이계간 구분이 가능해짐
- 종류: 적혈구에 대하여 동종의 다른 혈청이 가지고 있는 동종용혈소, 동종동물백혈구, 혈소판응집소, 용해소 등
- Rh부적합 임신: 동종이계 면역에 해당

91 정답 ②

M-단백(monoclonal protein, 단클론성 단백)

다발골수종(multiple myeloma) 환자의 98~99%에서 비정상적으로 증가[골수 내 형질세포 증가, 뼈용해, 소변 혹은 혈액내 단클론성단백(M-단백) 발견]

92 정답 ④

발작성한랭혈색소뇨(paroxysmal cold hemoglobinuria)

- 기온이 급격하게 변할 때(추운 곳 → 더운 곳)면역계가 적혈구를 제거하는 항체를 생성함
  혈관 내 용혈발생으로 빈혈 및 혈색소뇨증 등 전신증상 발생
- 고분자글로불린혈증(macroglobulinemia): 혈청 IgM 농도가 증가한 상태
- 한랭글로불린혈증(cryoglobulinemia): 혈액에 한랭글로불린이 존재하며 기온이 떨어지면 노출된 부위의 혈류감소로 경색발생
- 다발골수종(multiple myeloma): 91번 해설 참조
- γ글로불린혈증: 혈청 내 γ글로불린수치가 정상보다 떨어진 상태

93 정답 ④

Rouleau formation(rouleaux formation, 연전상형성, 동전포갬모양형성)

연전상 형성으로 인한 응집발생 → 열을 가한 생리식염수로 혈구 세척

94 정답 ④

자가면역용혈빈혈환자의 ABO cell typing

- 혈청 내 자가항체생산으로 적혈구 응집소가 존재, 스스로 적혈구를 응집시킴 → autoagglutination (자가응집) 발생
- 발작성야간혈색소뇨(PCH, paroxysmal nocturnal

hemoglobinuria): 후천성 자가면역용혈빈혈
①, ②는 영양성 빈혈(nutritional anemia)
③은 재생불량빈혈(무형성빈혈, aplastic anemia)
⑤는 기타적혈구질환

95 정답 ③

Fibrinogen(섬유소원)의 증가

- 혈장 내 농도가 100~400mg/dL로 가장 높은 응고인자
- 급성감염, 염증성질환(류마티스관절염, 사구체신염), 악성종양, 심혈관질환, 뇌질환 등에서 증가하며 응고인자가 활성화되면 감소함
- 나머지는 모두 fibrinogen 감소와 관련된 질환

96 정답 ①

***Bacillus anthracis*(탄저균)**

- 비운동성아포 형성, capsule(협막) 보유
- 나머지는 모두 capsule 비보유균, 운동성아포형성균

97 정답 ②

장내세균의 염색성

- 조건무산소성(통성혐기성) 그람음성간균

[오답풀이]
①: 항산성균은 결핵균, 한센균
③: Shigella, Klebsiella 등은 장내세균 중 비운동성균
④: glucose를 발효시켜 acids와 gas생성
⑤: Oxidase test에서 음성

98 정답 ②

Hiss's stain: capsule(협막)염색법

- 나머지는 Corynebacterium diphtheriae(디프테리아균)의 이염색소체증명
- 이염색소체 염색법: simple methylene blue stain, Alberts' stain, Neisser's stain
- Lugol's Iodine solution: Albert's stain에 사용되는 염료

99 정답 ②

Albert's stain 결과

- Methachromatic granule(이염색소체): 진한청색(blue-black)
- Cytoplasm(세포질): 밝은녹색(light green)
- Neisser's stain은 세포질이 밝은갈색(light brown)으로 염색
- India ink stain은 Cryptococcus neoformans 증명염색
- Hiss's stain은 capsule 증명염색
- Loeffler's Methylene Blue stain에서 이염색소체는 진한청자색(deep bluish-purple), 세포질은 pale blue(연한청색)

100 정답 ①

- Hiss's capsule stain: capsule(협막)염색법 → *Corynebacterium diphtheriae*는 capsule 비보유균
- *Cryptococcus neoformans*의 capsule염색은 Hiss's capsule stain보다 India ink stain을 사용

101 정답 ③

Albert's stain solution

- Albert's stain solution 구성염료: glacial acetic acid, malachite green, ethanol, toluidine blue, distilled water
- Albert's stain solution으로 1차염색 후 Lugol's Iodine solution으로 2차염색

102 정답 ⑤

Gelatin hydrolysis test(단백분해시험)

Gelatinase(단백분해효소, proteolytic enzyme) 생산 여부 확인 시험

103 정답 ②

Widal tes(비달테스트)

Salmonella typhi(장티푸스균)확인을 위한 혈청응집시험

104 정답 ③

Candle jar method(촛불병배양법)

- 발육에 5~10% CO_2를 필요로 하는 세균배양에 사용
- Neisseria균속은 호기성 또는 통성혐기성균
- 그 중 Neisseria meningitidis와 N. gonorrhoeae는 CO_2 배양이 반드시 필요함

105 정답 ②

Butzler

- *Campylobacter* 균종 분리를 위한 선택배지로 사용
- Cary-blair medium은 검체수송배지, 나머지는 증균배양배지

106 정답 ⑤

Aerotolerant anaerobes(산소내성 혐기균)

Streptococcus, Actinomyces와 함께 산소가 필요 없지만 산소독성제거 효소가 있어 산소내성을 가짐

107 정답 ④

SF(Selenite F broth)배지

- *Salmonella* 증균배양배지(enrichment medium): *Salmonella*균만 빠르게 증식시킴
- HE, SS agar: 선택배지
- MacConkey agar: 분리배지, 감별배지
- EMB: 감별배지

108 정답 ②

*Salmonella*와 *Shigella* 구분

- SS배지에서 둘 다 lactose분해로 무색반투명집락형성
- *Salmonella*: H_2S 생성, 운동성 양성(편모균), *Shigella*: H_2S 음성, 운동성 음성(무모균)

109 정답 ⑤

결핵균 검사

- Niacin 생성시험: 인체감염 결핵균(Mycobacterium tuberculosis) 확인시험
- Methyl red test: 장내세균과 가스발생균 분리시험
- SS배지: 살모넬라-시겔라균을 선택적으로 분리하는 배지
- S-F배지: 살모넬라 증균배지
- Salt tolerant test: 그람양성알균, Vibrio 구분에 사용되는 내염성, 호염성 시험

110 정답 ①

- Niacin test: 인체감염형 결핵균이 생성하는 나이아신 확인 시험
- Ziehl-Neelsen: 항산균 선택염색법: Mycobacterium균속은 적색으로 염색

111 정답 ②

TCBS 배지((Thiosulfate citrate bile salt sucrose agar)

- 비브리오균종 선택배양배지로 콜레라균은 sucrose분해(황색집락), 장염비브리오균은 비분해(녹색집락) 형성
- 장내세균 억제를 위해 Thiosulfate, Sodium citrate 첨가

112 정답 ③

Voges Proskauer test

- 세균의 Glucose 분해능 확인시험 → 분해 시 Acetoin 생성
- Voges-Proskauer broth에 강염기인 alpha-naphthol과 potassium hydroxide 첨가 후 glucose 분해능 확인(적색-양성)

113 정답 ④

MR-VP reaction(methyl red and Voges-Proskauer medium)

- 108번 문제 해설 참조
- Glucose phosphate broth로 두 시험을 진행
- 탄수화물 분해능을 각각 산과 염기하에 확인해 장내세균 분리 및 동정 → Escherichia coli는 MR 양성, VP 음성

114 정답 ③

Oxidase test(산화효소시험)

- 균의 산화촉매효소 유무를 통해 호기성 세균과 조건적 혐기성 세균 구분하는 시험법
- *Moraxella catarrhalis*는 Enterobacteriaceae, Neisseria 균종과 함께 oxidase 양성

115 정답 ①

Catalase test(과산화수소분해효소시험)

3% H_2O_2를 첨가하면 catalase와 만나 기포형성(양성)

3교시

01	⑤	02	③	03	③	04	①	05	④	06	④	07	③	08	③	09	⑤	10	③
11	③	12	⑤	13	①	14	⑤	15	⑤	16	④	17	④	18	①	19	②	20	⑤
21	②	22	④	23	①	24	①	25	③	26	⑤	27	③	28	③	29	⑤	30	②
31	⑤	32	⑤	33	⑤	34	①	35	②	36	③	37	④	38	①	39	④	40	④
41	⑤	42	④	43	①	44	④	45	③	46	⑤	47	①	48	①	49	④	50	②
51	②	52	⑤	53	②	54	③	55	④	56	⑤	57	⑤	58	③	59	③	60	④
61	②	62	②	63	①	64	③	65	②										

01

정답 ⑤

- Mallory's phosphotungstic acid hematoxylin (PATH)염색: 교원섬유와 근섬유를 구분하는 염색법
- collagen fiber (교원섬유, 아교섬유): orange 또는 red brown
- 가로무늬근, 핵, 미토콘드리아, 섬유소 등: blue

02

정답 ③

결합조직 기저막 염색(Basement membrane stain)

- PAMS 염색(John's periodic acid methenamine silver stain, JPAM, PAM염색)을 특징적으로 사용
- 물결모양의 교원섬유(적갈색)와 상피세포, 그물섬유, 기저막(흑색)

03

정답 ③

Van Gieson's stain & Masson's trichrome stain

- 사진 설명: 식도의 submucosa layer(점막밑층)의 Van Gieson염색상
- 대표적인 아교섬유 염색법 2가지
- Van Gieson's stain: 아교섬유(적색), Masson's trichrome stain: 아교섬유(청색)

04

정답 ①

GMS 염색(Grocott-Gomori's 또는 Gömöri methenamine silver stain)

- 가장 특이도가 높은 곰팡이 염색법
- yeast-like fungus인 Pneumocystis jiroveci 염색에 많이 사용되며 carbohydrate를 주로 염색
- 진균, 효모: black
- 세포벽: brown ~ black color
- 배경: light green color

05

정답 ④

Acid-fast bacilli(AFB) stain

- 항산균 검사(AFB Testing): sputum 검체를 사용해 결핵균 배양, 감수성 검사 진행
- Methylene blue, picric acid를 대조로 사용(염색된 양성균은 변화 없음, 탈색된 음성균만 대조염색)

06

정답 ④

폐결핵 진단법 중 Acid-fast bacilli(AFB) stain

- 폐결핵의 진단: 객담, 기관지폐포세척액, 흉막액 또는 조직 생검(흉막 또는 폐)에서 M. tuberculosis 동정
- 추가 진단법: 방사선 촬영, 객담 AFB stain 및 핵산 증폭(NAA) 검사(NAA 양성일 경우 AFB stain 양성 여부와 관계없이 결핵진단 가능)
- Sputum AFB stain: 가장 신속, 저렴한 진단법, NAA법이나 배양법보다 낮은 민감도(45~80%, 배양법 민감도 & 특이도: 각각 80% & 98%)

07 정답 ③

Kidney(신장)의 형태

- 길이 10cm, 너비 5cm, 두께 3cm의 강낭콩 모양
- 횡격막 아래에 등쪽으로 좌우에 1개씩 위치

08 정답 ③

Periodic Acid Methenamine silver(PAMS, PAM, JPAM) 기저막(바닥막) 염색

- 사진 설명: methenamine silver를 사용한 콩팥 바닥막염색
- glomerular capillary loops(토리모세혈관), tubular epithelium(요세관상피) 등 관찰
- 바닥막: black
- 핵: blue
- 세포질, 기타 조직 성분: pink 또는 red

09 정답 ⑤

난소의 형태 및 구조

- 난관의 아랫부분, 자궁의 좌우에 하나씩 위치
- 길이: 약 3~5cm, 무게: 7~10g

10 정답 ③

Squamous metaplasia(편평상피화생)

자궁목관 편평-원주접합부 transitional zone(이행대, 변형대)에서 관찰되는 편평상피화생

11 정답 ③

- 사진 설명: Trichomonas vaginalis의 rapid stain 사진
- Modified Field's staining법 사용

12 정답 ⑤

장액성 난소암(Serous carcinoma)의 특징

- 유두암종(papillary carcinoma): 유두 모양의 증식을 갖는 암종. 육안적으로 난소표면의 유두돌기 증식이 특징적으로 관찰됨.

13 정답 ①

유두암종(papillary carcinoma)

유두 모양의 증식을 갖는 암종

14 정답 ⑤

다핵거대세포(Multinucleated giant cell)

- 세포융합: Macrophages(큰포식세포)와 세포 잔해가 특징적으로 뭉쳐 있음. 세포막의 변화로 표면을 지지하는 부착능력을 상실, 원형으로 변하며 이웃하는 세포와 융합됨.

15 정답 ⑤

Simple squamous epithelial cell: 단층편평상피세포

- 편평세포들이 밀집되어 한 층의 epithelial sheath를 형성. 핵이 중심부에 위치하며 높이에 비해 너비가 매우 큰 납작한 세포로 상피 표면에서 관찰하면 불규칙한 다각형 모양

[오답풀이]

① Renal tubular epithelial cell(세뇨관 상피)는 입방상피로 구성

③ Transitional epithelial cell(이행상피) 또는 요로상피(urothelium)는 요관과 방광에서만 볼 수 있는 특수한 종류

16 정답 ④

중층편평상피(stratified squamous epithelium)

가장 꼭대기에 위치한 세포들이 편평한 모양을 띤 중층 상피. 위쪽으로 갈수록 점점 더 분화되어 있으며 납작한 모양이 특징적임.

17 정답 ④

Fine granular cast(과립원주) in urine

- 기질 위에 과립이 포매된 세포질을 특징적으로 나타냄.
- Hyaline cast(초자원주, 유리질원주)는 무색, 무구조의 투명한 유리질 원주체

18 정답 ①

알칼리뇨(alkaline urine)에서 관찰되는 요침사

- Triple phosphates(인산암모늄마그네슘): 편지봉투 모양 결정
- Amorphous phosphates(무정형 인산염): 무색, 엷은 갈색의 과립. 무정형의 과립상 침전
- Calcium carbonate crystal(탄산칼슘염): 덤벨 또는 땅콩모양
- ①은 산성뇨에서 관찰되는 무정형의 요산염류 과립

19 정답 ②

Uric acid(요산)

- 음식으로 섭취한 퓨린이 간에서 대사되며 발생하는 최종 분해산물, 콩팥을 거쳐 소변으로 배설
- 장미 또는 마름모 모양이 특징

20 정답 ⑤

AAS(atomic absorption spectrometer)

- 특정 원소가 갖는 광원의 특정 파장 빛을 blank와 농도를 알고있는 시료를 이용해 미리 calibration → 미지의 시료를 이용해 흡광도를 비교, 농도를 알아냄
- Pb, Fe, Mn, Ag 등 중금속 분석

21 정답 ②

3차 증류수 제조기 필터(triple water cleaning filter)

- 증류수 제조기 부품의 구성: 응축코일, 필터(핵심 요소), 냉각팬, 저장탱크 등

22 정답 ④

Refractometer(굴절계)

임상의학에서 blood glucose, 혈장단백 농도, 요비중 등을 측정

23 정답 ①

Lactate dehydrogenase (젖산탈수소효소, LDH) 전기영동분획

- HHHH형, +극에 가장 가까우며 단백질의 albumin 자리에 위치함. 정상치는 20 ~ 30%
- 심근경색 및 용혈성 질환에서 증가

24 정답 ①

Lactate dehydrogenase (젖산탈수소효소, LDH) 전기영동분획

Type	Composition
LDH1	HHHH
LDH2	HHHM
LDH3	HHMM
LDH4	HMMM
LDH5	MMMM

25 정답 ③

Lactate dehydrogenase(젖산탈수소효소, LDH) 전기영동분획

- 24번 해설 참조
- LDH 2: 심장 및 RBC에 존재하며 심근경색에서 증가
- LDH 3: 주로 호흡기 세포와 비장 등 기타 장기에 존재, 백혈병에서 증가
- LDH 4: 폐, 비장 등에서 증가, 바이러스성 간염에서 증가
- LDH 5: 주로 골격근, 간에 존재하며 급성간염, 간암, 자궁암, 췌장암, 근위축장애(근디스트로피)에서 증가

26 정답 ⑤

Spectrophotometer(분광광도계)의 광원

- 더블 빔 방식(겹빛살분광계, Double beam spectrometer)
- 광원을 시료용과 비교용으로 나누어 흡수 스펙트럼을 측정하는 분광계

27 정답 ③

Separatory–funnel(분액, 분별깔때기)

임의의 혼합용액에서 원하는 물질을 추출할 때 사용하는 유리기구, 마개를 가지며 깔때기 모양

28 정답 ③

TC pipette(to contain 용 pipette의 국제 표준기구 명칭)

- 비습윤성 액체인 수은(mercury)을 calibration → 희석액으로 씻어내는 과정을 포함해 목표로 하는 수용액의 볼륨과 같은 양의 수은을 사용함.

29 정답 ⑤

Volumetric flask

특정 온도에서 내용물의 정확한 volume 측정, 희석 또는 표준용액 제조에 사용되는 실험용 유리용기의 일종

30 정답 ②

Spectrometer의 광원(light source)

- 텅스텐-할로겐 램프: 가시광선 영역

• 중수소 아크램프: 자외선 영역
• 크세논 램프: 자외선~적외선(800~1000㎚ 적외선 대역의 파장이 강한 편)
• 수은 램프: 365㎚ 파장의 자외선을 풍부하게 방사

31 정답 ⑤

방사성폐기물 (radioactive waste) 위험 표시

32 정답 ⑤

가이거-뮐러 계수기(Geiger-Müller counter)
• 휴대용 방사능 측정 장비, survey meter, 환경방사선 모니터링에 사용
• 나머지는 개인용 측정기

33 정답 ⑤

Thalassemia(지중해빈혈)의 특징
• 저색소성 적혈구
• 적혈구부동증, 적혈구변형증(분열적혈구, 타원적혈구, 누적적혈구, 표적적혈구 등)

34 정답 ①

Heinz body 염색
• 파괴 또는 결손된 혈색소 봉입체가 적혈구에 부착되어 발생
• Methyl violet, New methylene blue나 Brilliant cresyl blue를 사용한 초생체 염색으로 확인

35 정답 ②

Howell-Jolly body
• Giemsa stain, 핵 염색질의 매끈하고 둥근 잔여물로 거대적혈모세포빈혈, 악성빈혈, 용혈빈혈, 비장절제술 후에 관찰, 적혈구 한 개당 여러 개가 나타나는 경우도 있음.
• 사진 설명: Thick smear(사진 A)와 thin smear (사진 B)에서 관찰되는 Howell-Jolly bodies (빨간 화살표)와 P. malariae gametocyte(검정색 화살표, 고리모양 nuclei 및 Howell-Jolly bodies와 비슷한 형태를 가지며 cytoplasm의 부재를 통해 구분)

36 정답 ③

35번 해설 참조

37 정답 ④

Acanthocytosis (가시적혈구증가증)

crenated red blood cell (톱날적혈구) 형태가 주로 관찰되며 cirrhosis(간경화) 또는 pancreatitis (췌장염), abetalipoproteinemia (무베타지질단백혈증)에서 특징적으로 나타남.

38 정답 ①

Monocyte와 acanthocytosis 존재

39 정답 ④

• 사진 설명: 정상 red blood cell 검경 사진

40 정답 ④

Basophilic stippling(Punctate basophilia)
• 호염기성 반점(0.5~1.0㎛의 소반점)
• 적혈구 내에 수개~10여 개 출현
• 정상성인 적혈구에서도 관찰되나 납중독 등의 중독성 빈혈, 악성빈혈에서 증가

41 정답 ⑤

Segmented neutrophil(호중성 과립구)

백혈구 중 가장 많이 차지하는 과립구(40~75%) 분절형 호중구(segmented neutrophil, 핵이 2~5개 엽으로 나뉨)와 띠형 호중구(banded neutrophil)로 분류

42 정답 ④

• Peroxidase stain: 급성백혈병의 구분
• Peroxidase: 두 종류 감별에 필수적인 염색법. 뼈속질계세포에 존재하며 림프계세포에는 결여되어 있음.
• 사진 설명: AML(Acute Myeloid Leukemia)의 blood smear 관찰 사진

43 정답 ①

Thalassemia(지중해빈혈)에서의 혈액도말 양상

Hypochromia(혈색소감소증), Schistocyte(분열적혈구), NRC(nucleated RBC, 유핵적혈구), Target cells(표적세포) 등

44 정답 ④

IgG 분자의 결합

disulfide bond (S-S bond)에 의해 light chain-heavy chain, heavy chain-heavy chain간 결합이 이루어짐.

45 정답 ③

면역글로불린 IgM

- 중쇄(heavy chain)와 경쇄(light chain)로 구성된 Y자형 구성단위가 5량체를 형성하고 있는 모양, 완전항체, 자연항체
- anti-Lewis는 IgM subtype, 나머지는 모두 불완전항체, 면역항체에 속함.

46 정답 ⑤

- IgM의 구조: 2개의 light chain과 2개의 heavy chain으로 구성된 subunit 5개가 disulfide bond로 연결되어 있음.

47 정답 ①

- 헌혈 전 검사: agglutination method(응집법)을 이용한 Rh typing

48 정답 ①

9번 염색체에 존재하는 유전자에 의해 발현된 효소작용으로 ABO 혈액형이 결정됨.

49 정답 ④

Extended-spectrum beta-lactamase(ESBL) test

- β-lactamase: 베타락탐계열 약제를 불활성화시키는 효소
- 그람음성 장내세균의 대부분이 보유
- *Escherichia coli, Enterobacter spp, Klebsiella pneumoniae* 및 *S. aureus* 등

50 정답 ②

Shigellae spp.은 urease 양성

양성: pink, 음성: 변화없음 (yellow)

51 정답 ②

- Staphylococcus aureus의 MacConkey agar 양상
- lactose fermentaing colonies 유당발효분해

52 정답 ⑤

MacConkey agar 배지에서 Klebsiella pneumoniae 집락형성 양상

Lactose fermentaing colonies 유당발효분해

53 정답 ②

Proteus mirabilis: swarming growth가 특징적임

54 정답 ③

Serratia marcescens의 특징

- 적색색소 생산, 포도당을 발효형식으로 분해, DNase test 양성
- *Vibrio parahaemolyticus*는 sucrose 비분해균

55 정답 ④

- *Tuberculosis granuloma* (결핵육아종)
- caseous necrosis(치즈괴사), 림프구 침윤, Langhans giant cell 등이 관찰
- Langhans giant cell (랑그한스거대세포): 결핵과 관련된 특유의 다핵세포

56 정답 ⑤

Histoplasma capsulatum

- 폐진균증인 폐히스토플라스마증의 원인균
- 작은 bubble-like organism을 포함한 multinucleated giant cell(다핵거대세포)관찰

57 정답 ⑤

Candida albicans 감염환자의 질풀도말 염색 사진

- 효모양진균으로 분아에 의해 증식함.
- 환경 조건에 따라 가성균사, 후막포자를 형성함.

58 정답 ③

Bacteriophage의 구조

- 세균을 숙주로 하는 바이러스
- 머리, 목, 꼬리로 구성

59 정답 ③

- 사진 설명: culture flasks(세포, 조직 배양용 배지)
- 가스 플라스마 처리를 한 플라스크 표면에 균일한 세포의 부착, 확대, 증식이 가능함.

60 정답 ④

원충류 기생충 Plasmodium vivax의 특징

적혈구에 Schüffner's dots관찰 (malaria와 관련이 있으며 Plasmodium ovale와 Plasmodium vivax에서 특징적으로 관찰)

61 정답 ②

Clonorchis sinensis (간흡충)

사슴뿔 모양의 정소가 특징적으로 관찰

62 정답 ②

TPHA(Treponema pallidum hemagglutination assay)

- 매독균체를 이용한 혈구응집검사
- 감작시킨 적혈구 + 환자혈청(항체존재) = 응집(양성)

63 정답 ①

TPI(Treponema pallidum immobilization test)

- 살아 있는 매독균체를 항원으로 사용하는 매독진단법
- 원리: 환자혈청 + TP균 + 보체 → 암시야현미경으로 TP의 운동성 확인
- Widal반응은 장티푸스, 파라티푸스 혈청진단법
- 나머지는 지질항원 사용

64 정답 ③

RPR circle card test(Rapid plasma reagin test)

- 매독환자 혈청 내 non-specific antibody를 확인하는 신속진단법(간이검사, 선별검사)
- 환자 혈청과 지질항원을 감작시킨 polystyrene latex를 일정한 조건하에 반응시켜 응집 반응 확인

65 정답 ②

RPR test

- 64번 해설 참조
- RPR test circle 크기는 18㎜

제2회 임상병리사 실전모의고사 정답 및 해설

1교시

01	⑤	02	②	03	⑤	04	⑤	05	⑤	06	④	07	①	08	③	09	②	10	③
11	③	12	②	13	⑤	14	④	15	①	16	②	17	③	18	③	19	②	20	④
21	①	22	④	23	②	24	⑤	25	⑤	26	②	27	②	28	③	29	①	30	③
31	①	32	②	33	⑤	34	④	35	⑤	36	③	37	④	38	⑤	39	②	40	②
41	⑤	42	①	43	⑤	44	④	45	④	46	①	47	③	48	⑤	49	③	50	③
51	①	52	③	53	④	54	④	55	⑤	56	③	57	②	58	④	59	①	60	③
61	③	62	③	63	⑤	64	⑤	65	④	66	③	67	⑤	68	④	69	⑤	70	①
71	②	72	③	73	①	74	⑤	75	⑤	76	③	77	①	78	③	79	④	80	②
81	⑤	82	⑤	83	⑤	84	④	85	④	86	②	87	⑤	88	①	89	④	90	④
91	②	92	④	93	①	94	③	95	⑤	96	③	97	④	98	①	99	⑤	100	④

01 정답 ⑤

1회 4번 해설 참조

02 정답 ②

감염병예방법

• **제2조(정의)**

"제2급감염병"이란 전파가능성을 고려하여 발생 또는 유행 시 24시간 이내에 신고하여야 하고, 격리가 필요한 다음 각 목의 감염병을 말한다. 다만, 갑작스러운 국내 유입 또는 유행이 예견되어 긴급한 예방·관리가 필요하여 보건복지부장관이 지정하는 감염병을 포함한다.

가. 결핵
나. 수두
다. 홍역
라. 콜레라
마. 장티푸스
바. 파라티푸스
사. 세균성이질
아. 장출혈성대장균감염증
자. A형간염
차. 백일해
카. 유행성이하선염
타. 풍진
파. 폴리오
하. 수막구균 감염증
거. b형헤모필루스인플루엔자
너. 폐렴구균 감염증
더. 한센병
러. 성홍열
머. 반코마이신내성황색포도알균(VRSA) 감염증
버. 카바페넴내성장내세균속균종(CRE) 감염증
서. E형간염

03 정답 ⑤

'의료기사 등의 품위손상행위의 범위'는 1회 18번 해설[의료기사 등에 관한 법률 시행령 제13조(의료기사 등의 품위손상행위의 범위)] 참조.
나머지는 모두 '제22조(자격의 정지)'에 해당된다.

04 정답 ⑤

의료법

• **제79조(한지 의료인)**

④ 한지 의사, 한지 치과의사, 한지 한의사로서 허가받은 지역에서 10년 이상 의료업무에 종사한 경력이 있는 자에게는 의사, 치과의사 또는 한의사의 면허를 줄 수 있다.

05 정답 ⑤

의료기사 등에 관한 법률

• **제16조(중앙회)**

① 의료기사 등은 대통령령으로 정하는 바에 따라 그 면허의 종류에 따라 전국적으로 조직을 가지는 단체(이하 "중앙회"라 한다)를 설립하여야 한다.

• **제1조의 2(정의)**

이 법에서 사용하는 용어의 뜻은 다음과 같다.

1. "의료기사"란 의사 또는 치과의사의 지도 아래 진료나 의화학적(醫化學的) 검사에 종사하는 사람을 말한다.
2. "보건의료정보관리사"란 의료 및 보건지도 등에 관한 기록 및 정보의 분류·확인·유지·관리를 주된 업무로 하는 사람을 말한다.
3. "안경사"란 안경(시력보정용에 한정한다. 이하 같다)의 조제 및 판매와 콘택트렌즈(시력보정용이 아닌 경우를 포함한다. 이하 같다)의 판매를 주된 업무로 하는 사람을 말한다.

• **제14조(과장광고 등의 금지)**

① 치과기공소 또는 안경업소는 해당 업무에 관하여 거짓광고 또는 과장광고를 하지 못한다.

② 누구든지 영리를 목적으로 특정 치과기공소·안경업소 또는 치과기공사·안경사에게 고객을 알선·소개 또는 유인하여서는 아니 된다.

③ 제1항 및 제2항에 따른 과장광고 등의 금지와 관련하여 필요한 사항은 「표시·광고의 공정화에 관한 법률」 및 「독점규제 및 공정거래에 관한 법률」에서 정하는 바에 따른다.

• **제15조(보고와 검사 등)**

① 특별자치시장·특별자치도지사·시장·군수·구청장은 치과기공소 또는 안경업소의 개설자에게 그 지도·감독에 필요한 범위에서 보고를 명하거나 소속 공무원으로 하여금 업무 상황, 시설 등을 검사하게 할 수 있다.

• **제20조(보수교육)**

① 보건기관·의료기관·치과기공소·안경업소 등에서 각각 그 업무에 종사하는 의료기사 등(1년 이상 그 업무에 종사하지 아니하다가 다시 업무에 종사하려는 의료기사 등을 포함한다)은 보건복지부령으로 정하는 바에 따라 보수(補修)교육을 받아야 한다.

② 제1항에 따른 보수교육의 시간·방법·내용 등에 필요한 사항은 대통령령으로 정한다.

06 정답 ④

1회 15번 해설 참조

의료기사 등에 관한 법률

• **제21조(면허의 취소 등)**

① 보건복지부장관은 의료기사 등이 다음 각 호의 어느 하나에 해당하면 그 면허를 취소할 수 있다. 다만, 제1호의 경우에는 면허를 취소하여야 한다.

1. 제5조 제1호부터 제4호까지의 규정에 해당하게 된 경우
2. 삭제
3. 제9조 제3항을 위반하여 다른 사람에게 면허를 대여한 경우

3의 2. 제11조의 3 제1항을 위반하여 치과의사가 발행하는 치과기공물제작의뢰서에 따르지 아니하고 치과기공물제작 등 업무를 한 때

4. 제22조 제1항 또는 제3항에 따른 면허자격정지 또는 면허효력정지 기간에 의료기사 등의 업무를 하거나 3회 이상 면허자격정지 또는 면허효력정지 처분을 받은 경우

② 의료기사 등이 제1항에 따라 면허가 취소된 후 그 처분의 원인이 된 사유가 소멸되는 등 대통령령으로 정하는 사유가 있다고 인정될 때에는 보건복지부장관은 그 면허증을 재발급할 수 있다. 다만, 제1항 제3호 및 제4호에 따라 면허가 취소된 경우와 제5조 제4호에 따른 사유로 면허가 취소된 경우에는 그 취소된 날부터 1년 이내에는 재발급하지 못한다.

07 정답 ①

의료기사법

• **제1조의 2(정의)**

"의료기사"란 의사 또는 치과의사의 지도 아래 진료나 의화학적 검사에 종사하는 사람을 말한다.

• 제2조(의료기사의 종류 및 업무)

① 의료기사의 종류는 임상병리사, 방사선사, 물리치료사, 작업치료사, 치과기공사 및 치과위생사로 한다.

08 정답 ③

1회 4번 해설 참조

09 정답 ②

의료법

• 제8조(결격사유 등)

다음 각 호의 어느 하나에 해당하는 자는 의료인이 될 수 없다.

1. 「정신보건법」 제3조 제1호에 따른 정신질환자. 다만, 전문의가 의료인으로서 적합하다고 인정하는 사람은 그러하지 아니하다.
2. 마약·대마·향정신성의약품 중독자
3. 금치산자·한정치산자
4. 이 법 또는 「형법」 제233조, 제234조, 제269조, 제270조, 제317조 제1항 및 제347조(허위로 진료비를 청구하여 환자나 진료비를 지급하는 기관이나 단체를 속인 경우만을 말한다), 「보건범죄단속에 관한 특별조치법」, 「지역보건법」, 「후천성면역결핍증 예방법」, 「응급의료에 관한 법률」, 「농어촌 등 보건의료를 위한 특별 조치법」, 「시체해부 및 보존에 관한 법률」, 「혈액관리법」, 「마약류관리에 관한 법률」, 「약사법」, 「모자보건법」, 그 밖에 대통령령으로 정하는 의료 관련 법령을 위반하여 금고 이상의 형을 선고받고 그 형의 집행이 종료되지 아니하였거나 집행을 받지 아니하기로 확정되지 아니한 자

10 정답 ③

의료기사법

• 제7조(응시자격의 제한 등)

② 부정한 방법으로 국가시험에 응시한 사람 또는 국가시험에 관하여 부정행위를 한 사람에 대하여는 그 시험을 정지시키거나 합격을 무효로 한다.

③ 보건복지부장관은 제2항에 따라 시험이 정지되거나 합격이 무효가 된 사람에 대하여 처분의 사유와 위반 정도 등을 고려하여 보건복지부령으로 정하는 바에 따라 그 다음에 치러지는 국가시험 응시를 3회의 범위에서 제한할 수 있다.

11 정답 ③

지역보건법

• 제1조(목적)

이 법은 보건소 등 지역보건의료기관의 설치·운영에 관한 사항과 보건의료 관련기관·단체와의 연계·협력을 통하여 지역보건의료기관의 기능을 효과적으로 수행하는 데 필요한 사항을 규정함으로써 지역보건의료정책을 효율적으로 추진하여 지역주민의 건강 증진에 이바지함을 목적으로 한다.

12 정답 ②

의료법

• 제2조(의료인)

① 이 법에서 "의료인"이란 보건복지부장관의 면허를 받은 의사·치과의사·한의사·조산사 및 간호사를 말한다.

② 의료인은 종별에 따라 다음 각 호의 임무를 수행하여 국민보건 향상을 이루고 국민의 건강한 생활 확보에 이바지할 사명을 가진다.

1. 의사는 의료와 보건지도를 임무로 한다.
2. 치과의사는 치과 의료와 구강 보건지도를 임무로 한다.
3. 한의사는 한방 의료와 한방 보건지도를 임무로 한다.
4. 조산사는 조산과 임산부 및 신생아에 대한 보건과 양호지도를 임무로 한다.
5. 간호사는 다음 각 목의 업무를 임무로 한다.
   가. 환자의 간호 요구에 대한 관찰, 자료수집, 간호 판단 및 요양을 위한 간호
   나. 의사, 치과의사, 한의사의 지도하에 시행하는 진료의 보조
   다. 간호 요구자에 대한 교육·상담 및 건강 증진을 위한 활동의 기획과 수행, 그 밖의 대통령령으로 정하는 보건활동
   라. 제80조에 따른 간호조무사가 수행하는 가목부터 다목까지의 업무 보조에 대한 지도

13 정답 ⑤

의료법

• 11조(면허 조건과 등록)

① 보건복지부장관은 보건의료 시책에 필요하다고 인정하면 제5조에서 제7조까지의 규정에 따른 면허를 내줄 때 3년 이내의 기간을 정하여 특정

지역이나 특정 업무에 종사할 것을 면허의 조건으로 붙일 수 있다.

• **제10조(면허 조건)**

① 법 제11조제1항에서 "특정 지역"이란 보건복지부장관이 정하는 보건의료 취약지를 말하고, "특정 업무"란 국·공립 보건의료기관의 업무와 국·공·사립 보건의학연구기관의 기초의학 분야에 속하는 업무를 말한다.

14 정답 ④

의료법

• **제33조(개설 등)**

① 의료인은 이 법에 따른 의료기관을 개설하지 아니하고는 의료업을 할 수 없으며, 다음 각 호의 어느 하나에 해당하는 경우 외에는 그 의료기관 내에서 의료업을 하여야 한다.

1. 「응급의료에 관한 법률」 제2조제1호에 따른 응급환자를 진료하는 경우
2. 환자나 환자 보호자의 요청에 따라 진료하는 경우
3. 국가나 지방자치단체의 장이 공익상 필요하다고 인정하여 요청하는 경우
4. 보건복지부령으로 정하는 바에 따라 가정간호를 하는 경우
5. 그 밖에 이 법 또는 다른 법령으로 특별히 정한 경우나 환자가 있는 현장에서 진료를 하여야 하는 부득이한 사유가 있는 경우

② 다음 각 호의 어느 하나에 해당하는 자가 아니면 의료기관을 개설할 수 없다. 이 경우 의사는 종합병원·병원·요양병원 또는 의원을, 치과의사는 치과병원 또는 치과의원을, 한의사는 한방병원·요양병원 또는 한의원을, 조산사는 조산원만을 개설할 수 있다.

1. 의사, 치과의사, 한의사 또는 조산사
2. 국가나 지방자치단체
3. 의료업을 목적으로 설립된 법인(이하 "의료법인"이라 한다)
4. 「민법」이나 특별법에 따라 설립된 비영리법인
5. 「공공기관의 운영에 관한 법률」에 따른 준정부기관, 「지방의료원의 설립 및 운영에 관한 법률」에 따른 지방의료원, 「한국보훈복지의료공단법」에 따른 한국보훈복지의료공단

③ 제2항에 따라 의원·치과의원·한의원 또는 조산원을 개설하려는 자는 보건복지부령으로 정하는 바에 따라 시장·군수·구청장에게 신고하여야 한다.

④ 제2항에 따라 종합병원·병원·치과병원·한방병원 또는 요양병원을 개설하려면 제33조의 2에 따른 시·도 의료기관개설위원회의 심의를 거쳐 보건복지부령으로 정하는 바에 따라 시·도지사의 허가를 받아야 한다. 이 경우 시·도지사는 개설하려는 의료기관이 다음 각 호의 어느 하나에 해당하는 경우에는 개설허가를 할 수 없다.

1. 제36조에 따른 시설기준에 맞지 아니하는 경우
2. 제60조 제1항에 따른 기본시책과 같은 조 제2항에 따른 수급 및 관리계획에 적합하지 아니한 경우

⑤ 제3항과 제4항에 따라 개설된 의료기관이 개설 장소를 이전하거나 개설에 관한 신고 또는 허가사항 중 보건복지부령으로 정하는 중요 사항을 변경하려는 때에도 제3항 또는 제4항과 같다.

⑥ 조산원을 개설하는 자는 반드시 지도의사를 정하여야 한다.

⑦ 다음 각 호의 어느 하나에 해당하는 경우에는 의료기관을 개설할 수 없다.

1. 약국 시설 안이나 구내인 경우
2. 약국의 시설이나 부지 일부를 분할·변경 또는 개수하여 의료기관을 개설하는 경우
3. 약국과 전용 복도·계단·승강기 또는 구름다리 등의 통로가 설치되어 있거나 이런 것들을 설치하여 의료기관을 개설하는 경우
4. 「건축법」 등 관계 법령에 따라 허가를 받지 아니하거나 신고를 하지 아니하고 건축 또는 증축·개축한 건축물에 의료기관을 개설하는 경우

⑧ 제2항 제1호의 의료인은 어떠한 명목으로도 둘 이상의 의료기관을 개설·운영할 수 없다. 다만, 2 이상의 의료인 면허를 소지한 자가 의원급 의료기관을 개설하려는 경우에는 하나의 장소에 한하여 면허 종별에 따른 의료기관을 함께 개설할 수 있다.

⑨ 의료법인 및 제2항 제4호에 따른 비영리법인(이하 이 조에서 "의료법인등"이라 한다)이 의료기관을 개설하려면 그 법인의 정관에 개설하고자 하는 의료기관의 소재지를 기재하여 대통령령으로 정하는 바에 따라 정관의 변경허가를 얻어야 한다(의료법인등을 설립할 때에는 설립 허가를 말한다. 이하 이 항에서 같다). 이 경우 그 법인의 주무관청은 정관의 변경허가를 하기 전

에 그 법인이 개설하고자 하는 의료기관이 소재하는 시·도지사 또는 시장·군수·구청장과 협의하여야 한다.

⑩ 의료기관을 개설·운영하는 의료법인등은 다른 자에게 그 법인의 명의를 빌려주어서는 아니 된다.

• **제22조(진료기록부 등)**

① 의료인은 각각 진료기록부, 조산기록부, 간호기록부, 그 밖의 진료에 관한 기록(이하 "진료기록부등"이라 한다)을 갖추어 두고 환자의 주된 증상, 진단 및 치료 내용 등 보건복지부령으로 정하는 의료행위에 관한 사항과 의견을 상세히 기록하고 서명하여야 한다.

② 의료인이나 의료기관 개설자는 진료기록부등[제23조 제1항에 따른 전자의무기록을 포함하며, 추가기재·수정된 경우 추가기재·수정된 진료기록부등 및 추가기재·수정 전의 원본을 모두 포함한다. 이하 같다]을 보건복지부령으로 정하는 바에 따라 보존하여야 한다.

15 정답 ①

감염병예방법

• **제2조(정의)**

2. "제1급감염병"이란 생물테러감염병 또는 치명률이 높거나 집단 발생의 우려가 커서 발생 또는 유행 즉시 신고하여야 하고, 음압격리와 같은 높은 수준의 격리가 필요한 감염병으로서 다음 각 목의 감염병을 말한다. 다만, 갑작스러운 국내 유입 또는 유행이 예견되어 긴급한 예방·관리가 필요하여 보건복지부장관이 지정하는 감염병을 포함한다.

가. 에볼라바이러스병
나. 마버그열
다. 라싸열
라. 크리미안콩고출혈열
마. 남아메리카출혈열
바. 리프트밸리열
사. 두창
아. 페스트
자. 탄저
차. 보툴리눔독소증
카. 야토병
타. 신종감염병증후군
파. 중증급성호흡기증후군(SARS)
하. 중동호흡기증후군(MERS)
거. 동물인플루엔자 인체감염증
너. 신종인플루엔자
더. 디프테리아

16 정답 ②

2회 2번 해설 참조

17 정답 ③

1회 7번 해설 참조

18 정답 ③

혈액관리법

• **제6조의 3(혈액제제 제조관리자 등)**

① 혈액원에는 1명 이상의 의사를 두고 혈액의 검사·제조·보존 등 혈액제제 제조업무를 관리하게 하여야 한다.

② 제1항에 따라 혈액제제의 제조업무를 관리하는 사람(이하 "제조관리자"라 한다)은 혈액제제의 제조업무에 종사하는 사람에 대한 지도·감독에 관한 사항과 품질관리, 제조시설의 관리 및 그 밖에 그 제조관리에 관하여 보건복지부령으로 정하는 사항을 준수하여야 한다.

19 정답 ②

감염병예방법

• **제7조(감염병 예방 및 관리 계획의 수립 등)**

① 보건복지부장관은 감염병의 예방 및 관리에 관한 기본계획(이하 "기본계획"이라 한다)을 5년마다 수립·시행하여야 한다.

20 정답 ④

혈액관리법

• **제4조(헌혈 권장 등)**

① 보건복지부장관은 건강한 국민에게 헌혈을 권장할 수 있다.

② 보건복지부장관은 혈액원에 혈액관리업무에 필요한 경비의 전부 또는 일부를 보조할 수 있다.

③ 헌혈 권장에 필요한 사항은 대통령령으로 정한다.

• **제9조(혈액의 관리 등)**

① 혈액원등은 채혈 시의 혈액량, 혈액관리의 적정 온도 등 보건복지부령으로 정하는 기준에 따라

혈액관리 업무를 하여야 한다.

② 혈액원은 채혈한 혈액을 안전하고 신속하게 공급하기 위하여 혈액 공급 차량을 운영할 수 있다.

③ 제2항에 따른 혈액 공급 차량의 형태, 표시 및 내부 장치 등에 관한 구체적인 사항은 보건복지부령으로 정한다.

21 정답 ①

WHO 건강지표

비례사망지수, 평균수명, 보통사망률(조사망률)

- 특수건강지표: 영아사망률, 감염병사망률
- 보통사망률(조사망률): 인구 1,000명 당 사망자 수
- 영아사망률: 생후1년 미만 사망자 수. 국가의 아동건강을 나타내는 지표이자 지역사회 환경, 의료수준, 영양상태를 나타내는 지표

22 정답 ④

질병예방단계

- 1차: 질병발생 억제
- 2차: 조기진단 및 신속한 치료
- 3차: 재활 및 취업보장

23 정답 ②

건강의 개념 변화

- 신체 건강 → 심신의 건강 → 건강한 사회로 포괄적 변화 가짐.
- 세계보건기구(WHO)의 건강에 대한 정의
  "건강이란 질병이 없거나 허약하지 않은 것만 말하는 것이 아니라 신체적·정신적·사회적으로 완전히 안녕한 상태에 놓여 있는 것"

24 정답 ⑤

공중보건 중 환경보건

환경위생, 식품위생, 대기 및 수질오염, 사업보건, 환경보전 등

25 정답 ⑤

지역사회 공중보건 향상을 위한 노력

- 질병관리: 보기 ①, ②
- 보건관리: 보기 ③, ④
- 그 외에 인구보건, 환경보건 등 목적에 맞게 각 분야에서 진행 중
- 금전적인 부분은 해당 없음.

26 정답 ②

- 임상의학: 환자를 대상으로 한 실제적인 진단 및 치료를 목적으로 함
- 기초의학: 생명의 본질을 이해하고 각종 질병의 발생 원인 규명을 통해 진료의 기초를 제공
- 나머지는 모두 공중보건학 관련 학문

27 정답 ②

1회 22번 문제 해설 참조

28 정답 ③

영아사망률(Infant mortality rate)

- 건강수준 향상 = 영아사망률 감소, 국민보건 상태의 측정지표로 널리 사용됨.
- $\dfrac{\text{해당연도의 0세 사망아 수}}{\text{해당연도의 연간 출생아 수}} \times 1000$

29 정답 ①

1차 대기오염물질 중 입자상 오염물질

- 분진: 매연, 먼지, 박무(haze), 연무(mist), 훈연(fume), 연기, 안개, 검댕, 스모그 등
- 오존은 2차 대기오염 물질
- 나머지는 1차 대기오염물질 중 가스상 오염물질소

30 정답 ③

- CO_2: 실내공기 오염의 지표
- 나머지는 한국 대기환경기준 측정용 항목

31 정답 ①

- 제2목뼈(중쇠뼈, 축추): 치아돌기

32 정답 ②

- 노뼈(요골), 자뼈(척골), 관자뼈(측두골), 셋째손허리뼈(제3중수골): 붓돌기(경상돌기)
- 복장뼈: 칼돌기
- 관자뼈: 꼭지돌기
- 나비뼈: 날개돌기
- 허리뼈: 유두돌기

33 정답 ⑤

- 신경세포: 외배엽에서 생성, 가장 분화가 잘 되고 산소에 예민한 세포로 재생이 어렵고 기간이

오래 소요됨.

- Nissl body: 과립 형태의 RNA, 단백질 생성, 세포체에 영양 공급 및 외부 물질에 대한 식세포 작용을 수행함.

34 정답 ④

저작근(씹기근육)을 지배하는 신경

- 삼차신경: 눈신경(안신경), 위턱신경(상악신경), 아래턱신경(하악신경)으로 구성

35 정답 ⑤

작은창자

- 단층원주상피로 구성, 돌막창자판막 존재(큰창자에서 작은창자로 역류를 방지)
- 샘창자(십이지장), 빈창자(공장), 가장 길이가 긴 돌창자(회장)으로 구성

36 정답 ③

뇌에서 나오는 말초신경(12쌍)

1. 후각신경
2. 시각신경
3. 눈돌림신경
4. 도르래신경
5. 삼차신경
6. 갓돌림신경
7. 얼굴신경
8. 속귀신경
9. 혀인두신경
10. 미주신경
11. 더부신경
12. 혀밑신경

- 얼굴근육을 움직이는 운동신경: 제7뇌신경(얼굴신경)
- 입, 코의 점막 감각을 담당하는 신경: 제5뇌신경(삼차신경)
- 혀의 운동신경: 제12뇌신경(혀밑신경)

37 정답 ④

- 시각, 청각, 미각, 후각, 평형감각은 특수감각으로 분류
- 촉각은 몸감각 중 표재감각으로 구분

38 정답 ⑤

- 눈을 움직이는 근육: 위곧은근, 아래곧은근, 안쪽곧은근, 가쪽곧은근, 위빗근, 아래빗근 총 6개
- 제3뇌신경-눈돌림신경(동안신경)이 지배하는 근육: 위곧은근, 아래곧은근, 안쪽곧은근, 아래빗근에 분포
- 제4뇌신경-도르래신경(활차신경)이 지배하는 근육: 위빗근
- 제6뇌신경-갓돌림신경(외전신경)이 지배하는 근육: 가쪽곧은근
- 등세모근은 부신경이 지배

39 정답 ②

내장감각

혈압, 체온, 변의, 요의, 공복감, 구토감 등 자율신경이 지배하는 내부 장기로부터 전해지는 감각

40 정답 ②

심장의 위치

허파 사이, 심장우리 안에 위치하며 복장뼈 기준 왼쪽으로 2/3, 오른쪽으로 1/3 정도가 위치

41 정답 ⑤

불안정세포(Labile cell)

편평상피세포(위와 장관, 비뇨생식기계, 피부, 각막 등)와 림프구 등 혈액세포성분, 림프조직을 구성하는 세포, 조혈기관(골수, 지라 등)

42 정답 ①

중층편평상피조직의 바닥세포(기저세포)

중층편평상피(구강, 식도, 질 등을 이루는 상피)의 최하층, 바닥막(세포바깥바탕질)과 접하고 있는 단층소형세포

43 정답 ⑤

신경계 지지세포(supporting cell)의 특징

- 신경세포(신경원세포, 뉴런)의 기능을 돕고 보호하며 신경조직을 구성하는 세포
- 신경교세포(neurogliocyte, neuroglial cell): 뇌, 척수 등 중추신경계에 존재하는 지지세포

44 정답 ④

육아조직(granulation tissue)의 특징

- 조직이 손상을 받은 후 24시간 이내에 섬유모세포와 혈관내피 세포증식이 시작되며 육아조직을

형성함.
- 붉은 빛을 띠고 부드러움, 조금만 건드려도 쉽게 출혈하는 경향을 보임.

45 정답 ④

그물섬유, 망상섬유(reticular fiber)
- 섬세한 그물망을 형성하며 혈구, 호르몬 세포나 세포군을 지지하는 거푸집 역할
- 혈관, 림프관, 바닥막, 근육섬유, 신경, 지방세포, 간, 지라, 기타 내장기관, 림프기관, 적색뼈속질 같은 조혈 기관을 이루는 섬유
- 탄력섬유: 바깥귀, 성대, 후두덮개, 허파, 목덜미 인대, 진피, 대동맥, 근육형동맥

46 정답 ①

상피조직(epithelial tissue)
- 인체 표면을 덮거나 선(glands)을 구성함.
- 피부, 소화기관, 혈관과 같은 내강을 갖는 내피를 구성하며, 기저막, 모세혈관, 편평상피세포, 입방상피세포, 원주상피세포, 이행상피세포를 가짐.

47 정답 ③

심부전세포(Heart failure cell)

심부전에 의해 울혈이 생겼을 때 허파꽈리 내에 출현하는 큰포식세포를 부르는 명칭

48 정답 ⑤

장상피화생
- 흡수 능력이 없는 위점막이 흡수 능력이 있는 장점막으로 변환되는 과정
- 조직학적으로 장형세포인 술잔세포(goblet cell), 파네트 세포(paneth cells)와 흡수세포(absorptive cells)가 존재하는 것을 의미
- 완전형 (1형): 술잔세포(goblet cell), 파네트 세포(paneth cells)와 흡수세포(absorptive cells)
- 불완전형(2, 3형): 2형은 대장점막과 유사. 원주세포로 대체되며 술잔세포(sialomucin 분비) 존재, 흡수세포 감소, 파네트 세포는 사라짐. 3형은 원주세포와 술잔세포(sulfomucin 분비)로 구성
- 1형에서 3형으로 발전할수록 이형성증이나 위선암의 발생 위험 증가

49 정답 ③

상피조직의 주요 기능
- 흡수작용: 장상피세포
- 분비작용: 샘상피세포
- 수축작용: 근육상피세포
- 허파꽈리: 허파 내 가스교환이 발생하는 기관

50 정답 ③

피부표층의 배열순서
- 각질층(각화층) – 과립층 – 가시층(극층) – 바닥층(기저층)

51 정답 ①

형광면역측정법(fluorescence immunoassay)
- 항원과 항체 결합을 형광반응을 이용하여 측정. 측정하고자 하는 물질과 같은 물질에 형광 물질을 부착하거나, 측정하고자 하는 물질에 반응하는 항체에 형광 물질을 부착하여 항원-항체 반응을 일으킴.

화학발광면역측정법(chemiluminescent immunoassay)
- 항원과 항체의 결합을 화학발광 반응을 이용하여 측정. 분자를 여기시키는 에너지가 빛이 아닌 화학 반응이라는 점에서 형광면역측정법과 다름. 측정하고자 하는 물질과 같은 물질에 화학발광 물질을 부착하거나 측정하고자 하는 물질에 반응하는 항체에 화학발광 물질을 부착하여 항원-항체 반응을 일으킴.
- 대표적인 화학발광 물질: 루미놀(luminol), 이소루미놀(isoluminol), 아크리디늄에스터(acridinium ester) 등

52 정답 ③

동결절편법의 장점
- 신속진단: 미고정 신선동결절편의 경우 제작시간이 매우 빠름(10~20분 정도, 수술 속행 여부, 장기 절제범위 등을 빠르게 결정)
- Paraffin 절편에 비해 단백질, 지질, 항원, 효소 및 RNA 등이 우수하게 유지됨(형태 및 구조 보존은 paraffin 절편이 우수함)
- 면역조직화학염색을 통한 검출물질의 위치 파악에 사용
- 단점: paraffin 절편에 비해 광학현미경 수준의 조직 형태·구조 보존 능력이 떨어지며, 시료 보존 가능 기간 역시 짧은 편(-80 ℃에서 수개월간 보존 가능)

53 정답 ④

Formaldehyde의 산화

원액을 장시간 방치하면 공기 중의 산소(O_2)나 빛에 의해 산화되어 formaldehyde로부터 포름산(formic acid)이 발생, 산화되므로 이를 방지하기 위해 산화방지제를 첨가함.

54 정답 ④

효소항체법에 사용되는 광학현미경(light microscope)의 특징

- 가시광선을 광원으로 사용함. 대물렌즈와 접안렌즈를 통해 관찰하며 분해능(최소 200nm~350nm)이 낮아 세포의 전체적 모습이나 세포소기관 파악에 주로 사용
- 위상차현미경: '염색하지 않고, 세균을 직접 관찰가능' 및 '무색 투명한 시료 내부 구조를 손쉽게 관찰가능', 바이러스는 전자현미경으로 관찰

[오답풀이]

② 편광현미경의 원리

⑤ 형광현미경의 원리

55 정답 ⑤

Glutaraldehyde 고정액의 특징

aldehyde계 고정액, 전자현미경용 시료 표준고정액(침투속도가 느리고 미세구조 보존효과가 우수함)

- 사용 전 활성탄 또는 압력을 이용해 각종 증류 및 여과를 거쳐 불순물 제거와 pH 회복이 필요한 고정액. 신선한 상태로 사용해야 함 (냉장보존요구)
- Formaldehyde보다 효소활성 보존능력이 떨어지는 고정액
- Aldehyde계 고정액, 전자현미경용 시료 표준고정액(침투속도가 느리고 미세구조 보존효과가 우수함)으로 사용되며 조직의 안정성을 유지하고 항원성(antigenicity)을 감소시킴.

56 정답 ③

'silver impregnation stain'는 특수염색으로 파라핀절편 사용

- 파라핀절편: H&E 염색과 특수염색(Azan-Mallory stain, Silver impregnation stain 등)
- 동결절편: 지방염색, in situ hybridization

[오답풀이]

① 분자병리검사(제자리 부합법, 파라핀 또는 동결절편 사용)

② 일반 조직화학검사법

③ 항원-항체 간 반응을 이용하여 세포나 조직 내에 존재하는 물질을 확인하는 면역조직화학염색

⑤ 형광항체법(동결절편 사용)

57 정답 ②

FISH(fluorescence in situ hybridization, 형광제자리부합법)

- 분자세포유전검사법
- Probe(더듬자)를 염색체에 결합시켜 조직 내 특정 DNA 또는 RNA의 염기배열 유무 및 위치 확인

58 정답 ④

동결절편법의 단점

- 장기 보존 불가능(-80℃에서 slide glass case에 밀폐한 상태로 수개월 간 보존 가능)
- 파라핀 절편에 비해 조직의 형태와 구조 보존율이 떨어짐.
- 파라핀 블록의 보관 기간: 10년

59 정답 ①

조직 고정(tissue fixation)의 목적

자가 용해 및 부패 방지, 조직 보존(세포, 조직 내용물의 형태 및 위치 변형 방지), 경화작용, 조직 염색 시 매염작용

60 정답 ③

Potassium dichromate가 포함된 고정액

반드시 흐르는 물에 충분한 수세 과정(12~24시간)을 거쳐야 함.

- Potassium dichromate(중크롬산칼륨)이 포함된 고정액: Helly's solution, Zenker's solution, Ortho solution, Regaud's solution, Muller's fluid, Champy's fluid 등
- Mercuric chloride 포함 고정액: Helly's solution, Zenker's solution, B5 solution
- Picric acid 포함 고정액: Bouin's solution, Gendre's solution, Duboscq-Brasil solution

61 정답 ③

고정액의 용해도 및 농도

- Mercuric chloride: 물(7%), 알코올(33%)

- Picric acid: 물(1%), 알코올(5%)
- Glutaraldehyde: 2~3%
- 10% formalin: 3.7~4%

62 정답 ③

고정액 사용량: 조직용적의 약 20배(10~30배)

63 정답 ⑤

다운증후군의 특징

- 상염색체 이상(21번 염색체 과도한 발현)
- 염색체 분리 실패로 인해 정상적인 쌍 대신에 3개의 염색체가 한 그룹(trisomy)을 형성

64 정답 ⑤

- 성염색체 이상 증후군: 터너증후군, 클라인펠터증후군
- 상염색체 이상 증후군: 다운증후군, 에드워드증후군, 고양이울음증후군
- 누난증후군: 유전자 돌연변이에 의한 이상으로 염색체는 정상

65 정답 ④

예비세포(reserve cell)의 특징

중층원주상피조직(예: 기관지 내표면)의 아래 바닥막과 인접한 부위에서 관찰되는 작은 미분화상피세포. 손상받아 사멸하는 기존 상피세포를 대신하는 역할

66 정답 ③

Koilocyte(원반세포)

Condyloma acuminatum(뾰족콘딜로마, HPV 6, 11형에 의해 발생하는 사마귀)에서 특징적으로 관찰되는 세포

67 정답 ⑤

진단세포학의 임상적 의의

침윤성 발육을 특징으로 하는 악성세포의 발견 및 확인, 형태변화 관찰

단점: 세포 기원 부위 파악이 어려워 병변 위치 확인도 어려운 편

68 정답 ④

바깥자궁목과 속자궁목의 자궁속막 세척

- 바깥자궁목: 비각질 중층편평상피
- 속자궁목: 단층원주상피

69 정답 ⑤

자궁접합부(편평원주 변형층, transformation zone, squamocolumnar junction, SCJ)

- 편평원주상피 접합부 → [중층편평상피 + 단층원주상피] = T-zone
- 화생(metaplasia): 사춘기, 임신, 호르몬 투여 등에 의해 자궁목 세포들이 성장하여 편평원주 접합부의 위치가 바깥쪽으로 변화되거나 원주상피세포들이 편평상피세포로 변하는 정상적인 과정

70 정답 ①

조직구(histiocyte)와 가지세포(dendritic cell)의 특징

- 조직구는 macrophage(대식세포)와 dendritic cell(가지세포, 수지상세포, 항원제시 기능)을 포함함.
- 활발한 포식작용(아메바 운동을 통해 조직 내를 이동하며 흡수 분비기능을 활성화시킴) 및 항원제시를 통해 면역시스템 유지. 기능에 따라 형태가 변하며 급성염증에서 증가
- 가지세포(dendritic cell): peroxidase, esterase, 세포 표면 IgG Fc receptor가 적어 포식작용을 하지 못하며 세포면역반응 및 체액면역반응을 유도함.
- 형질세포(plasma cell): 만성염증에서 증가

71 정답 ②

QRS 전기축

- 통상적으로 I 유도와 aVF 유도에 의해 네개 구역으로 나누어 두 유도 모두에서 QRS의 합이 상향이면 정상 전기축.
- I 유도에서 상향이고 aVF 유도에서 하향이면 좌축편위, 그 반대는 우축편위

72 정답 ③

- RR 간격: 심장주기 1회를 의미(정상 간격은 0.6~1초)
- 0.8개/sec × 60 = 48회

73 정답 ①

심전도(electrocardiogram, ECG, EKG)

- 심장박동과 관련하여 나타나는 파형을 팔다리와 가슴벽에 부착한 금속전극을 통해 인지, 전극 간 미세한 전기 신호를 검출하고 증폭해 심장의 전기적 활동을 기록
- 심장박동의 비율과 일정함, 전기축과 회전정도, 심실 내 전도 이상유무 등을 확인할 수 있는 다목적 검사(심장의 수축능력, 심박출량을 알아낼 수는 없음)
- 심장은 교감신경의 지배를 받음

74 정답 ⑤

1회 82번 해설 참조

심전도 artifact(인공산물) 중 교류장애의 원인

- TV, 냉장고 등 주변 전자기기
- 왼발 접지전극의 단선 및 접촉 불량
- 심전도계 교류장애 제거 장치 고장
- Parkinson's disease는 근전도 혼입의 원인
- 온도 상승: 기선동요(높은 습도는 교류장애의 원인이 될 수 있음)
  - 접지전극: 전류 방해를 흡수하기 위해 오른발 혹은 신체 다른 부위 부착
  - 실내 라디오: 외부 요인에 의한 잡음에 해당

75 정답 ⑤

심장의 자극생성 이상 중 주기외수축(기외수축)

동심방결절의 정상적 자극생성이 아닌 다른 자극으로 인해 정상심박동보다 빠르게 수축이 발생함.

76 정답 ③

탈분극과 역전전위(reversal potential)

- 외부는 음이온, 내부는 양이온으로 배열, 전위차 +20~30mV
- 분극, 안정막전위: 세포 외부 양이온, 내부 음이온, 전위차는 -90mV 이상
- 재분극 시 다시 원래 상태로 돌아옴.

77 정답 ①

인체 최소감지전류

- 0.01mA: microshock(누설 전류가 심장 근육에 직접적으로 영향을 끼치는 경우 = 심실세동)의 허용 전류치
- 0.1mA: macroshock(인체 외부로부터 전류가 유입되어 발생하는 쇼크, 심실세동을 일으킴)의 허용 전류치
- 1mA: 인체가 감지할 수 있는 최소 전류(상용주파수 60[Hz] 기준)
- 5mA: 경련 발생
- 10mA: 불쾌감, 이탈 전류
- 15mA: 강렬한 경련
- 100mA: 심실세동(체표면을 통해 체내로 유입, 사망)

78 정답 ③

심장주기

- 심방수축기: P파가 나타난 직후 심방수축으로 심방의 혈액이 심실로 유입
- 등용적수축기: 심실수축 초기에는 방실판 폐쇄, 혈액량 변화 없음.

79 정답 ④

심전도계 증폭부의 특징

- S/N ratio(signal to noise ratio, 신호 대 잡음): 값이 클수록 깨끗한 파형이 기록됨.
- 증폭도는 60dB 이상(1,000배 이상), 시정수는 보통 3.2초
- 심전도계에 입력되는 전체 전기저항인 입력 임피던스 〉 피부 임피던스
- 시정수가 길면 기선부위에 동요 발생
- CMRR(Common mode rejection ratio, 공통모드 제거비, 판별비)는 차동증폭기 교류잡음 제거 성능의 지표: 클수록 잡음 억제가 잘 됨.

80 정답 ②

- 뇌파 전극배치의 국제표준법: 10-20법(Jasper, Herbert H.)
- 펄스반사, 연속파투과, Doppler법, 공진법은 심초음파

81 정답 ⑤

성인~노년기 뇌파의 특징

소량의 θ파 존재는 정상, 진폭이 줄어들고 주파수가 규칙적임.

82 정답 ⑤

Stage 1(입면기, 경수면초기)의 특징

- 입면기: α파 감소 및 소실, 저진폭의 θ파
- 경수면초기: 유파기(hump wave stage), 마루부 중심에 예파(sharp wave), 2~3상성의 진폭이 높은 봉우리 모양 유파 관찰
- 경수면기는 stage 2에 해당함.

83 정답 ⑤

K-complex wave의 특징

- 경수면기 후반에 정상적으로 관찰되는 2~3상성의 고진폭 서파
- 유파 소실 후 나타나는 수면방추파(sleep spindle)로 구성
- M, H, F파는 근전도 검사에서 나타나는 파형

84 정답 ④

α파의 특징

안정, 폐안상태에서 나타나며 각성, 개안, 긴장 또는 머릿속으로 특정작업을 할 경우 억제되어 불규칙한 β파로 나타남.

85 정답 ④

사춘기 뇌파 형태

10세를 경계로 성인 뇌파 형태에 가까워 지며 18세가 되면 성인 뇌파 형태를 나타냄(서파성분 감소, 속파 성분 증가).

86 정답 ②

활동전위 형성에 영향을 주는 요소들

활동전극과 기준전극의 치환

- 피부온도(검사실 온도에 영향을 받음), 연령, 신장(다리길이), 성별, 체중, BMI 등 생리학적 요인
- 거리측정법, 자극의 위치 및 강도, 자극을 받는 신경위치 선정

87 정답 ⑤

유발 근전도의 정의

- 약 0.03초(0.01~0.05초)
- 시정수(time constant): 외부에서 들어오는 입력의 반응속도를 나타내는 지표. 정상최종값의 약 2/3에 달할 때까지 걸리는 시간

88 정답 ①

유발 근전도 검사의 정의

- 표면에 부착된 전극을 통해 말초신경을 자극, 해당 부위 지배근에서 얻어진 활동전위를 관찰함으로써 신경과 근의 활동성을 보는 검사
- 중증근무력증 등 말초신경변증에서 신경전도 속도가 지연됨.
- 일반 근전도: 바늘 전극을 근육에 꽂아 안정 시 또는 수의수축시의 근육활동전위를 직접 유도
- 유발 전위 검사: 중추신경계에서 발생되는 전위가 갖는 특징(크기는 작지만 일정한 자극 후 일정한 시간대에 일정한 형태로 나타남)을 이용하여 컴퓨터를 통해 평균화 과정(averaging)을 거치면 유발전위 파형이 또렷해지고 불규칙적으로 나타나던 잡파(noise)들이 대부분 상쇄/소거됨.
- 감각기관에 응용되는 유발 전위 검사 → 주로 시신경로, 청각로 및 심부성 감각로를 평가
- 보통 근전도: 바늘전극을 근육에 꽂아 검사
- 표면 근전도: 표면전극 사용

89 정답 ④

허파기능검사

- 노력날숨법(노력호기법)은 허파기능검사에서 일반적으로 사용됨.
- 만 5~6세 이상이면 시행가능하며 2세 이하 소아는 수면검사(평시호흡측정법 등)를 통해 검사
- X선 촬영에서는 정상 소견을 보이지만 허파기능검사에는 이상을 나타내는 질환이 존재함.
- 신종폐질환: 흉부 CT, 방사선촬영으로 진단

90 정답 ④

일반 허파기능검사의 임상적 의의

- 일반 허파기능검사: 폐활량과 폐용적, 폐확산능을 측정. 기질적 폐질환 외에 기능성 호흡증상, 근육마비 같은 폐 질환 이외의 원인에 의한 호흡기 증상에 유용하게 사용됨.
- 특수 허파기능검사: 기관지반응검사, 운동폐기능검사 등을 이용해 기류제한이 있는 질환인 만성폐쇄폐질환, 천식 등에 사용

91 정답 ②

Eupnea(정상호흡)의 정의

- 운동, 연령, 성별, 자세에 따라 흡기와 호기의 교

대가 규칙적으로 일어나는 안정 시 호흡 형태
- 성인 정상호흡수 분당 평균 12~20회
- Cheyne-Stokes respiration: 임종 직전의 호흡, 호흡중추 손상(흥분성, 기능성 저하), 호흡곤란과 무호흡이 교대로 나타남.
- Dyspnea(호흡곤란, 호흡장애): 자연스러운 상태에서 숨쉬기가 어렵고 고통스러운 상태
- 연령별 호흡: 신생아>소아>정상성인(노인은 호흡 수 증가)

92 정답 ④

호흡운동에 사용되는 근육의 특징
- 흡식운동: 가로막 수축, 바깥갈비사이근 수축, 배근육 이완, 가슴 내 공간 증가
- 호식운동: 가로막 이완, 바깥갈비사이근 이완, 배근육 긴장, 가슴 내 공간 감소

93 정답 ①

기체표시법과 용적상태 환산
- BTPS: 폐활량 등의 폐기량, 환기량
- STPS: 산소섭취량, 탄산가스 배출량, 확산능력 등
- ATPS로 구한 값을 해당 표시법으로 환산해 비교함

94 정답 ③

ATPS의 특징
- 허파기능검사 측정조건. 호기에서 기압, 실온, 수증기 상태를 의미
- 기체의 체적(부피)은 기압, 온도 등의 조건에 따라 변동
- 폐활량, 폐기량 분석은 BTPS 사용

95 정답 ⑤

지향성 고주파(초음파)의 특징
- 약한 회절성, 우수한 투과성, 단파장, 고진동
- 반사, 굴절, 확산, 흡수, 감쇠, 집속, 발열 등

96 정답 ③

초음파의 지향성(directivity)
- 특정 방향에 강한 반응을 보이는 성질
- 고주파 초음파는 지향성이 날카롭고 쉽게 반사 또는 흡수되며 해상력이 우수함.

97 정답 ④

소리 결합용 매질(Coupling medium)의 종류

기름, 물, 페이스트, 글리세린, Liquid Paraffin, Paraffin oil, jelly, Gelatin

98 정답 ①

UCG(심장초음파, ultrasonic cardiography)
- 4가지 판막의 움직임, 심장막액 역류 유무, 대동맥과 왼심방 직경, 심실중격과 왼심실 후벽의 움직임 등을 판단함.
  - ECG: 심전도(흉부유도 이용)
  - Jasper법: 뇌파 측정
  - EMG: 근전도 측정

99 정답 ⑤

심장의 주기에 대한 분류: 수축기와 확장기
- 수축기
  - 구출전기: 방실판 (승모판, 삼첨판)의 폐쇄
  - 등용수축기: 심실수축 초기, 방실판의 폐쇄, 혈액량은 변화 없음
  - (심실)구출기: 반달판막(대동맥, 허파동맥판)의 개방, 혈액이 심실에서 동맥으로 구출되어 빠져나가는 시기
- 확장기
  - 구등용이완기: 동맥 내압이 심실 내압보다 커져 반달판막이 폐쇄됨, 혈액량은 변화 없음.
  - 구급속충만기: 심방에서 심실로 급속하게 혈액이 유입됨.
  - 구완속충만기: 심방에서 심실로 부드럽게 혈액이 유입됨, 심실내압이 최저로 떨어질 때까지의 시기
  - 구수축전기: 심방수축에서 심실수축이 시작되기까지의 시기

100 정답 ④

소리 임피던스(acoustic impedance, 소리저항)의 특징
- 매질밀도와 음속의 곱(각 매질은 고유의 임피던스값을 가짐)
- 완전반사와 부분반사(일부는 투과)를 통해 초음파가 전달된 경계면에서 반사율이 달라지는 정도를 측정

2교시

01	②	02	③	03	⑤	04	⑤	05	③	06	④	07	②	08	④	09	④	10	④
11	②	12	⑤	13	③	14	④	15	⑤	16	④	17	②	18	④	19	①	20	④
21	⑤	22	⑤	23	④	24	④	25	①	26	③	27	③	28	②	29	⑤	30	①
31	②	32	②	33	②	34	④	35	④	36	①	37	②	38	④	39	②	40	②
41	③	42	④	43	⑤	44	④	45	①	46	⑤	47	①	48	⑤	49	⑤	50	①
51	④	52	⑤	53	⑤	54	④	55	⑤	56	⑤	57	③	58	⑤	59	①	60	⑤
61	④	62	⑤	63	①	64	③	65	②	66	③	67	③	68	④	69	③	70	④
71	③	72	①	73	③	74	⑤	75	①	76	②	77	④	78	③	79	③	80	④
81	④	82	④	83	①	84	②	85	⑤	86	①	87	②	88	④	89	③	90	①
91	④	92	①	93	①	94	④	95	④	96	②	97	⑤	98	①	99	③	100	②
101	④	102	③	103	②	104	④	105	③	106	④	107	①	108	⑤	109	②	110	④
111	②	112	⑤	113	①	114	②	115	③										

01 정답 ②

특이도(특이성, specificity)

- 특정물질과 독점적으로 반응하는 성질
- 검체와 혼합물질에 존재하는 특정물질이 선택적으로 반응하는 성질

02 정답 ③

$\bar{x}$-R(Xbar-R) 관리도와 관리이탈 발생 원인

- $\bar{x}$ 관리도: 평균치의 변화를 의미
- R관리도: 산포의 변화를 의미
- 파이펫 등 기구 조작 미숙, 부주의, 기구 오염, 검체 오염 등 대부분 random error(무작위오차, 우연오차)에 의해 date의 한 점이 갑자기 한계선 밖으로 이탈
- 이상 원인을 조사하여 다시 일어나지 않도록 조치 필요

03 정답 ⑤

CK(Creatine Kinase=CPK=Creatine phosphokinase)

- 전이효소
- 골격근, 뇌, 심장평활근에 존재
- 혈청 내 CK 정상치: 남녀 모두 대략 25 ~ 198 U/L
- 중성 또는 염기하에서 ATP 반응 활성

04 정답 ⑤

산화환원효소(oxidoreductase)의 정의 및 종류

산화(산소결합, 탈수소, 전자 수 감소)-환원(수소결합, 산소분리, 전자 수 증가)반응을 촉매하는 효소

- GDH(glutamate dehydrogenase)
- ADH(Alcohol dehydrogenase)
- G6PDH(glucose-6-phosphate dehydrogenase)
- LDH(lactic dehydrogenase)
- MDH(malate dehydrogenase)
- SDH(succinic dehydrogenase)
- POD(peroxidase)

[오답풀이]

①, ② 전이효소

③, ④ 가수분해효소

05 정답 ③

정규분포도의 확률

- M±1SD: 68.3%
- M±2SD: 95.4%
- M±3SD: 99.7%

06 정답 ④

급성이자(췌장)염 진단

가수분해효소 중 AMS(α-Amylase, 이자에서 분비)와 LPS(Lipase, 이자에서 분비)의 증가 및 감소여부를 통해 진단가능

07 정답 ②

정밀도(precision)

- 동일 검체를 반복 측정 후 나타나는 오차의 정도
- 정규분포곡선 분포범위 M±2SD: 95.4%(민감도의 기준)
- 변동계수(CV, coefficient of variation): 평균치에 대한 표준편차(SD, standard deviation, 변곡점에서 수직으로 내린 선으로 평균으로부터의 분포 정도를 의미)의 백분율, 정밀도 허용범위를 의미
- CV = (SD/M) × 100(%)

08 정답 ④

감도(민감도, (low detection limit, sensitivity)의 정의

- 검체에서 측정할 수 있는 최소한의 양
- 신속하고 예민하게 반응하는 정도

09 정답 ④

Control serum(대조혈청, 관리혈청)을 이용한 정도관리법

- $\overline{X}$-R 관리도법
- 누적합법(누합법)
- 쌍치법
- 변동계수법(CV법)
- Multi-rule chart법
- Plus minus법

나머지는 모두 임상성적을 이용한 정도관리법

10 정답 ④

$\overline{X}$-R 관리도법의 특징

- $\overline{X}$: 두 혈청의 평균, R: 두 혈청의 차이
- 1일 2회 측정, 두 값(평균값과 편차)를 날짜별로 기록하며 변동사항을 추적함.

11 정답 ②

정밀도(pricision, 재현성)의 특징

- 정밀도의 지표는 표준편차(SD)와 변동계수(CV)
- 정밀도가 높을수록 표준편차와 변동계수가 작음.
- 동시재현성: 동일장소, 동일분석자, 동일장치로 동시측정했을 때의 재현성
- 일차재현성: 동일 검체를 다른 날 연속 측정했을 때의 재현성

12 정답 ⑤

혈중콜레스테롤

- 총콜레스테롤(Total cholesterol): 200mg/dl 미만(200~239mg/dl은 경계, 240mg/dl 이상은 고콜레스테롤혈증)
- 유리콜레스테롤(Free cholesterol): 총콜레스테롤의 약 25~30%
- 에스터콜레스테롤(Ester cholesterol): 총콜레스테롤의 2/3부터 시작

13 정답 ③

Cholesteryl ester의 감소

- 대부분 간에서 합성되므로 에스터 콜레스테롤 감소는 간장애(간경변)의 지표
- 에스터 콜레스테롤(약 60~80%) + 유리콜레스테롤(약 30%)

14 정답 ④

Icterus index(index of jaundice, 황달지수)

- 빌리루빈에서 유래
- 정상치: 3~5 unit
- 3 미만은 속발성빈혈, 재생불량빈혈
- 15 이상은 임상적으로 확실한 황달
- 표준액 농도 0.01% = 황달지수 1unit

15 정답 ⑤

이화작용(catabolism)

고분자에서 저분자로 분해하고 산화하되는 물질대사 작용 (음식섭취 후 소화 등)

16 정답 ④

SDI(Standard Deviation Index)외부정도관리 평가

- SDI 〈 1.0 → 양호
- SDI 〈 2.0 → 안정범위
- SDI 〉 2.0 → 점검 및 보정 후 재검사 필요

17 정답 ②

ALP, ACP 측정에 사용되는 발색제

- Bodansky법: Ammonium molybdate
- Bessey-Lowry법: NaOH
- Kind-King법: 4-AAP

18 정답 ④

Recovery test(회수율)의 정의

- 첨가회수시험: 검체에 목적성분을 첨가한 뒤 측정하여 실측치(회수량)을 예상기대치(첨가량)으로 나누어 회수율 측정. 해당 성분이 얼마나 정확히 정량되었는가를 확인함.

19 정답 ①

Kind-King법

- ALP, ACP 측정법

ALP, ACP 측정법의 종류

- Kind-King법, Bodansky, Bessey-Lowry 법
- 혈청 내 alkaline phosphatase, acid phosphatase 측정

20 정답 ④

용혈에 큰 영향을 받지 않는 전해질

- Na, Cl, HCO_3^- 등
- K, ammonia 등은 용혈된 검체 사용 시 증가
- 요산, 크레아티닌은 비전해질

21 정답 ⑤

이온선택전극법

특정 이온을 선택적으로 투과시키는 막을 입힌 전극을 사용했을 때의 전위와 표준액 사용 시 발생하는 전위 간 차이를 통해 이온 농도를 확인하는 방법 (전위차와 농도는 비례)

22 정답 ⑤

정맥혈의 총이산화탄소(중탄산염, HCO_3^-)의 측정

- 혈액 내 이산화탄소는 중탄산염의 형태로 존재하므로 혐기상태로 채혈해야 함.
- 산/염기 수준(pH)을 보다 정확히 파악할 수 있음.
- 공기 노출에 의한 CO_2 손실 → 중탄산염 측정치 감소

23 정답 ④

Liebermann-Burchard 반응의 침전시약

- Digitonin: 간섭물질로 작용하는 free cholesterol을 침전시키기 위해 사용

24 정답 ④

Bessey-Lowry법

- ALP, ACP 측정법
- 기질: p-nitrophenyl phosphate
- NaOH: 발색제
- 종말색: 노란색
- para-nitrophenol: 기질에 의해 생성된 반응물질

25 정답 ①

Bessey-Lowry법의 측정 pH

- ACP 측정: pH 4.8 citrate Buffer 사용
- ALP 측정: pH 10.5M glycine Buffe 사용

26 정답 ③

회수율(%) 계산

$$\frac{\text{회수량}}{\text{첨가량}} \times 100(\%) \rightarrow \frac{138-120}{20} \times 100 = 90\%$$

27 정답 ③

검사기기의 평가

- 분석 장치 성능 및 측정법 평가
- 종합성능평가(기기를 통해 얻은 최종 데이터의 정밀도, 정확도 평가)
- 시약 및 검체의 오염, 이전 검체가 다음 검사에 미치는 영향, 간섭물질 등도 평가에 영향을 미치는 요소

28 정답 ②

Addis count

신장 기능 이상 파악, 요의 유형 성분 정량검사법 (백혈구, 적혈구, 상피세포, 원주 등)

29 정답 ⑤

Dark cell(어둠세포, 농염세포)

- 요 침전물에서 관찰되는 dark stained cell
- 백혈구 과립구 핵이 dark purple로 염색된 상태로 노화 또는 사멸된 백혈구를 의미함.

30 정답 ①

Cylindroid(유원주)의 특징

- 모양이 비슷한 hyaline cast(유리질원주)와 동반 관찰되는 경우가 많아 혼동하기 쉬움.
- 한쪽 끝이 긴 꼬리모양, 반대쪽은 둥근형태를 나타냄.

31 정답 ②

밀랍원주(Waxy cast)

요침전물에서 빛 굴절률이 매우 높은편, mucoprotein은 거의 없으며 대부분 혈장단백질로 구성, 중증 단백뇨에서 관찰

32 정답 ②

CSF에서 ascorbic acid에 의해 위음성반응을 보이는 성분

- Glucose, Bilirubin, Ketone, 잠혈 반응, esterase 등

33 정답 ②

Exton-rose test: glucose tolerance test(당부하검사)

나머지는 모두 요단백측정검사

34 정답 ④

Purdy boiling test

요단백 정성검사법. 기존 가열시험에 식염을 첨가한 Purdy's modification법.

35 정답 ④

감마선 계측기(γ-counter)

- 고체섬광기(solid scintillation counter, 고체결정을 이용해 측정)
- 가이거-뮐러 계수기는 β선용 계수기

36 정답 ①

농축계수(concentration factor, CF)

$$CF = \frac{\text{인체 or 농수산물 방사성 핵종농도}}{\text{토양 or 수중 방사성 핵종농도}}$$

37 정답 ②

반감기에 따른 붕괴 시 감마선 방출 방사성 동위원소

- ^{131}I, ^{125}I, ^{133}Xe, ^{99m}Tc, ^{51}Cr, ^{57}Co, ^{186}Re, ^{177}Lu

38 정답 ④

Schilling test

- ^{57}Co-vitamin B_{12}를 이용한 악성빈혈 진단법으로 비타민 B_{12}의 흡수 장애가 있는지 확인함.
- 악성 빈혈을 포함한 거대적혈모구빈혈(Megaloblastic anemia)의 감별 진단에 이용되지만 장흡수불량증과 말초신경병변 등 신경 질환의 검사에도 이용

39 정답 ②

적혈구 침강 속도(erythrocyte sediment rate, ESR)

- Capillary tube법에 사용되는 원신분리 속도: 12,000rpm/5분

40 정답 ②

적혈구 침강 속도(erythrocyte sediment rate, ESR)의 특징

- 체내에 존재하는 염증의 정도를 간접적으로 측정하는 비특이 검사
- 항응고제로 EDTA 사용, 피브리노겐 등 염증물질이 침강작용 상승을 유발

41 정답 ③

Westergren법의 항응고제

적혈구 침강 속도 측정에 3.8% sodium citrate 사용

42 정답 ④

Peroxidase stain의 원리

- 백혈구 내 peroxidase는 hydrogen peroxide에 대해 여러 가지 기질들의 산화 반응에 촉매 역할을 하는 효소이며 활성도에 따라 greenish brown color의 염색물질을 형성함.
- AML과 ALL의 감별: AML(M1-M6) 양성(3% 이상의 blast가 양성), ALL은 음성

43 정답 ⑤

연전상형성(Rouleau formation)

- 도말표본 상에서 적혈구가 균등하게 분포하지 않고 겹쳐 보이는 현상을 의미함. 다발골수종, 마이크로 감마글로불린 혈증의 진단기준으로 사용됨.
- 정상인 혈청 γ-글로불린의 양: 1,300㎎/dl 전후
- 저감마글로불린혈증(hypogammaglobulinemia): 600㎎/L 이하
- 고감마글로불린혈증(hypergammaglobulinemia): 2,000㎎/L 이상

44 정답 ④

Hemophilia A(A형 혈우병)

- 대표적인 혈액응고인자 Factor Ⅷ 결핍, 고전적 혈우병(진성혈우병)
- 혈액응고에 필요한 혈장성분의 선천적 결여로 인해 출혈이 멈추기 어려운 질환 중 제Ⅷ인자가 결여된 혈우병

45 정답 ①

vWF(von Willebrand factor)

Factor Ⅷ의 보조인자로 응고인자 안정화 작용과 혈소판의 접착을 돕는 단백

46 정답 ⑤

B세포의 분화

형질세포 (plasma cell): 항원자극을 통해 증식, B-lymphocyte의 더이상 증식하지 않는 최종분화 세포

47 정답 ①

PT(Prothrombin Time) 연장, aPTT(activated partial thromboplastin time) 연장

제 I, II, V, X 응고인자 결핍, 심한 간질환, 파종혈관내응고(DIC) 등에서 관찰

48 정답 ⑤

Eosinophilia(호산구증가증)의 원인

- 호산구증가증: 다양한 기생충 질환이 원인
- 말초혈액 호산구가 500개/μL 이상 증가한 상태

49 정답 ⑤

조직인자(tissue factor)

- 혈장 중 제Ⅶ인자(제Ⅶa인자)와 결합하고 제Ⅶa인자에 의한 제Ⅸ인자 및 제Ⅹ인자 활성을 촉진하여 외인계 응고를 활성화함.
- 제Ⅶa인자-조직인자 복합체는 조직인자계 응고억제제(TFPI)에 의해 저해됨.

50 정답 ①

혈병수축시간(blood clot retraction time) 및 수축률

- 정상치: 30~60분(60분 이내), 40~60% (40% 이하는 불량 판정)

51 정답 ④

단핵구(monocyte)의 크기

- 15~20㎛
- 과립백혈구(10~14㎛), 림프구(8~10㎛)

52 정답 ⑤

삼투압 취약성 검사 적혈구 용혈감수성 확인

유전구형적혈구, 유전공모양적혈구는 삼투압 취약성 증가

53 정답 ⑤

42번 해설 참조

Peroxidase stain

특수혈액검사, 급성백혈병인 AML과 ALL 구분 및 진단에 사용

54 정답 ④

림프계 세포와 peroxidase

- Peroxidase는 골수계(뼈속질계)세포에 존재(단구는 약양성)
- 림프구, 적혈구 등은 peroxidase 음성

55 정답 ⑤

Monocytic leukemia(단핵구백혈병) 진단 혈액검사

- alpha-Naphthyl acetate를 기질로 사용하는 esterase 염색법
- 에스테르가수분해효소(큰포식세포에 특이적으로 존재)를 염색하는 단구감별검사

56 정답 ⑤

Hairy cell leukemia(HCL, 털세포백혈병)
- 만성림프성 백혈병에 속하는 분화형의 B세포종양
- 양성지표: acid phosphatase 활성(혈청 산성포스파타제 = 활성 최적 pH 7.0 측정)

57 정답 ③

- 유핵적혈구: 성숙적혈구 전의 유약한 세포를 의미하며 신생아가 아닌 성인의 경우 용혈빈혈, 백혈병 등에서 관찰
- 그물적혈구(망상적혈구): 유핵적모구가 핵을 잃은 상태로 2~3일 내에 성숙 적혈구로 변함.

58 정답 ⑤

Tourniquet test(=capillary fragility test: 모세혈관 취약성검사)
- 혈소판감소증을 파악을 위한 혈소판 기능 검사
- CT는 내인계 응고기전검사

59 정답 ①

망상적혈구 supravital stain(초생체염색)용 시약
new methylene blue 또는 brilliant cresyl blue

60 정답 ⑤

Reticulocyte(그물적혈구)의 특징
- 정상치: 0.5~2% (신생아 2~6%)
- 핵이 없고 초생체염색에서 망상구조물 관찰

61 정답 ④

파종혈관내응고(DIC, disseminated intravascular coagulation)
- PT: 연장, aPTT: 연장, BT: 연장, 혈소판 수: 감소
- 정의: 전신의 미세혈관에 파종성으로 응고덩어리가 생성되며 혈소판 및 응고인자가 소비됨 → 결과적으로 출혈 경향, 장기 장애 발생
- 진단 기준
  - 혈소판 수 감소: 〈 100,000개/ul
  - 출혈 시간(Bleeding Time) 연장: 정상치는 2~8분
  - 프로트롬빈 시간(PT) 연장: 3초 초과
  - 활성화부분트롬보플라스틴 시간(aPTT) 연장: 5초 초과

62 정답 ⑤

2, 3-DPG(2,3-Diphosphoglycerate)
적혈구에 존재 (2,3-DPG 감소 → 산소친화성 증가), hemoglobin의 산소친화성 조절, ATP와 함께 수혈 효과에 중요한 성분

63 정답 ①

ACD(acid-citrate dextrose) 용액의 특징
- 항응고제, 적혈구 및 혈소판 보존액
- 시트르산나트륨(구연산나트륨), 시트르산(구연산), 포도당으로 제조

64 정답 ③

CPD(citrate-phosphate-dextrose) 항응고보존액
- ACD액 + sodium phosphate(인산나트륨)
- 사용 목적: 채혈 후 보존 중 2, 3-DPG (diphosphoglycerate)의 감소가 ACD혈보다 낮음.

65 정답 ②

혈소판
- 정상치 15만~40만/uL
- uL당 혈소판 수 15만개 미만은 혈소판 채혈 부적격자

66 정답 ③

혈액제제의 정의
- 정의: 혈액을 원료로 하여 다양한 분리 방법과 추가 공정 등을 통해 제조하는 전혈, 농축 적혈구, 신선 동결혈장, 농축 혈소판 등 혈액 구성 성분으로 이루어진 질병 치료를 위한 의약품
- 부적격 혈액: 보건 복지부령이 정하는, 채혈 시 또는 채혈 후에 이상이 발견된 혈액 또는 혈액 제제
- 보존혈: 항응고 보존액을 사용해 4°C에서 72~96시간 이상 보존된 혈액, 21일간 사용 가능
- 혈장분획제제: 전혈에서 분리한 혈장을 분획해 침전되는 단백질을 분리함.(알부민제제, 면역글로불린제제, 응고인자제제, 피브리노겐제제 등)

67 정답 ③

동해방지제(cryoprotective agent, 동결방지제)의 종류
- 혈액 내 세포를 동결상태로 보존
- 글리세롤, 포도당, 에틸렌글리콜, DMSO 등

68 정답 ④

혈장분획제제의 구성

66번 해설 참조

알부민제제, 면역글로불린제제, 각종 혈액응고인자제제 등

69 정답 ③

성분채혈혈장

- 혈액성분채혈기를 이용해 헌혈자로부터 직접 혈장 성분을 얻어 제조
- 나머지는 모두 전혈 채혈 후 제조하는 혈액제제

70 정답 ④

악성종양 등 만성빈혈환자의 수혈

혈액량 과부하의 위험으로 전혈 대신 농축적혈구 사용

71 정답 ③

농축적혈구제제의 특징

- 전혈과 같은 양의 적혈구, 동등한 산소 운반 기능을 가짐.
- 백혈구제거적혈구제제 따로 존재
- 1~6℃에서 전혈과 동일하게 CPDA 존재 하에 21일간 보존 가능

72 정답 ①

항응고제 sodium citrate(구연산나트륨)

- 응고검사용: 3.2%
- 수혈용: 약 12~13%
- 적혈구 침강 속도, 응고검사용 모두 3.8% 구연산나트륨액 사용

73 정답 ③

Cell typing(혈구혈액형 검사)

- 동종항원 검사
- AB형 cell은 anti-A, anti-B, anti-A, B 혈청과 응집(+)

74 정답 ⑤

Myxovirus

대형 RNA virus, 나머지는 모두 DNA virus

75 정답 ①

Paramyxoviridae

- 척추동물을 숙주로 하는 파라믹소바이러스과
- 홍역바이러스(measles virus) 이외에 Mumps virus, Parainfluenzae, Respiriatory syncytial virus 등이 속해 있음.

76 정답 ②

Poxviridae

- 사람, 척추동물, 절지동물 등을 자연숙주로 갖는 바이러스과
- DNA 바이러스 중 최대 크기 (직경 약 200 nm, 길이 약 300 nm)
- 사람 감염 poxvirus 속: orthopoxvirus, parapoxvirus, yatapoxvirus, molluscipoxvirus
- Cowpox virus(우두, 소두창바이러스): 우두의 병원체, 폭스바이러스과이며 orthopoxvirus 속
- Smallpox virus(천연두, 두창바이러스): 사람에게 천연두를 일으키는 바이러스이며, cowpox virus를 이용하여 최초의 백신 제조

77 정답 ④

이핵아메바 진단 염색법

- Trichrom 염색을 사용. 염색성이 약해 Endolimax nana 또는 Entamoeba hartmanni와 혼동하기 쉬운편
- Lugol stain은 포낭형 확인에 사용하는 염색법으로 이핵아메바는 영양형만 존재함.

78 정답 ③

가시아메바(acanthamoeba)

- 영양형(25~40㎛)과 포낭형(20㎛) 모두 1개씩 핵을 가짐.
- 자유아메바는 비강을 통해 감염되며 가시아메바는 호흡기와 눈을 통해 감염 → 콘텍트 렌즈관리 소홀에 의한 각막염의 원인

79 정답 ③

샘창자액검사

- 원충류인 람블편모충 영양형 운동성 검사에 사용
- 나머지는 모두 연충류 검사법

80 정답 ④

Blastomyces dermatitidis

- Yeast like fungi(효모유사곰팡이, 효모유사진균): 발육 온도(37℃ 배양)와 조건에 따라 효모형과 균사형 두 형태로 발육. 폐로 감염되어 만성화농육아종 유발
- 나머지는 모두 피부사상균

81 정답 ④

Lactophenol cotton blue 염색

- 진균의 형태관찰에 사용되는 염색법
- 페놀: 기타 유기물 제거
- 젖산: 진균 형태 보존
- 코튼블루: 진균 세포벽의 chitin 염색

82 정답 ④

Trichophyton rubrum

- 발백선증(무좀)의 원인균
- 부패 유기물을 영양소로하는 sapropytic fungus (부생성진균)

83 정답 ①

Metachromatic granule(이염색소체)염색법

- 균체가 이염색성 과립을 가질 때 두 가지를 색으로 구분해서 확인할 수 있는 염색법
- Neisser's stain에서 과립: 청색
- Albert's stain에서 과립: 흑색 또는 흑갈색

84 정답 ②

Leptospira(렙토스피라) 항체검사법

- Weil's disease(바일병)의 원인균. 대부분 피부 상처를 통한 혈액감염이나 호흡기, 경구감염도 가능
- 현미경응집검사(Microscopic Agglutination Test, MAT): 표준검사법. 인공배양한 렙토스피라 균에 대한 환자검체의 항체역가를 확인. 대부분 살아 있는 렙토스피라균을 사용하기 때문에 검사자의 감염위험이 존재함.
- 잠복기는 3~14일

85 정답 ⑤

Catalase 음성 균종

Streptococcus, Propionibacterium

86 정답 ①

요소분해시험용 배지

- Rustigian urea agar, Stuart's urea broth:요소를 빠르게 분해하는 Proteus species와 기타 urease양성 균(Citrobacter, Enterobacter, Klebsiella, Enterobacteriaceae 중 요소를 분해하는 균)을 구분하는 배지
- Christensen urea agar: 더 빠른 성장을 돕기 위해 위 배지에 peptic digest of animal tissue, dextrose를 첨가하고 pH를 낮춘 변형배지

87 정답 ②

B.T.B. Lactose Agar(Bromothymol Blue Lactose Agar)

- Coagulase-positive Staphylococcus (Staphylococcus aureus)를 다른 Staphylococcus와 구분하는 감별배지(대장균도 자랄 수 있으나 집락 형태로 구분 가능)
- 결과: 높은 pH(8.6±0.2)에서 indicator bromothymol blue 존재하에 Staphylococcus aureus는 진한 황색 집락 형성
- Chocolate agar는 Haemophilus influenzae와 Neisseria gonorrhoeae, Neisseria meningitidis를 배양하는 비선택 분리배지 (nonselective, enriched growth medium)

88 정답 ④

Actinomyces spp.

- 미량호기성, 편성혐기성균
- 나머지는 모두 carbol fuchsin에 의해 적색으로 염색되는 AFB(acid fast bacilli) 항산성균

89 정답 ③

Moraxella catarrhalis

그람음성, 호기성, oxidase 양성, 운동성 음성 쌍구균

Penicillin, ampicillin, amoxicillin 등 β-Lactam 계열 항생제에 저항성을 갖는 균

90 정답 ①

혈액배양에서 검출되지 않는 균

- *Shigella*
- *N. gonorrhoeae*
- *Corynebacterium diphtheriae*

• *Mycobacterium tuberculosis*
• *Clostridium tetani*

91 정답 ④

MSA (mannitol salt agar)
• *Staphylococcus*는 억제 불가능
• 7.5% 고농도 식염을 포함하고 있어 대부분의 균을 억제 (*Staphylococcus*은 고농도식염에 저항성을 가짐)

92 정답 ①

AFB stain
• 양성균: 적색, 배경 및 다른 균: 파란색

93 정답 ①

Staphylococcus aureus
• 그람양성구균, 조건무산소성균, coagulase 양성 반응을 통해 Streptococcus spieces와 구분
• 포도상구균 내에서 S. epidermidis, S. saprophyticus와 S. aureus구분 → Coagulase 양성

94 정답 ④

Indole 분해균

*Aeromonas hydrophila, Aeromonas punctata, Bacillus alvei, Edwardsiella sp., Escherichia coli, Flavobacterium sp., Haemophilus influenzae, Klebsiella oxytoca, 'Proteus sp. (P. mirabilis, P. penneri*는 양성), *Plesiomonas shigelloides, Pasteurella multocida, Pasteurella pneumotropica, Enterococcus faecalis, Vibrio sp.escherochia coli Lactobacillus reuteri* 등

Indole 비분해균

Actinobacillus spp., Aeromonas salmonicida, Alcaligenes sp., most Bacillus sp., Bordetella sp., Enterobacter sp., Haemophilus sp. 대부분, *Klebsiella sp.* 대부분, *Neisseria sp., Mannheimia haemolytica, Pasteurella ureae, Proteus mirabilis, P. penneri, Pseudomonas sp., Salmonella sp., Serratia sp., Yersinia sp."Rhizobium" sp.*등

95 정답 ④

MIO(Motility Indole Ornithine) medium
• Tryptophan + Tryptophanase = Indole cycle 형성
• 형성된 Indole cycle + Kovac's reagent or Ehrich reagent = Purple color로 반응 확인

96 정답 ②

Potato dextrose agar (PDA)
• 감자즙을 통한 영양분과 성장촉진인자로 dextrose를 사용하는 fungi 배양용 배지
• Tartaric acid: pH 3.5, 세균 억제

97 정답 ⑤

MAConkey agar에서 *Shigella spp.*의 반응
• Lactose fermentation 반응을 기반으로 그람음성 장간균을 분리하는 선택 배지
• 그람양성균 성장을 억제하는 crystal violet, bile salts를 함유하고 있음.
• *Shigella spp.*는 lactose 비분해

98 정답 ①

ONPG test(O-nitrophenyl-β-D-galactopyranoside)

lactose를 빠르게 분해하는 균(β-galactosidase을 가지는 균)과 천천히 분해하는 균을 구분할 때 사용 황 ⇔ 적에 의해 Yellow color로 최종 발색

99 정답 ③

Clostridium tetani(파상풍균)

Proteus. mirabilis와 함께 평판배지에서 유주현상(swarming phenomenon)을 특징으로 하는 균

100 정답 ②

Lepromin skin test
• 나균 종류를 감별하는 검사
• 나머지는 모두 결핵균 동정검사

101 정답 ④

Salmonella Shigella agar
• 두 균을 선택적으로 감별하는 배지
• 둘 다 lactose를 분해하지 못하지만 *Salmonella spp.*는 H_2S 생성
• DCA agar (Desoxycholate Citrate Agar)를 변

형시킨 배지로 bile salt가 그람양성균 발육을 억제하는 성분으로 함유되어 있음.

102 정답 ③

단백질 분해 시험 중 phenylpyruvic acid(PPA) test

- Phenylalanine deaminase test와 같은 시험
- deaminase에 의해 생성된 PPA에 10% $FeCl_3$를 반응시키면 dark green color 형성

103 정답 ②

HAV(hepatitis A virus, A형간염바이러스)

분변-경구(fecal to oral) 경로를 통해 전염되는 RNA 바이러스

104 정답 ④

HLA 혈청학적 형별 종류

HLA-A, -B, -C, -DR, -DQ 형별

105 정답 ③

HIV 정성검사(Enzyme Immunoassay, EIA, 효소면역측정법)

- 고상법: solid phase method를 사용해 2차 표지항체를 붙여 흡광도 측정

106 정답 ④

Western blotting

- AIDS screening test에 사용되는 전기영동법
- 효소를 기질로 사용하는 HIV항체 유무 선별검사
- AIDS virus 항체 검사: 일반검사와 정밀검사, 웨스턴블롯법. 확진을 위해 가장 많이 사용되는 검사법, 99% 이상의 특이도를 나타냄.

107 정답 ①

VDRL 시험

- 매독항원이 아닌 다른 항원(Cardiolipin, Lecithin, Cholesterol)을 사용해 검사
- 나머지는 모두 매독항원을 이용한 매독검사법

108 정답 ⑤

Colloidal gold test

- 전대곡선(1~4번 tube): 부분 또는 완전 침강 → 척수매독, 매독성 뇌막염 등

109 정답 ②

후천성면역결핍증

Helper T-cell(항체생산보조)과 Suppressor T-cell(항체생산억제) 비율이 역전됨.

110 정답 ④

NK cell의 기능

Natural killer cell(자연살해세포)은 선천적인 면역을 담당하며 종양세포나 침투한 바이러스를 파괴함.

111 정답 ②

IgG 아형 4가지 IgG1, IgG2, IgG3, IgG4 중 IgG2가 유일하게 태반을 통과하지 못함.

112 정답 ⑤

FTA-ABS

매독 형광항체 흡수 검사. 매독균을 항원으로 사용해 간접형광항체를 진단

113 정답 ①

Chemokine

- NK cell 분비물질, 염증 반응에서 백혈구 유주작용에 관여하며 면역세포증식을 유도
- HIV가 세포로 침입할 때 주수용체인 CD4와 공동수용체인 CCR5(chemokine receptor 5)를 이용

114 정답 ②

Treponema pallidum 진단법

- 매독균 배양이 어려워 혈청학적 검사를 이용
- 혈청학적 진단법: Wassermann 반응, 침강 반응, TPI, TPA, TPCF, RPCF, FTA, FTA2ABS, TPHA

115 정답 ③

Perforin

- NK cell 분비물질, 당단백질로 구성
- Perforin 단백질이 세포막에 중합하여 구멍을 형성, 세포를 파괴함.

3교시

01	⑤	02	③	03	⑤	04	②	05	②	06	⑤	07	⑤	08	①	09	④	10	④
11	④	12	①	13	③	14	②	15	②	16	②	17	①	18	③	19	①	20	②
21	②	22	④	23	②	24	②	25	③	26	④	27	②	28	⑤	29	①	30	②
31	②	32	②	33	③	34	③	35	③	36	⑤	37	③	38	③	39	①	40	③
41	④	42	⑤	43	③	44	③	45	①	46	④	47	③	48	⑤	49	⑤	50	④
51	④	52	②	53	①	54	①	55	③	56	②	57	①	58	⑤	59	⑤	60	③
61	②	62	①	63	①	64	④	65	⑤										

01 정답 ⑤

Feulgen stain

- 원핵세포 내 nucleoid 염색에 사용, 염색체 banding technique, DNA 특이 염색법: 염색체 DNA 양에 따라 염색 정도가 달라짐.
- Feulgen 염색액: Basic fuchsin, HCl, Potassium metabisulphite

02 정답 ③

- 사진 설명: bone marrow biopsy needle (골수 흡인천자용 바늘)

03 정답 ⑤

그물섬유(세망섬유)를 갖는 결합조직 염색

- 림프기관(지라, 림프절, 편도), 퍼진 림프조직, 홑림프소절 등에서 관찰
- Ammoniacal silver법을 사용하며 은이온 침투법으로 염색하면 그물구조의 가는 섬유는 black, 아교섬유는 yellow brown으로 염색됨.

04 정답 ②

주사전자현미경(Scanning electron microscope, SEM)의 구조도

- 시료 표면에 전자선(electron gun)을 주사해 구조를 입체적으로 관찰
- Electron gun: 1차 전자빔(electron probe)을 생산하기 위한 electron optical system
- Detector: 시료에서 반사되거나 반응하여 방출되는 secondary electron(2차 전자)를 검출하고 모으기 위한 부위

05 정답 ②

Cervical intraepithelial neoplasia(CIN, 자궁목 이형성증)

- 이형성증: HPV에 의해 자궁경부에 세포와 조직이 비정상적으로 변형된 상태
- CIN은 자궁경부상피세포 침범 정도에 따라 분류하며 심해질 경우 상피내암 → 자궁경부암으로 발전
- CIN 1: 경증의 이형성증 → 편평상피세포 두께를 1/3 침범

06 정답 ⑤

박절기(Microtome)

- 조직 표본을 얇고(4~6㎛) 일정한 두께로 제작
- 구조: 칼 고정대, 블록 재물대, 두께조절기, 전-후진 장치

07 정답 ⑤

Ultramicrotome

- 전자현미경용 초미세절편 제작에 사용되는 박절기
- 다이아몬드 칼 사용: 0.005~0.1㎛

08 정답 ①

동결박절기(Cryocut microtome)

- 침투제를 사용하지 않고 단순히 조직 내에 포함된 수분을 낮은 온도에서 동결, 조직을 경화시켜 박절하며 면역조직검사용 시료 제작에 사용함.
- 장점: 응급진단에 사용

09 정답 ④

회전식 박절기(Rotary Microtome)

블록의 이동 정도와 커팅 속도를 수동으로 조절, 연속 절편 제작 가능

10 정답 ④

Human papilloma virus(HPV) 감염에 의한 moderate dysplasia(중등도 이형성증)

바닥부터 2/3 정도 기저(바닥)세포가 관찰됨.

11 정답 ④

Histoplasma capsulatum(폐진균증) 원인

- 급성 및 만성 폐 히스토플라스마증의 원인균
- Multinucleated giant cell(다핵거대세포) 등장
- 분아에 의해 증식, 이상성 진균, 생체 내 및 혈액 한천배지에서 37℃ 배양했을 때 효모형을 나타냄.
- Sabouraud 한천배지에서 실온배양하면 균사형을 나타냄.

12 정답 ①

HPV감염 시 pap smear에서 koilocyte (원반세포, 공동세포, squamous epithelial cell의 구조변형세포, 중간세포와 표층세포의 세포질이 중심부터 점차 얇아짐) 출현

13 정답 ③

Gaucher cell

- 세포 중심에서 떨어진 곳에 1개 이상의 핵을 특징적으로 가짐.
- 회색 또는 담청색의 불투명 세포질

14 정답 ②

- 사진 설명: Gestational trophoblastic(임신영양막병)
- 임신성 융모성 질환
- 포상기태(포도송이기태, hydatidiform mole): 영양막세포 출현 및 비정상적 증식 질환

15 정답 ②

- pap smear test(자궁경부질세포진검사)에서 관찰되는 human papilloma virus(HPV) 감염
- 12번 해설 참조

16 정답 ②

***Trichomonas vaginalis*(질편모충)**

Pear shaped, round cyanophilic organism, 진한 핵 주위에 halo(무리)가 있는 방기저세포 출현

17 정답 ①

- 요침사에서 관찰되는 calcium oxalate crystal
- 콩팥돌(신장결석)을 형성하는 원인
- dumbbell, spindles, ovals, picket(말뚝모양) 등 다양한 형태

18 정답 ③

- Hyaline cast(유리질원주): 높은 굴절률이 특징적

19 정답 ①

Uric acid(요산)

- 요 침전물에 정상적으로 존재하는 마름모 모양 결정
- Sodium urate: 바늘모양으로 쌓이며 통풍의 원인

20 정답 ②

Desiccator

- 고체 물질의 건조나 흡습성 물질의 보존에 사용
- 시료를 넣는 공간과 건조제(실리카겔, 염화칼슘 등)를 넣는 공간이 구분되어 있음.

21 정답 ②

- 사진 설명: pH 측정기(pH meter)
- pH 측정 원리: 수용액에서 수소이온활성도 측정
- 4M KCl: pH meter electrode clog(응고) 방지액으로 사용

22 정답 ④

위 21번 설명 참조

23 정답 ②

- A: 16.5 mL
- C: 7.50 mL

24 정답 ②

비색광도계(photometry)의 구조

- 광원부-분광부-시료부-수광부-판독부로 구성
- 분광부: Prism, filter, 회절격자로 구성
- 광전관은 수광부에 존재

25 정답 ③

고압증기멸균기(Autoclave sterilization)

금속, 실험기구, 실험 폐기물의 멸균 처리 등에 사용

26 정답 ④

Electrophoresis(전기영동)

전기장 하에서 용액의 전하가 반대 전하 전극을 향해 이동하는 화학 현상

27 정답 ②

Auto pipette

정확한 부피의 용액을 옮길 때 사용되는 기구

28 정답 ⑤

계통오차((systematic error)의 특징

- 일정한 경향을 나타냄.
- 나머지는 모두 우연오차(random error)의 특징

29 정답 ①

Cuvette(큐벳, 석영셀, Quartz cell)

- 액상 샘플 대한 빛의 흡수도 측정할 때 측정 시료를 넣는 용기
- Light path(표준 직경) 및 volume: 10㎜, 3.5㎖

30 정답 ②

- 녹색 뚜껑: lithium heparin과 분리용 gel을 함유하는 혈장 분리 튜브, potassium determinations에 사용

31 정답 ②

개인선량계 중 필름배지(film badge)

- 외부 피폭 선량의 측정을 위해 방사선 작업 종사자가 사용하며 화학작용(감광 및 흑화작용)을 이용함.
- 기타 개인선량계: 분자구조 결함 유발을 이용한 유리선량계와 형광 또는 섬광작용을 이용한 열형광선량계(TLD)

32 정답 ②

필름배지(film badge)

- 장점: 취급이 편리하며 저렴한 가격
- 단점: 좁은 측정 범위, 높은 방향 의존성, 온도 및 습도에 큰 영향을 받는 편, 장시간 측정이 요구됨.

33 정답 ③

채혈 bottle의 종류

- EDTA tube: 보라색, blood cells(혈구) 보존을 위한 tube로 CBC bottle이라고도 하며 흰색 뚜껑도 사용함.
- SST tube: 노란색, 혈청 분리를 위해 사용, LFT bottle이라고도 하며 빨간색 뚜껑도 사용함.
- Sodium citrate tube: 하늘색, PT/PTT test를 위한 bottle

34 정답 ③

- 사진 설명: 혈액 도말에서 giant platelet(거대혈소판)과 monocyte(단구) 관찰
- 정상 혈소판 크기: 0.5~2.5㎛(정상 적혈구 크기(지름)는 6~8㎛)

35 정답 ③

Siderocyte(철적혈구)

- Pappenheimer body를 특징적으로 가짐.
- Wright 염색은 세포질 내 과립을 선명하게 염색, Giemsa 염색은 세포핵을 염색

36 정답 ⑤

Atypical lymphocyte(비정형 림프구)

- 정상 림프구: 다양한 크기(직경 7~15㎛)를 가지

며 소량의 무과립 세포질을 나타냄.

- 비정형 림프구: 림프구성 변종, 자극을 받은 성숙림프구가 대림프구로 변형, 핵과 세포질이 미성숙세포에서 볼 수 있는 형태로 변형된 상태
- 특징: 암청색 세포질 내에 편재성 핵, 비균질성의 청색으로 염색되는 세포질 내 과립 및 공포

37 정답 ③

- Toxic granulation(독성과립)을 갖는 호중구
- Döhle leukocyte inclusions, vacuolated cell(세포질 내 공포)과 함께 심한 염증에서 관찰

38 정답 ③

Hypochromia(저색소적혈구)

- 적혈구 내 헤모글로빈 비율이 정상치보다 현저히 낮아진 상태
- 중심 창백 부위가 1/3 이상 증가되어 있는 것이 특징

39 정답 ①

- 혈액도말에서 관찰되는 anisocytosis(적혈구부동증)
- 적혈구 크기가 정상을 벗어나 크고(9㎛ 이상), 작은(6㎛ 이하) 적혈구가 뒤섞여 나타남.

40 정답 ③

- 사진 설명: 혈액도말에서 나타나는 spherocyte(공 모양 적혈구)
- 특징: 중간 부분이 함몰된 넓적한 원반 모양을 나타내는 정상 적혈구와 달리 공처럼 중간이 불룩한 형태의 구형 적혈구가 관찰됨.
- Megalocyte와 함께 고색소성 적혈구에 해당

41 정답 ④

Abnormal myeloblast

- AML(급성골수세포백혈병)에서 특징적으로 나타나는 비정형 뼈속질모세포
- 골수아세포의 모양에 따라 골수성 또는 림프성 백혈병으로 분류하며 AML기준은 현미경 검사에서 골수아세포 비율 20% 이상

42 정답 ⑤

- 사진 설명: ABO typing
- 응집원 A와 응집소 α, 응집원 B와 응집소 β가 만나 발생하는 혈구 응집반응으로 혈액형 판정에 사용됨.

43 정답 ③

Blast cell(미분화, 미성숙 혈구세포)

급성백혈병에서 다수 출현, medium-large size, 큰 핵이 특징

44 정답 ③

Human T-cell leukemia virus 1형(성인T세포백혈병의 원인바이러스)

- 채혈 후 시행되는 HTLV 항체검사를 통해 대부분 예방 가능
- HTLV-3형은 HIV로 명칭 변경

45 정답 ①

Neutrophil(호중구, 호중성과립구)

- 분절형 호중구(segmented neutrophil)와 띠형 호중구(banded neutrophil)로 분류되며 엽이 있는 핵을 가진 다형핵 세포
- 특징적인 엽 형태를 갖는 핵은 염색질로 서로 연결되어 있음.

46 정답 ④

Plasmapheresis(혈장성분채집술)

- 사진 설명: 혈액성분채집기를 이용하여 환자 혈장에 존재하는 유해성분(질병유발 항체, 면역복합체, 빌리루빈 등 독성물질 등)을 제거한 후 재투여

47 정답 ③

비중에 따라 맨 위층부터 혈장-혈소판-백혈구-적혈구 순으로 분리

48 정답 ⑤

Direct Coombs test(직접쿰스검사)

- 직접 항글로불린 검사: 항혈청을 이용해 적혈구 표면 단백질을 검출

49 정답 ⑤

Salmonella의 분류

- H_2S 생성능, lysine, ornithine decarboxylase 양성
- lactose, sucrose 비분해, Indole, V-P, phenylalanine deaminase 음성

50 정답 ④

P. mirabilis의 BAP 성상과 Phenylalanine deaminase test

- 유주 현상: Proteus 균속의 BAP 배지 특징
- Phenylalanine media: P. vulgaris, P. mirabilis, M. morganii등 구별에 사용
- 양성: pale green 또는 green
- 음성: 변화 없음, turbidity
- 반응시약: 10 % $FeCl_3$

51 정답 ④

TSC agar 배지에서 *Clostridium perfringens*의 spore에 의한 반응

52 정답 ②

- MacConkey agar에서 나타나는 *Proteus mirabilis*의 성상
- Lactose 비분해, glucose 분해, H_2S 생성(검정색)

53 정답 ①

McFarland 0.5 standards

- 1ml 당 1억 5천만 마리
- 항생제 내성 검사: 주로 0.5 탁도를 이용함.
- 대장균이나 포도상구균 등 상대적으로 잘 자라는 세균의 수를 측정하는 데 사용(결핵균 등 배양 기간이 긴 세균은 오차가 큰 편)

54 정답 ①

MR-VP 시험

- Methyl red 시험: 포도당(dextrose, 당분해능 부산물) 분해 시험 → 메틸레드 적하
- 결과: 적색은 당분해 양성, 황색은 음성
- VP(Voges-Proskauer)시험: 당분해 결과 피루브산(pyruvic acid)이 형성되면 적색
- 기본 배지는 옅은 황색

55 정답 ③

Spirillum(나선균)

- 견고한 나선형
- Spirochaetes는 상대적으로 유연한 나선형

56 정답 ②

- 1회 04번 해설 참조
- 사진 설명: Silver stain(GMS)에서 확인된 yeast like fungus Candia albicans의 가성균사

57 정답 ①

Candida albicans의 특징

- 도말표본에서 출아하는 가균사를 형성하는 효모형 진균
- 후막포자(균사 끝이나 중간에 있는 세포가 부풀어진 두꺼운 막을 갖는 포자)가 많으며 한 개 또는 무리로 관찰됨.

58 정답 ⑤

- 사진 설명: Bone eating multinucleated osteoclast(다핵성뼈파괴세포)로 파골세포와 형태학적으로 유사한 다핵성 거대세포들이 서로 섞여서 관찰됨.
- 뼈파괴세포: 뼈가 자라게 하기위해 석회화한 연골과 뼈조직을 녹이는 다핵거대세포. 2~100개의 핵을 가지며 뼈흡수면의 뼈파괴세포에는 밝은 띠와 파도모양의 가장자리가 관찰됨.

59 정답 ⑤

Virus rapid test kit

- HBsAg: B형간염 바이러스 표면항원, 혈청 및 혈장에서 B형 간염 표면항원을 신속, 정확하게 정성 분석할 수 있는 검사키트를 주로 사용

60 정답 ③

Ancylostoma duodenale(두비니 구충)

특징적인 tooth-like (이빨모양) 구조물이 관찰

61 정답 ②

이질아메바(Entamoeba histolytica)

- 사진 설명: 대변 검체에서 Lugol's iodine염색으

로 관찰되는 포낭형 이질아메바

- 영양형과 포낭형 두 가지 형태로 관찰되며, 인체 기생은 영양형. 주로 맹장에 기생. 그 외에 위장관이나 위장관 내 조직, 간에도 기생
- 포낭형 이질아메바의 특징: 크기는 3.5~20㎛, 구형, 세포질은 황갈색, 글리코겐 공포는 갈색, 핵은 보통 4개이며 더 짙은 갈색으로 염색됨.

62 정답 ①

VDRL 시험(venereal disease research laboratories test)

- 항원액(카르디올리핀, 콜레스테롤, 레시틴)을 사용해 환자 혈장과 반응시키는 응집법. 매독 선별 검사법으로 사용되는 RPR 검사(rapid plasma reagin test), 나머지는 모두 매독균 특이항원 검사에 해당됨.
- TPHA 검사: 매독 병원체인 Treponema pallidum을 사용해 적혈구 응집반응을 확인하며 micro tray를 주로 사용함.
- TPI(treponema pallidum immobilization test) 검사: 살아있는 매독균을 항원으로 사용, 암시야 현미경으로 관찰
- FTA(fluorescent treponemal antibody) 검사: 형광현미경으로 관찰
- FTA-ABS 검사(fluorescent treponemal antibody absorption test): 형광항체법 형광현미경을 사용해 관찰

63 정답 ①

Systemic lupus erythematosus

- 전신홍반루푸스
- LE cell (Lupus Erythematosus cell, 홍반루푸스 세포): neutrophil 또는 macrophage가 변형된 핵산 또는 다른 세포를 포식한 상태

64 정답 ④

ANA(Anti Nuclear Antibody, 항핵항체)

자가면역 간염, 류마티스관절염, 전신홍반루푸스(SLE) 등 자가면역질환에서 상승

65 정답 ⑤

항체의 구조

- 기본 Y자형이며 2개의 팔 부분 말단에 결합 부위가 존재해 항원과 결합함.

제3회 임상병리사 실전모의고사 정답 및 해설

1교시

01	④	02	①	03	②	04	⑤	05	②	06	③	07	⑤	08	①	09	④	10	②
11	①	12	④	13	④	14	②	15	⑤	16	③	17	①	18	①	19	③	20	④
21	①	22	①	23	④	24	②	25	①	26	⑤	27	⑤	28	④	29	①	30	②
31	⑤	32	①	33	④	34	④	35	②	36	②	37	③	38	⑤	39	③	40	③
41	④	42	③	43	②	44	⑤	45	②	46	④	47	⑤	48	②	49	③	50	④
51	③	52	⑤	53	②	54	③	55	④	56	⑤	57	④	58	①	59	④	60	①
61	①	62	④	63	①	64	③	65	①	66	①	67	④	68	②	69	①	70	②
71	⑤	72	⑤	73	②	74	④	75	③	76	③	77	④	78	②	79	①	80	③
81	②	82	④	83	④	84	④	85	④	86	②	87	④	88	④	89	②	90	③
91	④	92	①	93	①	94	⑤	95	④	96	③	97	⑤	98	④	99	⑤	100	④

01 정답 ④

혈액관리법

- **제6조의 4(혈액원의 휴업 등의 신고)**

② 혈액원의 개설자는 제1항에 따라 폐업 또는 휴업의 신고를 할 때에는 제12조 또는 제12조의2에 따라 기록·보존하고 있는 혈액관리업무기록 등을 대한적십자사 회장에게 이관하여야 한다. 다만, 혈액원의 개설자가 보건복지부령으로 정하는 바에 따라 혈액관리업무기록 등의 보관계획서를 제출하여 보건복지부장관의 허가를 받은 경우에는 이를 직접 보관할 수 있다.

02 정답 ①

혈액관리법 시행규칙

- **제5조의 5(혈액원의 휴업 등의 신고 등)**

① 혈액원의 개설자가 법 제6조의4제1항의 규정에 의하여 휴업·폐업 또는 재개업하고자 하는 때에는 별지 제1호의5서식에 의한 혈액원 휴·폐업 및 재개업신고서를 보건복지부장관에게 제출하여야 한다. 이 경우 휴업 또는 폐업신고시에는 혈액원개설허가증을 첨부하여야 한다.

03 정답 ②

1회 15번 해설 참조

[오답풀이]

의료기사법

- **제9조(무면허자의 업무금지 등)**

① 의료기사 등이 아니면 의료기사 등의 업무를 하지 못한다. 다만, 대학 등에서 취득하려는 면허에 상응하는 교육과정을 이수하기 위하여 실습 중에 있는 사람의 실습에 필요한 경우에는 그러하지 아니하다.

04 정답 ⑤

1회 11번 해설 참조

[오답풀이]

의료기사법

- **제31조(벌칙)**

2. 제12조제2항을 위반하여 2개 이상의 안경업소

를 개설한 자 → 500만원 이하의 벌금

• **제12조(안경업소의 개설등록 등)**

② 안경사는 1개의 안경업소만을 개설할 수 있다.

05 정답 ②

의료기사법

• **제11조(실태 등의 신고)**

① 의료기사등은 대통령령으로 정하는 바에 따라 최초로 면허를 받은 후부터 3년마다 그 실태와 취업상황을 보건복지부장관에게 신고하여야 한다.

06 정답 ③

지역보건법 시행령

• **제8조(보건소의 설치)**

① 법 제10조에 따른 보건소는 시·군·구별로 1개씩 설치한다. 다만, 지역 주민의 보건 의료를 위하여 특별히 필요하다고 인정되는 경우에는 필요한 지역에 보건소를 추가로 설치·운영할 수 있다.

• **제11조(보건소의 기능 및 업무)**

① 보건소는 해당 지방자치단체의 관할 구역에서 다음 각 호의 기능 및 업무를 수행한다.

1. 건강 친화적인 지역사회 여건의 조성

5. 지역주민의 건강증진 및 질병예방·관리를 위한 다음 각 목의 지역보건의료서비스의 제공

• **제12조(보건의료원)**

보건소 중 「의료법」 제3조 제2항 제3호가목에 따른 병원의 요건을 갖춘 보건소는 보건의료원이라는 명칭을 사용할 수 있다.

• **제13조(보건지소의 설치)**

지방자치단체는 보건소의 업무수행을 위하여 필요하다고 인정하는 경우에는 대통령령으로 정하는 기준에 따라 해당 지방자치단체의 조례로 보건소의 지소(이하 "보건지소"라 한다)를 설치할 수 있다.

[오답풀이]

• **제10조(보건소의 설치)**

② 동일한 시·군·구에 2개 이상의 보건소가 설치되어 있는 경우 해당 지방자치단체의 조례로 정하는 바에 따라 업무를 총괄하는 보건소를 지정하여 운영할 수 있다.

07 정답 ⑤

지역보건법

• **제7조(지역보건의료계획의 수립 등)**

1. 보건의료 수요의 측정
2. 지역보건의료서비스에 관한 장기·단기 공급대책
3. 인력·조직·재정 등 보건의료자원의 조달 및 관리
4. 지역보건의료서비스의 제공을 위한 전달체계 구성 방안
5. 지역보건의료에 관련된 통계의 수집 및 정리

08 정답 ①

감염병예방법

• **제21조(고위험병원체의 분리 및 이동 신고)**

① 감염병환자, 식품, 동식물, 그 밖의 환경 등으로부터 고위험병원체를 분리한 자는 지체 없이 고위험병원체의 명칭, 분리된 검체명, 분리 일자 등을 보건복지부장관에게 신고하여야 한다.

09 정답 ④

감염병예방법

• **제42조(감염병에 관한 강제처분)**

① 보건복지부장관, 시·도지사 또는 시장·군수·구청장은 해당 공무원으로 하여금 다음 각 호의 어느 하나에 해당하는 감염병환자등이 있다고 인정되는 주거시설, 선박·항공기·열차 등 운송수단 또는 그 밖의 장소에 들어가 필요한 조사나 진찰을 하게 할 수 있으며, 그 진찰 결과 감염병환자등으로 인정될 때에는 동행하여 치료받게 하거나 입원시킬 수 있다.

10 정답 ②

의료기사법

• **제11조(실태 등의 신고)**

① 의료기사등은 대통령령으로 정하는 바에 따라 최초로 면허를 받은 후부터 3년마다 그 실태와 취업상황을 보건복지부장관에게 신고하여야 한다.

11 정답 ①

의료기사법

• **제11조(실태 등의 신고)**

② 보건복지부장관은 제20조의 보수교육을 받지 아니한 의료기사등에 대하여 제1항에 따른 신고를 반려할 수 있다.

12 정답 ④

1회 18번 해설 참조

[오답풀이]

의료기사법

- **제11조(실태 등의 신고)**

① 의료기사 등은 대통령령으로 정하는 바에 따라 최초로 면허를 받은 후부터 3년마다 그 실태와 취업 상황을 보건복지부장관에게 신고하여야 한다.

13 정답 ④

의료기사 등에 관한 법률 시행규칙

- **제9조(합격자 결정 등)**

② 국가시험의 출제방법, 과목별 배점비율, 그 밖에 시험 시행에 필요한 사항은 영 제4조제1항에 따라 보건복지부장관이 지정·고시하는 관계 전문기관(이하 "국가시험관리기관"이라 한다)의 장이 정한다.

14 정답 ②

지역보건법

- **제25조(수수료 등)**

① 지역보건의료기관은 그 시설을 이용한 자, 실험 또는 검사를 의뢰한 자 또는 진료를 받은 자로부터 수수료 또는 진료비를 징수할 수 있다.

② 제1항에 따른 수수료와 진료비는 보건복지부령으로 정하는 기준에 따라 해당 지방자치단체의 조례로 정한다.

15 정답 ⑤

지역보건법

- **제23조(건강검진 등의 신고)**

① 「의료법」 제27조 제1항 각 호의 어느 하나에 해당하는 사람이 지역주민 다수를 대상으로 건강검진 또는 순회 진료 등 주민의 건강에 영향을 미치는 행위(이하 "건강검진등"이라 한다)를 하려는 경우에는 보건복지부령으로 정하는 바에 따라 건강검진등을 하려는 지역을 관할하는 보건소장에게 신고하여야 한다.

② 의료기관이 「의료법」 제33조 제1항 각 호의 어느 하나에 해당하는 사유로 의료기관 외의 장소에서 지역주민 다수를 대상으로 건강검진등을 하려는 경우에도 제1항에 따른 신고를 하여야 한다.

③ 보건소장은 제1항 및 제2항에 따른 신고를 받은 경우에는 그 내용을 검토하여 이 법에 적합하면 신고를 수리하여야 한다.

의료법

- **제33조(개설 등)**

① 의료인은 이 법에 따른 의료기관을 개설하지 아니하고는 의료업을 할 수 없으며, 다음 각 호의 어느 하나에 해당하는 경우 외에는 그 의료기관 내에서 의료업을 하여야 한다.

1. 「응급의료에 관한 법률」 제2조 제1호에 따른 응급환자를 진료하는 경우
2. 환자나 환자 보호자의 요청에 따라 진료하는 경우
3. 국가나 지방자치단체의 장이 공익상 필요하다고 인정하여 요청하는 경우
4. 보건복지부령으로 정하는 바에 따라 가정간호를 하는 경우
5. 그 밖에 이 법 또는 다른 법령으로 특별히 정한 경우나 환자가 있는 현장에서 진료를 하여야 하는 부득이한 사유가 있는 경우

16 정답 ③

지역보건법 시행령

- **제14조(보건지소장)**

② 보건지소장은 보건소장의 지휘·감독을 받아 보건지소의 업무를 관장하고 소속 직원을 지휘·감독하며, 보건진료소의 직원 및 업무에 대하여 지도·감독한다.

17 정답 ①

의료법

- **제1조(목적)**

이 법은 모든 국민이 수준 높은 의료 혜택을 받을 수 있도록 국민의료에 필요한 사항을 규정함으로써 국민의 건강을 보호하고 증진하는 데에 목적이 있다.

18 정답 ①

의료법

- **제22조(진료기록부 등)**

① 의료인은 각각 진료기록부, 조산기록부, 간호기록부, 그 밖의 진료에 관한 기록(이하 "진료기록부등"이라 한다)을 갖추어 두고 환자의 주된 증상, 진단 및 치료 내용 등 보건복지부령으로 정

하는 의료행위에 관한 사항과 의견을 상세히 기록하고 서명하여야 한다.

• **제26조(변사체 신고)**

의사·치과의사·한의사 및 조산사는 사체를 검안하여 변사한 것으로 의심되는 때에는 사체의 소재지를 관할하는 경찰서장에게 신고하여야 한다.

• **제24조의 2(의료행위에 관한 설명)**

① 의사·치과의사 또는 한의사는 사람의 생명 또는 신체에 중대한 위해를 발생하게 할 우려가 있는 수술, 수혈, 전신마취(이하 이 조에서 "수술등"이라 한다)를 하는 경우 제2항에 따른 사항을 환자(환자가 의사결정능력이 없는 경우 환자의 법정대리인을 말한다. 이하 이 조에서 같다)에게 설명하고 서면(전자문서를 포함한다. 이하 이 조에서 같다)으로 그 동의를 받아야 한다. 다만, 설명 및 동의 절차로 인하여 수술등이 지체되면 환자의 생명이 위험하여지거나 심신상의 중대한 장애를 가져오는 경우에는 그러하지 아니하다.

② 제1항에 따라 환자에게 설명하고 동의를 받아야 하는 사항은 다음 각 호와 같다.

1. 환자에게 발생하거나 발생 가능한 증상의 진단명
2. 수술등의 필요성, 방법 및 내용
3. 환자에게 설명을 하는 의사, 치과의사 또는 한의사 및 수술등에 참여하는 주된 의사, 치과의사 또는 한의사의 성명
4. 수술등에 따라 전형적으로 발생이 예상되는 후유증 또는 부작용
5. 수술등 전후 환자가 준수하여야 할 사항

[오답풀이]

• **제25조(신고)**

① 의료인은 대통령령으로 정하는 바에 따라 최초로 면허를 받은 후부터 3년마다 그 실태와 취업상황 등을 보건복지부장관에게 신고하여야 한다.

19 정답 ③

지역보건법 시행령

• **제19조(교육훈련의 대상 및 기간)**

법 제16조 제3항에 따른 교육훈련 과정별 교육훈련의 대상 및 기간은 다음 각 호의 구분에 따른다.

1. 기본교육훈련: 해당 직급의 공무원으로서 필요한 능력과 자질을 배양할 수 있도록 신규로 임용되는 전문인력을 대상으로 하는 3주 이상의 교육훈련
2. 직무 분야별 전문교육훈련: 보건소에서 현재 담당하고 있거나 담당할 직무 분야에 필요한 전문적인 지식과 기술을 습득할 수 있도록 재직 중인 전문인력을 대상으로 하는 1주 이상의 교육훈련

20 정답 ④

의료법

• **제65조(면허 취소와 재교부)**

① 보건복지부장관은 의료인이 다음 각 호의 어느 하나에 해당할 경우에는 그 면허를 취소할 수 있다. 다만, 제1호의 경우에는 면허를 취소하여야 한다.

1. 제8조 각 호의 어느 하나에 해당하게 된 경우
2. 제66조에 따른 자격 정지 처분 기간 중에 의료행위를 하거나 3회 이상 자격 정지 처분을 받은 경우
3. 제11조 제1항에 따른 면허 조건을 이행하지 아니한 경우
4. 제4조의 3 제1항을 위반하여 면허를 대여한 경우
5. 삭제
6. 제4조 제6항을 위반하여 사람의 생명 또는 신체에 중대한 위해를 발생하게 한 경우

② 보건복지부장관은 제1항에 따라 면허가 취소된 자라도 취소의 원인이 된 사유가 없어지거나 개전의 정이 뚜렷하다고 인정되면 면허를 재교부할 수 있다. 다만, 제1항제3호에 따라 면허가 취소된 경우에는 취소된 날부터 1년 이내, 제1항제2호에 따라 면허가 취소된 경우에는 취소된 날부터 2년 이내, 제1항제4호·제6호 또는 제8조 제4호에 따른 사유로 면허가 취소된 경우에는 취소된 날부터 3년 이내에는 재교부하지 못한다.

21 정답 ①

Epidemiologic Triangle(역학적삼각형)

• 숙주(Host), 병인(Agent), 환경(Environment)
• 환경: 물리화학적, 생물학적, 사회문화적 환경을 모두 의미하며 숙주와 병인의 작용에서 지렛대 역할을 함.

22 정답 ①

공중보건학의 역사 중 여명기(요람기, 1500~1850년)

산업의학의 시초가 된 시기로 요람기라고도 하

며, 근대 과학 기술이 태동된 시기로 영국 Edward Jenner에 의해 천연두 접종법이 개발되었음. 인구학과 보건통계학이 발달한 시기

23 정답 정답 ④

공중보건학의 역사 중 확립기(1850~1900)

- Robert Koch: 결핵과 콜레라, 탄저 발생의 병원체를 분리해낸 현대 세균학의 창시자
- 미생물 실험법과 검사법, 공중보건 발전에 기여

24 정답 ②

2차 예방 질병잠복단계(불현성감염기, 발현성감염기)

조기 발견, 조기 치료, 집단 검진 등을 통한 예방

25 정답 ①

대기오염방지 목표

장시간에 걸친 대기 중 오염물질에 의한 피해

- 건축물, 금속제품 피해 등 경제적, 미관상 손실
- 인체 및 동식물에 대한 피해

26 정답 ⑤

근대적 의미의 국세 조사(인구 조사)는 1749년 스웨덴에서 최초로 실시

27 정답 ⑤

- 3P: Population(인구), Pollution(환경오염), Poverty(빈곤)
- 3M: Malnutrition(영양결핍), Morbidity(질병 발생), Mortality(사망률)

28 정답 ④

- 가청 주파수 영역: 20Hz~22kHz
- 청력손실이 주로 발생하는 영역: 3000~6000Hz (주로 4kHz)
- 고주파: 4kHz 이상 (노인성 난청이 주로 발생하는 영역대)

29 정답 ①

화학적 산소 요구량(Chemical Oxygen Demand, COD)

- 하천수의 온도 증가 및 색 변화 유발, 유기물질을 간접적으로 나타내는 지표
- 미생물이 유기물을 산화시키는 데 필요한 산소의 양은 생물학적 산소 요구량(Biochemical oxygen demand, BOD)

30 정답 ②

용존산소량(Dissolved Oxygen, DO)

- 수질오염의 지표로 물에 녹아 있는 산소량 의미. 온도가 낮고 압력이 높을수록, 지하수보다 눈 비에 포함된 DO가 높은 편. 일반적으로 10ppm
- DO 부족: 미생물 과다번식에 의해 용존산소 저하 발생 → 어패류 생존 위협

31 정답 ⑤

숨뇌 (medulla, 연수)의 기능

- 심장박동과 호흡, 위장작용을 조절하는 다수의 자율신경 핵이 존재
- 다양한 생명중추가 존재하는 곳: 연하 및 구토, 발한, 타액 및 눈물 분비, 각막반사 및 눈꺼풀반사 등
- 목반사, 동공반사중추 (빛반사, 전정안구반사 등)은 중뇌에 존재

32 정답 ①

호흡운동에 사용되는 근육

- 호기근: 속갈비사이근, 갈비밑근, 아래뒤톱니근, 가슴가로근, 가로막 이완
- 흡기근: 바깥갈비사이근, 갈비올림근, 위뒤톱니근, 큰가슴근, 가로막 수축

33 정답 ④

- 엉치신경얼기(sacral plexus): 궁둥신경(인체에서 가장 큰 신경)

34 정답 ④

안구의 부속기관, 눈물의 배설경로

- 눈물샘 → 눈물점 → 눈물소관 → 눈물주머니 → 코눈물관(비루관, 눈물을 코안으로 유도) → 아래콧길 (Inferior nasal meatus)

35 정답 ②

- 발육과 성장, 신진대사, 성행위, 자율적 운동 및 특수 행동 조절, 항상성 유지

- 미량으로 효력 발생, 과잉 또는 부족 시 인체에 병적 증상 초래
- 분비기관: 뇌하수체, 갑상샘, 부갑상샘, 부신, 고환, 난소, 솔방울샘, 가슴샘, 이자
- 호르몬은 미세한 농도로 유리되어 먼 곳까지 기능을 할 수 있음(미량으로 큰 효력).

36 정답 ②

호르몬의 기능과 분비기관

- 발육과 성장, 신진대사, 성행위, 자율운동 조절, 항상성 유지
- 미량으로 효력 발생, 과다 혹은 과소 시 유해함
- 분비기관: 뇌하수체, 갑상샘, 부갑상샘, 부신, 고환, 난소, 솔방울샘, 가슴샘, 이자

37 정답 ③

심장의 구성과 내부 구조

- 원뿔형, 위쪽이 심장바닥(심장저부), 아래부위가 심장끝(심첨)
- 심장막 – 심장바깥막 – 심장근육층 – 심장속막으로 구성
- 심실사이막(중격)에 의해 왼심장, 오른심장이 구분되며 왼심방의 좌우로 각각 허파정맥이 존재
- 우심실 두께: 3~4㎜, 좌심실 두께: 8~14㎜

38 정답 ⑤

파이어소체(Peyer's patch 또는 aggregated lymphoid nodules)

작은창자의 아래부분인 빈창자(공장)과 돌창자(회장)에서 주로 관찰되는 무리림프소절(집합림프소절), 성숙 B 림프구

39 정답 ③

쓸개즙의 분비와 역할

- 쓸개즙: 간에서 생산되고 쓸개에 저장되고 지방의 소화에 관여하는 지방분해효소. 지방입자를 작게 유화시켜 접촉면을 증가시키고 소장흡수를 원활하게 함.
- 경로: 쓸개관(담관)을 통해 샘창자(십이지장)으로 배출

40 정답 ③

머리뼈 봉합의 종류

- 관상봉합: 이마뼈와 마루뼈 사이
- 시옷봉합(람다봉합): 마루뼈와 뒤통수뼈 사이
- 비늘봉합(인상봉합): 마루뼈와 관자뼈 사이

41 정답 ④

켈로이드(keloid)의 특징

- 피부 외상 이후에 비정상적인 상처치유의 결과로 발생하는 섬유성 과증식
- 비정상적으로 교원질이 증가하며 치유된 상처부위를 넘어서 주변으로 섬유조직이 성장함.
- 과증식성 반흔: 자연퇴축 혹은 퇴행이 일어남.

42 정답 ③

창상(상처, 외부 자극에 의해 조직연속성이 파괴된 상태)치유에 영향을 주는 요소

- 전신: 연령, 영양상태, 당뇨, 부신피질 호르몬 등 스테로이드 과다투여, 혈액질환 등
- 국소: 감염, 이물질, 순환장애 등

43 정답 ②

조직학적 관점에서 보는 출혈(hemorrhage)의 지표

다양한 원인에 의해 혈관벽 파열로 적혈구가 혈관 밖으로 이탈, 유출 된 상태

44 정답 ⑤

영구세포의 특징

- 손상을 받으면 재생 불가능(중추신경계통, 심장근육, 수정체 등)
- 섬유모세포와 중간엽조직에서 기원한 간엽세포는 전형적인 안정세포
- 손톱, 발톱은 일생동안 증식과 탈락을 반복하는 불안정세포

45 정답 ②

동맥류(aneurysm)

동맥에 생긴 주머니. 동맥 내부의 압력이 증가하면서 특정 부위가 확장됨(주로 대동맥에 발생하며 정상 직경의 1.5배 이상 늘어난 상태).

46 정답 ④

비각질중층편평상피

구강점막, 식도, 인두, 곧창자 하부, 항문관, 질, 외경부, 각막세포 등을 구성

47 정답 ⑤

결막은 중층원주상피와 비각질중층편평상피로 구성

- 중층원주상피: 눈의 결막, 인두, 후두, 외분비샘의 큰 관들의 방어 및 보호작용과 점액분비작용을 하며 표면을 윤활시키는 점액분비 술잔세포를 함유

48 정답 ②

자궁목–질 변형층(transformation zone, uterine cervix–vaginal transition)

- 질부(중층편평상피)와 자궁목(단층원주상피)이 만나는 지점

49 정답 ③

파네트세포(Paneth cell)

- goblet cell(술잔세포), enteroendocrine cell(장관내분비세포), enterocyte(작은창자상피세포)와 함께 작은창자를 구성하는 세포
- 작은창자샘 바닥에서 관찰(리소자임 분비: 큰 과립을 가진 원주상의 세포)

50 정답 ④

큰창자를 구성하는 상피의 특징

- 단층원주상피의 수분흡수 기능
- 잘록창자의 술잔세포(goblet cell의 80~90%가 존재)가 점액을 분비해 배변을 원활하게 함.
- 파네트 세포: 작은창자의 창자샘 바닥에 있는 원뿔 모양의 세포. 세포질에 산성으로 염색되는 분비 과립이 존재하며 리소자임을 분비함.

51 정답 ③

조직의 변성과 변질

- 공통점: 구조의 성질이 변화되는 상태
- 변성: 단백질이 물리적, 화학적 자극 또는 작용을 받아 구조의 변형을 일으키는 상태
- 변질: 정상조직이 이상적인 원인에 의해 전혀 다른 형태와 기능을 띠게 됨, 비가역적인 전환(미생물에 의한 분해 등)

52 정답 ⑤

조직 검체 고정액

- 고정액 사용량: 조직 용적의 약 10~20배 또는 조직 표본과 고정액의 양이 각각 '20 : 80', 혹은 그 이상을 사용해야 충분한 고정 효과를 나타냄.
- 고정액 종류: 일반적으로 10% buffered neutral formalin을 가장 널리 사용하며 일부 조직이나 특수염색을 위해 고정액의 종류를 선택 가능

53 정답 ②

동결절편(Frozen section)의 특징

- 미고정 신선동결절편: 고정되지 않은 신선한 조직을 검사할 수 있음(수술 중 신속한 표본제작이 가능해 조직의 악성 유무 판단에 사용됨).
- 단점: 변색, 영구보관이 어려움, 정확한 진단을 내릴 수 없음.
- 파라핀절편은 항원검사에 부적합

54 정답 ③

면역조직화학검사 중 효소항체법(enzyme labelled antibody technique)의 특징

효소로 표지한 항체를 사용하여 조직 내 항원과 결합시킨 후 광학현미경으로 관찰함.

55 정답 ④

형광현미경

항체 또는 항원에 형광색소를 표지하여 조직에 존재하는 항원 또는 항체와의 반응을 형광현미경을 통해 관찰

56 정답 ⑤

10% Formalin 고정액

- 조직병리 분야에서 가장 널리 사용하는 고정액(물에 37~40% formaldehyde를 용해시킨 10% formalin 용액 사용) 사용
- 조직 내 침투력과 고정력이 강하고 중성 pH 7.0에서 고정 효과가 가장 우수한 것이 특징

57 정답 ④

피부생검의 종류

펀치생검(punch biopsy), 절개생검(incisional biopsy), 절제생검(excisional biopsy), 표층생검

(shave biopsy)
③을 제외한 나머지는 모두 유방생검에 사용

58 정답 ①

중화제(산화방지제)

공기중의 산소(O_2)나 빛에 의해 산화되어 formaldehyde로부터 포름산(formic acid)이 발생하는 것을 방지하기 위해 산화방지제를 첨가함.

- Calcium carbonate(Ca_2CO_3)
- Magnesium carbonate(Mg_2CO_3)
- Sodium carbonate(Na_2CO_3)
- Potassium phosphate(Mono, Dibasic, KH_2PO_4, $K_2H_2PO_4$)
- 나머지는 모두 고정액에 해당됨.

59 정답 ④

Picric acid[$C_6H_2(NO_2)_3OH$]의 특징

- 고정액, 탈회제(석회화가 약한 조직: 뼈속질조직)로 사용
- 고정 시 세포를 심하게 위축시키기 때문에 염색 전 반드시 수세 과정을 거침.

60 정답 ①

- **투과전자현미경(Transmission Electron Microscope, TEM)**: 높은 전압의 전자빔이 얇은 조직을 투과하면 그 전자빔을 전자렌즈로 확대시켜 단면과 미세구조를 관찰함.
- **주사전자현미경(Scanning Electron Microscope, SEM)**: 물체 표면에 반사된 전자빔을 통해 얻은 이미지를 입체적으로 재구성하여 물체(시료)의 표면을 관찰함.

61 정답 ①

고정 시간과 온도

- Formalin 고정 시간: overnight(약 16~24시간)
- 보통 실온(18~20℃, 일반조직학적 검사) 내지 저온(2~4℃, 조직 내 효소 증명, 전자현미경 검사)에서 고정
- 과고정(over fixation): 고정 시간이 길면 조직 내 물질이 추출되며 조직의 수축 또는 팽창이 발생함.
- 두께가 5 mm 이상 되는 조직은 24시간 가량 고정을 진행함.

62 정답 ④

조직 고정의 목적

- 단백질 안정화를 통한 조직 원형질 보존 → 단백질을 단단하게 보호해 화학물질의 용해 및 소실 방지
- Autolysis(자가용해) 방지
- 미생물에 의한 부패 방지
- 조직 손상 방지
- 매염 작용

63 정답 ①

성염색체 이상 증후군

- 터너증후군(Turner's syndrome): 성적 발달 결여, X염색체가 하나가 없거나 불완전한 상태
- 클라인펠터증후군(klinefelter's syndrome): XXY, X염색체가 1개 이상 존재

64 정답 ③

염색체 결실 (결손, 삭제)

- 염색체 비분리에 의해 발생. 특정 염색체 쌍에 존재하는 유전정보의 부족, 유전물질 결여 상태
- 울프-허쉬호른 증후군(Wolf-Hirschhorn syndrome, 4번 염색체 단완 일부가 결실), 야콥센 증후군(Jacobsen syndrome, 11번 염색체 장완 끝이 결실) 등

65 정답 ①

부기저세포

- 폐경 후 질도말에서 다수 관찰
- 주상세포: 대개 임신 중 다수 관찰(폐경 후 나타나는 경우도 존재함)
- 술잔세포: 배란기에 속자궁목에서 볼 수 있음.

66 정답 ①

증식기(여포기)의 이주현상(Exodus)

- 월경주기가 끝나고 5일 후, 조직복구에 따른 조직구 관찰
- 월경주기가 끝나고 5~6일 후 조직 복구에 따른 이주 현상과 조직구가 관찰됨(질도말 표본에서는 표재세포와 중간세포가 관찰됨).

67 정답 ④

임신과 프로게스테론

- 임신초기 및 평소: 황체에서 분비
- 임신후기: 태반 합포체 영양막세포에서 분비

임신과 프로게스테론 분비

- 임신 초기 및 평소: 황체에서 분비
- 임신 후기: 황체에서 태반으로 프로게스테론 분비 장소가 교대됨(태반 합포체 영양막 세포에서 hCG가 분비되며 프로게스테론 분비를 유지).

68 정답 ②

편평상피의 변화

- 중간세포(Intermediate cell): 임신 중(주상세포 역시 나타나지만 가임기에도 관찰가능)
- 부기저세포(Parabasal cell): 출산 후, 수유기(폐경 후에 많이 볼 수 있음, 편평상피의 성숙이 일어나지 않으며 세포위축 발생)

69 정답 ①

- **화생(metaplasia)**: 어떤 종류의 분화가 좋은 세포가 다른 종 류의 분화가 좋은 세포로 치환되는 과정, 그 결과를 의미 → 염증이나 감염과 같은 세포주변 자극에 대하여 좀더 적응력이 좋은 세포로 치환되는 것
- **편평상피화생**: 원주상피가 예비세포의 증식 및 원주상피의 중층과정을 거쳐 중층편평상피로 치환(화생초기에 핵이 편재되어 있고, 세포질이 적은 원주상피의 성질을 나타냄)

70 정답 ②

자궁접합부(편평원주 접합부, squamocolumnar junction, SCJ)의 특징

- 중층편평세포와 원주상피로 구성된 두 면이 만나는 부위(임신, 사춘기 등 호르몬 변화로 위치 이동 가능)
- 세포화생이 발생하는 곳으로 세포진단학적으로 중요한 가치를 갖는 부위

71 정답 ⑤

특수유도법의 종류와 특징

- Nehb 유도: 특수유도. 흉부쌍극유도를 사용하며 심장과 가깝고 심장의 해부학적선에 일치하도록 부착. 심근경색 진단에 사용하며 홀터 심전계(휴대용 심전계)에도 사용 가능
- 3개의 흉부쌍극유도 위치: 흉골우측가장자리(12유도의 V1), 심첨박동부(12유도의 V4), 심첨박동부의 뒤겨드랑선(후액와선, 12유도의 V7)에 전극 부착 후 Ⅰ, Ⅱ, Ⅲ 유도 실시 → 각각 순서대로 D(Dorsalis), A(Anterior), J 또는 I(Inferior)

72 정답 ⑤

파형의 정상치

- P파: 심방세포의 탈분극
- QRS파: 심실의 탈분극(심실내 전도시간), 0.08~0.1초(정상), 0.1~0.12초(연장), 0.12초 이상(비정상)
  - 표준사지유도에서 QRS는 모두 상향되어 있음.
  - 단극사지유도(aVR)에서 QRS, T는 모두 하향, P파는 항상 역전되어 있음.
- T파: 심실의 재분극(심실의 흥분회복기)

73 정답 ②

전극풀 = 식염 성분

심전도 기록 시 전해질이 함유된 물질이나 용액을 사용함(물보다 포화식염수)

74 정답 ④

P, QRS, T파형의 소실

- 심실조동: 심실의 규칙적인 흥분으로 QRS와 ST-T의 구별이 어려움
- 심실세동: 심실의 불규칙적인 흥분으로 P, QRS, T의 구별 불가능
- 동정지(굴정지): 자극발생이상, 흥분전도이상, 일시적으로 1 cycle이 모두 소실됨

75 정답 ③

심전도계

- 백터심전계: 심기전력을 공간적으로 보기 쉽게 표현해 보통의 섬전도보다 각 유도 사이의 시간적 관계가 명료하게 나타남. 심근경색이 일어난 부위 등의 진단에 효과적이나 부정맥 분석에는 부적당함.
- 안전심전계

- CF형 심전계: 환자 누설전류 허용 값 0.01㎃, 수술실, 회복실, 중환자실에서 사용
- B형과 BF형: 환자 누설전류 허용 값 0.1㎃

- Mobile cardiac telemetry monitor(MCT, 무선 심전도계): 스포츠의학, 장시간 monitoring에 사용
- Holter monitor(홀터 심전도계): 24시간 심전도, 활동 중 심전도 측정
- 부하심전도 장치: Master의 2계단 시험법, Treadmill법, Ergometer법 사용

76 정답 ③

자극생성이상 + 흥분전도이상

- 심방흥분과 심실로의 자극전도가 정상적으로 이루어지지 않는 상태
- 간섭방실해리(심방과 심실이 각각 따로 수축해 각자 고유의 박동수를 갖는 상태), 조기흥분증후군(WPW증후군, LGL증후군), 부수축(자극이 두 곳에서 발생, 각각의 자극생성빈도 및 율동에서 차이가 나타남)

77 정답 ④

Holter monitor의 특징

- 24시간 심전도, 활동 중 심전도. 일반적으로 3~8개의 전극 사용
- 휴대가 가능해 일과성부정맥, 심근경색환자 모니터링, 일상생활에서의 허혈성 심질환의 추적(ST-T 이상)이 용이함.
- 단점: 기존 12유도 심전도보다 해상도가 떨어지고 ST를 잘못 해석할 가능성도 존재

78 정답 ②

흥분전도 속도

동심방결절 → 방실결절 → atrioventricular bundle(His bundle, 히스다발, 방실다발) → Purkinje fiber (2~4m/sec로 가장 빠름)

79 정답 ①

환자와 접촉할 수 있는 의료기기의 누설전류 허용치

micro shock이 발생하는 전류는 100μA(0.1mA) 의료기기 누설전류는 이 수치의 1/10 이하인 0.01mA(10μA)로 미세전류에 의한 심실세동을 방지함.

80 정답 ③

뇌파의 기준유도법(단극유도)의 특징

G1(두피에 부착)이 활성전극, 기준전극인 G2(양쪽귓불에 부착)가 비활성 전극

- 장점: 각 전극과 기준전극 사이의 전위차를 절대치에 가깝게 기록(뇌의 전체적인 위상관계 파악에 적합), 대뇌겉질밑 또는 심부 이상 발견에 용이함.
- 단점: 미세한 국소 차이나 초점 확인이 어렵고 인공산물에 간섭 받을 가능성이 높음. 기준전극이 활성화될 우려도 존재함.

81 정답 ②

뇌파의 진폭

- 저진폭: 20μV 이하
- 중진폭: 20~100μV
- 고진폭: 100μV 이상
- 뇌파계의 표준감도는 10μV/mm, 교정장치 감도는 10μV/mm

82 정답 ④

인체에서 유래하는 잡음

- 금속 의치(치아가 맞물릴 때 spike-like potential, 극파전위 발생)로 인한 잡음 해결: 의치를 제거하거나 입을 가볍게 벌림.

83 정답 ④

λ(람다)파의 특징

개안 시 뒤통수 부위에 발생하는 광자극 반응 서파. 톱니 모양의 예파 (주기 80msec 이상) 출현

84 정답 ④

주파수의 진폭

- α파: 10~50μV
- β파: 5~10μV
- θ파: 10~50μV
- δ파: 100~200μV
- γ파: 5μV 이하

85 정답 ④

신생아기 뇌파의 특징

- 생후 4주까지, 저진폭(0.5~3Hz), 비대칭 서파(δ파)
- 불규칙한 서파군과 저진폭 뇌파가 교대로 출현

86 정답 ②

근전도계 증폭기의 S/N비(signal to noise power ratio)

- 신호전압 대 잡음전압의 비 (dB로 표시) 잡음에 대한 신호 전달력을 평가하는 지표로 클수록 신호관측이 좋은 편
- 근전도계 증폭기의 S/N값: 60dB 이상

87 정답 ④

근전도계 oscillograph의 기록속도와 증폭기 교정전압

- 필름 이동 속도: 20cm/sec, 교정전압: 10μV~50mV

88 정답 ④

유발근전도 M파와 H파

- 정강신경의 감각신경섬유를 자극했을 때 역치가 낮은 group Ia fiber 흥분 → H파 출현 → 운동섬유 흥분으로 M파 출현
- 앞뿔세포(전각세포)의 흥분성과 그에 대한 상위중추의 영향력 등 척수 내 질환을 분석할 수 있음

89 정답 ②

기체표시법 중 BTPS의 특징

- 측정 온도는 체온, 측정 대기압은 37℃에서의 수증기 포화상태를 의미, 1초율, % 환기량, 1회 환기량 등 체내 폐기량 분석에 사용
  - ATPS: 측정 시 대기압 → 실온, 수증기에 포화된 상태

90 정답 ③

STPD 기체 상태 표시법의 정의

- 허파기능검사의 측정 조건
- 표준상태를 의미: 0℃, 1기압(760mmHg), 건조상태
- 기체의 체적(부피)과 관련, 상태변화에 따라 기량을 일정 조건하에 환산할 때 사용함(ATPS, BTPS 모두 해당)

91 정답 ④

노력성 호기 곡선(forced expiratory volume curve)

- 노력성 폐활량
- 1초 간 노력성 폐활량(최대들숨에서 가능한 힘껏 숨을 내쉬었을 때, 처음 1초 간 내뱉은 양)
- 1초율(1초량을 노력성 폐활량으로 나누어 구한 %)
- 노력성 호기 중간 유량
- 최고 호기 유속

92 정답 ①

노력성 호기류 유량-용적곡선(Flow-volume curve)

- 최대 노력 호출 시 나타나는 속도와 공기함유량 변화 패턴을 그리며 말초기도병변을 나타내는 지표로 사용됨 (폐쇄성 환기장애)
- 호기시간은 6초 이상(어린이는 3초)
- 1초 간 노력성 폐활량: 용적-시간 곡선에서 구할 수 있음.

93 정답 ①

Cheyne-Stokes respiration의 특징

- 정상인에게서 고산지대 등반, 과도한 심호흡의 반복 뒤에 나타남.
- 호흡곤란과 무호흡이 교대로 발생
- 원인: 호흡중추의 기능 저하, 뇌압 상승, 혈액 내 CO_2 감수성 저하

94 정답 ⑤

BTPS의 환산값

폐기량, 1초율, 1회 호흡량, 최대환기량, 예비날숨량 등

95 정답 ④

초음파의 주파수와 투과율

- 고주파: 파장이 짧고 투과력이 떨어져 체내 심층부까지 도달하지 못함(해상력, 분해능이 우수).
- 저주파: 파장이 길고 투과력이 좋아 장애물의 구애를 받지 않고 멀리 전달됨(성인에 적합).

96 정답 ③

펄스반사법

- 초음파 펄스를 인체 내부로 전달해 시간차를 두고 되돌아오는 부분 반사된 신호들의 정보와 크

기를 조합한 영상을 분석함.

- 반사된 에코의 방향과 시간(거리)을 통해 반사체의 위치와 형태를 파악
  - 도플러법: 혈류의 흐름, 방향, 세기를 표시
  - 심음도: 심장의 펌프작용으로 인한 판막과 혈관 내 혈액이 흐르는 소리 에너지를 전기 에너지로 바꾸어 기록

97 정답 ⑤

펄스반사법 중 B-mode(brightness mode, 밝기표시법)

반사된 에코의 강도를 밝기 강약으로 표시함

심장질환, 자궁질환, 임신 유무, 유방암, 갑상샘질환 등에 사용

98 정답 ④

linear probe(선형탐촉자)의 특징

- 왜곡이 없는 직사각형 모양의 상을 얻을 수 있는 가장 기본적인 탐촉자.
- Probe를 평행하게 이동시켜 단층상이 나타나도록 유도함. (산부인과 검사에 주로 사용)
- 고주파로 스캔 속도가 빠르고 해상도가 좋지만, 초음파가 직각으로 주사되기 때문에 탐촉자 넓이만큼의 시야만 확보 가능

99 정답 ⑤

UCG(심장초음파, ultrasonic cardiography) 측정항목

- 심장의 구조와 기능평가 및 대부분의 심장질환 진단
- 1회 심박동량, 분당 심박출량
- 왼심방: 내경
- 왼심실: 박출률, 확장기말 내경, 수축기말 내경
- 내경 단축률, 왼심실뒤벽 두께
- 심실사이막 두께
- 오른심실: 확장기말 내경
- 대동맥 등 혈관 내경

100 정답 ④

TCD(transcranial doppler, 경두개초음파도플러, 초음파뇌혈류검사)의 적응증

뇌졸중, 허혈성 뇌졸중, 급성기 뇌경색, 뇌경색 추적검사, 주막하출혈의 수술 후 혈관 상태 추적, 동정맥기형, 모야모야병, 편두통, 실신, 뇌사, 미세색전 검출, 난원공개존, 뇌혈관반응도 평가

2교시

01	⑤	**02**	②	**03**	②	**04**	④	**05**	⑤	**06**	④	**07**	④	**08**	⑤	**09**	①	**10**	①
11	⑤	**12**	⑤	**13**	②	**14**	①	**15**	⑤	**16**	①	**17**	⑤	**18**	③	**19**	⑤	**20**	②
21	③	**22**	⑤	**23**	②	**24**	④	**25**	⑤	**26**	⑤	**27**	②	**28**	③	**29**	④	**30**	②
31	④	**32**	②	**33**	①	**34**	④	**35**	③	**36**	②	**37**	③	**38**	③	**39**	①	**40**	⑤
41	④	**42**	③	**43**	②	**44**	②	**45**	③	**46**	⑤	**47**	②	**48**	①	**49**	③	**50**	③
51	⑤	**52**	⑤	**53**	③	**54**	④	**55**	①	**56**	④	**57**	②	**58**	④	**59**	③	**60**	⑤
61	③	**62**	①	**63**	④	**64**	②	**65**	③	**66**	④	**67**	④	**68**	④	**69**	③	**70**	③
71	④	**72**	⑤	**73**	④	**74**	①	**75**	①	**76**	⑤	**77**	①	**78**	⑤	**79**	②	**80**	④
81	③	**82**	④	**83**	②	**84**	④	**85**	③	**86**	⑤	**87**	⑤	**88**	⑤	**89**	②	**90**	③
91	⑤	**92**	①	**93**	④	**94**	①	**95**	⑤	**96**	①	**97**	⑤	**98**	③	**99**	②	**100**	③
101	①	**102**	①	**103**	⑤	**104**	②	**105**	③	**106**	①	**107**	③	**108**	②	**109**	④	**110**	②
111	④	**112**	①	**113**	④	**114**	⑤	**115**	④										

01 정답 ⑤

- SD(표준편차) = $\sqrt{\frac{\Sigma(X_1-M)^2}{N-1}}$ (X_1: 실측치, M: 평균, N: 측정횟수)
- Tonks 허용오차 한계 = $\pm\frac{SD\times0.25}{M}\times100$ (SD: 표준편차, M: 평균)
- CV(변동계수) = $\frac{SD}{M}\times100$ (SD: 표준편차, M: 평균)

[오답풀이]

- 회수율(%) = $\frac{\text{회수량}}{\text{첨가량}}\times100$

02 정답 ②

정확도와 표준법

- 표준법: 참값에 가장 가깝게 측정 가능
- 표준법의 종류 및 정확도 순서: Definitive법(기준법, 가장 정확) 〉 Reference법(실용기준법) 〉 Field법(일상일반법)
- 상관도의 X축: 표준법 결과치,
  Y축: 다른 방법에 의한 결과치
- 상관계수는 1에 가까울수록 좋음.
- 회귀직선 $y = a + bx$(a: 상가오차 constant error, b: 상승오차, 비례오차, 회수율)

03 정답 ②

Liebermann–Burchard 반응시약

- Cholesterol 측정 2단계법
- 산화제: H_2SO_4(황산)
- 발색 시약: Acetic anhydride(무수초산)
- 빙초산: 유기용매로 사용

04 정답 ④

간기능 검사 중 지질대사 기능 검사

Total Cholesterol, Free cholesterol, Esterified Cholesterol, Triglyceride, Phospholipid, Lecithin-cholesterol acyltransferase (LCAT) 등

05 정답 ⑤

심근경색 시 효소 증가 속도 및 순서

- CK > GOT(AST) > LDH > GPT(ALT)

06 정답 ④

ALP & ACP 정상치

- Bessey-Lowry법
  - ALP: 0.7~2.8U/L
  - ACP: 0.13~0.63U/L
- 일반적인 정상치(측정 기관별로 정상 수치가 상이)
  - ALP: 30~130(or 230)IU/L
  - ACP: 0~13IU/L

07 정답 ④

효소 특이성(특이도, specificity)

- 효소가 특정 물질과 독점적인 반응을 촉매하는 성질
- Glucose와 GOD, Urea와 Urease, Uric acid와 Uricase 등

08 정답 ⑤

환자검체를 이용한 정도관리

- control serum 대신 기존 임상 결과와 비교
- 호프만법(기준치 평균법)
- 반복 측정법
- cross check법
- 개별 검체관리법: logic check, delta value check, panic value check

09 정답 ①

Cross check법의 특징

- 환자검체를 이용한 정도관리
- 40건 이상 다수의 동일 시료를 이중으로 측정한 결과를 비교(표준법 또는 기준이 되는 측정법과 함께 이중으로 측정 후 그 상관관계를 비교)

10 정답 ①

Tris buffer의 특징

- Tris/Borate/EDTA를 베이스로 하는 buffer
- DNA, RNA 등 핵산 검출 전기영동에 주로 사용됨

11 정답 ⑤

용혈이 칼륨과 염소에 미치는 영향

- 칼륨: 용혈작용에 의해 적혈구에서 유리됨
- 염소: 혈청과 혈장에서 안정된 형태로 존재

12 정답 ⑤

회수율(첨가회수시험)의 특징

- 순물질을 피검시료에 직접 용해시키기 어려워 고농도 수용액을 제조해 사용
- 혈청지질, 소변 내 스테로이드 호르몬 등은 완전 회수가 불가능
- 첨가 물질의 농도는 2~3단계로 제조

13 정답 ②

Delta check법의 특징

동일 검체가 나타내는 데이터를 검사 순서에 따라 관찰, 차이가 발생한 경우 쉽게 감지할 수 있음(예: 검체가 뒤바뀐 경우 등).

14 정답 ①

용혈 시 감소하는 성분: bilirubin

K은 용혈에 가장 크게 영향을 받는 증가 성분

15 정답 ⑤

개별검체관리법의 종류

- logic check, delta check, panic value check 등
- plus-minus법, multi-rule chart법은 관리혈청 또는 표준혈청 사용

16 정답 ①

변동계수관리법(CV법)의 특징

- 관리혈청 또는 표준혈청을 사용하는 정밀도 관리법
- 결과치가 상대적이므로 서로 다른 분포 간 비교, 시간 흐름에 따른 경과 비교가 용이해 정도관리 평가에 사용됨(5% 이하 또는 낮을수록 우수함).

17 정답 ⑤

전이효소 ALT(GPT) & AST(GOT) 측정법과 사용 기질

- Karmen법(UV법), Reitman-Frankel법(비색법)
- ALT: alanine aminotransferase, AST: aspartate transaminase
- 기질: Alanine(ALT), α-ketoglutaric acid(공통 기질)

18 정답 ③

ALP 측정 시 사용되는 Buffer

- ALP 측정 시 최적 pH: 8.6~10.5

- Bodansky법: Veronal buffer(Barbital buffer, pH 8.6)
- Bessey-Lowry법: Glycine buffer(ALP, pH 10.5), Citrate buffer(ACP)
- Kind-King법: Carbonate buffer(ALP, pH 10.0), Citrate buffer(ACP)
- Cacodylate buffer: pH 5.0~7.4
- Tris buffer: pH 7.2~8.4

19 정답 ⑤

King-Amstrong법(Kind-King법)의 탈색제

ACP, ALP 측정법(potassium ferricyanide를 탈색제로 사용)

20 정답 ②

ALP 측정에 영향을 미치는 요소

- 항응고제: 효소측정 시 활성을 저해
- 성별, 연령별: 유아기, 사춘기, 여성 (임신)이 더 영향을 받음 → ALP 상승

21 정답 ③

개별검체관리법의 특징

- 한 눈에 특징을 알아볼 수 없는 다수의 데이터를 특정 관점에서 이해하기 쉽도록 분석
- 종류: logic check, delta check, panic value check 등

22 정답 ⑤

CK의 Isoenzyme

- 3종류의 Isoenzyme(동종효소) 존재 (BB형: 뇌, BM형: 심근, MM형: 뼈대근육)
- CK 측정용 항응고제로 heparin만 사용 가능

23 정답 ②

심근경색진단 지표가 되는 효소

GOT, CK(CK-MB), LDH, α-HBD

24 정답 ④

Cholinesterase Ⅰ형(true cholinesterase, erythrocyte cholinesterase)의 특징

- 아세틸콜린을 특이적으로 가수분해 (= acetylcholinesterase)
- butyrylcholinesterase(choline esterase II, plasma cholinesterase)는 혈장에 존재

25 정답 ⑤

LAP(Leucine aminopeptidase)의 특징

- 가수분해 효소, 간기능 검사에 활용되며, peptide로부터 leucine을 특이적으로 제거함.
- γ-GTP, ALP와 함께 간, 담도 효소를 구성함.

26 정답 ⑤

Leucyl aminopeptidase (LAP, leucine aminopeptidase)

- 단백질과 polypeptide N 말단의 아미노산(leucine) 가수분해를 우선적으로 촉매하는 단백질분해효소
- 실온에서 72시간 가량 안정하며 황달의 감별과 간, 담도계질환의 진단 및 경과 관찰에 사용

27 정답 ②

LDH5 상승 질환

주로 간과 골격근에 분포하며 급성간염, 지방간, 원발성간암, 근육디스트로피(근이영양증) 등

28 정답 ③

벤스존스단백(Bence Jones protein)

- 열응고성 단백질, 정상인은 검출되지 않으며 다발골수종 환자 약 60%에서 양성 반응
- 뼈속질(골수)에서 생성되어 40°C에서 혼탁이 생기고 60°C에서 응고되며 100°C에서 다시 용해됨.

29 정답 ④

Bradshaw test

- 벤스존스단백(Bence-Jones protein) 검사: 33% acetic acid 첨가 → 원심분리 → 물과 1:1로 희석 → HCl 투하 후 링 형성 여부 확인
- 벤스존스단백 존재: urne과 HCl 사이에 링 형성

30 정답 ②

Urine glucose(요당)의 특징

- Benedict법: 당의 환원력 측정(강력한 환원력을 갖는 Vitamin C 대량 복용 시 위음성)
- Cu^{2+} + glucose → Cu_2O (적색)

31 정답 ④

잠혈 반응 검사(Occult blood test)

- 육안으로 보이지 않는 대변 속 혈액을 화학적 방법으로 증명
- 벤지딘법(Benzidine test): GAA(glacial acetic acid) + H_2O_2 첨가 → 청록색 반응

32 정답 ②

Sulkowitch 시험

- 소변 내 칼슘이온(Ca^{2+}) 측정을 위한 검사법
- Fantus 시험은 Cl^- 측정법

33 정답 ①

Sternheimer-Malbin 염색

- 초생체염색법, crystal-violet과 safranin을 함유한 비고정 염색법으로 요침전물에 가장 일반적으로 사용
- WBC, epithelial cells, casts 염색

요산과 cystine 구별

- 비정형결정 중 요산과 cystine은 암모니아에 대한 용해도로 구분됨.
- Cystine은 암모니아 또는 염산에 의해 쉽게 용해됨.

34 정답 ④

케톤체 정성검사

- Ketone bodies: acetoacetate, beta-hydroxybutyrate, acetone으로 구성
- Urine의 acetoacetic acid와 sodium nitroprusside가 반응해 진한 보라색을 나타냄

35 정답 ③

비정형결정 중 요산으로부터 cystine구별

cystine은 암모니아 또는 염산에 의해 쉽게 용해됨

36 정답 ②

^{137}Cs의 반감기: 약 30년(세포 내 축적됨)

- ^{135}Cs: 230만 년(가장 안정적인 방사성 동위원소)
- ^{134}Cs: 2년
- 나머지 세슘 동위원소는 대부분 14일 이내 또는 1시간 미만

37 정답 ③

^{90}Sr의 표적장기(target organ)

뼈에서 칼슘대신 흡수되어 골육종과 백혈병을 일으키는 방사성 스트론튬 (체르노빌 사고의 방사성 낙진에 대량 포함)

38 정답 ③

반감기(half-life)

- 물리적 반감기[physical half-life time(Tp, T1/2)]: 한 물질의 방사능 강도가 반으로 줄어들기까지의 시간
- 생물학적 반감기[biological half-life time(Tb)]: 생물이 체내에 섭취된 방사능을 2분의 1을 배출하는 데 걸리는 시간
- 유효 반감기[effective half-life time(Te)]: Te =(Tp x Tb) /(Tp + Tb)
- Physical half-life time(Tp, T1/2) 〉 biological half life time(Tb) 〉 effective half-life time(Te)
- 물리적 반감기[physical half-life time(T1/2)]가 생물학적 반감기[biological half-life time(Tb)]보다 길 경우 유효 반감기[effective half-life time(Te)]는 생물학적 반감기[biological half-life time(Tb)]와 거의 비슷함.

39 정답 ①

Peroxidase stain과 뼈속질계 세포

과산화효소가 존재하는 세포에 염색 가능(과립구계, 단핵구계, 적혈모구계, 거대핵구계 등)

40 정답 ⑤

Factor I(Fibrinogen, 피브리노겐)

- fibrinogen(피브리노겐) → 활성형 fibrin(피브린), gel을 형성해 혈소판과 반응
- 나머지는 보조인자로 작용함.

피브리노겐(Fibrinogen, 섬유소원)

- 혈액응고에 관여하는 혈장 단백질

41 정답 ④

큰포식세포(macrophage)에 특이적으로 존재하는 esterase

- 큰 단핵세포로 림프절이나 다른 기관에 분포하며 침범한 병균이나, 바이러스로 병든 세포를 포식하고 분해함.

- esterase: 뼈속질계 세포에서 단구기원 세포를 분리하는 데 사용
- Monocytic leukemia 진단 시 큰포식세포에서 염색되는 효소

42 정답 ③

Sudan black B 염색법

지질염색법, 호중구의 1, 2차 과립과 단구 리소좀 과립에 존재하는 지질을 염색해 골수계백혈병 확인

43 정답 ②

털세포백혈병(hairy cell leukemia, HCL)

- 2회 56번 해설 참조
- B cell 기원 hairy cell의 증명을 통해 진단

44 정답 ②

다발골수종과 형질세포

- 형질세포: B-lymphocyte의 더이상 증식하지 않는 최종분화세포
- 다발골수종 (multiple myeloma): 뼈속질의 형질세포 (plasma cell)가 비정상적으로 증식한 상태

45 정답 ③

Thrombin(트롬빈)

- Factor Ⅱ(prothrombin)의 활성형, 피브리노겐을 가수분해하여 피브린 형성
- 혈관벽에 상처가 났을 때 혈소판에서 트롬보키나아제라 효소 유리 → 혈장에 녹아 있는 프로트롬빈을 트롬빈으로 활성화시킴.

46 정답 ⑤

Eosinophil의 분비물질

- major basic protein (MBP)
- eosinophil cationic protein (ECP)
- eosinophil peroxidase (EPX)
- eosinophil-derived neurotoxin (EDN)
- transaminase: AST, ALT, LDH등 전이효소

47 정답 ②

호산구 증가 질환

기생충감염, 알레르기질환, 각종 약물에 대한 알레르기반응, 콜라겐혈관병(교원성질환), 암 및 내분비질환 등에 의해 이차적으로 발생

48 정답 ①

Factor XIII의 특징

- Fibrin stabilizing factor(피브린 안정화 인자)로 작용
- 촉매작용을 하는 두 개의 A subunit과 무촉매작용을 하는 두 개의 B subunit으로 구성(B subunit만 간에서 생성)

49 정답 ③

외인성 응고경로

트롬보플라스틴(Factor Ⅲ)활성에 관여하는 응고인자

- Ⅲ, Ⅴ, Ⅶ, Ⅹ인자
- Factor Ⅻ : 활성형 Ⅻa가 Ⅺ 인자를 활성시켜 내인성 응고경로 활성에 관여함.

50 정답 ③

뼈속질모세포((Myeloblast)의 크기

- Promyelocyte와 함께 골수계 세포 중 가장 크기가 큼. 직경 15~20㎛
- Macrocyte(큰적혈구): 직경 8㎛ 이상

51 정답 ⑤

철결핍성 빈혈 (Iron deficiency anemia)

- 변형적혈구증가증 관찰, 혈청철은 감소
- Cabot ring: 악성빈혈, 납중독, 적혈구생성이상 등에서 관찰

52 정답 ⑤

- 그물적혈구(망상적혈구): 핵이 소실된 성숙적혈구 전단계
- 정적아구(적혈모구, 적혈모세포): 미숙한 적혈구

53 정답 ③

응고인자 표시법

혈소판 응고인자는 아라비아숫자, 혈장 응고인자는 로마숫자로 표시

- 혈액응고인자: 혈액응고인자는 혈장 속에 함유, 제1혈액응고인자~제13혈액응고인자(6번 제외, 총 12개)
- Hageman factor(하게만 인자): 혈액응고인자

중 XII 인자
- 혈소판인자: 제1인자(PF-1)부터 제10인자(PF-10)까지 존재
- 인자번호 옆 a는 활성상태(activated) 의미

54 정답 ④

Poikilocytosis (변형적혈구증)

spherocyte(둥근적혈구), elliptocytic rbc(타원적혈구), sickle cell(낫적혈구), fragmented rbc (조각적혈구), acanthocyte (유극적혈구, 가시적혈구) 등이 관찰됨.

55 정답 ①

Rh-null syndrome(Rh 음성 증후군)
- 모든 Rh 인자가 결핍되어 나타나는 용혈성빈혈, 삼투압 취약성 증가, 둥근적혈구증, 입모양적혈구증 관찰
- 입모양적혈구: 중앙의 혈색소가 부족해 입을 벌린 것처럼 보이는 적혈구

56 정답 ④

Sickle cell(낫적혈구)
- 이산화탄소 증가, 산소 감소 시 관찰되는 적혈구 변형: 저산소 상태에서 가늘고 긴 돌출부위가 나타나거나 가늘고 긴 낫과 같은 형태를 나타냄.
- 이상 헤모글로빈증인 헤모글로빈S병에서 관찰

57 정답 ②

고색소성빈혈(Hyperchromic anemia)
- 평균 적혈구 혈색소량(MCH)이 32pg 이상, 적혈구 수 감소, 헤마로크리트치 감소
- MCH 정상치: 27~31pg

58 정답 ④

혈색소 정상치
- 남성: 약 13~17g/dl
- 여성: 약 11~16g/dl

59 정답 ③

응고인자의 활성형 표시
- 인자번호 옆 a(activated)는 활성화 상태를 의미
- Hageman factor → Facor XII

60 정답 ⑤

Reticulocyte (그물적혈구)염색
- 초생체염색: new methylene blue 또는 brilliant cresyl blue 사용
- 그물적혈구는 핵이 없음.

61 정답 ③

MCH(mean corpuscular hemoglobin, 평균적혈구 혈색소량)
- $\text{MCH(pg)} = \dfrac{\text{혈색소량(g/dl)}}{\text{적혈구수(100만)}} \times 10$
- 정상치: 27~31 picogram/cell

62 정답 ①

응고반응 계기물질의 소재
- 내인성: 혈관 내 존재
- 외인성: 혈관 외 존재

63 정답 ④

Anemia(빈혈)의 일반적 의미

적혈구 수, 혈색소량, Hematocrit치 감소

64 정답 ②

Thalassemia(지중해빈혈)
- β-hemoglobin chain돌연변이에 의한 결실
- 적혈구 헤모글로빈 부족으로 병적으로 얇은 적혈구인 target cell 관찰
- 용혈빈혈, 소적혈구성, 저색소성 빈혈 등이 관찰됨.

65 정답 ③

평균적혈구혈색소량(Mean corpuscular hemoglobin, MCH)

적혈구 한 개에 함유되어 있는 평균 혈색소량의 절대량(pg)
- 정색소성: 27~31pg
- 고색소성: 32pg 이상
- 저색소성: 26pg 이하
- 빈혈 진단 시 혈색소농도 기준: 남성 13g/*dl* 미만, 여성 12g/*dl* 미만(임산부 11g/*dl* 미만)

66 정답 ④

RBC indices(RBC index, 적혈구지수)

- 적혈구 크기, 모양, 물리적 특징 등을 측정
- MCV, MCH, MCHC, RDW (Anisocytosis의 지표) 등
- 한랭 응집소가 counting fluid에서 RBC 덩어리를 형성 → MCV 증가

67 정답 ④

Hematocrit (적혈구 용적)

- 전혈중에 차지하는 적혈구 용적을 %로 표시
- $Ht(\%) = \frac{\text{Whole blood비중 - Plasma비중}}{\text{1.0964 - Plasma비중}} \times 100$

68 정답 ④

헤마토크리트(hematocrit, hct)

- 67번 해설 참조
- 전혈 중 차지하는 적혈구의 용적(%)

69 정답 ③

헌혈 자격 조건

- 헌혈 가능한 나이: 만 16~69세
- 마지막 수혈 후 최소 1개월(소수술)~6개월 후(대수술) 헌혈 가능
- 말라리아 유행 지역에 1박 이상 숙박 시 1년간 전혈 및 혈소판성분헌혈 금지
- 혈소판성분헌혈 횟수가 연 24회 이상인 경우 혈소판성분헌혈, 혈소판혈장성분헌혈은 불가능함.

70 정답 ③

혈액선별검사 항목

- 비(B)형간염검사: HBsAg 검사, HBV 핵산증폭검사
- 씨(C)형간염검사: Anti-HCV 검사, HCV 핵산증폭검사
- 후천성면역결핍증검사: Anti-HIV 검사, HIV 핵산증폭검사
- 매독검사
- 인체티(T)림프영양성바이러스검사(혈장 성분은 제외): Anti-HTLV-Ⅰ/Ⅱ
- 모두 음성이어야 수혈 가능

71 정답 ④

Rh typing negative의 확인

최종확진을 위해 Weak D 확인 test 진행

72 정답 ⑤

24시간 이내 채혈금지 대상자

- 예방접종: 콜레라, 디프테리아, 인플루엔자, A형간염, B형간염, 주사용 장티푸스, 주사용 소아마비, 파상풍, 백일해, 일본뇌염, 신증후군출혈열, 탄저, 공수병 예방접종 후 24시간이 경과하지 아니한 자

73 정답 ④

혈장성분 헌혈 기준치

- 총단백: 100ml당 6.0g/dl 이상
- 총단백 수치: 6.0g/*dl* 이상(혈장성분헌혈, 혈소판혈장성분헌혈에 한함)

74 정답 ①

선충류의 허파이행

- 피부 → 창자간막 림프관 → 오른심실 → 허파 → 기관지 → 인두 → 식도 → 작은창자
- 동양모양선충은 허파(폐)를 거치지 않고 소장에서 기생

75 정답 ①

람블편모충 운동성 검사

대변에서 영양형 발견율이 낮아 샘창자액에서 관찰

76 정답 ⑤

구충(십이지장충)의 구분

사람에게 기생하는 구충은 두비니구충과 아메리카구충. 두 가지 모두 충란 대신 성충 및 필라리아형 유충의 크기와 형태로 구별함.

77 정답 ①

폐흡충 (Paragonimus Westermani)

포유류 허파에 기생하며 제1중간숙주로 다슬기, 제2중간숙주로 가재, 민물게를 거치는 인체감염 기생충

78 정답 ⑤

*Picornavirus*와 *Coronavirus*

둘 다 RNA를 가지며 상부기도를 감염시키는 바이러스

79 정답 ②

Avian influenza(조류 인플루엔자) virus의 특징

- H혈청형이 16가지, N혈청형이 9가지로(산술적으로 존재 가능한 인플루엔자 바이러스의 혈청형은 144가지) 병원성에 따라 고병원성, 약병원성, 비병원성으로 구분
- Adenovirus: 상부기도감염 바이러스
- Parainfluenza virus의 혈청형은 총 4가지

80 정답 ④

인공배지 발육

- 바이러스는 인공배지에서 성장이 불가능 (숙주세포가 필요)
- 나머지는 모두 세균

81 정답 ③

껍질보유, 외피보유(enveloped virus) 바이러스 중 DNA 바이러스

- *Hepadnaviridae, Herpesvridae, Poxviridae*
  Picornaviridae는 껍질 보유 RNA 바이러스

82 정답 ④

Virus의 조직 친화성

- 한 종류의 바이러스가 특정 조직에 여러 형태의 질병을 유발
- HSV는 헤르페스바이러스, 나머지는 간염바이러스

83 정답 ②

- *Cryptococcus neoformans*: 진균성수막염의 원인균
- Christensen's urea agar: *Cryptococcus neoformans*의 urease 활성을 이용하는 분리배지

84 정답 ④

Candida albicans

- 환경과 조건에 따라 효모형과 균사형으로 전환하는 대표적인 dimorphic fungi(이형성균)
- Corn meal agar에서 후막홀씨 확인

85 정답 ③

분열자(oidium)

- 성장한 균사체의 균사가 분절되어 발생: 균사가 토막으로 절단된 1개씩의 세포로 관찰

86 정답 ⑤

Streptomyces endus

- 항생물질(niromycin A, endomycin A, endomycin B)을 생산하는 균
- Streptomyces griseus는 streptomycin 생산

87 정답 ⑤

Chocolate agar medium

- 혈액우무(한천)배지에서 발육이 나쁜 균에 사용 Neisseria, Haemophilus influenzae 증균배지
- 혈액중의 세균 발육저지물질(자연 항체)을 변성시켜 불활성화하기 위해 가열

88 정답 ⑤

아미노산 분해 시험

- 아미노산 + 탈아미노 효소 = 반응 물질
- Indole test = tryptophan + deaminase
- Phenylpyruvic acid (PPA) test = phenylalanine deaminase test

89 정답 ②

H_2S test

배지에 포함된 티오황산나트륨(sodium thiosulfate), 아황산나트륨(sodium sulfite)을 분해하여 황화수소가스 생성

90 정답 ③

Carbolfuchsin test

- Mycobacterium속에 속하는 균 염색법
- 세포막에 존재하는 mycolic acid, fatty acids, wax, complex lipids 등을 가열하여 염색액 침투

91 정답 ⑤

ONPG(O-nitrophenyl-β-D-galactopyranoside) test

- *Lactose* 비분해균은 음성
- *Salmonella spp.* 중 *S. arizonae*, *Shigella spp.* 중 *S. sonnei*를 제외하고 모두 음성
- 나머지는 양성

92 정답 ①

H_2S 생성능

- H_2S는 둘 다 음성
- 나머지 항목은 E. coli 모두 양성, Shigella spp.는 모두 음성

93 정답 ④

Spore(아포)멸균

100℃ 가열로 사멸되지 않아 간헐멸균법, 고압증기멸균법 사용

94 정답 ①

결핵균 배양 배지

Ogawa medium, Middlebrook 7H10 broth, Lowenstein-Jensen medium

95 정답 ⑤

항생제 내성균 감수성 검사

- 균 양이 많을수록 억제대는 좁아짐.
- β-lactamase test: 디스크 간 간격 24mm
- agar dilution test(한천 희석법): 성장을 억제하거나 죽이는 데 필요한 항균제의 최소량(MIC)을 결정. 시험관에서 배양액을 이용해 검사

96 정답 ①

디스크 확산법 (Kirby-Bauer disk법)

디스크는 37℃에서 16~18시간 배양하며 CO_2의 영향을 받아서는 안 됨.

97 정답 ⑤

적색 불용성 색소인 prodigiosin을 생성하는 균

Serratia marcescens, Vibrio psychroerythrus, Hahella chejuensis, Streptomyces coelicolor

98 정답 ③

Pseudomonas fluorescens

- Pyoverdine: Pseudomonas가 특징적으로 형성하는 황록색 또는 황갈색 형광 색소

99 정답 ②

Peptone broth에 3% NaCl첨가

Vibrio parahaemolyticus, Vibrio vulnificus, Vibrio cholerae 발육 조건

100 정답 ③

- 나머지는 모두 나선균: *Treponema, Borrelia, Leptospira, Spirillum* 등

101 정답 ①

***Salmonella, Shigella* 증균배지**

- GN broth(gram negative broth)
- 나머지는 *Shigella* 감별배지

102 정답 ①

- *Shigella*는 가스생산능과 운동성 음성
- *Salmonella*는 둘 다 양성

103 정답 ⑤

Pseudomonas aeruginosa의 색소 형성

- 98번 해설 참조
- 수용성 녹색 색소인 pyocyanin과 pyoverdine(황녹색, 황갈색)생성을 통해 특징적인 구분이 가능

104 정답 ②

MacConkey agar medium

배지에 포함된 유당 lactose를 분해

105 정답 ③

Bismuth sulfite agar

- Salmonella typhi 분리용 배지: dextrose를 분해하고 sulfite를 환원시켜 검은색 확인

106 정답 ①

면역글로불린의 특징

- 혈청 γ글로불린 분획 내에 다량 위치, 사람 Ig에는 5개의 클래스, 즉 IgG, IgM, IgA, IgD, IgE가 존재
- IgG 아형: 4가지(IgG1, IgG2, IgG3, IgG4)

107 정답 ③

IgG 아형

IgG3, IgG1, IgG2, IgG4 순서로 활발한 보체활성을 나타냄.

108 정답 ②

Adipocytokine

- 지방세포에서 분비하는 사이토카인: 내장지방에서 leptin, resistin, TNFa, IL-6 등을 분비
- 나머지는 모두 NK cell(자연살해세포에서 분비)

109 정답 ④

보체활성경로

제1경로(고전적 경로)와 직접 반응하는 제2경로(대체 경로)로 구분하며 제1경로는 C1q, C4b, C2a 관여가 일어남.

110 정답 ②

항원입자 크기 및 반응에 따라 응집반응과 침강반응을 구분

세균크기의 응집이 일어난 뒤 응집이 더해지면서 침강이 일어남.

111 정답 ④

형광항체법은 형광색소, 효소면역측정법은 효소, 방사면역측정법은 동위원소를 각각 표지해 검출하는 면역검사

112 정답 ①

α-Fetoprotein(AFP)검사의 적응증

- 원발성간암 보조진단: 악성종양 치료, Germ cell tumor 치료 후 추적검사, 간암 조기진단 등

113 정답 ④

Urine hCG 호르몬을 이용한 pregnancy slide test 결과 해석

- hCG 호르몬(human Chorionic Gonadotropin): 착상직후부터 태반융모세포에서 분비되어 분만 후 사라짐.
- hCG pregnancy strip test(임신테스트기)의 원리

Pregnancy slide test

- 비응집(음성) → 임신
- 응집(양성) → 비임신
- 임신 5주째부터 양성

114 정답 ⑤

바이러스 감염의 혈청학적 진단

- 바이러스 항체보다 바이러스 자체 또는 항원을 직접 검출하는 방법이 더 빠르고 자주 이용됨.
- IgM Ab 증가가 바이러스 현재 감염을 의미
- Paired samples: 2~3주 간격을 두고 감염 초기 검체(acute)와 회복기 검체(convalescent serum)로 검사

115 정답 ④

Type B hepatitis 감염의 혈청학적 진단 결과

- 급성감염 시 anti-HBc(IgM) 활성, HBsAg 양성, Anti-HBs 음성
- Anti-HBc(B형간염바이러스 코어항원에 대한 항체, antibody to hepatitis B core antigen) 양성 또는 활성 → 현재 감염 또는 과거 감염
- Anti-HBs(B형간염바이러스 표면항원에 대한 항체, antibody to hepatitis B surface antigen) 양성 → B형간염바이러스 항체 존재

3교시

01	④	02	②	03	②	04	③	05	②	06	③	07	②	08	②	09	④	10	⑤
11	④	12	③	13	①	14	③	15	④	16	②	17	①	18	②	19	①	20	④
21	②	22	②	23	②	24	④	25	④	26	②	27	③	28	④	29	②	30	②
31	②	32	①	33	⑤	34	②	35	③	36	③	37	③	38	③	39	④	40	①
41	②	42	④	43	③	44	①	45	②	46	⑤	47	②	48	④	49	②	50	⑤
51	①	52	④	53	①	54	④	55	①	56	④	57	④	58	②	59	④	60	②
61	②	62	⑤	63	⑤	64	②	65	④										

01 정답 ④

Nissl bodies염색

- Methylene blue, Thionine, Toluidine blue, Cresyl violet 등 염기성 아닐린 염료를 사용
- 염기성 환경에 적합한 과립군을 갖는 운동신경세포 내 니슬소체(RNA) 염색: 신경세포체 중 신경아교세포의 핵, 혈관, 림프관, 결합조직 등을 포함

02 정답 ②

Clear cell carcinoma(투명세포암종)

- 작은 핵, 세포질에 지방이 많은 편(포르말린 고정 후 밝게 관찰됨)
- Renal cell carcinoma(콩팥암)에서 가장 많은 유형

03 정답 ②

AA amyloidosis(유전분증)

- 사진 설명: 간 조직에서 amyloid 침착 확인
- 아밀로이드 단백질이 기관이나 조직에 비정상적으로 침착 되어 장기 장애를 일으킴.
- Congo red 염색: 일반 현미경에서 아밀로이드가 침착된 부분이 주황색으로 나타나며 확진을 위해 편광현미경으로 관찰

04 정답 ③

동결 박절기(Cryomicrotome)

TEM(Transmission electron microscope, 투과전자현미경) 분석을 위한 부드러운 조직처리에 사용

05 정답 ②

- Appendix(막창자꼬리, 충수)의 수술검체 절취
- 횡단조직편 또는 종단조직편 사용

06 정답 ③

원뿔생검(원추생검)

국소마취 후 병변이 존재하는 자궁경부를 원뿔형으로 도려내는 외과적 시술

07 정답 ②

동결박절기(Cryomicrotome, Cryocut microtome)

- 4% formalin으로 조직 고정 후 washing → 30% sucrose에서 침투(가라앉을 때까지 4℃에서 보관) → chilled mold에 OCT compound 처리 후 -30℃ 이하에서 얼림 → 조직을 올려놓고 위에 얇게 덮어준 뒤 -30℃ 이하에서 20~30분간 CO_2 gas(드라이아이스)의 기화열을 사용해 동결 처리(제작된 동결 조직은 -70℃에서 보관) → section 해서 슬라이드에 붙인 후 상온에서 드라이

08 정답 ②

초미세박절기(Ultramicrotome)

- 전자현미경 표본 제작(약 0.05~0.12㎛의 미세절편)에 사용하는 특수 박절기. 광학현미경용 절편 두께는 약 2㎛
- 미세한 박절과정을 살피기 위해 현미경이 부착되어 있으며 특수 제작된 유리 또는 다이아몬드 칼을 사용

09 정답 ④

- 사진 설명: H&E stain으로 염색한 간 조직
- 세포 내 핵과 세포질에 과염색된 hematoxylin 제거법: 염산(HCl)을 사용하는 퇴행성 염색

10 정답 ⑤

- 사진 설명: Luxol fast blue stain(지방질을 염색하는 염료)를 이용한 척수의 배쪽뿔(ventral horn) 염색 사진
- neuron(뉴런): dark violet
- myelinated fiber(말이집신경섬유): blue
- lithium carbonate: 알칼리용액, 분별염색액

11 정답 ④

- 태반에서 관찰되는 영양막세포(trophoblast) 사진
- 포상기태, 포도송이기태(hydatidiform mole): 영양막세포의 비정상적 증식 또는 수정란의 비정상적 증식으로 발생

12 정답 ③

- 사진 설명: Chorionic villi(태반융모막 융모) 염색 사진
- 합포체(syncytial knots) 덩어리 관찰
- 합포체 영양 세포: 태반융모의 표면을 뒤덮는 영양막상피 외층 세포

13 정답 ①

- A: Normal cervical epithelial cells
- B: CIN I, Mild Dyslasia(경도 이형성증)
- C: CIN III, Severe(고도 이형성증)
- D: SCC(Squamous Cell Carcinoma)

14 정답 ③

CIN 3(고도이형성증)

- 13번 해설 참조
- 비정상세포가 상피층 하부 2/3를 초과 침범한 상태(기저, 방기저, 상피세포층에서 모두 발견)
- 정상 방기저세포의 세포질과 유사하나 핵은 눈에 띄게 증대된 상태

15 정답 ④

- 사진 설명: 증식단계의 tubular endometrial glands(자궁속막샘) 염색 사진
- 특징적으로 관찰되는 단층원주상피와 tubular endometrial glands, stroma(간질, 버팀질), 혈관도 관찰됨.

16 정답 ②

- 사진 설명: 면역세포화학염색을 통해 관찰되는 자궁속막샘
- 점막상피(단층원주상피)와 바로 밑에 있는 고유층(점막상피 밑 부분인 기능층은 상피세포가 들어가 자궁샘을 형성) 구성
- 항원-항체 간 특이적 결합 성질을 이용해 조직 또는 세포 내 특정 물질 존재 부위를 확인

17 정답 ①

요침사에서 관찰되는 white blood cell cast의 특징

- 과립성 세포질, 원형의 세포구성분을 그대로 유지하나 핵 구별은 어려움(질트리코모나스의 운동성이 멈춘 상태와 혼동하기 쉬워 질트리코모나스는 신선뇨로 검사).
- 정상인에서 거의 관찰되지 않으며 여러 종류의 신장 이상, 주로 신우신염(깔때기콩팥염)에서 확인

18 정답 ②

- 사진 설명: 소변에서 관찰되는 이형적혈구(다양한 크기와 모양을 가짐)
- 정상 적혈구는 연한 황색의 원반 모양이지만 요비중이 낮을 경우 물을 흡수해 팽창되고 고장뇨(hypertonic)에서는 톱니모양 세포로 변형됨.
- 이형 적혈구가 80% 이상일 경우 콩팥에서 기인한 사구체성 혈뇨 가능성

19 정답 ①

Triple phosphate(인산 암모니움 마그네슘) 결정

- 무색, 서양 관 뚜껑 모양, 편지봉투 또는 지붕 모양
- 정상 소변에서도 관찰되나 결석의 원인으로 작용

20 정답 ④

Normal distribution(정규분포)와 Log normal distribution(대수정규분포)

- 정상치 농도 범위가 대수정규분포형으로 나타나는 항목: GOT, GPT, ALP, BUN, creatinine, K, lipid, cholesterol 등

- 나머지는 모두 정규분포형 항목

21 정답 ②

- 2회 24번 해설 참조
- 판독부는 미소전류를 검출하는 galvanometer (전류계, 검류계)로 이루어져 있음.
- 작동 원리: 광원에서 나온 빛이 condenser lens를 통해서 집광 → slit을 통해서 조절, filter 또는 prism으로 일정 파장의 단색광을 만들어 용액을 통과(용액 속에서 단색광의 일부는 흡수되고 나머지는 용액을 투과) → Se 광전지에 이르러 전류로 변하고 전류계(galvanometer)의 바늘을 움직임.

22 정답 ②

- 원심력에 의한 혈액 성분 분리: 상층부터 plasma – platelets – WBC – RBC 순서대로 분리됨.

23 정답 ②

Cesium(^{137}Cs)의 반감기

- 물리적 반감기: 30년
- 유효 반감기: 70일
- 생물학적 반감기: 70일

24 정답 ④

- 형광분광광도계(Spectrophotofluorometer)의 광원: Hg Lamp(수은램프), Xe Lamp(제논, 크세논램프)

25 정답 ④

쌍치법(Youden-plot, twin plot)

- 2개의 샘플(정상 농도 관리혈청, 높은 농도 관리혈청)을 이용해 1개월간 분석하여 평균치와 표준편차를 구함.
  - X축: 높은 농도 관리혈청에 대한 관리도
  - Y축: 정상 농도 관리혈청에 대한 관리도
- 실험실 내 혹은 실험실 간 데이터 변동성을 측정함.

26 정답 ②

- CPK(creatine phosphokinase 또는 CK, creatine kinase): 골격근, 심장 평활근, 뇌에 다량 존재하는 크레아틴 인산 분해효소

27 정답 ③

- 원자흡수분광광도계(atomic absorption spectroscopy, AAS)의 표준물질: lithium, Cesium 등

28 정답 ④

원자흡수분광광도계(atomic absorption spectroscopy, AAS)

- 금속원소, 반금속원소, 일부 비금속원소 측정에 사용
- 혈청 중 Cl 등 일부 전해질 측정은 염광광도계 사용
- 원자가 흡수하는 빛의 파장을 측정, 40종류 이상의 금속에 대한 정량 분석이 가능하고 원자 등의 흡수선은 보통 분광광도법에서 얻어지는 폭보다 훨씬 좁은 편임.

29 정답 ②

염광광도계의 특징

염화나트륨(NaCl) 용액을 백금선에 묻혀 불꽃에 넣었을 때 일어나는 불꽃 반응을 이용

- 불꽃 반응을 일으키는 용액 중의 Na(또는 측정원소) 함량과 비례관계가 성립되도록 여러 조건을 미리 규정해 두고, 분광광도계 또는 광전비색계의 광원 위치에 불꽃을 두어 생긴 빛을 비교해서 정량함.

30 정답 ②

- 염광광도계의 에너지원: 산수소불꽃, acetylene 불꽃, propane gas 등

31 정답 ②

포켓선량계(pocket dosimeter)

- 만년필 모양의 개인선량계
- 전자선량계와 함께 일일 피폭선량 관리의 중요한 수단으로 사용되는 보조 선량계
- 측정값이 공식적으로 인정되지는 않은 상황에 따라 활용될 수 있음.

03 정답 ⑤

의료기사법 시행령

• 제12조(면허증의 재발급)

① 법 제21조 제2항에 따른 면허증의 재발급 사유는 다음 각 호의 구분에 따른다.

1. 법 제5조 제1호부터 제3호까지의 사유로 면허가 취소된 경우: 취소의 원인이 된 사유가 소멸되었을 때
2. 법 제5조 제4호의 사유로 면허가 취소된 경우: 해당 형의 집행이 끝나거나 면제된 후 1년이 지난 사람으로서 뉘우치는 빛이 뚜렷할 때
3. 법 제21조 제1항 제3호 또는 제4호에 따라 면허가 취소된 경우: 면허가 취소된 후 1년이 지난 사람으로서 뉘우치는 빛이 뚜렷할 때

> **• 제21조(면허의 취소 등)**
>
> ① 보건복지부장관은 의료기사등이 다음 각 호의 어느 하나에 해당하면 그 면허를 취소할 수 있다. 다만, 제1호의 경우에는 면허를 취소하여야 한다.
>
> 3. 제9조 제3항을 위반하여 타인에게 의료기사등의 면허증을 빌려 준 경우

4. 법 제21조 제1항 제3호의 2에 따라 면허가 취소된 경우: 면허가 취소된 후 6개월이 지난 사람으로서 뉘우치는 빛이 뚜렷할 때

04 정답 ⑤

감염병관리법

• 제11조(의사 등의 신고)

③ 제1항 및 제2항에 따라 보고를 받은 의료기관의 장 및 감염병병원체 확인기관의 장은 제1급감염병의 경우에는 즉시, 제2급감염병 및 제3급감염병의 경우에는 24시간 이내에, 제4급감염병의 경우에는 7일 이내에 보건복지부장관 또는 관할 보건소장에게 신고하여야 한다.

[오답풀이]

⑤ 보톨리눔독소증은 제1급감염병이며 나머지는 모두 제2급감염병에 해당된다.

05 정답 ②

감염병예방법

• 제42조(감염병에 관한 강제처분)

① 보건복지부장관, 시·도지사 또는 시장·군수·구청장은 해당 공무원으로 하여금 다음 각 호의 어느 하나에 해당하는 감염병환자등이 있다고 인정되는 주거시설, 선박·항공기·열차 등 운송수단 또는 그 밖의 장소에 들어가 필요한 조사나 진찰을 하게 할 수 있으며, 그 진찰 결과 감염병환자등으로 인정될 때에는 동행하여 치료받게 하거나 입원시킬 수 있다.

1. 제1급감염병
2. 제2급감염병 중 결핵, 홍역, 콜레라, 장티푸스, 파라티푸스, 세균성이질, 장출혈성대장균감염증, A형간염, 수막구균 감염증, 폴리오, 성홍열 또는 보건복지부장관이 정하는 감염병
3. 삭제
4. 제3급감염병 중 보건복지부장관이 정하는 감염병
5. 세계보건기구 감시대상 감염병
6. 삭제

06 정답 ④

지역보건법 시행령

• 제9조(보건소의 기능 및 업무의 세부 사항)

① 법 제11조 제1항 제2호에 따른 지역보건의료정책의 기획, 조사·연구 및 평가의 세부 사항은 다음 각 호와 같다.

1. 지역보건의료계획 등 보건의료 및 건강증진에 관한 중장기 계획 및 실행계획의 수립·시행 및 평가에 관한 사항
2. 지역사회 건강실태조사 등 보건의료 및 건강증진에 관한 조사·연구에 관한 사항
3. 보건에 관한 실험 또는 검사에 관한 사항

② 법 제11조 제1항 제3호에 따른 보건의료인 및 「보건의료기본법」 제3조 제4호에 따른 보건의료기관 등에 대한 지도·관리·육성과 국민보건 향상을 위한 지도·관리의 세부 사항은 다음 각 호와 같다.

1. 의료인 및 의료기관에 대한 지도 등에 관한 사항
2. 의료기사·보건의료정보관리사 및 안경사에 대한 지도 등에 관한 사항
3. 응급의료에 관한 사항
4. 「농어촌 등 보건의료를 위한 특별조치법」에 따른 공중보건의사, 보건진료 전담공무원 및 보건진료소에 대한 지도 등에 관한 사항
5. 약사에 관한 사항과 마약·향정신성의약품의

관리에 관한 사항
6. 공중위생 및 식품위생에 관한 사항
③ 법 제11조 제2항에서 "대통령령으로 정하는 업무"란 난임시술 주사제 투약에 관한 지원 및 정보 제공을 말한다.

07 정답 ②

지역보건법 시행령

• **제5조(지역보건의료계획의 수립 방법 등)**

③ 시·도지사 또는 시장·군수·구청장은 지역보건의료계획을 수립하는 경우에 그 주요 내용을 시·도 또는 시·군·구의 홈페이지 등에 2주 이상 공고하여 지역주민의 의견을 수렴하여야 한다.

08 정답 ④

혈액관리법

• **제23조(과태료)**

① 다음 각 호의 어느 하나에 해당하는 자에게는 200만 원 이하의 과태료를 부과한다.
1. 제6조의 2 제2항을 위반하여 혈액원 또는 이와 유사한 명칭을 사용한 자
2. 제8조 제6항을 위반하여 보고를 하지 아니하거나 거짓으로 보고한 자
3. 제10조 제1항을 위반하여 신고를 하지 아니한 자
4. 제10조 제2항 후단을 위반하여 실태조사에 협조하지 아니한 자
5. 제13조 제1항에 따른 보고를 하지 아니하거나 거짓으로 보고한 자 또는 검사를 거부·기피 또는 방해한 자
6. 제13조의 2 제1항·제2항에 따른 제출을 하지 아니하거나 거짓으로 제출한 자

② 제1항에 따른 과태료는 대통령령으로 정하는 바에 따라 보건복지부장관 또는 시·도지사가 부과·징수한다.

09 정답 ⑤

08번 해설 참조

혈액관리법

• **제13조의 2(혈액원 및 의료기관의 혈액수급 정보 제출)**

① 혈액원은 혈액 공급량·재고량·폐기량 등 혈액 관리에 관한 정보를 보건복지부장관에게 제출하여야 한다.
② 혈액원(의료기관이 개설한 혈액원 중 혈액제제를 자체에서 소비할 목적으로 공급하는 경우는 제외한다)으로부터 혈액을 공급받은 의료기관의 장은 해당 의료기관의 혈액 사용량·재고량·폐기량 등 혈액 사용에 관한 정보를 보건복지부장관에게 제출하여야 한다.
③ 제1항 및 제2항에 따른 제출정보의 내용, 제출 시기 및 제출 방법은 보건복지부령으로 정한다.

10 정답 ④

의료법

• **제8조(결격사유 등)**

다음 각 호의 어느 하나에 해당하는 자는 의료인이 될 수 없다.
1. 「정신건강증진 및 정신질환자 복지서비스 지원에 관한 법률」 제3조 제1호에 따른 정신질환자. 다만, 전문의가 의료인으로서 적합하다고 인정하는 사람은 그러하지 아니하다.
2. 마약·대마·향정신성의약품 중독자
3. 피성년후견인·피한정후견인
4. 이 법 또는 「형법」 제233조, 제234조, 제269조, 제270조, 제317조 제1항 및 제347조(허위로 진료비를 청구하여 환자나 진료비를 지급하는 기관이나 단체를 속인 경우만을 말한다), 「보건범죄단속에 관한 특별조치법」, 「지역보건법」, 「후천성면역결핍증 예방법」, 「응급의료에 관한 법률」, 「농어촌 등 보건의료를 위한 특별 조치법」, 「시체 해부 및 보존 등에 관한 법률」, 「혈액관리법」, 「마약류관리에 관한 법률」, 「약사법」, 「모자보건법」, 그 밖에 대통령령으로 정하는 의료 관련 법령을 위반하여 금고 이상의 형을 선고받고 그 형의 집행이 종료되지 아니하였거나 집행을 받지 아니하기로 확정되지 아니한 자

11 정답 ③

의료기사 등에 관한 법률 시행령

• **제12조(면허증의 재발급)**

① 법 제21조 제2항에 따른 면허증의 재발급 사유는 다음 각 호의 구분에 따른다.

1. 법 제5조 제1호부터 제3호까지의 사유로 면허가 취소된 경우: 취소의 원인이 된 사유가 소멸되었을 때
2. 법 제5조 제4호의 사유로 면허가 취소된 경우: 해당 형의 집행이 끝나거나 면제된 후 1년이 지난 사람으로서 뉘우치는 빛이 뚜렷할 때
3. 법 제21조 제1항 제3호 또는 제4호에 따라 면허가 취소된 경우: 면허가 취소된 후 1년이 지난 사람으로서 뉘우치는 빛이 뚜렷할 때
4. 법 제21조 제1항 제3호의 2에 따라 면허가 취소된 경우: 면허가 취소된 후 6개월이 지난 사람으로서 뉘우치는 빛이 뚜렷할 때

② 제1항에 따른 면허증 재발급의 절차·방법 등에 관하여 필요한 사항은 보건복지부령으로 정한다.

• **제21조(면허의 취소 등)**

① 보건복지부장관은 의료기사 등이 다음 각 호의 어느 하나에 해당하면 그 면허를 취소할 수 있다. 다만, 제1호의 경우에는 면허를 취소하여야 한다.

1. 제5조 제1호부터 제4호까지의 규정에 해당하게 된 경우
2. 삭제
3. 제9조 제3항을 위반하여 다른 사람에게 면허를 대여한 경우

3의 2. 제11조의 3 제1항을 위반하여 치과의사가 발행하는 치과기공물제작의뢰서에 따르지 아니하고 치과기공물제작등 업무를 한 때

4. 제22조 제1항 또는 제3항에 따른 면허자격정지 또는 면허효력정지 기간에 의료기사 등의 업무를 하거나 3회 이상 면허자격정지 또는 면허효력정지 처분을 받은 경우

12 정답 ④

의료기사 등에 관한 법률 시행규칙

• **제18조(보수교육)**

① 영 제14조제3항에 따라 의료기사 등에 대한 보수교육 업무를 위탁받은 기관(이하 "보수교육실시기관"이라 한다)은 매년 법 제20조 및 영 제11조에 따른 보수교육(이하 "보수교육"이라 한다)을 실시하여야 한다.

② 보건복지부장관은 다음 각 호의 어느 하나에 해당하는 사람에 대해서는 해당 연도의 보수교육을 면제할 수 있다.

1. 대학원 및 의학전문대학원·치의학전문대학원에서 해당 의료기사 등의 면허에 상응하는 보건의료에 관한 학문을 전공하고 있는 사람
2. 군 복무 중인 사람(군에서 해당 업무에 종사하는 의료기사 등은 제외한다)
3. 해당 연도에 법 제4조에 따라 의료기사 등의 신규 면허를 받은 사람
4. 보건복지부장관이 해당 연도에 보수교육을 받을 필요가 없다고 인정하는 요건을 갖춘 사람

③ 보건복지부장관은 다음 각 호의 어느 하나에 해당하는 사람에 대해서는 해당 연도의 보수교육을 유예할 수 있다.

1. 해당 연도에 보건기관·의료기관·치과기공소 또는 안경업소 등에서 그 업무에 종사하지 않은 기간이 6개월 이상인 사람
2. 보건복지부장관이 해당 연도에 보수교육을 받기가 어렵다고 인정하는 요건을 갖춘 사람

④ 보건기관·의료기관·치과기공소 또는 안경업소 등에서 그 업무에 종사하지 않다가 다시 그 업무에 종사하려는 사람은 제3항 제1호에 따라 보수교육이 유예된 연도(보수교육이 2년 이상 유예된 경우에는 마지막 연도를 말한다)의 다음 연도에 다음 각 목의 구분에 따른 보수교육을 받아야 한다.

가. 제3항에 따라 보수교육이 1년 유예된 경우: 12시간 이상
나. 제3항에 따라 보수교육이 2년 유예된 경우: 16시간 이상
다. 제3항에 따라 보수교육이 3년 이상 유예된 경우: 20시간 이상

⑤ 보건복지부장관은 보수교육실시기관의 보수교육 내용과 그 운영에 대하여 평가할 수 있다.

⑥ 제2항 또는 제3항에 따라 보수교육을 면제받거나 유예받으려는 사람은 해당 연도의 보수교육 실시 전에 별지 제12호 서식의 보수교육 면제·유예 신청서에 보수교육 면제 또는 유예의 사유를 증명할 수 있는 서류를 첨부하여 보수교육실시기관의 장에게 제출해야 한다.

⑦ 제6항에 따른 신청을 받은 보수교육실시기관의 장은 보수교육 면제 또는 유예 대상자 여부를 확인하고, 신청인에게 별지 제12호의 2 서식의 보수교육 면제·유예 확인서를 발급해야 한다.

13 정답 ④

의료법

• **제2조(의료인)**

① 이 법에서 "의료인"이란 보건복지부장관의 면허를 받은 의사·치과의사·한의사·조산사 및 간호사를 말한다.

14 정답 ①

의료법

• **제30조(협조 의무)**

① 중앙회는 보건복지부장관으로부터 의료와 국민보건 향상에 관한 협조 요청을 받으면 협조하여야 한다.

② 중앙회는 보건복지부령으로 정하는 바에 따라 회원의 자질 향상을 위하여 필요한 보수(補修) 교육을 실시하여야 한다.

의료법 시행규칙

• **제20조(보수교육)**

④ 각 중앙회장은 제1항에 따른 보수교육을 다음 각 호의 기관으로 하여금 실시하게 할 수 있다.

1. 법 제28조 제5항에 따라 설치된 지부(이하 "지부"라 한다) 또는 중앙회의 정관에 따라 설치된 의학·치의학·한의학·간호학 분야별 전문 학회 및 전문 단체
2. 의과대학·치과대학·한의과대학·의학전문대학원·치의학전문대학원·한의학전문대학원·간호대학 및 그 부속병원
3. 수련병원
4. 「한국보건복지인력개발원법」에 따른 한국보건복지인력개발원
5. 다른 법률에 따른 보수교육 실시기관

15 정답 ④

2회 14번 해설 참조

16 정답 ⑤

1회 1번 해설 참조

17 정답 ④

2회 15번 해설 참조

18 정답 ②

감염병관리법

• **제77조(벌칙)**

다음 각 호의 어느 하나에 해당하는 자는 5년 이하의 징역 또는 5천만 원 이하의 벌금에 처한다.

1. 제22조 제1항 또는 제2항을 위반하여 고위험병원체의 반입 허가를 받지 아니하고 반입한 자
2. 제23조의 3 제1항을 위반하여 보유허가를 받지 아니하고 생물테러감염병병원체를 보유한 자
3. 제40조의 3 제1항을 위반하여 의약외품등을 수출하거나 국외로 반출한 자

19 정답 ④

감염병예방법

• **제46조(건강진단 및 예방접종 등의 조치)**

보건복지부장관, 시·도지사 또는 시장·군수·구청장은 보건복지부령으로 정하는 바에 따라 다음 각 호의 어느 하나에 해당하는 사람에게 건강진단을 받거나 감염병 예방에 필요한 예방접종을 받게 하는 등의 조치를 할 수 있다.

1. 감염병환자등의 가족 또는 그 동거인
2. 감염병 발생지역에 거주하는 사람 또는 그 지역에 출입하는 사람으로서 감염병에 감염되었을 것으로 의심되는 사람
3. 감염병환자등과 접촉하여 감염병에 감염되었을 것으로 의심되는 사람

20 정답 ①

감염병예방법

• **제36조(감염병관리기관의 지정 등)**

① 보건복지부장관 또는 시·도지사는 보건복지부령으로 정하는 바에 따라 「의료법」 제3조에 따른 의료기관을 감염병관리기관으로 지정하여야 한다.

② 시장·군수·구청장은 보건복지부령으로 정하는 바에 따라 「의료법」에 따른 의료기관을 감염병관리기관으로 지정할 수 있다.

③ 제1항 및 제2항에 따라 지정 받은 의료기관(이하 "감염병관리기관"이라 한다)의 장은 감염병을 예방하고 감염병환자등을 진료하는 시설(이하 "감염병관리시설"이라 한다)을 설치하여야 한다. 이 경우 보건복지부령으로 정하는 일정규모 이상의 감염병관리기관에는 감염병의 전파를

막기 위하여 전실(前室) 및 음압시설(陰壓施設) 등을 갖춘 1인 병실을 보건복지부령으로 정하는 기준에 따라 설치하여야 한다.

④ 보건복지부장관, 시·도지사 또는 시장·군수·구청장은 감염병관리시설의 설치 및 운영에 드는 비용을 감염병관리기관에 지원하여야 한다.

⑤ 감염병관리기관이 아닌 의료기관이 감염병관리시설을 설치·운영하려면 보건복지부령으로 정하는 바에 따라 특별자치도지사 또는 시장·군수·구청장에게 신고하여야 한다. 이 경우 특별자치도지사 또는 시장·군수·구청장은 그 내용을 검토하여 이 법에 적합하면 신고를 수리하여야 한다.

⑥ 보건복지부장관, 시·도지사 또는 시장·군수·구청장은 감염병 발생 등 긴급상황 발생 시 감염병관리기관에 진료개시 등 필요한 사항을 지시할 수 있다.

21 정답 ④

- 독일 Max Josef Pettenkofer: 뮌헨대학에 최초의 위생학 강좌 개설, 실험위생학 기초 확립

22 정답 ④

기온 역전

- 대기오염 피해를 가중시키는 가장 큰 요인
- 고도로 안정화된 대기에서 수직확산이 일어나지 않아 대기오염이 증가

23 정답 ②

Ringelmann Smoke Chart (링겔만비탁표)

매연(검댕)의 농도를 정하는 규격표로 미국 대기 배출 허용 기준

- 0도 – 0%
- 1도 – 20%
- 2도 – 40% (매연 농도)
- 3도 – 60%
- 4도 – 80%
- 5도 – 100%

24 정답 ②

공중보건의 대상과 목표

- 대상: 지역사회 주민이 대상이며 중심
- 목표: 질병예방, 신체와 정신의 건강 향상, 수명 연장

25 정답 ③

용존산소량(Dissolved Oxygen, DO)

- 수질오염의 지표로 물에 녹아있는 산소량 의미. 온도가 낮고 압력이 높을수록, 지하수보다 눈 비에 포함된 DO가 높은 편. 일반적으로 10ppm
- DO 부족: 미생물 과다 번식에 의해 용존산소 저하 발생 → 어패류 생존 위협

BOD (Biochemical Oxygen Demand, BOD)

- 생물화학적 산소요구량, 미생물이 유기물을 산화시키는 데 필요한 산소의 양
- BOD와 DO는 반대의 개념

26 정답 ③

3회 29번, 4회 25번 해설 참조

27 정답 ④

산업폐수에 의한 수질오염 물질

- Cyan 중독(청산중독): 호흡곤란 및 정지, 호흡독

28 정답 ①

WHO 종합보건지표

- 평균수명, 보통사망률(조사망률), PMI(비례사망지수, proportional mortality indicator)
- 보통사망률(조사망률)에 영아사망률 포함

29 정답 ③

미나마타병 (Minamata disease)

유기수은인 메틸수은(methylmercury) 중독에 의해 발생

30 정답 ①

- 고대 이집트시대: 변소 및 하수시설 설치, 도시계획 건설은 4000 BC 인도문명에서 시작

31 정답 ②

윤활관절, 움직관절(윤활액이 있어 마찰을 방지함)

- 안장관절은 엄지손가락의 손목손허리관절
- 몸쪽정강종아리관절은 평면관절, 팔꿉관절은 경첩관절과 평면관절로 되어있음.
- 2겹의 관절 주머니는 윤활액이 차있는 관절안을 형성함.

- 관절주머니의 바깥막은 섬유막, 속막은 윤활막으로 윤활액을 분비함.

32 정답 ①

- 장액샘: 귀밑샘(최대침샘), 눈물샘, 이자의 외분비샘
- 혼합샘: 턱밑샘, 혀밑샘

33 정답 ②

Acetylcholine

부교감신경을 자극하는 신경전달물질

- 이완, 비뇨기계 운동촉진, 골격근 흥분, 동공 축소, 소화기능 향상, 혈압을 낮추고 맥박 감소
- 눈물샘, 침샘, 소화샘, 땀 등의 분비 증가

34 정답 ③

뒤통수뼈와 대공(큰구멍)

청각, 평형감각기의 주요부분은 머리뼈(두개)측면, 측두골에 대부분 존재

- 붓돌기(경상돌기): 두개골 측면부 유양돌기와 외이공 사이에 존재
- 큰구멍: 뇌와 척수의 경계이자 척수가 통과하는 곳
- 유돌부는 외이도 뒤쪽 유양돌기(꼭지돌기)를 형성하는 부위
- 시상봉합은 양측 두정골 결합부에 형성

35 정답 ①

뇌척수액(CSF)의 순환경로

- 가쪽뇌실(측뇌실) – 셋째뇌실 – 중간뇌수도관 – 넷째뇌실 – 척수중심관 – 종말뇌실 – 뇌실거미막밑공간(뇌실지주막하강)

36 정답 ①

심장의 구조

태아는 우심방과 좌심방 사이의 심중격에 난원공(foramen ovale)이 존재

- 근육두께: 우심방, 좌심방 〈 우심실, 좌심실
- 심중격(heart septum)에 의해 4개의 구역으로 분리
- 태아는 출산직후 난원공이 막혀 자연스레 폐순환을 경유함.
- 난원공이 막히지 않을 경우: 평균 산소 함유량 저하로 선천성 심장병

37 정답 ④

정수리점(bregma)

- 두개골 상면부인 두정골에 존재
- 시상봉합과 관상봉합이 만나는 점

38 정답 ③

안와(눈확)을 구성하는 뼈

- 상벽: 이마뼈, 나비뼈
- 외측벽: 광대뼈, 나비뼈

39 정답 ①

봉합(suture)

못움직관절, 부동관절, 머리뼈의 납작뼈 사이에만 존재함.

40 정답 ③

Steroid 호르몬

- 지용성 호르몬. 세포질내로 쉽게 이동하며 정소나 난소에서 분비하는 성호르몬과 부신피질 호르몬.
- 종류: 코티솔, 알도스테론, 안드로겐, 에스트로겐, 난포호르몬 등

41 정답 ⑤

양성종양의 종류

- 편평상피세포암, 큰세포암, 선암: 비소세포성 폐암의 종류
- 지방종: 지방 조직으로 구성된 양성종양
- 표피낭종: 피부 밑에 생기는 종양
- 점액종: 섬유아세포로부터 생성되는 양성종양
- 혈종: 장기나 조직 속에 출혈된 혈액이 고여 있는 상태
- 혈관종: 혈관 조직이 비정상적으로 증식, 확장하여 뭉쳐서 덩어리를 이룬 양성종양
- 샘암종: 샘조직의 상피성분인 샘꽈리와 도관 혹은 점막의 샘상피에서 발생하는 악성종양
- 수막종: 뇌와 척수를 덮는 수막에 발생하는 양성종양
- 유두종: 양성 상피세포 종양

42 정답 ③

삼출(effusion)의 특징

염증 발생 시 국소혈관에서 세포 성분을 포함한 액체(단백 함유량이 높고 섬유소원을 포함, 혈장에 가까운 성분)가 상처부위에 모이는 현상

43 정답 ③

위바닥샘을 구성하는 세포

점액세포(부세포, 점액분비), 벽세포(염산), G세포(가스트린, 점액), 으뜸세포(펩시노겐분비) 등

44 정답 ⑤

급성염증의 특징

- 증가: 호중구 수
- 감소: 림프구(Lymphocyte), 큰포식세포(Macrophage), 형질세포(Plasma cell, 항체생성세포)
- 순환장애, 충혈, 세포침윤(점점 퍼지는 현상), 백혈구 chemotaxis(화학물질쏠림성, 주화성, 화학주성, 백혈구가 자극에 의해 유도되는 현상)

45 정답 ①

혈관내피세포(endothelial cell)

동맥, 정맥, 모세혈관, 림프관 등의 내면을 덮는 단층편평상피세포

46 정답 ②

카타르염증(catarrhal Inflammation)

- 장액성염증이나 점액의 과잉 분비와 상피세포 박리가 함께 관찰됨.
- 삼출액 성분에 풍부한 점액과 상피 성분이 섞여 있음.

47 정답 ⑤

손상의 수복과정

- 손상 → 육아조직 형성 → 섬유모세포에서 콜라겐(교원질, 아교질)생성 → 섬유화 과정 발생 → 육아조직이 단단해지며 흉터조직 형성

48 정답 ⑤

식도의 조직학적 구조

식도에서 대장까지 소화관은 점막층, 점막밑층, 근육층, 외막층의 뚜렷한 네 층으로 구성

49 정답 ①

벽세포(parietal cell)의 기능

으뜸세포(펩시노겐분비), 부세포(점액분비세포)와 함께 위바닥샘을 구성하며 염산과 수분, 내재성인자를 분비함.

50 정답 ②

심장근육세포의 수복

- 결합조직에 의한 수복(회복): 손상을 입은 후 실질세포 재생이 불가능한 경우 결합조직으로 대치되는 현상 → 영구적인 흉터(scar)를 남김.

51 정답 ⑤

Helly's solution 조성

- Zenker's solution에서 glacial acetic acid를 5*ml* formalin(37~40% formaldehyde)로 대체
- Zenker's solution: Muller액 + Mercuric chloride → 사용 직전 빙초산(glacial acetic acid) 5*ml* 첨가
- Helly's solution: Zenker 원액(Muller액 + Mercuric chloride) + 37~40% formalin

52 정답 ①

Formalin ammonium bromide(FAB fixative solution)

별아교세포, 희소돌기아교세포, 미세아교세포 등의 염색(금승홍법, 탄산은법)의 전고정제로 사용

53 정답 ①

Acetone(CH_3COCH_3)

효소(acid and alkaline phosphatase)를 조직학적으로 증명할 때 사용하며 응고침전형 고정기전을 가짐.

54 정답 ②

Potassium dichromate가 포함된 고정액

- 반드시 충분한 수세 과정(12~24시간)을 거쳐야 함
- Potassium dichromate(중크롬산칼륨)이 포함된 고정액: Ortho solution, Regaud's solution, Muller's fluid, Champy's fluid 등

- Mercuric chloride 포함 고정액: Helly's solution, Zenker's solution, B5 solution
- Picric acid 포함 고정액: Bouin's solution, Gendre's solution, Duboscq-Brasil solution
- Helly's solution, Zenker's solutione도 포함

55 정답 ①

단백질 응고침전형 기전을 갖는 고정제

탈수, 고정 시 응고 또는 침전되기 쉬운 단백성분이 융해되지 않음.

- Mercuric chloride
- Potassium dichromate
- Chromic acid
- Picric acid
- Acetic acid
- Ethyl alcohol
- Acetone

고정제의 분류

- 부가성 고정제(additive fixing agent): 단백질 분자 또는 작용기(reactive group)에 대하여 분자 또는 그 일부에 결합해 안정화, 부동화시킴.
  - 부가성 고정제 중 응고성 고정제: Mercuric chloride, Chromic acid, Picric acid, Zinc carbonate
  - 부가성 고정제 중 비응고성 고정제: Formaldehyde, Glutaraldehyde, Potassium dichromate
- 비부가성 고정제(non-additive fixing agent): 단백질에 대해 작용하는 고정제가 아님.
  - Acetic acid, Ethyl alcohol, Acetone, Osmium tetroxide

56 정답 ⑤

Formalin ammonium bromide(FAB solution)

뇌조직 신경교세포 관찰용 고정제

신경조직을 관찰을 위한 고정액

- 뇌조직: 10% neutral buffered formalin-saline, formalin ammonium bromide
- 신경교세포: formalin ammonium bromide
- 인지질: formalin-calcium 또는 formalin-acetate
- 니슬소체: 무수 ethyl alcohol 성분만 사용(Carnoy, formalin-alcohol)

57 정답 ①

10% formalin 고정액의 장점

저렴한 가격, 간편한 제조방법, 살균력과 침투력이 우수함, 매염작용을 용이하게 함.

58 정답 ①

Osmium tetroxide와 Glutaraldehyde($C_5H_8O_2$)의 특징

- Osmium tetroxide: 비응고형 고정기전, 전자현미경 사용 시 2차 고정액(후고정액)
- Glutaraldehyde: 비응고형 고정기전, 전자현미경 사용 시 1차 고정액(전고정액)

59 정답 ②

일반 조직 화학 검사

금승홍법(gold-sublimate method)

- FAB solution으로 고정한 후 금(gold chloride)과 승홍(Mercury chloride, 염화제2수은 $HgCl_2$)을 함유한 용액으로 염색
- 별아교세포, 희소돌기아교세포(oligodendrocyte), 미세아교세포(microglia)관찰용 염색

60 정답 ③

PAS (periodic acid - Schiff)stain

- 탄수화물증명을 위해 가장 많이 사용되는 염색법
- Carnoy's solution을 비롯해 거의 모든 고정제 사용 가능
- Periodic acid - Schiff - diastase (PAS-D, PAS diastase) stain도 탄수화물 증명법

61 정답 ⑤

Masson's trichrome 염색(MT stain)

- 콜라겐섬유 염색(aniline blue), 세포질 염색(Biebrich scarlet, Acid fuchsin)
- 결과: 콜라겐섬유(청색), 세포질, 케라틴(적색), 핵(흑갈색)

62 정답 ③

10% alcoholic formalin 고정액

- Formalin을 alcohol로 희석시킨 고정액으로 빠른침투와 신속한 고정력이 특징
- 지방이 많이 함유된 조직, 두꺼운 조직 고정에 사용

• 수분이 없는 고정액 (탄수화물검출 염색에 사용)

63 정답 ①

육종(Sarcoma)

비상피조직에서 발생하는 악성종양의 총칭

- 암종(Carcinoma): 상피조직, 상피세포로 이루어진 악성종양
- 육아종(Granuloma): 결정성 육아조직
- 샘암종(선암종, adenocarcinoma): 샘, 선을 구성하는 세포에서 발생하는 암

64 정답 ④

- 식도: 중층편평상피가 향후 암 발생 가능성이 있는 원주상피화생으로 치환
- 나머지는 모두 원주상피가 편평상피화생으로 치환

65 정답 ③

황체호르몬(Progesterone)

- 자궁벽에 작용하여 수정란이 안전하게 착상하는데 중요한 역할을 하며 내층을 유지해주어 배아의 발달을 돕는 작용을 함.
- 프로게스테론 분비는 임신이 끝날 때까지 일정하게 유지되고 출산 후 2주 뒤 정상화됨.

66 정답 ③

Endometrial cell(자궁내막세포)

가임기에 관찰되며 임신 또는 폐경기 여성에게서 나타나지 않음(출현 시 비정상).

67 정답 ⑤

기관지 상피세포

호흡기나 소화기의 점막표면을 덮고 있는 원주상피세포

- 배란기: 표재세포가 주로 관찰
- 월경기: 표재세포 〈 중간세포, 혈구, 자궁내막세포, 백혈구 등
- 식도: 원주상피로 구성

68 정답 ⑤

핵소체 비대

- 핵소체: 성장기의 세포나 단백합성이 활발한 세포에서 발달함(증식이 활발한 암세포, 악성일수록 커지고 변화가 심함).
- 침윤성 편평상피세포암종: 편평상피암종에 비해 핵소체가 크고 붉게 관찰, 핵의 농축화, 핵막 불규칙 대소부동, 다형태성이 관찰됨(각질편평세포암).
- 나머지는 모두 핵소체가 관찰되지 않음.

69 정답 ③

Schiller's iodine test

- 비특이적인 자궁암검사법
- Lugol's iodine solution은 Schiller's iodin solution과 조성이 같고 농도만 더 진함.
- 대체용으로 사용 가능

70 정답 ③

Sarcoma (육종)

- 근육, 결합조직, 혈관, 뼈, 연골 등 비상피조직에서 발생
- 혈관육종, 뼈육종, 위육종, 악성섬유조직구종, 백혈병 등

71 정답 ①

쌍극유도와 단극유도의 특징

- 쌍극유도: 체표면의 두 전극(관전극) 사이의 전위 변화를 상대적으로 측정함.
- 표준사지유도: 두 전극사이 상대적인 전위차를 기록, 쌍극유도 사용
- Ⅱ 유도는 오른손과 왼발

72 정답 ④

누설전류 허용치

- 3회 75번 해설 참조
- 안전심전도계(CF형 심전도계)의 허용 전류치는 10㎂(0.01mA)

73 정답 ②

동성빈맥과 동성서맥의 특징

- 동성빈맥: 심박수가 분당 100회 이상, 형태는 정상이나 빠른 빈도(짧은 간격)로 나타남.
- 동성서맥: 심박수가 분당 60회 이하, 기본파형은 정상

74 정답 ⑤

동성부정맥

- 동조율(동심방결절 자극에서 기인하는 심장의 리듬)에 의해 발생
- 나머지는 모두 주기외수축에 의해 발생

75 정답 ⑤

- Vector 심전도: 정면, 측면, 수평면의 3차원으로 투영해 편광판에 루프 형태의 상으로 나타냄.
- Frank 유도법: 7개의 유도전극 사용

76 정답 ④

- Einthoven: 심전도를 처음으로 측정
- Goldberger: 미약한 신호를 50% 증폭시켜 측정

77 정답 ④

최소감지전류

- 2회 77번 허용 전류치 관련 해설 참조
- Microshock의 최소감지전류: 0.1㎃(100㎂), 심실세동 유발
- Macroshock의 최소감지전류: 1㎃

78 정답 ④

이행대(transitional zone)의 정의와 위치

- Precordial lead에서 R wave와 S wave의 크기가 비슷해지는 지점(R파의 높이와 S파의 깊이가 1:1이 되는 중간지점, QRS파 voltage의 평균이 0이 되는 곳)
- 정상 심장은 평균 전기축이 V5 방향이므로 V3~4에 수직방향으로 존재하며 이행대도 V3~4에 나타남.

79 정답 ①

부하심전도의 특징과 종류

심장에 일정한 부담을 주어 잠재되어 있는 관상동맥질환을 찾는 검사

- 운동부하: Master의 2계단 시험법, Treadmill법, Ergometer법
- 저산소부하
- 약물부하

80 정답 ④

뇌파측정전극의 조건

- ㎶는 뇌파의 진폭을 의미
- 전극 부착 시 collodion, 식염이 포함된 물질 사용
- 부착과 고정이 쉽고, 잡음 제거 및 장시간 사용이 가능해야 함.
- 기록지 이동 속도(기록속도): 30mm/sec

81 정답 ①

위상(phase)의 정의

- 뇌파 간의 위치와 시간적 관계를 나타냄.
- 기선을 중심으로 위가 음성파, 아래가 양성파

82 정답 ①

전극 배치 부위의 특징

- O1, O2: occipital area(후두부) 시각영역, α파의 움직임 관찰에 가장 적합 섬광 자극, 광자극 유도 반응

83 정답 ②

정중이마부위의 전극, Fmθ파(frontal midline theta activity)의 특징

- 정중이마 부위(Fz, 정중부에는 Zero의 Z가 붙음)에 중점적으로 출현함.
- Fmθ파: 4~7 Hz의 θ율동, 암산 등 정신작업과 관련이 있음.

84 정답 ⑤

α, β파의 특징

- 뒤통수 부위에 저진폭 α파가 우세함(10Hz 전후, 30~50㎶ 전후).
- 주파수, 진폭, 위상의 좌우 차이가 거의 없음.
- 이마엽, 중심부에 저진폭 β파가 우세함.
- 저진폭 θ파가 우세함.

85 정답 ④

뇌파의 진폭

- 파의 계곡과 계곡을 연결한 선이 교차될 때까지의 높이
- 1㎶ = 1/1,000mV = 1/1,000,000V = 10-6V
- 평탄뇌파: 진폭이 매우 작은 파

• 뇌파계 교정장치의 교정전압: 5mm/50μV

86 정답 ②

근전도계 증폭기의 증폭도

- 120dB(100만배)
- S/N비 (signal to noise power ratio, 공통모드제거비, 판별비, CMRR, common mode rejection ratio): 60dB

87 정답 ①

Oscilloscope의 특징

시간 대비 관측신호가 변화하는 정도를 측정함, 보통 브라운관의 수직축이 신호의 크기이고 수평축이 시간을 나타냄.

88 정답 ③

근전도계 확성기(스피커)

- 방전(근육의 활동전위)파형을 소리로 듣기 위한 장치, 근긴장디스트로피(Dystrophia myotonica) 감지에 효과적임.
- 근긴장디스트로피: 근육의 이완이 시작된 이후에도 계속해서 높은 주파수 (high-frequency)의 방전이 증감하는 현상)

89 정답 ①

환기기능검사

- 허파 내 가스분포, 폐확산능, 폐쇄용적은 허파꽈리기능검사
- 폐기량 측정: 총환기량, 폐활량, 최대흡기량, 잔기량
- 노력성 호출곡선: 노력성 폐활량, 1초율
- 환기량 측정: 최대환기량, 1회 환기량

90 정답 ①

허파꽈리기능검사

- 기체상: 폐내 가스분포 측정, 폐쇄용적, 폐확산능력 등
- 혈액상: 동맥혈의 O_2, CO_2 함량과 분압(부분압력)
- 폐순환시간, 폐순환혈액량, 폐동맥압은 폐순환기능검사

91 정답 ②

폐용적의 종류와 정의

- 1회 호흡량(환기량): 안정호흡상태의 1회 호흡량(약 400~500ml)
- 예비흡기량: 안정흡기위치에서 최대흡기위치에 이르기까지의 최대흡입량
- 예비호기량: 안정호기위치에서 최대호기위치에 이르기까지의 최대호출량
- 잔기량: 최대호기위치에서 기도와 허파 내에 잔존하는 가스량(정상성인 약 1.2L)

92 정답 ⑤

기능잔기용량(FRC)의 정의와 측정법

- 예비호기량(ERV)과 잔기량(RV)의 합
- 폐공기증(폐기종) 등의 질환이 있으면 잔기량이 증가함.
- 최대흡기량: 예비흡기량 + 1회 호흡량
- 측정: 헬륨 가스흡입 또는 산소만 흡입하게 하여 허파 속에 남아 있는 질소가스를 세척, 허파 용적을 측정함. 체부 체적 변동기록법(Body plethysmography)도 사용함.

93 정답 ②

폐기량검사의 정의

- 가장 기본적인 허파기능 검사법
- 시간에 따라 들이마시고 내쉬는 공기의 부피(volume)와 유량(flow, 흐름)을 측정함.
- 잔기량(RV), 기능잔기용량(FRC) 측정법: 가스희석법, 체적변동기록법(body plethysmograph 사용)
- 직접 측정 불가능 항목
- 잔기량(RV)
- 전폐기량(TLC): 폐활량 + 잔기량
- 기능적 잔기량(FRC): 예비 날숨량(호기량) + 잔기량

94 정답 ⑤

폐기량 분획의 명칭과 정의

- 예비흡기량(Inspiratory Reserve Volume, IRV): 안정흡기 시 계속 흡입할 수 있는 최대의 가스량
- 잔기량(Residual Volume, RV): 최대호기 뒤 잔존하는 기도 및 허파 내 가스량

• 폐활량(Vital Capacity, VC): 허파에 출입할 수 있는 1회 최대가스량
• 최대흡기량(Inspiratory Capacity, IC): 안정호기 위치에서 흡입할 수 있는 최대가스량, 예비흡기량(IRV) + 1회호흡량(TV)

95 정답 ②

Scam(주사)의 원리

• 탐촉자(probe)를 연속적으로 움직이면서 나타나는 단층상을 유도함.
• 초음파의 상 모양은 probe(탐촉자) 모양에 따라 결정됨.

96 정답 ③

UCG(심장초음파) 임상 적용

• 심실의 크기 및 기능
• 선천성, 후천성 심장질환 진단
• 5대 선천성 심장질환: 심실중격결손증, 심방중격결손증, 대동맥관개존증, 대동맥협착증, tetralogy of Fallot (팔로네증후군)

97 정답 ②

Doppler법의 특징

• D-mode사용.
• 진동자(crystal)가 일정한 주파수를 지닌 초음파를 발사한 뒤 반사파가 되돌아오기를 기다려서 분석.
• 특정 깊이에서 오는 반사파의 위치파악이 가능

98 정답 ②

음향결합제, 음향매질 coupling medium)의 종류

초음파 젤리, 유동 파라핀, 증류수, glycerin, 올리브유 등

99 정답 ②

Sector형 탐촉자

• 부채꼴형 영상(가까운 곳은 좁고 먼 곳은 넓게)
• 단점: 근거리는 작게 보이고 원거리는 무한정 확대됨.

100 정답 ①

Linear형 탐촉자(probe)의 응용 부위

• 복부 및 표재성 장기, 산부인과 검사에 주로 사용하는 기본적인 탐촉자
• 간, 이자, 쓸개, 갑상샘, 젖샘 등

2교시

01	②	02	⑤	03	③	04	③	05	④	06	②	07	①	08	①	09	④	10	⑤
11	③	12	⑤	13	③	14	⑤	15	③	16	②	17	④	18	④	19	④	20	①
21	②	22	③	23	④	24	①	25	①	26	③	27	③	28	④	29	②	30	⑤
31	⑤	32	①	33	②	34	①	35	①	36	④	37	④	38	②	39	④	40	③
41	①	42	③	43	⑤	44	④	45	③	46	②	47	①	48	⑤	49	⑤	50	②
51	①	52	④	53	④	54	①	55	①	56	③	57	①	58	⑤	59	①	60	②
61	③	62	④	63	③	64	①	65	③	66	⑤	67	①	68	④	69	④	70	②
71	②	72	②	73	①	74	①	75	①	76	②	77	③	78	⑤	79	⑤	80	①
81	⑤	82	⑤	83	④	84	②	85	③	86	①	87	⑤	88	②	89	⑤	90	⑤
91	①	92	②	93	①	94	③	95	⑤	96	④	97	③	98	②	99	①	100	⑤
101	⑤	102	③	103	⑤	104	⑤	105	⑤	106	④	107	⑤	108	③	109	⑤	110	⑤
111	②	112	⑤	113	④	114	④	115	①										

01 정답 ②

NaOH 규정 용액 제조

NaOH 규정 용액 제조 시 CO_2 제거를 위해 약 30분간 끓인 뒤 식힌 D.W. 사용함.

02 정답 ⑤

암모니아 측정법

- Berthelot 시약을 사용한 이온교환수지법(Hyland법): NH_3 + NaOCl + Penol + $Na_2Fe(CN)_5NO$ → Indophenol blue

03 정답 ③

무게백분율(중량퍼센트) 공식

- 100g의 용매에 녹아 있는 용질의 g수
- W/W% = $\frac{\text{물질의 g수}}{\text{용매 100g}} \times 100g$
- v/v %농도는 부피백분율을 의미 → 용질부피 / 용액부피 × 100 [l / l] → vol % 표시

04 정답 ③

이온교환수지법(Hyland법)의 흡착제

- 양이온 교환수지 사용
- NH_4^+(암모니아 이온) → $R-SO_3^-Na^+$(Resin)에 흡착

05 정답 ④

삼투압 단위

- 오스몰 농도(osmol/L로 표시)
- 용액 중 입자의 총 수(삼투압의 크기를 결정하는 분자 또는 이온의 용질 농도)를 나타내는 단위

06 정답 ②

전기영동의 원리

- 단백질의 등전점 pH 5.0
- 단백질 극성: 아미노기(NH_2 + group)와 카복실기(COOH- group)
- 산성 pH: H^+ 작용으로 단백질이 +성질을 띠게 됨 → −쪽으로 이동

• 알칼리 pH: OH^- 작용으로 단백질이 - 성질을 띠게 됨 → + 쪽으로 이동

07 정답 ①

Blood glucose 측정법 중 Somogyi–Nelson법(양이온침전법)

- Somogyi–Nelson법(양이온침전법)
- Blood glucose 측정 시 사용되는 제단백법
- $Ba(OH)_2$, $ZnSO_4$ → $Zn(OH)_2$

08 정답 ①

Somogyi–Nelson법의 침전제

- 7번 해설 참조
- $Zn(OH)_2$: 1단계 시약
- $BaSO_4$: 2단계 시약

09 정답 ④

Folin–Wu법

각종 측정법 중 단백질을 제거하는 과정에서 사용되는 제단백법

- 과정: $Na_2WO_4 + H_2SO_4 \rightarrow Na_2SO_4 + H_2WO_4$, H_2WO_4 + Serum → Protein 침전

10 정답 ⑤

Nonspecific cholinesterase(pseudocholinesterase, butyrylcholinesterase)의 특징

- 아세틸콜린, 콜린에스터 뿐만 아니라 다른 ester들을 특이적으로 가수분해하는 효소 (choline과 acetic acid, toluidic acid등 유기산으로 분해)
- 혈장에 존재하며 당뇨, 갑상샘항진증 등에서 증가

11 정답 ③

혈장 CK 측정용 항응고제

적은 양으로도 항응고 효과가 좋아 측정 목표 물질에 영향을 최소화함.

혈청 CK 측정의 방해 물질

- 용혈 시 CK 상승
- Heparin, citrate, oxalate, EDTA 등의 항응고제와 sodium fluoride 같은 해당 억제제(glycolytic inhibitor)는 적정량 사용 시 사용 가능

12 정답 ⑤

환원성 물질

- Uric acid, Creatinine, Ascorbic acid, Glutathione, S-H기(sulfhydryl group, thiol, sulfur atom과 hydrogen atom으로 구성) 등
- Potassium iodide는 여러 측정법에서 산화제로 작용

13 정답 ③

CK 측정용 항응고제는 heparin사용

- EDTA, NaF 등 항응고제: 킬레이트 작용(Chelate, 금속이온의 촉매작용을 불활성화 시킴)을 통해 CK 활성인자(Mg^{2+},Ca^{2+},Mn^{2+} 등)를 저하시킴 → 응고저하 작용

14 정답 ⑤

Cherry–Crandall법

Lipase 측정법 중 직접법, 지방산(Fatty acid)을 알칼리(NaOH)로 중화시켜 측정

[오답풀이]

나머지는 모두 amylase 또는 glucose 측정에 사용되는 반응법

15 정답 ③

CK(CPK) 저해제

EDTA, NTA(nitrilotriacetic acid), NaF, citrate 등 킬레이트 시약, SH기, Cl^- 등 음이온이 포함된 완충액, phosphate(PO_4^{3-}) 등

16 정답 ②

Rosalki 법의 특징

- Creatine Kinase(CK) 측정법
- 기질과 혈청 내 ADP를 이용한 역반응에서 생성된 ATP를 이용
- 최종적으로 생성된 NADPH를 340nm에서 흡광도 측정(증가량)

17 정답 ④

혈중요소질소(BUN, blood urea nitrogen)

용혈 및 황달의 영향을 크게 받지 않음.

18 정답 ④

ALP 측정량 변화

- 유아기, 사춘기 > 성인
- 성인 남성 > 성인 여성(임신 후기에는 상승)
- 식후 > 식전

19 정답 ④

Creatine Kinase (CK) 측정에 사용되는 기질

- 역반응 기질: Creatine phosphate
- 정반응 기질: Creatine

20 정답 ①

ppm(part per million)

- 10^6, 100만에 대한 용질의 수(W/V × 10^6ml, V/V × 10^6ml, W/W × 10^6mg)
- 어떠한 용질 1mg이 용액 1,000,000mg(1kg) 중에 들어있는 농도를 의미(비중이 1인 경우)
- ppm 농도 = w/w %농도 × 10,000[ppm/%]
- ppb(part per billion): 10^9, 10억만에 대한 용질의 수(W/V × 10^9ml, V/V × 10^9ml, W/W 10^9 mg)
- 수질오염도나 대기오염도를 나타내는 단위. 일반적으로 ppb 농도를 1,000으로 나누면 ppm 단위의 농도가 됨.

21 정답 ②

암모니아 측정 시 검체 처리법

- Heparin 사용 금지: 암모늄염을 함유하지 않은 항응고제 사용
- 채혈 즉시 원심분리: 채혈 후 단백분해산물의 영향으로 암모니아 증가

22 정답 ③

Berthelot 시약의 구성

- 암모니아 측정법 중 비색법에 사용하는 시약
- Phenol, NaOCl(sodium hypochlorite), Na2Fe(CN)5NO(sodium nitroprusside)

23 정답 ④

용어의 정의

- 용질: 녹는 물질
- 용매: 녹이는 물질
- 용해도: 서로 다른 물질이 균일하게 섞여 있는 정도
- 농도: 10ml 용액에 최대한 녹아 있는 용질의 양을 g으로 표시한 것
- 포화용액: 일정 온도에서 최대한의 용질을 포함하고 있는 용액

24 정답 ①

암모니아 측정법 중 미량확산법(Conway법)

적정 시약으로 0.03N HCl 사용

25 정답 ①

Nessler 반응 시약

암모니아, 비단백질소, 요소질소 등의 측정에 사용

- 10% NaOH(KOH)
- HgI_2(Mercuric iodide)
- KI(Potassium iodide) → 산화제

26 정답 ③

GLDH(glutamate dehydrogenase)법의 최종 반응

- GLDH(글루탐산탈수소효소): 글루탐산이 산화되고 다시 가수분해되어 α-케토글루타르산과 암모니아를 생성하는 반응을 촉매하는 탈수소효소
- NADH의 감소량을 340nm에서 흡광도 측정

27 정답 ③

암모니아와 요소질소 측정 효소법(GLDH법) 시약

- α-Ketoglutaric acid
- NADH
- GLDH

GLDH(glutamate dehydrogenase)법의 반응 순서

- Plasma(NH_3) + α-Ketoglutaric acid + NADH → (Glutamic acid + NAD) + GLDH

28 정답 ④

Esbach method(요단백 정량법)의 시약

Picric acid, citric acid

29 정답 ②

정상 요비중

- 24시간 뇨: 1.015~1.025
- 수시 뇨: 1.005~1.030

30 정답 ⑤

요침사 비정상결정의 종류

Bilirubin crystal, Cholesterol crystal, Sulfur crystal, Leucine, Tyrosine, Cystine, Hemosiderin 등

31 정답 ⑤

정상 알칼리 결정의 종류

- Triple phosphate(ammonium magnesium phosphate)
- Calcium phosphate
- Dicalcium phosphate
- Amorphous phosphates
- Ammonium urates(Ammonium biurate)

32 정답 ①

Calcium sulfate(황산칼슘)

- 정상 산성결정, 가는 바늘모양의 무색결정으로 Calcium phosphate와 구분이 어려움.
- 황산칼슘이 acetic acid(초산)에 용해되는 점을 이용해 구분함.

33 정답 ②

Calcium sulfate(황산칼슘)

- 32번 해설 참조
- 정상 산성결정, 가는 바늘모양의 무색결정으로 초산에 용해됨.

34 정답 ①

정상 알칼리결정의 공통점

- 31번 해설 '정상 알칼리 결정의 종류' 참조
- 10% Acetic acid(초산)에 쉽게 용해됨.

35 정답 ①

Electron capture(전자 포획)

- 원자핵 붕괴 현상, 베타 붕괴 현상
- 원자핵이 핵외 전자 1개를 받아들이고 원자 번호 하나만큼 작아지는 현상
- 동중 원소로 변하며 전체 원자 질량은 유지됨.

36 정답 ④

방사면역측정법(radioimmunoassay, RIA)에 사용되는 방사성동위원소

- 125I, 반감기 60일

37 정답 ④

^{32}P(phosphorus-32)

- 추적자 이용 원리: 세포 내의 DNA 및 RNA에 P-32 핵종을 표지하여 유전자 연구에 이용
- 표지 된 DNA 및 RNA를 이용하여 DNA, RNA 서열 연구 등 유전자 연구에 주로 사용함.
- 높은 에너지의 베타선을 방출하여 측정 등이 용이하므로 생명공학 연구에서 가장 널리 이용되는 방사성 핵종

38 정답 ②

α-decay(알파붕괴)의 특징

α 입자를 방출하고 보다 안정한 원소가 되는 과정 (원자 번호는 2, 질량 수는 4 감소)

39 정답 ④

혈액형 구분 표지

- Type A : Yellow
- Type B : Red
- Type AB: Black
- Type O : Blue

40 정답 ③

농축혈소판 보관 온도

- 농축적혈구 + 신선동결혈장 + 농축혈소판 → 실온 보관(약 20~25 ℃), 8시간 내에 분리

41 정답 ①

혈소판 보존기

- 보관 시 교반작용을 필요로 하는 성분 제제
- 실온(약 25℃), 3~5일 보관

42 정답 ③

간접쿰스검사(Indirect Coombs test)

- 혈액 내 순환하는 적혈구에 대한 항체를 확인
- 주로 수혈을 받는 과정에서 자신이 갖고 있지 않은 다른 적혈구의 항원을 인식하여 생성된 항체를 확인

Du test(weak D형 검사)

- 원리: 환자 적혈구에 소량 혹은 약화된 D항원이 존재할 경우 Anti-D에 의하여 감작 되지만 응집은 되지 않음.
- 결과 판독: Anti-D를 반응시킨 후 다시 Coomb's

serum을 첨가했을 때 Du 양성은 응집, 여기에 항글로블린 혈청을 가하여 응집을 보이게 되면 weak D형으로 판정하고 응집을 보이지 않으면 Rh(D) 음성으로 판정

43 정답 ⑤

Cis-AB혈액형

- ABO식 혈액형의 돌연변이
- A형 인자와 B형 인자가 하나의 염색체에 존재하는 비정형 혈액형으로 O형인 사람과 결혼해도 AB형이나 O형으로만 나타나는 특성을 가짐.

44 정답 ④

감마선조사 혈액제제

- 이식편대숙주병(Graft-Versus-Host Disease, GVHD) 예방, 백혈구가 포함된 제제만 해당
- 동결침전제제: 신선동결혈장 1단위를 4°C에서 녹여서 제조한 혈액성분제제

45 정답 ③

농축혈소판 수혈 시 혈소판 증가량

일반적인 혈소판농축액 1단위 수혈 시 혈소판 수 5,000-10,000/μl 증가

46 정답 ②

농축혈소판 수혈 시 주의점

농축혈소판에도 소량의 RBC가 포함되어 있어 Rh 인자 확인이 필요

47 정답 ①

동결침전제제에 포함된 응고인자

factor Ⅷ, factor ⅩⅢ, Fibronectin, von Willebrand factor, fibrinogen 등

48 정답 ⑤

백혈구 여과 제거 혈액제제

- 백혈구 제거 필터를 사용해 99.9% 이상의 백혈구를 제거 가능
- 나머지는 모두 감마선 조사 대상 혈액제제

49 정답 ⑤

세척 적혈구

- 세척 후 24시간 동안 1~6℃에서 보관 가능

50 정답 ②

Vitamin K 의존성 응고인자

Ⅱ, Ⅶ, Ⅸ, Ⅹ인자

51 정답 ①

- 적혈구의 기능: 산소 운반 및 공급 세포
- 호흡기의 기능: 산소와 이산화탄소 두 가지 기체를 교환

52 정답 ④

Polychromatic normoblast(다염적혈모구, 뭇색적혈모구)

- 적혈구 성숙 과정에서 유사분열이 일어나는 마지막 단계
- 핵이 세포질의 50% 차지, 처음으로 혈색소가 관찰, 50~80% 혈색소 합성

53 정답 ④

Thrombin 감수성 인자

- Thtombin이 증가할 때 결핍되는 인자들: I, V, Ⅷ, ⅩⅢ

54 정답 ①

혈병수축(blood clot retraction)

- 혈액이 응고하여 혈병이 분리되는 정도를 의미하며 혈소판 기능 저하 및 감소, 피브리노겐 감소 등에서 불량
- 간에서 혈소판 증식인자(thrombopoietin) 생성
- 이차성 혈소판 감소증: 다른 전신질환 등 기타 원인에 의한 혈소판 감소

55 정답 ①

출혈시간측정(bleeding time)

- 듀크(Duke)법: 귓볼을 란셋으로 찌른 후 일정한 시간 간격을 두고 출혈이 멈출 때까지의 시간을 측정. 혈소판 수, 기능 등 지혈관련 검사

56 정답 ③

응고인자 4번(Factor Ⅳ, Ca^{2+})

- Ca^{2+}(칼슘이온, Ⅳ인자의 활성체) → Vit. K의 프로트롬빈-트롬빈 활성화에 보조인자로 작용
- Vit. K 의존인자(vitamin K dependent factor):

Ⅱ인자, Ⅶ인자, Ⅸ인자, Ⅹ인자(카복실화 작용에 비타민 K를 필요로 함)

57 정답 ①

띠중성구(band neutrophil)

호중구의 유약형, 휘어진 핵(band cell)이 특징

58 정답 ⑤

띠중성구(band neutrophil)

- 중성구의 전구세포(Precursors of neutrophils) → 띠중성구, 후골수구, 골수구, 전골수구, 골수모구를 포함
- 호중구 성숙단계 중 가장 어린 상태. 후골수구까지는 말초혈액에서 정상적으로 발견되지 않으나 소수의 띠중성구는 정상으로 간주

59 정답 ①

Thrombin 감수성인자

- 제I, V, VIII, XIII인자
- 파종혈관내응고(DIC)에서 혈전이 다발성으로 생기기 때문에 응고인자가 모두 소비되어(특히 thrombin 감수성 인자인 제I, V, VIII, XIII인자가 소비) 소모성 응고장애를 일으킴.

60 정답 ②

조혈모세포 성숙 기간

- 적혈구: 5일
- 혈소판: 7일
- 과립구: 6일

61 정답 ③

형질세포(plasma cell)

- B-lmyphocyte가 항원에 의해 분화된 최종 단계
- 정상적으로는 말초혈액에 출현하지 않음.

62 정답 ④

Thrombocytosis(혈소판증가증)

혈소판 증가로 CR(혈병수축) 시간을 단축시킴.

63 정답 ③

거대핵세포(Megakaryocyte)

혈소판은 거대핵세포(megakaryocyte)의 세포질이 분리, 방출되어 형성

64 정답 ①

혈소판인자 PF-1

응고인자 V(Labile factor) 활성 작용에 관여

65 정답 ③

혈소판 감소의 원인

- Bleeding time 연장, 혈병 수축 불량, 모세혈관 취약성 증가, Thrombocytopenia purpura(혈소판감소성자반병) 등
- Thrombocythemia는 혈소판 증가증
- 혈병퇴축능 시험(Blood Clot Retraction test, CR) 정상치: 대략 40 ~ 50%

66 정답 ⑤

시안메트헤모글로빈(cyanmethemoglobin)법

- 혈색소 정량 측정법
- 측정법: 적혈구의 헤모글로빈을 시안염용액중에서 시안메토헤모글로빈으로 바꾸어 비색정량. 5.0㎖의 시안염용액 + 0.02㎖ 혈액 → 30분 뒤 540nm에서 흡광도 측정(맹검액으로 시약 사용)
- 메트헤모글로빈: 철이 산화되어 산소 결합을 할 수 없는 상태의 혈색소, 정상 혈액에서 1% 이하로 존재

67 정답 ①

혈소판인자(Platelet factor)의 특징

- PF-1~-10: 아라비아 숫자로 표시하며, PF-2, PF-3, PF-4만 혈소판에 고유함.
- PF-2: 피브리노겐 활성화 인자, PF-4는 헤파린에 고친화성을 보이며, 항응고작용을 중화해 헤파린 활성을 억제시킴.
- PF-6: 혈소판 플라스민 억제 작용

68 정답 ④

지혈순서

- 혈관 수축 → 혈소판 점착 → ADP의 방출 → 혈소판 응집 → 혈소판의 변태 → 혈소판 혈전 → 응고 혈전 → 섬유소 용해

69 정답 ④

늦골수세포(Metamyelocyte)의 특징

- 과립구의 분화, 성숙단계 중 간상핵 호중구의 전 단계에 관찰
- 특이성과립에 따라 호중성, 호산성, 호염기성 후 골수구로 종류를 나눔.
- 세포질이 연한 pink색으로 염색

70 정답 ②

Thrombocytopenia(혈소판감소증)

- Idiopathic thrombocytopenic purpura: 특발저 혈소판자색반병
- Idiopathic thrombocythemia(원발성혈소판증가증), Chronic Myelogenous Leukemia(만성골수성백혈병), Splenectomy(지라절제술), acute megakaryoblastic leukemia 에서 혈소판 증가

71 정답 ②

나머지는 증가증과 관련

Thrombocytopenia(혈소판감소증)

- PNH(발작야간혈색뇨증): 조혈모세포장애, 골수억제로 혈소판 감소
- pernicious anemia: 악성빈혈
- Aplastic anemia: 재생불량빈혈
- Thrombasthenia: 혈소판기능저하증

72 정답 ②

백혈구 백분율에서 림프구의 비율 변화

- 호중구가 증가하면 림프구는 상대적으로 감소(상대적 림프구증가증은 백혈구 감소와 관련이 있고 절대수의 증가와 감별이 필요)
- 급성감염, 만성(비특이적)감염, 백일해, 매독, 결핵, 갑상샘 기능항진증, CLL은 림프구 절대 수 증가의 원인
  - 말초혈액 내 림프구 정상치: WBC의 30~40%이며 대부분이 T세포, $2.0 \sim 4.0 \times 10^9/L$
  - 림프구증가증: $5.0 \times 10^9/L$ 이상으로 증가한 경우

73 정답 ①

TT(Thrombo Test)

비타민 K 의존 인자인 혈장 내 Ⅱ, Ⅶ, Ⅸ, Ⅹ인자 측정 시험

74 정답 ①

Stuart's urea broth

- Enterobacteriaceae 중 요소를 빠르게 분해하는 균만 감별하는 배지
- Gram negative enteric bacilli: 영양분 부족과 높은 pH로 요소를 분해하지 못함.
- 양성균: Proteus species, Morganella morganii, Providencia rettgeri, urease-positive Providencia stuartii 등
- 양성: phenol red에 의해 적색
- 음성: 변화 없음(노란색 유지)

75 정답 ①

Actinomyces israelii

조직과 호흡기 모두 침범하는 혐기성그람양성균

76 정답 ②

Pseudomonas fluorescens 생성색소

- Pyoverdine: Pseudomonas fluorescens가 특징적으로 형성하는 황록색 또는 황갈색 형광 색소

77 정답 ③

Bismuth sulfite agar 배지

- Salmonella typhi 및 기타 salmonellae의 분리를 위한 Wilson and Blair Medium의 변형배지
- 유당을 발효하는 salmonellae의 분리에 사용

78 정답 ⑤

배양용 검체의 취급

- 뼈속질: 채취 후 즉시 사용, 보존제가 첨가되지 않은 헤파린 튜브 사용

79 정답 ⑤

기관지 세척액

객담 대신 사용(흡인액도 가능)

80 정답 ①

DC(deoxycholate citrate) agar

- lactose(유당)분해능 검사에 사용
- 나머지는 모두 황화수소 생성능 확인이 가능한 배지들

81 정답 ⑤

Middle brook 7H9 배지

폐결핵 진단에 사용(Ogawa 배지, Lowenstein-Jensen 배지와 함께 하기도계, 특히 결핵 진단용 검체 배양에 사용)

82 정답 ⑤

- New York City agar: GC(Neisseria gonorrhoeae) medium agar와 같은 의미. chocolate agar를 기 본베이스로 항생제를 첨가해 만드는 gonococcus 분리용 선택배지
- Neisseria는 항생제에 매우 민감하며 발육온도, CO2조건, 배지상태에 있어 까다로운 조건을 가짐.
- Thayer-Martin agar: chocolate agar plate에 vancomycin, colistin, nystatin, and trimethoprim 등 항생제를 첨가한 선택배지

83 정답 ④

성병 원인균

- *N. gonorrhoeae, Treponema pallidium, H. ducrey, Chlamydia, Trichomonas, Herpes virus* 등
- Trichomonas vaginalis(질염), Haemophilus ducreyi(연성하감, 무른궤양)

84 정답 ②

뇌수막염의 원인균

- Streptococcus pyogenes: 그람음성알균, 사람에게 인두염/편도선염, 성홍열과 표피의 국소감염을 일으킴.
- Streptococcus. pneumoniae: 수막염 균

85 정답 ③

식중독 균의 특징

- Clostridium botulinum, Salmonella 잠복기: 12~36시간
- S. aureus: enterotoxin(장내독소) 생성
- Vibrio parahaemolyticus: 호염성 해수세균
- Salmonella: 대부분 회복, 사망은 드문 편

86 정답 ①

Genus Listeria(리스테리아속) 확인 시험

- Listeria monocytogenes: Catalase 양성, motility 양성, β-hemolysis가 특징

87 정답 ⑤

***Stenotrophomonas maltophilia*(폐렴균)**

- Non-Fermentative Bacilli에 속하는 그람음성균
- esculin, DNase, ONPG, gelatinase, lysine 모두 양성
- oxidase는 음성

88 정답 ②

Chocolate agar

- 혈액우무(한천)배지를 80℃까지 가열해 적혈구를 용혈시킨 영양강화 증식배지, 고체배지
- Haemophilus influenzae와 Neisseria gonorrhoeae, Neisseria meningitidis 배양용 배지(nonselective, enriched growth medium)
- 최종 pH는 7.0~7.5(at 25°C)

89 정답 ⑤

Cooked meat medium

- 무산소성(혐기성)균 배양배지
- 주로 Clostridium spieces 배양에 사용

90 정답 ⑤

OF(oxidative fermentative) medium wih dextrose

- dextrose의 산화발효 반응을 통해 그람음성균을 확인하는 배지
- H_2S 검사에 사용하는 SIM 배지는 semisolid agar(반고체배지)

91 정답 ①

TCBS(Thiosulfate Citrate Bile Sucrose) agar

Vibrio spp.를 분리하는 선택배지

92 정답 ②

Potato glycerol blood agar(Bordet-Gengou agar)

- 백일해균인 Bordetella pertussis와 B. parapertussis 분리에 사용

93 정답 ①

- Potato dextrose agar(PDA)은 고체배지
- ①, ②, ③은 액체배지, ⑤는 반고체배지

94 정답 ③

요코가와흡충

- 성충 크기: 1~2mm, 충란과 더불어 성충의 크기가 가장 작은편
- 폐흡충 성충: 7.5~12mm

95 정답 ⑤

자웅이체(gonochorism, 암수딴몸)

- 방광주혈흡충의 특징
- 모든 선충, 주혈흡충은 자웅이체가 특징

96 정답 ④

회충 수정란의 특징

- 담즙세포에 침착되어 황갈색으로 관찰, 타원형 모양, 불수정란
- 난각의 구성: 단백막-키틴막-지질막 안에 난세포가 존재

97 정답 ③

폐흡충과 만손주혈흡충 성충

- 폐흡충: 7.5~12mm
- 만손주혈흡충: 암컷 - 10~12mm, 수컷 - 7.2~14mm

98 정답 ②

- 약독화생백신(attenuated live virus vaccine) 투여경로
- 구강투여도 가능

99 정답 ①

풍진

홍역, 유행성이하선염과 함께 약독화한 생균백신 사용

100 정답 ⑤

Toxoid 백신(변성독소 백신)

- 디프테리아, 파상풍이 대표적
- 질병이 특정한 독소에 의해 유발될 경우, 독소의 항원성은 유지시키며 독성을 제거해 사용함.

101 정답 ⑤

불활성화백신(inactivated vaccine)

병원체를 배양한 뒤 열 또는 포름알데하이드와 같은 화학물질로 병원체를 죽인 뒤 항원으로 사용

102 정답 ③

약독화 생백신

- 야생 바이러스나 세균을 실험실에서 반복 배양하거나 특별한 공정을 거쳐 약독화시킨 백신
- 인체에 투여되었을 때 질병을 일으킬 가능성을 최소화한 형태로 높은 항원성을 가짐.

103 정답 ⑤

Cladosporium

흑색선균과에 속하는 진균. Cladosporium carrionii가 흑색진균증의 원인균이며 긴 연쇄 모양의 분생자는 모두 흑색을 나타냄.

104 정답 ⑤

Yeast like fungi(효모양 진균, 효모유사진균)

- *Candida albicans*: 분아에 의해생식하며 분아포자형성, 가성균사형성

105 정답 ⑤

Candida albicans 배양

- 37℃에서 출아형 증식, 효모 형태로 인체 감염
- 조직 내 침투는 균사 형태로 감염

106 정답 ④

HLA(human leukocyte antigen)

- T 림프구 인식 및 활성화에 관여
- polymorphism(다형체)의 특성을 가짐
- Class I: HLA-A, HLA-B, HLA-C

107 정답 ⑤

Antinuclear antibodies(항핵항체)

- 여러 가지 핵성분(DNA, ribonucleoprotein, Smith항원 등)에 대한 항체, SLE 등 collagen disease에서 관찰
- 간접면역형광법(indirect immunofluorescence

method): 가장 많이 사용됨.
- Fluorescein isothiocyanate (FITC)를 표지한 anti-human immunoglobulin Ab 사용

108 정답 ③

혈청 내 보체의 특징

병원체를 제거하기 위해 병원체 세포막을 공격하는 능력을 향상시키는 면역 작용과 식작용의 기능을 보완하는 물질, 혈청에 존재하며 살균성을 가짐.
- 이열성: 높은 온도에서 쉽게 활성을 잃음.

109 정답 ⑤

효소면역측정법 EIA(Enzyme Immunoassay)
- CD4 cell(Helper T cell + CD4): HIV 감염으로 파괴되는 세포
- EIA 원리를 이용한 HIV 항체검사 진행

110 정답 ⑤

HBsAg (B형 간염바이러스 표면항원)
- RPHA (reversed passive hemagglutination): 직접응집반응을 이용해 검사(보체활성화)
- Widal test는 직접응집법
- HBsAb는 PHA(passive hemagglutination)로 검사(보체불활성화)
- α-Fetoprotein도 같은 RPHA로 검사

111 정답 ②

RPHA test의 특징
- 감작 적혈구와 비동화 환자혈청의 응집반응을 확인하는 정성법
- 1+부터 3+까지 양성, -와 ±는 음성

112 정답 ⑤

C-reactive protein
- 조직 손상(뇌졸중, 심근경색 포함), 여러 염증성 병변 급성기에 혈액에 나타나는 glycoprotein으로 Pneumococcus 표면 항원인 C 다당체(C-polysaccharide)와 만나 침강반응을 일으킴.
- 혈청학적 진단법으로 latex 응집법, capillary precipitation법, CRP 정량검사(nephelometer) 등이 있음.

113 정답 ④

Capillary precipitation

반정량적 결과, 흰색 침강의 높이를 측정(1+는 1mm, 2+는 2mm...)

114 정답 ④

Rheumatoid factors(RF, 류마티스 인자)
- 면역글로불린 IgG의 FC 부위에 대한 자가항체
- IgG(토끼 γ-globulin)로 피복한 라텍스 입자(latex particle)나 적혈구를 환자 혈청(RA factor)과 반응시켜 응집반응 유무를 관찰함.

115 정답 ①

ANA (antinuclear antibodies, 항핵항체) 검사
- 간접면역형광법(indirect immunofluorescence method):슬라이드에 부착된 Hep-2 cell (human epithelial type 2 cell, 2형상피세포)에 환자 혈청을 반응시킨 뒤 Incubation & washing → FITC-conjugated anti-human immunoglobulin Ab 첨가 → Incubation & washing → 형광현미경으로 관찰

3교시

번호	정답	번호	정답	번호	정답	번호	정답	번호	정답	번호	정답	번호	정답	번호	정답	번호	정답	번호	정답
01	④	02	⑤	03	④	04	①	05	⑤	06	③	07	②	08	②	09	⑤	10	④
11	③	12	③	13	④	14	③	15	③	16	⑤	17	③	18	②	19	⑤	20	③
21	②	22	②	23	③	24	③	25	④	26	④	27	③	28	③	29	⑤	30	②
31	①	32	⑤	33	②	34	②	35	②	36	⑤	37	④	38	④	39	④	40	③
41	②	42	⑤	43	①	44	②	45	④	46	④	47	⑤	48	②	49	⑤	50	④
51	①	52	①	53	④	54	①	55	⑤	56	④	57	⑤	58	②	59	⑤	60	⑤
61	②	62	①	63	④	64	③	65	⑤										

01 정답 ④

흡인생검세포검사(Aspiration biopsy cytology)

- 세침, 주사기를 사용해 검체를 흡인 채취하여 세포를 검사함.
- 채취한 세포를 슬라이드에 도말, 염색해 관찰. 조직을 채취하는 생검에 비해 비교적 간단하고 통증, 출혈, 합병증 등 부작용이 적은 편(needle biopsy와 같은 생검법은 초기 검사 수단으로 권고되지 않음.)

02 정답 ⑤

Bone marrow aspiration(뼈속질, 골수천자)

바늘을 이용한 골수(뼈속질) 천자를 통해 조혈조직에서 관찰되는 적혈구, 백혈구, 혈소판, 세망내피계 세포를 검사

03 정답 ④

Luxol fast blue stain

- 사진 설명: 척수(spinal cord) 단면을 Luxol fast blue로 염색
- 3회 10번 해설 참조
- 수초(유수신경섬유를 칼집 모양으로 둘러싸고 있는 피막) 염색법, Nissl 염색과 함께 신경조직을 염색하는 가장 기본적인 방법으로 지방질을 염색하는 염료를 사용, Nissl 염색과 대조적으로 백색질을 염색

04 정답 ①

Thyroidectomy(갑상샘절제술)

- 사진 설명: 갑상샘암 papillary carcinoma(유두모양암종)에서 흔히 관찰되는 psammoma body(모래종체, 사종체, 여러 겹의 calcium 침착이 원인)와 우측하단 intranuclear inclusion(핵포함체, 핵 내 봉입체)가 관찰됨.

05 정답 ⑤

- 사진 설명: Cerebellar cortex(소뇌겉질, 소뇌피질)의 Luxol fast blue 염색 사진
- 3번 해설 참조
- Myelinated fibers(말이집신경섬유, 유수신경섬유)는 청색으로 염색

06 정답 ③

- 사진 설명: Compact bone(치밀뼈)의 H&E 염색 후 현미경 검경 사진
- 치밀뼈 구조: 촘촘한 치밀뼈층 아래와 뼈의 끝부분에 위치한 벌집 모양의 그물 구조

07 정답 ②

충수절제술(Appendectomy)

막창자(맹장) 끝에 달린 가느다란 관 모양의 기관으로 복강경 또는 개복 수술을 통해 제거

08 정답 ②

면역세포화학염색(Immunocytochemistry, ICC)

- 사진 설명: 자궁속막 간질세포의 면역화학 염색 (cytokeratin 7 시약 사용 시 갈색으로 확인)
- 원리: 확인하고자 하는 세포의 특정 항원에 항체를 결합시킨 뒤 이 항체에 결합된 효소와 효소에 반응하는 발색제의 상호작용으로 나타나는 발색 여부를 통해 세포 내 특정 항원 존재 여부를 확인함.
- 자궁속막 간질세포: 난원형 또는 강낭콩 모양 핵, 굵은 과립상 염색질, 불확실한 세포질과 세포질 내 공포

09 정답 ⑤

- 사진 설명: 작은창자 원주상피세포, goblet cell(술잔세포)가 특징적으로 관찰됨, 중성점액은 PAS 염색 양성
- Periodic acid Schiff(PAS): 당원검출 염색

10 정답 ④

Bielschowsky's silver stain

- Luxol fast blue와 함께 신경조직 특수염색법으로 분류
- Silver nitrate를 함유한 ammoniacal silver 용액으로 축삭돌기(black), 수상돌기 등을 염색

11 정답 ③

- 사진 설명: Pap smear(파파니콜로펴바른표본)에서 나타나는 자궁경부 샘암종(adenocarcinoma)
- 이형성증: 치밀한 세포질, 불규칙한 모양과 고색소, 고밀도 핵
- HSIL(고등급 이형성증, high grade squamous intraepithelial lesion): 상피세포 1/3 이상 침범

12 정답 ③

- 사진 설명: 자궁속목부 Pap smear 염색 사진
- HPV(human papilloma virus) 감염으로 koilocyte(공동세포) 관찰

13 정답 ④

- 사진 설명: 뼈파괴세포에서 관찰되는 다핵성 거대세포
- 2회 58번 해설 참조

14 정답 ③

중등도 이형성증(moderate dysplasia)의 특징

- 사진 설명: HPV(human papilloma virus) 감염으로 발생한 moderate dysplasia
- 고등급이형성증(high grade squamous intraepithelial lesion, HSIL): 이상 상피세포 1/3 이상, 정도에 따라 CIN 2단계와 CIN 3단계로 분류됨.

15 정답 ③

N/C(Nuclear–Cytoplasmic) ratio에 의한 이형세포 분류

세포내 핵과 세포질이 차지하는 비율: 이형성이 큰 세포일수록 비율 증가

16 정답 ⑤

Modified Sternheimer–Malbin Stain

- Sternheimer-Malbin stain법을 조정한 요침사 특수염색법(Supravital stain)
- 상피세포: 적자색 또는 진보라색
- 백혈구: 연분홍
- 원주: 분홍색 또는 보라색(Crystal은 염색되지 않음)

17 정답 ③

요 비중 읽는 법

액체의 형태와 관계없이 평평한 부분의 눈금이 기준

18 정답 ②

- 사진 설명: 정상 granular cast 및 hyaline cast 관찰
- Granular cast(과립원주)
- Hyaline cast(초자원주): 요가 신세관 내 정체됨을 확인, 세뇨관 내 mucoprotein과 소량의 알부민이 결합 & 농축되어 겔화된 상태

19 정답 ⑤

납양원주(Waxy cast)

- 매끈한 기둥모양, 높은 반사율, 혈장단백질로 구성

- 요침사에서 관찰될 경우 심각한 단백뇨를 의미함. 심한 만성질환, 콩팥 amyloidosis, 바이러스 질환, 심한 운동 시 관찰

20 정답 ③

- 사진 설명: 정규분포곡선(왼쪽)과 대수정규분포곡선(오른쪽)
- 표준편차(Standard Deviation, SD): 정규분포표의 변곡점으로부터 수직으로 내린 선과 교차하는 지점
- M±2SD: 95.4%, 민감도의 기준이 되는 수치

21 정답 ②

정규분포

- 평균치(M)와 표준편차(SD)에서, M-SD와 M+SD(표준편차 값 ±1) 간의 면적이 전체의 약 68.2%
- M±2SD(표준편차 값 ±2): 약 95.4%(민감도의 기준)
- M±3SD(표준편차 값 ±3): 약 100%

22 정답 ②

누적합관리법(Cumulative SUM, CUSUM chart)

- 각 표본 값의 목표 값에 대한 편차의 누적합을 표시
- 누적합이기 때문에 공정 평균이 조금만 달라져도 누적된 편차 값은 상당히 증가/감소함((공정 평균의 점진적 변화 감지에 활용).

23 정답 ③

쌍치법(Youden-plot, twin plot)

- 3회 25번 해설 참조
- 2개의 샘플을 이용해 실험실 내 혹은 실험실 간 데이터 변동성을 측정함.
- 우연오차와 계통오차를 동시에 파악 가능, 정밀도와 정확도를 동시에 파악 가능

24 정답 ③

누적합관리법(CUmulative SUM, CUSUM chart)

데이터의 누적합에 근거한 관리도, 관리혈청(control serum)을 따로 사용함.

25 정답 ④

Gel Electrophoresis(겔 전기 영동)

- 전기영동의 주요 구성요소: 하전 입자, 전장, 지지체
- 이동 속도: 분자의 크기와 모양, 전장의 세기, 지지체 종류, 온도, 분자가 띄는 전하에 영향을 주는 요소들(등전점, pH, 염료 분자량 등)에 영향을 받음.

26 정답 ④

정상 혈장단백 겔 전기 영동 결과

- 혈장, 혈청, 요, 뇌척수액에서 발견되는 면역글로불린과 같은 특정 단백을 분리하는데 사용
- 혈장단백 분획: 알부민(등전점 pH 4.7, 음전하, 양극으로 이동), 알파 1, 알파 2, 베타(베타 1과 베타 2), Transferrin, 감마 글로불린(등전점 pH 7.2, 양전하, 음극으로 이동) 등으로 분리

27 정답 ③

- 그림 설명: 혈장단백 전기영동 결과
- 혈장단백 전기영동에서 분리 및 확인을 위해서는 개별 단백질 농도가 최소 0.1g/*dl* 이상이어야 가능(더 낮은 농도는 면역고정 전기영동법 사용)

28 정답 ③

흡광도(Absorbance)와 투과도(Transmittance)

- 흡광도: 규정된 용매를 사용한 용액에 대하여 시험, 흡광도는 검체 용액의 농도 및 액층의 길이에 비례
- 흡수율: -logT(%)
- 투과도: 투과광의 강도와 입사광의 강도의 비

29 정답 ⑤

- Lactate dehydrogenase 전기영동
- LDH5, MMMM형, 음극에 가장 가깝게 위치함.

30 정답 ②

X bar-R 관리도의 특징

- X bar 관리도: 중심선이 표시된 점의 평균(공정평균)을 의미함.
- R 관리도: 중심선이 공정의 변동을 나타냄.
- 관리한계: 중심선의 위와 아래에 있는 수평선(관

리한계는 표본 데이터의 실제 변동량, 공정이 관리이탈 상태에 있는지를 나타냄)
- 규격 한계: 공정에서 보고자 하는 변동량을 의미

31 정답 ①

Blood gas analysis(혈액가스분석)용 항응고제 sodium heparin

32 정답 ⑤

- 베타입자의 차폐물질: 의복 및 알루미늄

33 정답 ②

- 사진 설명: acanthocytsis(가시적혈구증가증) 및 monocyte(단구) 관찰

34 정답 ②

- 사진 설명: 병적인 siderocyte(철적혈구)가 관찰됨.
- 적혈구내 혹은 주변부의 철 성분, Pappenheimer body를 특징적으로 가짐.
- Prussian blue를 사용하는 철 염색에서 매우 선명하게 관찰

35 정답 ②

채혈 튜브 중 Coagulation tube

Coagulation(응고)검사용(ex. PTT, aPTT 등), 하늘색 뚜껑, 3.2% sodium citrate 사용

36 정답 ⑤

- 4회 16번 해설 참조
- Sternheimer-Malbin stain: 백혈구 분류를 위한 염색

37 정답 ④

Prussian blue Iron stain(철염색)

- 사진 설명: 위 세포 세포질에 과다한 철분 침착으로 인한hemochromatosis(혈색소침착증) 확인, hemosiderin(혈철소) 염색을 통해 증명
- 저장 철 hemosiderin과 sideroblast, siderocyte 검출에 사용하며 heme 합성장애, 철 대사 이상으로 인한 질환에서 증가
- 이온화 철 + potassium ferrocyanide → Prussian blue(ferric ferrocyanide) 형성, blue color로 염색

38 정답 ④

- 37번 해설 참조
- Prussian blue 염색법으로 혈철소 염색

39 정답 ④

선천성 철적아구(유전성 철적모구)빈혈

- 충분한 철을 가지고 있지만 헤모글로빈 생산에 철을 이용할 수 없는 혈액질환
- 적혈구 모세포 미토콘드리아 내에 철이 축적, 핵 둘레를 철 과립이 둘러싸 반지모양으로 보이는 환형 철적혈모구, Basophilic stippling 관찰

40 정답 ③

낫적혈구장애(겸상적혈구병, sickle cell disorder)

- 적혈구가 낫 모양의(겸상의) 비정상적인 모양으로 변형, 적혈구막의 유연성 감소
- 11번 유전자 단완에 위치하는 헤모글로빈의 베타글로빈 유전자의 점 돌연변이로 발생
- 혈색소 S: 헤모글로빈의 이상 형태, 적혈구에 다량 포함될 경우 낫 모양으로 변형

41 정답 ②

Hairy cell leukemia(모발세포백혈병)

- 사진 설명: 도말 표본 상에서 B cell에서 기원한 hairy cell(넓은 면적의 세포질과 털 모양의 세포돌기가 특징) 관찰
- 진행 과정이 매우 느리고 완만한 증식 속도가 특징인 희귀 백혈병

42 정답 ⑤

작은적혈구증(Microcytosis)

- RBC 직경이 6㎛ 이하인 상태, 헤모글로빈 양 감소와 동반되며 저 색소성(low MCH)을 나타내는 원인
- Target cell(표적적혈구): 적혈구 두께 감소, 중앙과 가장자리를 제외한 부분이 저 색소성을 나타내 과녁의 중심, 표적처럼 관찰됨.

43 정답 ①

Spherocyte(공모양적혈구)의 특징

- Hyperchromia(고색소성), 혈색소 함량은 정상이나 정상 RBC보다 두껍고 직경은 감소된 상태
- 자가면역용혈빈혈, 유전공모양적혈구증에서만 관찰됨.

44 정답 ②

신선동결혈장

- 채혈 후 고속 원심분리를 통해 분리한 혈장을 동결시킨 제제, -40℃에서 1년간 보존 가능
- 사용 목적: 응고인자 보충을 통한 치료, 대체 의약품이 없는 경우(농축 제제가 없는 제Ⅴ, 제Ⅺ 인자 결핍증에 사용), 응고인자 결핍 예방 효과는 없음.
- 투여하기 전에 PT 연장, aPTT 연장, fibrinogen (파종혈관 내 응고와 같이 fibrinogen 100㎎/㎗ 미만일 경우) 감소 여부 확인

45 정답 ④

농축 적혈구(red blood cells) 용기의 표시 내용

[용기의 표시]

(1) 제제의 명칭
(2) 용량
(3) 제조업자 또는 수입자의 상호와 주소
(4) 제조번호와 제조연월일
(5) 저장방법과 유효기간
(6) 용법, 용량
(7) 보존제명 및 그 농도
(8) 첨가된 물질명과 그 농도

[표시사항]

(1) 채혈연월일
(2) "ABO 혈액형 구분 및 D(Rho) 항원의 양성 또는 음성"이란 문구
(3) 혈액보존액의 제조번호
(4) "외관상 이상을 인정하였을 때에는 사용하여서는 안 된다."는 문구
(5) "따로 규정하는 수혈용 기구를 사용하여야 한다."는 문구
(6) "혈액형을 확인 후 수혈하여야 한다."는 문구
(7) 기타 주의 또는 경고의 문구를 추가할 수 있다.

46 정답 ④

전혈(whole blood) 제제 용기의 표시 내용

[용기의 표시]

(1)제제의 명칭
(2) 용량
(3) 제조업자 또는 수입자의 상호와 주소
(4) 제조번호와 제조연월일
(5) 저장방법과 유효기간
(6) 용법, 용량
(7) 보존제명 및 그 농도
(8) 첨가된 물질명과 그 농도

[표시사항]

(1) 채혈연월일
(2) "ABO 혈액형 구분 및 D(Rho) 항원의 양성 또는 음성"이란 문구
(3) 혈액보존액의 제조번호
(4) "외관상 이상을 인정하였을 때에는 사용하여서는 안 된다."는 문구
(5) "따로 규정하는 수혈용 기구를 사용하여야 한다."는 문구
(6) "혈액형을 확인 후 수혈하여야 한다."는 문구
(7) 기타 주의 또는 경고의 문구를 추가할 수 있다.

47 정답 ⑤

Human T-lymphotropic virus(사람T세포림프친화바이러스)

- Ⅰ형과 Ⅱ형으로 구분되며 림프구를 매개로 하는 바이러스(수혈을 통해 감염되나 분획용 혈장제제는 anti-HTLV-Ⅰ/Ⅱ 검사와 관계 없음)
- 나머지는 모두 수혈 전 필수 검사 항목
- 신선동결혈장(FFP, Fresh Frozen Plasma)

48 정답 ②

한 단위 혈소판성분채혈 부적격 기준(채혈 금지 대상)

- 17세 미만, 60세 이상
- 혈액 비중 1.052 미만 Hb 12 미만
- 혈액 1uL 당 혈소판수가 15만 미만
- 한 단위 혈소판성분채혈 72시간이 경과하지 아니한 자
- 과거 1년 이내 성분채혈 횟수가 24회 이상인 자

49 정답 ⑤

TSC agar

- *Clostridium perfringens* 선택분별배지
- Lecithinase 생산균: TSC 한천배지에서 2-4mm의 불투명한 환을 가지는 황회색 집락이 특징

50 정답 ④

MacConkey agar

- 대장균군, 장내 병원성균을 포함한 그람 음성 장내 간균에 대한 선택 분별배지
- 배지 조성 중 Lactose와 Neutral red indicator를 통해서 분별
- E. coli는 대표적인 lactose(유당) 분해균(pink색 집락 형성), 나머지는 모두 lactose 비분해 균

51 정답 ①

- *E. coli*: 유당(lactose) 분해균

52 정답 ①

- β-용혈을 나타내는 균(Staphylococcus aureus)
- 위성현상: Staphylococcus aureus와 Haemophilus influenzae

53 정답 ④

Ames test

- Salmonella typhimurium이 갖는 DNA mutation 특징(히스티딘 합성 유전자에 돌연변이 발생)을 활용해 돌연변이 유발 여부를 확인 → 배지에 히스티딘이 없으면 성장할 수 없음.
- 복귀돌연변이체: 돌연변이 유발 물질 노출 시 → 2차 돌연변이를 일으켜 스스로 히스티딘 합성 능력을 갖게 됨.
- 한천배지 with 소량의 히스티딘 + 시험 물질 + 살모넬라균 → 집락 형성 시 복귀돌연변이체 생성

54 정답 ①

Anaerobic jar(혐기성균 배양용 배지)

나머지는 모두 성장에 산소를 필요로 하는 균

55 정답 ⑤

XLD 선택배지(Xylose Lysine Desoxycholate agar)

- 목적: Salmonella, Shigella같은 그람 음성 장내 병원균의 분리와 선별
- 사진 설명: Salmonella 집락 형태(Shigella는 red ~ pink color 집락 형성)

56 정답 ④

- Aspergillus flavus: 분생자두, aflatoxin(발암성 독소) 생성

57 정답 ⑤

바이러스의 구조

- 핵산(RNA or DNA)
- 단백질외피(capside)
- 외피(envelope)
- 스파이크 당단백질(spike glycoprotein)

58 정답 ②

바이러스의 구조 중 핵산(nucleic acid)

핵산에 의해 RNA바이러스 또는 DNA바이러스로 분류

59 정답 ⑤

LPCB(lactophenol cotton blue) 염색

- KOH와 함께 진균 염색에 사용
- Phenol: 세포 사멸
- Lactic acid: 진균 구조를 보존
- Cotton blue: 진균 세포벽의 키틴을 염색

60 정답 ⑤

Pap smear 염색에서 관찰되는 Trichomonas

- 난형의 편재성 핵과 호산성의 과립이 특징이며 pap smear 상에서 편모가 관찰되지 않음.
- 방기저 세포나 중간 세포의 위호산성, 핵 주위에 달무리가 생기는 perinuclear halo(핵주위무리)가 관찰됨.

61 정답 ②

Clonorchis sinensis(Chinese liver fluke, 간흡충) 염색 사진

충체가 투명하고 납작한 선홍색 나뭇잎(버들잎) 모양, 앞부분은 뾰족하고 뒷부분은 둥그런 형태

62

정답 ①

- Major histocompatibility complex(MHC, 주조직적합성복합체, 조직적합성 유전자): 이식면역에서 강한 거부반응을 일으키는 항원군과 지배유전자군, 6번 염색체 단완(short arm)에 위치
- HLA(human leukocyte antigen, histocompatibility antigen): 조직적합항원, 조직적합성 유전자에서 생성되는 면역조절항원(Class Ⅰ, Ⅱ, Ⅲ)

63

정답 ④

효소면역측정법(enzyme immunoassay, EIA) 중 간접법의 원리

- 항원항체반응을 일으켜 결합시킨 후 2차 항체(효소표지항항체)와 반응시켜 효소 활성 측정

64

정답 ③

정량응집반응 결과 해석

- 응집소가: 양성반응을 보이는 최고 혈청희석농도를 의미

65

정답 ⑤

Macrophage(대식세포)

- 크기30~40㎛, 세포질에서 azure 과립 및 탐식한 물질이 특징적으로 관찰됨.
- 특징: B세포와 함께 스스로 펩타이드를 제공하는 항원제시세포(MHC class II molecule을 가짐)에 속함.

제5회 임상병리사 실전모의고사 정답 및 해설

1교시

번호	정답	번호	정답	번호	정답	번호	정답	번호	정답	번호	정답	번호	정답	번호	정답	번호	정답	번호	정답
01	⑤	02	①	03	①	04	②	05	①	06	③	07	③	08	⑤	09	②	10	④
11	②	12	①	13	②	14	③	15	⑤	16	③	17	①	18	②	19	④	20	②
21	②	22	④	23	②	24	④	25	①	26	①	27	④	28	④	29	③	30	⑤
31	④	32	⑤	33	②	34	④	35	②	36	②	37	①	38	④	39	③	40	②
41	①	42	④	43	⑤	44	⑤	45	⑤	46	⑤	47	④	48	⑤	49	④	50	②
51	③	52	②	53	①	54	⑤	55	②	56	③	57	④	58	②	59	④	60	⑤
61	②	62	①	63	③	64	②	65	⑤	66	①	67	①	68	④	69	②	70	①
71	⑤	72	④	73	⑤	74	③	75	④	76	①	77	③	78	②	79	③	80	③
81	①	82	⑤	83	①	84	②	85	③	86	⑤	87	②	88	④	89	③	90	①
91	③	92	③	93	①	94	③	95	⑤	96	⑤	97	⑤	98	②	99	④	100	④

01 정답 ⑤

의료법 시행규칙

• 제39조의 8(당직의료인)

① 법 제41조 제2항에 따라 각종 병원에 두어야 하는 당직의료인의 수는 입원환자 200명까지는 의사·치과의사 또는 한의사의 경우에는 1명, 간호사의 경우에는 2명을 두되, 입원환자 200명을 초과하는 200명마다 의사·치과의사 또는 한의사의 경우에는 1명, 간호사의 경우에는 2명을 추가한 인원수로 한다.

② 제1항에도 불구하고 법 제3조 제2항 제3호 라목에 따른 요양병원에 두어야 하는 당직의료인의 수는 다음 각 호의 기준에 따른다.

1. 의사·치과의사 또는 한의사의 경우에는 입원환자 300명까지는 1명, 입원환자 300명을 초과하는 300명마다 1명을 추가한 인원 수
2. 간호사의 경우에는 입원환자 80명까지는 1명, 입원환자 80명을 초과하는 80명마다 1명을 추가한 인원 수

③ 제1항 및 제2항에도 불구하고 다음 각 호의 어느 하나에 해당하는 의료기관은 입원환자를 진료하는 데에 지장이 없도록 해당 병원의 자체 기준에 따라 당직의료인을 배치할 수 있다.

1. 「정신건강증진 및 정신질환자 복지서비스 지원에 관한 법률」 제3조 제5호 가목에 따른 정신병원
2. 「장애인복지법」 제58조 제1항 제4호에 따른 의료재활시설로서 법 제3조의2에 따른 요건을 갖춘 의료기관
3. 국립정신건강센터, 국립정신병원, 국립소록도병원, 국립결핵병원 및 국립재활원
4. 그 밖에 제1호부터 제3호까지에 준하는 의료기관으로서 보건복지부장관이 당직의료인의 배치 기준을 자체적으로 정할 필요가 있다고 인정하여 고시하는 의료기관

02 정답 ①

의료법

• 제33조(개설 등)

④ 제2항에 따라 종합병원·병원·치과병원·한방

병원 또는 요양병원을 개설하려면 보건복지부령으로 정하는 바에 따라 시·도지사의 허가를 받아야 한다. 이 경우 시·도지사는 개설하려는 의료기관이 다음 각 호의 어느 하나에 해당하는 경우에는 개설허가를 할 수 없다.

03 정답 ①

의료법

• 제33조(개설 등)

⑨ 의료법인 및 제2항 제4호에 따른 비영리법인(이하 이 조에서 "의료법인등"이라 한다)이 의료기관을 개설하려면 그 법인의 정관에 개설하고자 하는 의료기관의 소재지를 기재하여 대통령령으로 정하는 바에 따라 정관의 변경허가를 얻어야 한다(의료법인등을 설립할 때에는 설립 허가를 말한다. 이하 이 항에서 같다). 이 경우 그 법인의 주무관청은 정관의 변경허가를 하기 전에 그 법인이 개설하고자 하는 의료기관이 소재하는 시·도지사 또는 시장·군수·구청장과 협의하여야 한다.

04 정답 ②

의료기사법

• 제6조(국가시험)

① 국가시험은 대통령령으로 정하는 바에 따라 해마다 1회 이상 보건복지부장관이 실시한다.

05 정답 ①

의료기사법

• 제30조(벌칙)

① 다음 각 호의 어느 하나에 해당하는 사람은 3년 이하의 징역 또는 3천만 원 이하의 벌금에 처한다.

1. 제9조 제1항 본문을 위반하여 의료기사 등의 면허 없이 의료기사 등의 업무를 한 사람
2. 제9조 제3항을 위반하여 다른 사람에게 면허를 대여한 사람

2의 2. 제9조 제4항을 위반하여 면허를 대여받거나 면허 대여를 알선한 사람

3. 제10조를 위반하여 업무상 알게 된 비밀을 누설한 사람
4. 제11조의 2 제1항을 위반하여 치과기공사의 면허 없이 치과기공소를 개설한 자. 다만, 제11조의 2 제1항에 따라 개설등록을 한 치과의사는 제외한다.
5. 제11조의 3 제1항을 위반하여 치과의사가 발행한 치과기공물제작의뢰서에 따르지 아니하고 치과기공물제작등 업무를 행한 자
6. 제12조 제1항을 위반하여 안경사의 면허 없이 안경업소를 개설한 사람

06 정답 ③

의료기사 등에 관한 법률

• 제33조(과태료)

② 다음 각 호의 어느 하나에 해당하는 자에게는 100만원 이하의 과태료를 부과한다.

1. 제11조에 따른 실태와 취업 상황을 허위로 신고한 사람
2. 제13조에 따른 폐업신고를 하지 아니하거나 등록사항의 변경신고를 하지 아니한 사람
3. 제15조 제1항에 따른 보고를 하지 아니하거나 검사를 거부·기피 또는 방해한 자

07 정답 ③

지역보건법 시행령

• 제2조(지역사회 건강실태조사의 방법 및 내용)

① 보건복지부장관은 「지역보건법」(이하 "법"이라 한다) 제4조 제1항에 따른 지역사회 건강실태조사(이하 "지역사회 건강실태조사"라 한다)를 매년 지방자치단체의 장에게 협조를 요청하여 실시한다.

② 제1항에 따라 협조 요청을 받은 지방자치단체의 장은 매년 보건소(보건의료원을 포함한다. 이하 같다)를 통하여 지역 주민을 대상으로 지역사회 건강실태조사를 실시하여야 한다. 이 경우 지방자치단체의 장은 지역사회 건강실태조사의 결과를 보건복지부장관에게 통보하여야 한다.

③ 지역사회 건강실태조사는 표본조사를 원칙으로 하되, 필요한 경우에는 전수조사를 할 수 있다.

④ 지역사회 건강실태조사의 내용에는 다음 각 호의 사항이 포함되어야 한다.

1. 흡연, 음주 등 건강 관련 생활습관에 관한 사항
2. 건강검진 및 예방접종 등 질병 예방에 관한 사항
3. 질병 및 보건의료서비스 이용 실태에 관한 사항
4. 사고 및 중독에 관한 사항
5. 활동의 제한 및 삶의 질에 관한 사항
6. 그 밖에 지역사회 건강실태조사에 포함되어야 한다고 보건복지부장관이 정하는 사항

08 정답 ⑤

혈액관리법

• **제20조(벌칙)**

다음 각 호의 어느 하나에 해당하는 자는 1년 이하의 징역 또는 1천만 원 이하의 벌금에 처한다.

1. 제14조 제1항 또는 제3항을 위반하여 헌혈자에게 헌혈증서를 발급하지 아니하거나, 의료기관에 헌혈증서를 제출하면서 무상으로 혈액제제 수혈을 요구한 사람에 대하여 정당한 이유 없이 그 요구를 거절한 자
2. 제15조 제1항을 위반하여 거짓이나 그 밖의 부정한 방법으로 헌혈환급예치금을 내지 아니한 자

09 정답 ②

의료기사법

• **제5조(결격사유) 해설 참조**

다음 각 호의 어느 하나에 해당하는 사람에 대하여는 의료기사등의 면허를 하지 아니한다.

1. 「정신건강증진 및 정신질환자 복지서비스 지원에 관한 법률」 제3조 제1호에 따른 정신질환자. 다만, 전문의가 의료기사등으로서 적합하다고 인정하는 사람의 경우에는 그러하지 아니하다.
2. 「마약류 관리에 관한 법률」에 따른 마약류 중독자
3. 피성년후견인, 피한정후견인
4. 이 법 또는 「형법」 중 제234조, 제269조, 제270조 제2항부터 제4항까지, 제317조 제1항, 「보건범죄 단속에 관한 특별조치법」, 「지역보건법」, 「국민건강증진법」, 「후천성면역결핍증 예방법」, 「의료법」, 「응급의료에 관한 법률」, 「시체해부 및 보존에 관한 법률」, 「혈액관리법」, 「마약류 관리에 관한 법률」, 「모자보건법」 또는 「국민건강보험법」을 위반하여 금고 이상의 실형을 선고받고 그 집행이 끝나지 아니하거나 면제되지 아니한 사람

10 정답 ④

의료법

• **제86조(권한의 위임 및 위탁)**

① 이 법에 따른 보건복지부장관 또는 시·도지사의 권한은 그 일부를 대통령령으로 정하는 바에 따라 시·도지사, 질병관리본부장 또는 시장·군수·구청장이나 보건소장에게 위임할 수 있다.

11 정답 ②

의료기사법

• **제11조의 2(치과기공소의 개설등록 등)**

① 치과의사 또는 치과기공사가 아니면 치과기공소를 개설할 수 없다.

② 치과의사 또는 치과기공사는 1개소의 치과기공소만을 개설할 수 있다.

③ 치과기공소를 개설하려는 자는 보건복지부령으로 정하는 바에 따라 특별자치시장·특별자치도지사·시장·군수·구청장(자치구의 구청장에 한한다. 이하 같다)에게 개설등록을 하여야 한다.

④ 제3항에 따라 치과기공소를 개설하고자 하는 자는 보건복지부령으로 정하는 시설 및 장비를 갖추어야 한다.

12 정답 ①

의료기사법

• **제30조(벌칙)**

① 다음 각 호의 어느 하나에 해당하는 사람은 3년 이하의 징역 또는 3천만 원 이하의 벌금에 처한다.

1. 제9조 제1항 본문을 위반하여 의료기사 등의 면허 없이 의료기사 등의 업무를 한 사람
2. 제9조 제3항을 위반하여 다른 사람에게 면허를 대여한 사람

2의 2. 제9조 제4항을 위반하여 면허를 대여받거나 면허 대여를 알선한 사람

3. 제10조를 위반하여 업무상 알게 된 비밀을 누설한 사람
4. 제11조의 2 제1항을 위반하여 치과기공사의 면허 없이 치과기공소를 개설한 자. 다만, 제11조의 2 제1항에 따라 개설등록을 한 치과의사는 제외한다.
5. 제11조의 3 제1항을 위반하여 치과의사가 발행한 치과기공물제작의뢰서에 따르지 아니하고 치과기공물제작등 업무를 행한 자
6. 제12조 제1항을 위반하여 안경사의 면허 없이 안경업소를 개설한 사람

② 제1항 제3호의 죄는 고소가 있어야 공소를 제기할 수 있다.

[오답풀이]

나머지는 모두 500만 원 이하의 벌금

13 정답 ②

지역보건법

• **제10조(보건소의 설치)**

① 지역주민의 건강을 증진하고 질병을 예방·관리하기 위하여 시·군·구에 대통령령으로 정하는 기준에 따라 해당 지방자치단체의 조례로 보건소(보건의료원을 포함한다. 이하 같다)를 설치한다.

14 정답 ③

지역보건법

• **제25조(수수료 등)**

① 지역보건의료기관은 그 시설을 이용한 자, 실험 또는 검사를 의뢰한 자 또는 진료를 받은 자로부터 수수료 또는 진료비를 징수할 수 있다.

② 제1항에 따른 수수료와 진료비는 보건복지부령으로 정하는 기준에 따라 해당 지방자치단체의 조례로 정한다.

15 정답 ⑤

감염병예방법

• **제42조(감염병에 관한 강제처분)**

④ 보건복지부장관, 시·도지사 또는 시장·군수·구청장은 제1항·제2항에 따른 조사·진찰이나 제13조 제2항에 따른 검사를 거부하는 사람(이하 이 조에서 "조사거부자"라 한다)에 대해서는 해당 공무원으로 하여금 감염병관리기관에 동행하여 필요한 조사나 진찰을 받게 하여야 한다.

⑤ 제1항부터 제4항까지에 따라 조사·진찰·격리·치료 또는 입원 조치를 하거나 동행하는 공무원은 그 권한을 증명하는 증표를 지니고 이를 관계인에게 보여주어야 한다.

⑥ 보건복지부장관, 시·도지사 또는 시장·군수·구청장은 제2항부터 제4항까지 및 제7항에 따른 조사·진찰·격리·치료 또는 입원 조치를 위하여 필요한 경우에는 관할 경찰서장에게 협조를 요청할 수 있다. 이 경우 요청을 받은 관할 경찰서장은 정당한 사유가 없으면 이에 따라야 한다.

⑦ 보건복지부장관, 시·도지사 또는 시장·군수·구청장은 조사 거부자를 자가 또는 감염병관리시설에 격리할 수 있으며, 제4항에 따른 조사·진찰 결과 감염병환자등으로 인정될 때에는 감염병관리시설에서 치료받게 하거나 입원시켜야 한다.

⑧ 보건복지부장관, 시·도지사 또는 시장·군수·구청장은감염병의심자 또는 조사거부자가 감염병환자등이 아닌 것으로 인정되면 제2항 또는 제7항에 따른 격리 조치를 즉시 해제하여야 한다.

16 정답 ③

감염병예방법

• **제47조(감염병 유행에 대한 방역 조치)**

보건복지부장관, 시·도지사 또는 시장·군수·구청장은 감염병이 유행하면 감염병 전파를 막기 위하여 다음 각 호에 해당하는 모든 조치를 하거나 그에 필요한 일부 조치를 하여야 한다.

1. 감염병환자등이 있는 장소나 감염병병원체에 오염되었다고 인정되는 장소에 대한 다음 각 목의 조치
   가. 일시적 폐쇄
   나. 일반 공중의 출입금지
   다. 해당 장소 내 이동제한
   라. 그 밖에 통행차단을 위하여 필요한 조치
2. 의료기관에 대한 업무 정지
3. 감염병의심자를 적당한 장소에 일정한 기간 입원 또는 격리시키는 것
4. 감염병병원체에 오염되었거나 오염되었다고 의심되는 물건을 사용·접수·이동하거나 버리는 행위 또는 해당 물건의 세척을 금지하거나 태우거나 폐기처분하는 것
5. 감염병병원체에 오염된 장소에 대한 소독이나 그 밖에 필요한 조치를 명하는 것
6. 일정한 장소에서 세탁하는 것을 막거나 오물을 일정한 장소에서 처리하도록 명하는 것

17 정답 ①

감염병예방법

• **제67조(국고 부담 경비)**

다음 각 호의 경비는 국가가 부담한다.

1. 제4조 제2항 제2호에 따른 감염병환자등의 진료 및 보호에 드는 경비
2. 제4조 제2항 제4호에 따른 감염병 교육 및 홍보를 위한 경비
3. 제4조 제2항 제8호에 따른 감염병 예방을 위한 전문인력의 양성에 드는 경비
4. 제16조 제4항에 따른 표본감시활동에 드는 경비

4의 2. 제18조의 3에 따른 교육·훈련에 드는 경비

5. 제20조에 따른 해부에 필요한 시체의 운송과 해부 후 처리에 드는 경비
5의 2. 제20조의 2에 따라 시신의 장사를 치르는 데 드는 경비
6. 제33조에 따른 예방접종약품의 생산 및 연구 등에 드는 경비
6의 2. 제33조의 2 제1항에 따른 필수예방접종약품등의 비축에 드는 경비
6의 3. 제36조 제1항에 따라 보건복지부장관이 지정한 감염병관리기관의 감염병관리시설의 설치·운영에 드는 경비
7. 제37조에 따라 보건복지부장관이 설치한 격리소·요양소 또는 진료소 및 같은 조에 따라 지정된 감염병관리기관의 감염병관리시설 설치·운영에 드는 경비
7의 2. 제39조의 3에 따라 보건복지부장관이 지정한 접촉자 격리시설의 설치·운영에 드는 경비
8. 제40조 제1항에 따라 위원회의 심의를 거친 품목의 비축 또는 장기구매를 위한 계약에 드는 경비
9. 제41조 및 제42조에 따라 외국인 감염병환자 등의 입원치료, 조사, 진찰 등에 드는 경비
9의 2. 제49조 제1항 제12호에 따라 국가가 의료인·의료업자·의료관계요원 등을 동원하는 데 드는 수당·치료비 또는 조제료
9의 3. 제60조의 3 제1항부터 제3항까지에 따라 국가가 의료인 등을 방역업무에 종사하게 하는 데 드는 수당 등 경비
10. 제71조에 따른 예방접종 등으로 인한 피해보상을 위한 경비

18 정답 ②

혈액관리법

• **제18조(벌칙)**

다음 각 호의 어느 하나에 해당하는 자는 5년 이하의 징역 또는 5천만 원 이하의 벌금에 처한다.

1. 제3조를 위반하여 혈액 매매행위 등을 한 자
2. 제6조 제1항을 위반하여 혈액관리업무를 할 수 있는 자가 아니면서 혈액관리업무를 한 자
3. 제6조 제3항을 위반하여 허가받지 아니하고 혈액원을 개설한 자 또는 변경허가를 받지 아니하고 중요 사항을 변경한 자
4. 제6조 제4항을 위반하여 의약품 제조업의 허가를 받지 아니하고 혈액관리업무를 한 자 또는 품목별로 품목허가를 받거나 품목신고를 하지 아니하고 혈액관리업무를 한 자
5. 제6조의 2 제1항을 위반하여 허가받지 아니하고 혈액관리업무를 한 자

19 정답 ④

혈액관리법

• **제19조(벌칙)**

다음 각 호의 어느 하나에 해당하는 자는 2년 이하의 징역 또는 2천만 원 이하의 벌금에 처한다.

1. 제6조 제2항을 위반하여 보건복지부령으로 정하는 기준에 적합한 시설·장비를 갖추지 아니한 자
2. 제7조 제1항을 위반하여 채혈 전에 헌혈자에 대하여 신원 확인 및 건강진단을 하지 아니한 자
3. 제7조 제2항을 위반하여 보건복지부령으로 정하는 감염병 환자 또는 건강기준에 미달하는 사람으로부터 채혈을 한 자
4. 제7조 제3항을 위반하여 신원이 확실하지 아니하거나 신원 확인에 필요한 요구에 따르지 아니하는 사람으로부터 채혈을 한 자
5. 제7조 제5항을 위반하여 채혈하기 전에 채혈금지대상 여부 및 과거 헌혈경력과 그 검사 결과를 조회하지 아니한 자
6. 제7조의 2 제2항 및 제3항을 위반하여 보건복지부령으로 정하는 안전성검사를 통과하지 못한 채혈금지대상자로부터 채혈을 하거나 안전성검사를 통과한 채혈금지대상자로부터 채혈을 한 후 그 결과를 보건복지부장관에게 보고하지 아니한 자
7. 제7조의 2 제5항을 위반하여 채혈금지대상자 명부의 작성·관리 업무상 알게 된 비밀을 정당한 사유 없이 누설한 자
8. 제8조 제1항을 위반하여 보건복지부령으로 정하는 바에 따라 혈액과 혈액제제의 적격 여부를 검사하지 아니하거나 검사 결과를 확인하지 아니한 자
9. 제8조 제2항을 위반하여 보건복지부령으로 정하는 바에 따라 부적격혈액을 폐기처분하지 아니하거나 폐기처분 결과를 보건복지부장관에게 보고하지 아니한 자
9의 2. 제8조 제4항을 위반하여 부적격혈액의 정보를 해당 의료기관에 알리지 아니하거나 폐기처분하지 아니한 자

9의 3. 제8조 제5항을 위반하여 부적격혈액을 수혈받은 사람에게 이를 알리지 아니한 자
10. 제9조 제1항을 위반하여 채혈 시의 혈액량, 혈액관리의 적정 온도 등 보건복지부령으로 정하는 기준에 따라 혈액관리업무를 하지 아니한 자
11. 제12조 제3항을 위반하여 건강진단·채혈·검사 등 업무상 알게 된 다른 사람의 비밀을 누설하거나 발표한 자
12. 제12조의 2 제3항을 위반하여 정당한 사유 없이 전자혈액관리업무기록에 저장된 개인정보를 탐지하거나 누출·변조 또는 훼손한 자

20 정답 ②

혈액관리법

- **제17조의 2(개설허가의 취소 등)**

① 보건복지부장관은 혈액원이 다음 각 호의 어느 하나에 해당하면 혈액원의 개설허가를 취소하거나 6개월의 범위에서 업무의 정지 또는 위반 사항에 대한 시정을 명할 수 있다.

1. 혈액원 개설허가를 받은 날부터 3개월이 지나도록 정당한 사유 없이 그 업무를 시작하지 아니한 경우
2. 개설허가를 받은 혈액원의 시설이 제6조제2항에 따른 시설·장비 기준에 적합하지 아니한 경우
3. 혈액원이 제조관리자를 두지 아니한 경우
4. 혈액원에 대한 제13조 제1항에 따른 검사 또는 같은 조 제3항에 따른 심사평가 결과 혈액관리업무가 부적절하였음이 발견된 경우
5. 혈액원이 제17조의 2 제3항 및 제4항을 위반하여 사업계획, 예산안, 수입·지출결산서 또는 회계감사 보고서를 제출하지 아니한 경우
6. 그 밖에 이 법 또는 이 법에 따른 명령을 위반한 경우

② 보건복지부장관은 의료기관이 제9조의 2 제1항을 위반한 경우 위반 사항에 대한 시정을 명할 수 있다.

③ 제1항 및 제2항에 따른 행정처분의 세부적인 기준은 보건복지부령으로 정한다.

21 정답 ②

- 부영양화: 도시하수, 비료 성분(질소, 인, 탄소)에 의해 플랑크톤 번식

22 정답 ④

- 산성비 기준: pH 5.6 이하

23 정답 ②

Itai-itai disease
금속광산에서 광부들에게 발생한 카드뮴 중독, 내분비계 이상

24 정답 ④

적조현상

- 산업폐수나 도시하수 중의 질소나 인 등 영양물질이 해수 중에 축적되어 발생
- 산업폐수(농업, 임업, 어업, 광공업 등의 산업활동에 사용된 뒤 배출되는 물): 생활하수, 축산폐수와 함께 수질오염을 일으키는 3대 오염원

25 정답 ①

- dB(A): 생활소음, 인간의 청감특성을 보정한 상대적인 척도

26 정답 ①

질병 발생의 원인 3대 요인

- 병인, 숙주, 환경
- 병인(causal agents): 생물학적, 물리화학적 혹은 정신적 요인, 섭취 영양소 등

27 정답 ④

레이노증후군(Raynaud's syndrome)

- 진동 및 혈액순환 장애
- 나머지는 모두 화학적 물질이 원인으로 작용해 발생하는 직업병

28 정답 ④

수질오염의 지표

- 산성도, 알칼리도, 대장균 및 일반 세균, 색과 탁도, 경도, 부유물질 등
- TLm(Median Tolerance Limit): 노출 시 어류의 50%가 생존하는 독성물질 농도

29 정답 ③

펠라그라

- 동물성 단백질에 내포된 나이아신(니코틴산, nicotinic acid, 비타민 B3)의 결핍에 의해 피부병, 치매 발생

30 정답 ⑤

거미줄모형설

- 비감염성 질환 발생에 대한 이해를 돕는 이론
- 질병은 한 가지 원인에 의해 발생하지 않고 관계되는 모든 요소들끼리 서로 연결되어 있음.

31 정답 ④

운동 후 체내 반응

- 호흡과 심박동수, 뼈대근육의 혈액량 증가, 체온, 혈압 상승, 소변배출량은 감소
- 산소부채량: 운동선수가 일반인의 두 배 가까이 높음 (10L : 5L)

32 정답 ⑤

흡식 공기의 통과 경로

- 기관 – 기관지 – 엽기관지 – 구기관지 – 세기관지 – 종말세기관지 – 호흡세기관지 – 허파꽈리관 – 꽈리주머니 - 허파꽈리

33 정답 ②

콩팥의 특징과 기능, 구조

- 왼쪽이 오른쪽 콩팥보다 높게 위치, 요의 비중: 1.003~1.030
- 신원(nephron)
  - 콩팥의 기능 구조상의 최소단위, 한쪽의 콩팥에 약 100만 개
  - 콩팥소체(토리, 토리주머니)와 세뇨관(토리쪽곱슬세관, 헨레고리, 먼쪽곱슬세관)으로 구성

34 정답 ④

얼굴근육(표정근)의 종류와 작용

- 7번 뇌신경이 지배
- 입둘레근: 입을 다물 때
- 큰광대근: 입을 열 때
- 입꼬리당김근: 보조개
- 볼근: 화난 표정

35 정답 ②

목빗근이 연결시켜주는 부위의 명칭

- 복장뼈, 빗장뼈, 관자뼈 유양부를 연결하는 목빗근(흉쇄유돌근): 더부신경(부신경), 목신경의 지배를 받음.

36 정답 ②

기관 상피와 그 기능

- Secretion(분비): 위 내부
- Absorption(흡수): 창자의 내면
- Transportation(운반):cilia(섬모)
- Receptor function(감각수용): 혀, 코안 점막, 눈
- Protection(보호): 피부, 방광

37 정답 ①

반사활(Reflex arch, 반사궁), 대뇌지각과 관계없는 무의식

- 감수체(수용기) - 감각신경(구심) - 반사중추 – 운동신경(원심) - 효과기

38 정답 ④

고유결합조직의 구성섬유와 종류

- 아교섬유, 탄력섬유, 세망(그물)섬유
- 세망섬유 (reticular fiber): 매우 가는 아교섬유, 그물구조, 골수, 지라(비장), 림프조직 등

39 정답 ③

뇌머리뼈와 안면골의 분류

- 뇌머리뼈: 이마뼈, 나비뼈
- 안면골: 사골, 상악골
- 부비동은 이마뼈(전두골), 나비뼈(접형골), 사골, 상악골에 존재

40 정답 ②

안정막전압(membrane potential)의 정의와 크기

- 안정 상태 시 세포막의 전기적 대립 상태를 의미: Na+, K+ 통로가 모두 닫혀 있음.
- 전압 크기: -90mV, 신경세포는 -70mV

41 정답 ①

급성염증

- 일시적으로 혈류량 증가(세동맥의 일시적 혈관수축)후 혈관 확장, 혈류 속도 감소
- 홍반(발적, 충혈), 두드러기

42 정답 ④

혈전의 종류

- 백색혈전: 섬유소, 혈소판 등에 의해 발생, 동 맥처럼 혈류 속도가 빠르고 혈관 내피세포의 기능이상이 동반된 곳에서 관찰. 교착혈전, 분리혈전

- 적색혈전: 섬유소와 적혈구 응집, 정맥이나 심장의 심방 등 혈류가 느린 곳에서 발생. 응고인자 활성화, 혈류 정체
- 폐쇄성 죽상동맥경화증: 경도의 혈관 협착 발생 시 혈류 속도는 오히려 상승하나 혈관 지름이 50% 이상 감소하였을 때 말초로 전달되는 혈류가 감소됨.
- 혈전: 죽종이 파열되면서 혈관 내막의 코팅이 깨지면 혈액이 달라붙어 생성됨.

43 정답 ⑤

화농염증 (purulent Inflammation)

화농성세균인 포도상구균, 임질균, 수막구균 감염에 의한 농양 발생

44 정답 ⑤

만성염증의 특징

- 증가 및 침윤: 림프구(Lymphocyte: NK-세포), 큰포식세포(Macrophage), 소림프구 (T-세포, B-세포), Plasma cell(형질세포, 항체생성세포, B 림프구에서 분화)
- 나머지는 모두 급성 염증의 특징

45 정답 ⑤

호산구의 특징

호중구와 비슷, 핵이 2개, 기생충증 감염이나 알레르기성 질환에서 증가(말초혈액 내 가장 먼저 등장)

46 정답 ⑤

종말세기관지 구성 상피

단층섬모원주상피와 섬모가 없는 원주상피(클라라세포, Clara cell)로 구성

47 정답 ④

벽세포(산분비세포)의 특징

- 위날문 부분이 아닌 위몸통 부분에 주로 존재함.
- 으뜸세포(펩시노겐분비), 부세포(점액분비)와 함께 위바닥샘을 구성

위샘의 구성

- 위바닥샘, 들문샘, 날문샘

위의 구조

- 상부: 들문(분문), 위바닥, 위몸통상부
- 중부: 위몸통중부, 위몸통하부, 위각
- 하부: 위전정부, 날문(유문)

위바닥샘의 구성 세포

- 으뜸세포: 펩시노겐분비, 주로 몸통에 존재하며 들문에는 존재하지 않음.
- 벽세포: 염산분비), 들문과 날문에도 존재하나 주로 위 몸통 부분에 존재함.
- 목점액세포: 알칼리성 점액(뮤신)분비, 들문, 몸통, 날문 중 주로 날문에 존재함.
- G세포: 가스트린분비, 날문에 존재함.
- 은친화세포: 세로토닌, 히스타민 분비

48 정답 ⑤

기관조직을 구성하는 상피

- 신우, 요관, 기관, 기관지 – 중층이행상피, 매일 자극을 받는 상피들
- 결막 - 중층원주상피
- 모세혈관 – 단층편평상피(내피세포)

49 정답 ④

술잔세포의 존재 부위

- 기관지 중 호흡세기관지에는 술잔세포가 없음.

술잔세포

- 호흡상피 전체의 약 30%가 술잔세포로 구성됨(세기관지 중 호흡세기관지는 술잔세포가 존재하지 않음).
- 코에서 기관, 기관지, 세기관지까지의 점막에 존재하며, 지속적으로 점액이 분비되어 코의 점막 표면을 보호하고 가습 효과를 가짐.

50 정답 ②

상피조직 피부의 기원

표피는 외배엽, 진피는 중배엽

51 정답 ③

옥도화 과정의 잔여 Iodine 제거

- Sodium thiosulfate(Hypo 용액) 사용

옥도화(iodized) 과정

- 고정액으로 mercuric chloride 사용 시 수은색소침착이 발생해 옥도화 과정이 필요함.
- Iodine으로 수은 제거 → sodium thiosulfate (Hypo 용액)를 사용해 잔여 iodine을 제거함.

52 정답 ②

수은 색소 제거가 필요한 고정액(Mercuric chloride 계 고정액)

- Zenker's solution
- Maximow's solution
- Schaudinn's solution
- Helly's solution
- Flemming's solution(Osmium tetroxide계 고정액)

53 정답 ①

Schiff 시약과 picric acid의 성질

- Picric acid같은 산성 성분은 사용 불가
- Schiff 시약: Basic fuchsin + 1N HCl + Sodium metabisulfite

54 정답 ⑤

시약의 사용 가능 여부

- 37~40% formaldehyde를 녹인 수용액에 Schiff 시약을 떨어트려 확인
- 사용 가능: 연분홍색~적색, 사용 불가: 청색

55 정답 ②

Schiff 시약의 특징

- 냉장보관, 실온에서 알맞게 조절해 사용
- 오래된 시약 점검: formalin에 1~2방울 적하 후 연분홍색~적색으로 변하면 사용이 가능함.
- Schiff 시약 조성: Basic fuchsin + 1N HCl + Sodium metabisulfite
- Diastase Periodic acid-Schiff reaction(D-PAS): Glycogen 염색

56 정답 ③

파라핀 블록의 제작과정

- 고정 → 탈수 → 투명 → 침투 → 포매

57 정답 ④

Paraffin(파라핀) 포매의 단점

- 파라핀 침투 시 발생하는 60℃의 고온이 일부 조직에 나쁜 영향을 미침.
- 오래 방치하면 조직이 뒤틀리고 단단해지며 뼈, 치아, 안구, 뇌 조직 등은 침투가 어려움.

58 정답 ②

Helly's solution의 조성

- Zenker's solution: Potassium dichromate, Mercuric chloride, Sodium sulfate, 증류수
- Helly's solution: Zenker's solution + 5ml formalin (37–40% formaldehyde 수용액)

59 정답 ④

Kaiserling's preservative 의 특징

- 3단계 고정, 오랫동안 고정 재료의 천연색을 유지할 수 있음(박물관, 의학연구 용).
- 조성: formalin, potassium nitrate, potassium acetate

60 정답 ⑤

탈회(decalcification)의 정의

무기질이 포함되어 딱딱한 뼈나 석회화된 조직 내의 칼슘염을 제거하는 과정

61 정답 ②

Kaiserling's preservative의 3단계 고정

- 1차 고정액: 일반 고정 목적
- 2차 고정액: 천연색 유지 목적
- 3차 고정액: 영구 보존 목적

62 정답 ①

Kaiserling solution의 조성

- 1차 고정액: Potassium nitrate, Potassium acetate, formalin
- 2차 고정액: 80% Ethanol
- 3차 고정액: Glycerin, Potassium acetate

63 정답 ③

- 질 내부: 약산성인 pH 4.5~5.0
- 정자 운동이 활발하게 일어나는 pH: 7.0~8.5

64 정답 ②

Doderlein bacillus

- 질 내부 산도를 유지하는 균
- Lactobacillus acidophilus와 동일하게 여겨지는 경우도 있음.

65 정답 ⑤

중피세포(mesothelial cell)의 특징

- 복막, 가슴막, 심장막등 장막강을 덮는 중배엽 기원의 단층상피세포
- 염증자극에 의해 결합조직성 세포(종양)으로 전환함(중피종).

66 정답 ①

자궁속막의 정의

자궁내벽점막, 난소호르몬의 분비에 영향을 받아 증식과 탈락을 주기적으로 반복

67 정답 ①

편평원주 접합부에 영향을 미치는 요소

- 접합부(변형대, 이행대: 화생이 일어나는 부위)는 중층편평상피와 원주상피로 구성
- 나이, 임신 여부, 호르몬, 염증, 자궁 크기, 선천성 비정형(atypical) 등에 의해 위치 변경

68 정답 ④

자궁내막 세포

- 원주상피세포(선세포)와 간질세포로 구성
- 세포질의 형태와 배열이 불규칙하고 단층이 아니라 중첩(overlapping)되어 있음.
- 자궁내막: 단층원주상피세포(선세포)와 간질세포로 구성

[오답풀이]

② 바깥자궁경부: 중층편평상피세포
③ 질(점막층): 중층편평상피세포
⑤ 난소표면: 단층입방상피세포

69 정답 ②

Cannon ball 현상

트리코모나스(Trichomonas) 질염으로 인한 급성 염증에서 출현, 다수의 다핵백혈구가 둥근 덩어리를 형성

[오답풀이]

③ 양성진주: 중심부로 갈수록 편평세포의 각화가 이루어지는 모양이 동심원적 배열로 나타난 것
④ 주상세포: 임산부에게서 출현
⑤ 방기저세포: 중층편평상피의 위축에 의해 분만 후, 폐경기에 출현

70 정답 ①

미란(erosion)

- 까짐, 짓무름 등을 의미
- 내분비세포 평가의 방해 요소

71 정답 ⑤

증폭단극사지유도

- Goldberger 유도: 단극사지유도, aVR, aVL, aVF 유도 사용

72 정답 ④

단극심장앞유도(Wilson유도)의 전극 위치

- V1: 4번째 갈비뼈 사이, 복장뼈 우측 가장자리
- V2: 4번째 갈비뼈 사이, 복장뼈 좌측 가장자리
- V3: V2와 V4의 중간점
- V4: 5번째 갈비뼈 사이, 왼쪽빗장뼈 중간선과의 교차점
- V5: V4와 같은 높이에서 좌전액와상
- V6: V4와 같은 높이에서 좌중액와상

73 정답 ⑤

소아심전도의 정상범위

- 빠른심박동, 동성부정맥
- 표준사지유도: 오른심실이 우세한 우축편위
- 가슴앞유도: 진폭이 크고 자극전도 시간이 짧음 (PQ 간격, QRS군, QT 간격 짧음)
- V1,V2 유도에서 R파 ≥ S파
- V5~V6 유도에서 R파가 커짐
- V1~V4 유도에서 생후 3일까지 T파가 전방을 향함 (T파역전)

74 정답 ③

심근경색의 특징

- ST 파형의 상승
- 이상 Q파: 폭이 넓고 깊은 파형
- 관성 T파: 좌우 대칭성, 하향성(음성) T파

75 정답 ④

분당 심박동 수와 파형의 출현

- 2.5초당 1개, 분당 24회
- 심박동 수 측정: 심장 1주기에 해당하는 RR 간격이나 PP 간격 사용

76 정답 ①

쌍극유도 표준사지유도(Einthoven 유도)의 전극 위치

- Ⅰ 유도: 왼손, 오른손
- Ⅱ 유도: 왼발, 오른손
- Ⅲ 유도: 왼발, 왼손

77 정답 ③

근전도 혼입의 원인

- 피검사자가 불안, 긴장할 때
- 실내 온도가 낮을 때
- 전극 부착밴드가 지나치게 조일 때
- Parkinson, Basedow's disease

78 정답 ②

전액면 유도(관상면 유도)의 정의와 특징

- 심장에서 근육섬유의 수축을 자극하는 탈분극이 퍼져나가는 방향(전기축 Axis deviation): 전액면, 시상면, 수평면에서 관찰
- Ⅰ, Ⅱ, Ⅲ, aVR, aVL, aVF의 6가지 유도 사용
- 사지유도(표준, 단극): 전극을 오른손, 왼손, 왼발에 붙이고 유도, 심장 기전력의 변화를 전액면에서 포착함.
- 쌍극유도: 두 전극 사이의 전위변화를 상대적으로 포착
- 정상축: 0~+90°, 좌축 편위 : 0~-90° → 좌심실 비대, 우축 편위 : +90°~+180° → 우심실 비대

79 정답 ③

QT 파형의 특징 및 정상치

- QRS 파형의 시작부터 T파 끝 부분까지(심실의 흥분시작~안정 때까지)
- 고Ca혈증: ST 단축, QT 단축, 12mg/L 이상
- 저Ca혈증: ST 연장, QT 연장, 8mg/L 이하
- 심장박동 수에 영향: 고Ca혈증은 심장박동 수 증가

80 정답 ③

REM 수면기의 특징

속파, 급속 안구운동, 꿈을 꾸는 수면기, Stage 1과 같은 저진폭 θ파, 심박수 증가

81 정답 ①

Mu waves, mu rhythms(뮤 율동)

정상성인 특수 뇌파, 7~11Hz, 규칙적인 활형, 빗 모양, 감각운동 리듬이 중심부에 출현

- 자발적 움직임을 담당하는 부위 뉴런의 전기적 활성을 의미
- 개안에 의해 억제되지 않아 α파와 구분 가능

82 정답 ⑤

비정상 뇌파 부활법 중 섬광자극

- 섬광자극(Photic Stimulation, PS)
- 섬광램프(Stroboscope) 이용, 눈앞 15~30cm에서 3~30Hz, 5~10초 간 빛 발사
- 광원성 간질, 근간대경련에서 비정상파의 부활이 현저하며 그 외 소경련(신경결핍 경련) 부활에도 효과적임.

83 정답 ①

광범위 α파(diffuse alpha wave)의 특징

늦은 α파 (slow α파, 주파수 8Hz 전후)가 광범위하게 나타남, 뇌기능 저하 의심

84 정답 ②

Fmθ파(Frontal midline theta)의 특징

이마 부위 정중앙에 출현, 5~7Hz의 θ파, 암산 같은 특정한 정신작업과 관련 있음.

85 정답 ③

K-complex wave

경수면기에 sleep spindle과 함께 출현

86 정답 ⑤

정상 근전도의 진폭과 지속시간

- 팔다리근육: 진폭은 1~2mV, 지속 시간은 0~15m/sec
- 얼굴근육: 진폭은 500μV~1mV, 지속 시간은 0~15m/sec

87 정답 ②

유발 근전도 M파의 특징

- 자극이 강할수록 진폭이 커짐.
- 말초신경 및 근-신경의 상태를 잘 반영

88 정답 ④

유발 근전도 파형의 자극역치

- M파: 높음
- H파: 낮음
- F파: 최대자극에 의해 유발

89 정답 ③

폐기량 분획의 구성

<table>
<tr><td rowspan="4">총
폐기량
(TLC)</td><td rowspan="4">폐활량
(VC)</td><td rowspan="2">최대
흡기량(IC)</td><td>예비 흡기량
(IRV)</td><td>최대흡기위치</td></tr>
<tr><td>1회 환기량
(TV)</td><td>안정흡기위치</td></tr>
<tr><td rowspan="2">기능
잔기용량
(FRC)</td><td>예비호기량
(ERV)</td><td>안정호기위치</td></tr>
<tr><td>잔기량(RV)</td><td>최대호기위치</td></tr>
</table>

90 정답 ①

89번 설명 참조

91 정답 ③

폐기량분획의 구성과 약어

- 총환기량(TLC): TV + IRV + ERV
- 예비흡기량(Inspiratory Reserve Volume, IRV)
- 1회 환기량(Tidal Volume, TV)
- 예비호기량(Expiratory Reserve Volume, ERV)
- 잔기량(Residual Volume, RV)

92 정답 ③

폐기량 분획의 이해

- TLC(총환기량) = IC(최대흡기량) + FRC(기능잔기량)

93 정답 ①

Benedict-Roth형 폐활량계의 기록 속도와 검사 항목

- 32mm/min 저속: 1회 호흡량(TV), 폐활량(VC)
- 160mm/min 중간속도: 최대환기량(MVV)
- 32mm/sec 고속: 노력폐활량(FVC), 1초노력호기량(FEV1)

94 정답 ③

Benedict-Roth형 폐활량계의 기록 속도와 검사 항목

- 전동식 키모그래프 회전 속도: 3단계로 구분(저속: 32㎜/min, 중속: 160㎜/min, 고속: 32㎜/sec)
- 32mm/sec → 노력성폐활량(FVC), 노력성호기량(FEV) 측정

95 정답 ⑤

산부인과 검사용 초음파 측정

- 자궁초음파가 배뇨 억제 필요(투과성을 용이하게 하기 위해)
- 임신 초기에 장시간 초음파 검사 자제
- 복부초음파는 공복에 실시

96 정답 ⑤

뇌혈류 초음파 검사(transcranial doppler)의 측정 변수

- 혈관반응성, 뇌혈류 속도에 영향
- 혈류 속도는 이산화탄소분압, 체위 등 변화에 따라 달라짐. 특히 CO_2, acetazolamide에 의해 혈류 속도 증가

97 정답 ⑤

심장초음파 중 Doppler법

- 탐촉자에서 보낸 연속파가 체내에서 빠르게 움직이는 혈류에 부딪혀 산란된 초음파의 반사파를 포착
- 움직이는 속도와 방향에 따라 변화하며, 혈류 속도 및 양, 태아 심박동 측정에 사용

98 정답 ②

수동접촉 scan

- 간, 지라, 콩팥, 이자, 쓸개, 자궁 등 시험체 표면에 수동으로 탐촉자를 이동시켜 유도
- 선형 초음파 단층촬영, B-mode 접촉형 scan, 볼록형 초음파 단층장치 등을 사용

99 정답 ④

A-mode(amplitude-mode)의 특징

- 반사파의 크기(에코의 강도)를 의미함.
- 시간(거리)축 상에 진폭을 파형 높이로 표시 (안과, 뇌종양 등 두개 이상을 진단함).
- 1차원 영상을 표시하므로 현재는 널리 사용되지 않음.

100 정답 ④

펄스반사법(pulse-echo)의 임상 적용

- A-mode: 뇌종양 등 두개의 이상
- B-mode: 간, 이자, 쓸개, 갑상샘, 젖샘, 비뇨기영역(전립샘), 심장, 배의 장기, 산부인과 영역 등
- M-mode: 심장의 이상, 움직임

2교시

01	③	02	③	03	②	04	⑤	05	④	06	⑤	07	②	08	⑤	09	③	10	②
11	③	12	③	13	②	14	②	15	②	16	④	17	④	18	①	19	①	20	③
21	③	22	①	23	④	24	③	25	④	26	⑤	27	⑤	28	②	29	④	30	④
31	⑤	32	④	33	①	34	②	35	①	36	③	37	②	38	①	39	④	40	⑤
41	③	42	⑤	43	④	44	④	45	⑤	46	⑤	47	②	48	④	49	①	50	④
51	④	52	⑤	53	⑤	54	⑤	55	①	56	②	57	④	58	②	59	⑤	60	⑤
61	②	62	④	63	①	64	⑤	65	②	66	③	67	②	68	③	69	③	70	③
71	⑤	72	⑤	73	①	74	④	75	⑤	76	①	77	⑤	78	①	79	①	80	②
81	②	82	⑤	83	①	84	①	85	④	86	④	87	⑤	88	⑤	89	①	90	⑤
91	④	92	③	93	⑤	94	②	95	③	96	①	97	④	98	⑤	99	①	100	④
101	④	102	④	103	⑤	104	③	105	⑤	106	⑤	107	②	108	⑤	109	③	110	④
111	②	112	⑤	113	⑤	114	①	115	⑤										

01 정답 ③

전이효소(transferase)의 특징

- 기능기의 전달과 원자단이 다른 물질로 전이되는 반응을 촉매
- 종류: GGT, GOT, GPT, CK 등

[오답풀이]

- GPK: Glycogen Phosphorylase Kinase, 글리코젠 탈인산화효소
- Arginase: 가수분해 효소

02 정답 ③

결합효소(합성효소, Ligase)의 특징

- ATP 분해를 통해 화학 결합을 촉매하는 효소
- Nucleoside triphosphates 종류: ATP, GTP, CTP, TTP, UTP 등

03 정답 ②

Somogyi-Nelson법의 측정물질

- 혈액 및 뇌척수액의 진당(true glucose)
- NPN, uric acid, creatinine은 측정 불가능

04 정답 ⑤

- Berthelot 반응을 이용하는 암모니아 측정법: 이온교환수지법(Hyland법), 직접법(제단백법)
- 기타 암모니아 측정법: 확산법(Conway법), 효소법(GLDH법)

05 정답 ④

Hyland법(이온교환수지법)의 상대이온(counter ion)

- 희석된 알칼리(NaOH 또는 NaCl)를 이용해 암모니아를 탈착, 용출시킴.
- 탈착 과정: $R-SO_3^-NH_4^+ + Na^+ + NaOH \rightarrow R-SO_3^-Na^+ + NH_3 + H_2O$

06 정답 ⑤

TCA법 측정 pH

pH 1.0(강산성, 무기물이 완전용해됨) 침전물이 가장 적은 제단백법

07 정답 ②

TCA법을 사용한 제단백법

- 측정 불가능한 물질: Sugar, Cl^- 등
- 측정 가능 물질: 각종 전해질, 인산효소(ALP), 강산성에 용해가 잘되는 물질

08 정답 ⑤

- True glucose는 약알칼리인 pH7.4에서 $Ba(OH)_2$, $ZnSO_4$를 사용해 제단백 후 측정
- 나머지는 모두 Perchloric acid법(과염소산법)을 이용해 제단백 후 측정하는 물질: glycogen, ATP, cAMP, glutathione, antioxidant 등

09 정답 ③

인지질(phospholipid)의 특징

- 지방단백질, 복합지질, 세포막의 주요 구성성분, 뇌신경조직에 다량 존재, 인지질분해효소인 Phospholipase C(PLC)에 의해 분해, 식사의 영향을 받지 않는 안정적인 지방단백.

종류

- Cephalin: 5%
- Lecithin: 60~70%, 폐쇄황달에서 증가
- Sphingomyelin: 20%(glycerin 비함유)
- Lysophosphatidylcholine(lysolecithin, LPC, lysoPC 모두 같은 이름): 5~10%

10 정답 ②

Conway 미량확산법

- Diffusion dish의 외실(시료실): 혈장, K_2CO_3 등(알칼리 계통의 용액)
- Diffusion dish의 내실(흡수액실): H_3BO_3, H_2SO_4 등(강산 용액)

11 정답 ③

Ligase(결합효소)의 종류

- DNA repair enzyme: DNA ligase(DNA joinase, Polydeoxyribonucleotide synthase(ATP), Polynucleotide ligase(ATP), Sealase 모두 같은 이름)
- Aldolase A: lung squamous cell carcinoma (LSCC, 폐편평세포암종), renal cancer(신장암), hepatocellular carcinoma(간세포암종)에서 증가

12 정답 ③

효소 불활성화

- Inhibitor(효소 반응 억제제, 저해제) 존재
- 최적 온도: 37℃, 60℃ 이상에서 매우 불안정함(불활성화), 10℃ 이상에서 반응 속도 증가
- 최적의 반응이 일어나는 지점 pH 7.0

13 정답 ②

GGT(Gamma-Glutamyl Transferase)

- Gamma-Glutamyl Transpeptidase, GGTP, Gamma-GT, GTP 모두 같은 명칭
- γ-glutamyl기를 가수분해하고 다른 펩이드나 L-아미노산으로 전이시키는 전이효소
- Amylase, ACP, ALP, Cholinesterase, Lipase 등 나머지는 모두 가수분해효소

14 정답 ②

효소의 기질 특이성(substrate specificity)

- 한 가지 효소는 특정 기질하고만 결합하여 반응함.
- Lock & Key 이론: 특정 효소(자물쇠)와 특정 기질(열쇠)간 화학반응을 열쇠-자물쇠로 표현
- 특정 효소가 특정 기능기와 반응한다고 가정할 때, 어느 기질이든 해당 기능기를 갖고 있다면 효소와 반응이 일어나는 현상 → 기특이성(group specificity)
- 입체이성질성: 같은 분자식을 갖지만 입체구조는 다른 분자 성질

15 정답 ②

Haden법의 특징(Folin-Wu변법)

원법보다 간편한 조작, 빠른 단백질 침전, 적은 요산 손실

16 정답 ④

혈청 인지질의 정상치

- 약 150~250mg/dl, 식사의 영향을 받지 않는 안정적인 지방단백
- 증가: 폐쇄황달, 고혈압, 당뇨, 동맥경화 등(빈혈에서 감소)

17 정답 ④

- CSF glucose 정상치: 50~70mg/dl
- CSF protein 정상치: 15~45mg/dl

18 정답 ①

알부민 글로불린 계수(abumin/globulin ratio)

- 혈청단백질 중 albumin과 total globulin의 비
- 정상치: 대략 1.1~1.7 : 1

19 정답 ①

Micro Kjeldahl법(질소 정량법)

단백질 내 질소 함유율이 일정한 것을 이용해 질소 측정 후 계수 6.25를 곱해 단백 정량 측정

20 정답 ③

과산화효소를 사용하는 잠혈검사 항목

Benzidine method(벤지딘 법), Stool guaiac 시험

21 정답 ③

Mutarotase

α형과 β형 사이의 상호변화반응을 촉매하는 효소, D-galactose에도 작용함.

22 정답 ①

Blood glucose 측정 Hexokinase법의 보조효소

- Hexokinase, ATP, G-6-PDH, NADP
- Glucose + ATP 첨가 + Hexokinase 첨가 → G-6-P + ADP → 생성된 G-6-P에 NADP 첨가 + G-6-PDH 첨가 → 6-Phosphogluconate + NADPH 측정

23 정답 ④

Blood Glucose 측정 GOD(Glucose Oxidase)법

- 측정 물질: Quinone
- 측정 파장: 500nm

24 정답 ③

Hagedorn-Jensen법과 OTB 법, GOD법, Hexokinase법

- 모두 제단백 과정을 거치지 않는 glucose 측정법
- Hagedorn-Jensen법: Fe 이온을 이용한 환원법
- OTB(O-toluidine boric acid)법: 축합법, glycosylamine 측정
- Oxime법, Urea-GLDH법: 제단백을 거치는 질소측정법

25 정답 ④

GTT(Glucose Tolerance Test, 포도당부하시험)

- 당 투여 후 약 45~60분에 혈당 최고치 관찰
- 최고 혈당 농도 : 160~170mg/dL

26 정답 ⑤

뇌척수액의 성분

- Glucose, protein(albumin , IgG , transferrin , free albumin), Cl, Na, K 등
- 성분(CSF 100ml당): glucose 40~70 mg, protein 15~45mg, NaCl 70mg, 림프구는 0~3개/mm^2
- 혈장에 비해 단백질, 당, 칼륨 및 칼슘의 양은 적고 나트륨, 염소, 마그네슘의 양은 많음.
- 혈액과 비슷한 약알칼리성, 적혈구는 없고 혈액에 비해 단백질과 지방이 적음.

27 정답 ⑤

세포내액과 세포외액의 특징

- 세포내액과 세포외액의 양이온과 음이온들의 합이 같음(전기적으로 중성)
- 세포내액: 체액의 2/3, K^+ 농도가 높음(유기인산염, 단백질도 많이 존재)
- 세포외액: 체액의 1/3, 간질액과 혈장으로 구성(혈장이 단백질을 더 많이 함량) Na^+, Cl^-, HCO_3^- 농도가 높음.
- 수분중독증: 세포내액량 과다로 발생. 저삼투성 장애, 수분과다, 용질의 수는 정상이나 과다한 수분에 의해 과희석된 상태

28 정답 ②

동양모양선충(Trichostrongylus orientalis)

체내에서 작은창자에 기생하며 폐이행은 하지 않음.

29 정답 ④

구강편모충

장세포편모충, 질편모충과 함께 영양형만 존재하는 편모충류

30 정답 ④

Calcium phosphate의 특징

- 4회 32번 해설 참조
- 쐐기모양, 방사형의 결정(calcium sulfate도 바늘 모양)

31 정답 ⑤

콜레스테롤 결정

- 요로감염, 콩팥에 지질이 축적될 때 관찰되는 콜레스테롤 결정
- Lipoid nephrosis(지질성콩팥증, 지질신증)에서 관찰되며 무색투명하고 편평함. 귀퉁이가 깨진 모양

32 정답 ④

Indican(인디칸)

- 단백(트립토판)의 분해로 생성되며 정상뇨 중 소량 존재

33 정답 ①

Trichomonas(트리코모나스, 세모편모충):

운동성을 멈췄을 때 wbc와 비슷해 혼동을 일으키는 편모성 원충

34 정답 ②

Indican의 생성

- 트립토판 부패로 인돌 생성 → 간에서 산화 (인독실) → 강산과 만나 인디칸 생성 → 요로 배설

35 정답 ①

납양 원주(waxy cast)와 유전분증(amyloidosis)

유전분증에서 정상치보다 증가(원주 내 과립을 관찰 할 수 있음)하는 cast

36 정답 ③

방사선 감수성

- 높은 조직: 뼈속질, 수정체상피, 피부, 위장, 조혈세포, 생식세포, 림프조직 등
- 낮은 조직: 뇌, 신경, 림프구를 제외한 성숙 적혈구 등(간, 근육보다 감수성이 낮은편)
- 성숙 적혈구: 방사선에 대해 저항성이 있어 적혈구 자체를 변화시키려면 수십Gy가 필요하며, 감소도 백혈구에 비해 늦은 편

37 정답 ②

방사선 감수성과 종양

- 조직의 재생능력이 클수록, 세포분열기간이 길수록 감수성이 높음(형태적, 기능적으로 미분화단계에서 높은 편).
- 일정선량에 의한 신속한 종양축소가 곧 치유를 의미하지는 않음.
- 감수성이 높은 종양은 전이 또는 재발이 쉬움
- 간, 근육, 신경은 방사선 감수성이 낮은편

38 정답 ①

조혈세포의 방사선 저항성

끊임없이 분열하는 재생계에 속하는 조직들은 대부분 저항성이 낮고 방사선에 높은 감수성을 보임.

39 정답 ④

Anemia of blood loss(실혈성빈혈, 급성출혈성빈혈)

- 급성출혈에서 혈소판 수 증가
- 24~48시간 내에 reticulocyte 증가

40 정답 ⑤

Anemia of chronic renal disorder(만성신부전에 의한 빈혈)

- 적혈구생성인자(erythropoietin) 생성 부전에 의한 빈혈
- Anemia of chronic disease는 만성질병에 의해 발생하는 빈혈

41 정답 ③

혈소판인자(platelet factor)

혈소판의 붕괴에 의해 유출되는 혈액응고 인자

- PF-1: 혈액응고, V인자
- PF-5: 혈소판피브리노겐
- PF-6: 혈소판플라스민 억제제
- PF-7: 코트롬보플라스틴
- PF-8: 항트롬보플라스틴

42 정답 ⑤

혈소판인자(Platelet factor)의 특징

4회 67번 해설 참조

43 정답 ④

Heparin

- 삼투압 취약성검사에 사용되는 항응고제
- 혈소판 제 4인자 기능: heparin의 항응고 활성화 작용을 억제함.

44 정답 ④

항응고제 double oxalate의 특징

- Ammonium oxalate+potassium oxalate로 구성

• 림프구 변형으로 형태 관찰이 불가능
• 혈액도말을 위한 항응고제로도 부적당: platelet, reticulocyte count에 영향

45 정답 ⑤

• 다운증후군(Down's syndrome): 23쌍 + X염색체 또는 Y염색체, 총 47개

46 정답 ⑤

재생불량성빈혈의 말초혈액 소견
• 빈혈: Normochromic, normocytic, reticulocyte 감소
• 백혈구 감소: 호중구 감소로 주로 정상 림프구로 구성
• 혈소판 감소

47 정답 ②

PT-INR (프로트롬빈 시간의 국제표준 비율)
• 초단위 정상치: 10-14초
• INR 단위: 1.4 이하

48 정답 ④

CML(Chronic Myeloid Leukemia, 만성골수백혈병)의 가장 큰 특징:
Philadelphia chromosome 양성

49 정답 ①

Spherocyte(구상적혈구, 공모양적혈구)
• 유전성 구상적혈구증: 적혈구 세포막의 주성분인 스펙트린(α, β-spectrin)의 선천 결함으로 발생.
• 구상적혈구: 0.4% NaCl 저장액에서 삼투압 취약성이 매우 약함

50 정답 ④

EDTA의 특징
• 혈구의 형태 관찰에 사용하는 항응고제
• ABGA(Arterial Blood Gas Analysis, 동맥혈가스검사)용 항응고제: heparin

51 정답 ④

혈액 가스 측정 항목
pH(산성도), pCO_2 (partial pressure of carbon dioxide, 이산화탄소분압), HCO_3, buffer base (BB, 완충염기), ABG base excess(BE, 염기과잉), pO_2 (partial pressure of oxygen, 산소분압)

52 정답 ⑤

EDTA 과다 사용
• RBC 위축 발생
  – PCV: 적혈구용적율 ↓
  – MCV: 평균적혈구용적 ↓
  – MCHC: 평균적혈구혈색소농도 ↑
  – MCH: 평균적혈구혈색소량 ↓

53 정답 ⑤

Drabkin's 용액
• 시안메트헤모글로빈(cyanmethemoglobin) 법의 진단용시약: 등장액, 맹검액, 적혈구 용해제
• 방법: Drabkin's solution에 혈액을 가했을 때 cyanmethaemoglobin 형성
• Sulfhemoglobin을 제외한 모든 형태의 헤모글로빈과 반응, 헤모글로빈 농축도(혈색소량)을 시약 적하 후 6시간 이내에 540nm에서 비색 정량 분석함.
• 구성: potassium ferricyanide, potassium cyanide, sodium bicarbonate, surfactant

54 정답 ⑤

Hb 정상치
• 남: 13~18 g/dl
• 여(비임산부): 12~16 g/dl

55 정답 ①

메트헤모글로빈
• 철이 산화되어 산소결합을 할 수 없는 상태, 청색증의 원인
• 정상인 메트헤모글로빈 양은 1% 이하
• 메트헤모글로빈혈증 원인 물질: 아질산염 및 질산염, 아닐린색소 등

56 정답 ②

Drabkin's 시약
• 구성: potassium ferricyanide, potassium cyanide, sodium bicarbonate, surfactant
• 1:250 또는 1:200으로 희석 (250배: Drabkin's 시약 5ml + Blood 0.02ml) 6시간 이내에 540nm에서 측정

57 정답 ④

Bleeding time측정

혈소판의 수, 기능을 측정하는 검사

58 정답 ②

출혈시간 연장검사

- 응고계 이상이 아닌 혈소판 이상을 측정
- DIC(파종혈관내응고)는 응고계 이상 질환
- 혈소판 저장 풀 결핍증(storage pool deficiency): 혈소판의 α 또는 δ 과립 부족으로 인한 혈소판 기능 이상, 출혈성 질환

59 정답 ⑤

베르나르술리에증후군의 특징

- 선천성 혈소판 기능 이상, 크고 불규칙적인 모양의 혈소판, 혈소판 수 감소
- 혈우병 A는 혈소판 수 정상

60 정답 ⑤

aPTT(활성화 부분트롬보플라스틴 시간)과 PT(프로트롬빈 시간) 모두 연장

II, V, X 응고인자 결핍 또는 억제인자 존재, 파종성 혈관 내 응고(DIC), 간질환, 비타민 K 결핍, 대량 수혈, 이상섬유소원혈증(dysfibrinogenemia)

61 정답 ②

프로트롬빈 시간(Prothrombin Time, PT)

- Ⅶ인자 농도가 정상의 35~45% 이하: PT 시간 상승
- 프로트롬빈 시간(PT)만 연장되는 경우: VII 응고인자 응고인자 결핍 또는 억제인자 존재

62 정답 ④

수혈용 혈액 항응고제 ACD-B(Acid Citrate Dextrose Solution)

- citric acid, sodium citrate, dextrose를 D.W 1L에 용해시켜 사용
- ACD-A 용액에 비해 구성물질 농도가 낮음

63 정답 ①

신생아용혈질환

산모와 신생아간 혈액형 부적합에 의해 일어나는 빈혈

64 정답 ⑤

수술 중 혈액회수

- 세척 및 여과를 거쳐 수술 중 유출되는 혈액을 다시 재수혈함.
- 단점: 오염 발생

65 정답 ②

채혈 금지 대상자 기준

- 전혈: 채혈일로부터 2개월이 경과하지 아니한 자
- 혈장성분 혈소판혈장성분 채혈, 두단위혈소판 성분: 채혈일로부터 14일이 경과하지 아니한 자
- 두 단위 적혈구 성분: 채혈일로부터 4개월이 경과하지 아니한 자

66 정답 ③

간접쿰스검사

- O형 적혈구를 이용해 환자 혈청의 불완전 항체 존재 여부를 확인하는 검사
- O형 혈구 + 환자 혈청 → 감작 후 항글로불린 혈청을 가해 응집 유무 확인

67 정답 ②

CPDA-1(Citrate Phosphate Dextrose) 사용량

혈액 100ml당 14ml 사용

68 정답 ③

Bombay 혈액형

- Anti-H(lectin) 음성, 유전자형 hh형
- AB, A, B, O cell을 응집시킴, Oh cell은 비응집

69 정답 ③

ABO 아형 응집력

- $A_1 > A_1B > A_2 > A_2B > A_3$

70 정답 ③

Anti-H(lectin)

- H 항원 확인용 Lectin은 Ulex europaeus 추출물로 ABO 혈액형 그룹 적혈구 표면 H 항원과 반응(응집), Bombay 혈액형은 비응집
- Anti-A_1 Lectin은 Dolichos biflorus 추출물로 A형 아형인 A_1, A_1 구분에 사용
- Anti-H와의 반응 세기: $O > A_2 > A_2B > B > A_1 > A_1B$

71 정답 ⑤

DU형의 수혈 시 주의사항

- DU형 환자는 Rh음성 혈액 수혈이 안전함.
- weak D 테스트는 대표적인 간접쿰스테스트
- 응집반응: DU(+) weak D임을 확인, D항원 존재, 진정한 Rh- 판정

72 정답 ⑤

- A형은 A형 항원과 Anti – B 응집소를 가짐
- 혈구는 항원(응집원), 혈청은 항체(응집소)로 작용

73 정답 ①

직접쿰스검사

- 생체 내 불완전 항체의 적혈구 감작 여부 확인법
- 정상인은 음성, 자가면역성 용혈성빈혈, 신생아 용혈성질환, 혈액형 부적합 등에서 양성 판정

74 정답 ④

***Neisseria gonorrhoeae*와 *Neisseria meningitidis*의 병원성**

둘 다 pili(섬모)를 가지며 세포표면 단백질에 부착해 강한 독성인자로 작용

75 정답 ⑤

***Staphylococcus*의 특징**

- 포도구균(Staphylococcus)은 catalase 생성
- 연쇄구균(Streptococcus)은 catalase 음성으로 구분

76 정답 ①

LIA(Lysine Iron Agar) medium 반응

- glucose를 분해해 acid 생성
- 지시약으로 brom cresol purple사용

77 정답 ⑤

***Neisseria meningitidis*의 특징**

- 그람음성 쌍구균(coffee-bean shaped diplococci), 호기성 또는 미량호기성균(at 35~37°C에서 5~10% CO_2(또는 candle-jar 사용), 협막보유균, 호흡기계 감염균
- 저온, 건조에 약함.

78 정답 ①

Rickettsia

인공배지에서 증식하지 않는 균. 발육계란 배양법을 사용하거나 동물세포 접종을 통해 배양

79 정답 ①

- 편성 세포내 기생균(인공배지증식 불가능)
- Nonmotile, Gram-negative, nonspore-forming
- 리케치아나 세균(원핵생물)의 세포벽은 펩티도글리칸으로 구성
- 다형태균(pleomorphic bacteria):
  cocci(직경 0.1 μm)
  rods(1~4 μm long)
- thread-like(10 μm long)

80 정답 ②

그람양성구균(알균)

- 그람양성구균 중 *Staphylococcus aureus*(가장 병원성이 강함), *Streptococcus pyogenes, Streptococcus pneumoniae* 3가지는 병원성균
- 그람양성구균: 포도구균, 연쇄구균, 폐렴구균, 장구균, micrococcus(미구균) 기타 대다수 구균

81 정답 ②

Vitamin B complex

- choline, 폐렴구균의 균막 형성에 가장 중요한 역할을 수행
- BAP 배지에 첨가하는 물질

82 정답 ⑤

***Staphylococcus*와 *Micrococcus* differential test**

- Bromthymol blue를 지시제로 사용해 당을 분해하는 능력(oxodation과 fermentation) 확인
- 당을 분해하면 똑같이 황색으로 변함.
- staphylococcus: fermentation(발효분해)
- micrococcus: oxodation(산화분해)

83 정답 ①

S. pneumoniae

- Lancet 모양의 쌍구균
- 나머지는 chain형태의 연쇄 배열을 갖는 쌍구균

84 정답 ①

3대 화농성균

- Staphylococcus aureus
- Group A Streptococcus(Streptococcus pyogenes)
- Streptococcus pneumoniae

85 정답 ④

Streptococcus pneumoniae 항원 검사

- 수막염의 원인균
- 균체를 항원으로 사용하며 직접 검체에서 동정: 소변 항원검사도 사용 가능

86 정답 ④

Enterococcus (장내구균) 감별배지

- SF broth: *Streptococcus*(group D streptococus)에서 Enterococcus를 감별하는 배지
- *Enterococcus*는 양성, 나머지는 음성
- Streptococcus group B - VP 양성
- *Streptococcus pneumoniae* - 6.5% NaCl 음성
- Streptococcus group A - Optochin 음성
- Streptococcus group B - Sodium hippurate 양성

87 정답 ⑤

- H_2S 배지: 티오황산나트륨(sodium thiosulfate), 아황산나트륨(sodium sulfite)을 분해해 황화수소(hydrogen sulfide) 생성능 확인
- Ferric citrate를 이용하는 감별배지: KIA, TSI, LIA, SIM
- Ferric citrate를 이용하는 선택배지: BS, SS, HE, XLD
- 유주현상 억제배지: BS, SS배지

88 정답 ⑤

- 분해되어 H_2S 가스를 생성하는 물질: cysteine, cystine, peptone, sodium thiosulfate
- Sodium deoxycholate: cholate (colic acid의 salt)가 형성하는 bile acid

89 정답 ①

장내 세균 중 non-fermentative bacilli(포도당비발효간균)

- *Acinetobacter baumannii, Alcaligenes faecalis, Pseudomonas, Bordetella bronchiseptica, Agrobacterium, Flavobacterium* 등
- 주모성 편모(*peritrichous flagella*): 편모(*flagella*)가 균 표면 전체에 분포하는 상태로 *Flavobacterium, Alcaligenes faecalis, Agrobacterium*은 주모성 편모를 갖는 균
- *Pseudomonas*는 단모성균
- *Bordetella bronchiseptica*는 환경자극에 따라 편모유무가 달라지는 균
- *Acinetobacter baumannii*는 *flagella* 비보유균
- *Moraxella*는 그람음성호기성 쌍구균, 포도당분해균(비발효균), flagella 비보유균

90 정답 ⑤

장내 세균은 대부분 운동성 양성

*Shigella spp., Klebsiella spp., Yersinia spp.*는 운동성 음성

91 정답 ④

Buffered Charcoal-Yeast Extract(BCYE) 배지

Legionella pneumophila(l-cysteine에 의존성을 갖는 균)의 선택배지

92 정답 ③

Yersinia pseudotuberculosis

그람음성 짧은간균, 장내세균, 조건무산소성균(facultative anaerobes), 22~29℃에서만 발육하며 37℃에서 비발육

93 정답 ⑤

- *Yersinia spp.*는 22~29℃에서 운동성 양성, 37℃ 이상에서 운동성 음성
- *C. freundii*: 운동성 양성
- *K. oxytoca*: 운동성 음성

94 정답 ②

선모충

- 자웅이체, 대변검사에서 충란을 발견할 수 없는 기생충
- 감염 된 돼지고기 섭취를 통해 인체 감염 → 근육생검으로 확진
- 혈청학적 검사는 보조 진단 수단

95 정답 ③

간흡충 충란의 형태

- 이형흡충과에 속하는 흡충란과 매우 비슷한 형태를 가지나 간흡충 충란은 난각과 난개가 만나는 돌출부가 특징적으로 존재
- 타원형(난원형), 흡반은 충란이 아닌 충체에 존재

96 정답 ①

편충과 선모충

- 자웅이체: 암컷과 수컷이 따로 존재함.
- 선모충은 충란을 발견할 수 없음.
- 편충은 4~5cm, 선모충은 수컷이 1.4~1.6mm, 암컷은 그 두배로 인체 감염 기생충 중 가장 작은 선충류에 속함.

97 정답 ④

Mumps virus와 Measles virus

- RNA를 갖는 바이러스이며 *Parainfluenza*, *Respiratory syncytial virus*와 함께 *Paramyxoviridae*에 속함.
- *RNA virus*중 가장 작은 것은 *Picornavirus* (24~30 nm)

98 정답 ⑤

Influenza virus(인플루엔자바이러스)

- 감기가 아닌 독감의 원인이 되는 RNA 바이러스
- 감염성, 이병률, 치명률(치사율)면에서 가장 대표적인 바이러스

99 정답 ①

EBV(Epstein-Barr virus, 엡스타인-바바이러스)

- 인간헤르페스바이러스중 하나로 사람이 유일한 숙주
- 코인두암종의 원인, 감염단핵구증의 원인

100 정답 ④

Hantaan virus(한탄바이러스속)

- Adenovirus는 상기도 감염의 원인바이러스
- 나머지는 출혈열콩팥증후군(출혈열신증후군)을 일으키는 급성발열질환의 원인 바이러스

101 정답 ④

Rhinovirus

- Picornaviridae과 Rhinovirus속에 속하는 DNA 바이러스로 코감기의 주원인
- 33~35℃에서 증식하는 바이러스(37℃에서 오히려 증식이 저하하는 온도감수성)로 건조한 실온에서 안정적이며 혈청형이 많아 백신을 통한 예방 대책이 어려움.
- 직경 30 nm가량 되는 매우 작은 바이러스

102 정답 ④

프리온의 특징

- Protein(단백질)과 Virion(바이러스)가 합쳐진 합성어
- 크로이츠펠트-야콥병(CJD)의 원인 바이러스와 흡사하지만 바이러스가 아닌 단백질성 감염성 입자: 핵산이 없고 단백질로만 이루어진 전염병체
- 외부 환경에 강한 내성을 가지며 소독과 멸균에 대한 내성 매우 높고 증식 과정이 밝혀 지지 않았음.

103 정답 ⑤

Lactophenol cotton blue stain

- 진균(사상균)류 형태 관찰 염색법
- 진균의 형태를 현미경으로 직접 관찰할 수 있게 하는 봉입액을 사용
- 균사나 포자의 색조를 비롯해 진균의 직접 검경에 주로 사용

104 정답 ③

Cladosporium carrionii

흑색진균증의 병원균

105 정답 ⑤

Rapid urease test

- Cryptococcus neoformans: urease 양성
- candida albicans: 음성으로 두 진균 감별에 사용하는 배지

106 정답 ⑤

트윈 80(Tween 80)

콘밀 우무(한천) 배지에 포함

107 정답 ②

Wet preparation(무염색표본) 시약

염색없이 10% KOH 또는 10% NaOH를 사용해 진균형태를 관찰하는 방법

108 정답 ⑤

C-reactive protein(CRP) 시험

- 혈청에 포함된 급성기반응물질 정성(반정량)검사, pneumococcal capsule 또는 세포벽에 결합해 침강을 형성
- Neufeld reaction(Quellung reaction): capsule swelling(협막팽창) 검사에 사용
- 협막보유균: Streptococcus pneumoniae, Klebsiella pneumoniae, Neisseria meningitidis, Bacillus anthracis, Haemophilus influenzae, Escherichia coli, Salmonella 등

109 정답 ③

Weil-Felix 시험에 사용되는 물질

- 균주: *P. vulgaris* OX19, *P. vulgaris* OX2, *P. mirabilis* OXK
- lipopolysaccharide(지질다당질, LPS), O-specific polysaccharides(O항원 특이다당질, OPS)

110 정답 ④

Polysaccharide

다당류, 단당류가 결합한 고부자당질로 세균협막(capsule)의 주성분

111 정답 ②

Typhoid fever(장티푸스) 항체에 따른 검체 사용

2주까지 혈액검사, 2~3주는 대변검사, 그 이후부터는 Widal test를 통해 항원항체 응집반응을 통해 확인

112 정답 ⑤

살모넬라증 최종 동정에 사용되는 항원

- Salmonella 항원(균체)를 이용해 장티푸스 진단
- Salmonella paratyphi C 항원은 과거 감염 보균자에게 존재
- O항원 응집소가 1:160 → paratyphi A, 1:80 → paratyphi B
- Streptolysin O: 항연쇄상구균 용혈소. 연쇄구균이 균체 밖에서 생성하는 용혈독소 (group A, 일부 group C와 D에서 생산)로 성홍열, 류마티스 열, 연쇄상구균 감염 진단에 사용

113 정답 ⑤

Widal test

- Typhoid fever(장티푸스) 환자의 혈청학적 진단을 위해 Salmonella O(somatic)항원과 H(flagella) 항원에 대해 반응하는 응집소를 검출(O, H agglutinin)
- Salmonellosis 초기에 항생제 투여 시 titer가 증가하지 않음.
- S. typhi O 항원 역가의 정상 판정 최대치는 1:80 미만
- S. typhi H 항원 역가의 정상 판정 최대치는 1:160 미만
- 지역 및 인종에 따라 참고치가 매우 다른 검사법(sensitivity, specificity가 좋지 않음)

114 정답 ①

Group A streptococcus 검사법

Streptozyme test를 포함 모두 Group A streptococcus의 각종 항원에 대한 환자 혈청 내 항체를 확인하는 검사

115 정답 ⑤

혈청학적 검사에 이용되는 항원-항체 측정법

- primary test(1차 시험): enzyme immunoassay test(EIA, 효소면역법), radioimmunoassay(RIA, 방사면역법) immunofluorescence stain(IF, 면역형광염색법)
- secondary test(2차 시험): precipitation(침강), immunodiffusion(면역확산법), agglutination qualitative(정량응집법), passive hemagglutination(수동혈구응집법, PHA), Coombs' reaction, complement fixation(보체결합법)

3교시

01	③	02	⑤	03	②	04	⑤	05	③	06	⑤	07	①	08	①	09	④	10	④
11	②	12	⑤	13	②	14	⑤	15	④	16	④	17	④	18	③	19	⑤	20	④
21	②	22	①	23	③	24	②	25	①	26	③	27	④	28	⑤	29	①	30	②
31	③	32	③	33	②	34	①	35	③	36	③	37	①	38	③	39	①	40	③
41	④	42	③	43	①	44	③	45	⑤	46	⑤	47	①	48	①	49	②	50	①
51	④	52	②	53	①	54	①	55	①	56	③	57	①	58	⑤	59	②	60	④
61	①	62	③	63	③	64	②	65	⑤										

01 정답 ③

여성 내분비계통(endocrine system)

시상하부, 뇌하수체, 갑상샘, 부갑상샘, 부신, 이자, 난소, 가슴샘 등

02 정답 ⑤

- 사진 설명: Ovary cross section(난소 단면) 염색 사진
- 성숙난포와 난자가 뚜렷하게 관찰

03 정답 ②

Masson's trichrome stain

- 교원섬유 염색법
- Masson's trichrome stain의 고정액 → Picric acid계 고정액 사용(고정과 염색에 모두 사용되는 유일한 물질)
- 종류: Bouin solution, Duboscque-Brazil solution 등

04 정답 ⑤

- 사진 설명: 성숙난포(ovarian follicles)가 관찰되는 난소 염색 사진들
- 난소: 내분비샘 조직에 있는 주머니 모양의 세포 집합체
- 난포: 난소의 여포, 난소에는 난자와 둘러싸고 있는 세포성의 막으로 된 여포가 다량 존재함.

05 정답 ③

지방조직 H&E 염색 사진

- 지방세포 세포체에 커다란 지질방울(lipid droplet)이 특징
- 핵은 세포의 한쪽으로 치우쳐 있음.

06 정답 ⑤

- 지방이 유기용매에 녹아 투명하게 관찰됨.
- 유기용매: 알코올, 에테르, 벤젠, 클로로포름 등

07 정답 ①

Oil red O 염색

- 지방 세포 염색, 물에 녹지 않고 유기용매에 녹기 쉬운 지용성 염료로 알코올에 녹여 사용
- 신선한 조직을 바로 동결절편 하거나 10% formalin에 고정 후 염색

08 정답 ①

- 사진 설명: PAS 염색된 충수돌기 단면 슬라이드
- PAS 반응: 고정제(Carnoy, Formalin, Alcohol 등)+산화제 과요오드 산(Periodic acid)+Schiff 시약
- PAS 양성: 단순 다당류, 점액 단백질 등은 적자색으로 정색반응(산성점액 다당류는 음성, 중성 점액 다당류는 특정 조건하에서 양성)
- 십이지장이나 충수의 단면: PAS 반응 판정 시 항상 양성으로 염색되는 대조 표본으로 사용
- PTAH는 가로무늬근육 염색법

09 정답 ④

Verhoeff stain

- 탄력섬유(elastic fiber) 증명에 사용되는 염색법
- hematoxylin의 매염제인 ferric chloride가 함유된 염색 용액을 사용
- 핵, 탄력섬유: 흑색으로 염색

10 정답 ④

난소 주기(ovarian cycle)

배란일(14일)을 기준으로 난포기(follicular phase)와 황체기(luteal phase)로 구분

11 정답 ②

Multinucleated giant cell(뭇핵거대세포, 다핵거대세포)

전이된 샘암(adenocarcinoma, 선암)에서 관찰되는 뭇핵거대세포

12 정답 ⑤

Multinucleated giant cell(뭇핵거대세포, 다핵거대세포)

지방조직 이상으로 인한 지방괴사 및 뭇핵거대세포 침윤 현상이 관찰됨.

13 정답 ②

자궁목세포진검사(Pap smear, Papanicolaou test, 파파니콜로검사)

- 사진 설명: 이형세포나 비정상세포가 없는 정상 편평상피세포(squamous epithelial cell)

14 정답 ⑤

Squamous metaplasia(편평상피세포화생)

- 원주상피 또는 이행상피가 만성적인 염증성 자극을 받아 중층편평상피로 변이된 상태
- 화생: 커다란 핵, 두꺼운 세포질

15 정답 ④

- A: Normal cervical epithelial cells
- B: CIN I, Mild Dyslasia(경도 이형성증)
- C: CIN III, Severe(고도 이형성증)
- D: SCC(Squamous cell carcinoma) → 핵이 농축되어 있고 핵막이 불규칙해 대소부동, 다형태성이 특징

16 정답 ④

1차난포 및 2차난포의 H&E 염색 표본

- 1차난포(primary follicles): 원시난포가 1차난포로 성장, 그 안의 난자도 성장하며, 난포상피가 왕성한 세포분열을 통해 증식, 중층으로 나열됨(난모세포와 난포세포 사이에는 투명대(zona pellucida)가 형성).
- 2차난포(secondary follicles): 증식한 난포상피세포상에 나타난 불규칙한 틈이 합쳐져 난포방(antrum)을 형성, 과립세포가 두 층 이상으로 증가된 상태
- 성숙난포: 완성 단계의 난포로 크기는 10~20mm, 난소 표면으로 돌출

17 정답 ④

Bilirubin crystals(빌리루빈 결정)

- Hepatic disorder에서 관찰(황갈색 과립 또는 침상 결정체, 산성뇨)
- 염산, 아세톤, 에테르, 빙초산 등에 용해되는 성질

18 정답 ③

Triple phosphate

인산 암모늄 마그네슘, 정상 알칼리뇨에서 관찰, 편지봉투 모양

19 정답 ⑤

Triple phosphate(인산암모늄, 마그네슘 결정)

- 알칼리 뇨에서 관찰되는 대표적인 정상 결정, 신선 뇨에서 요소분해 미생물에 의해 발생
- 나머지는 모두 인산암모늄의 특징

20 정답 ④

요당 측정 시험지법

- 정성검사법, GOD-POD계 시약과 chromogen(색원체)를 이용하는 효소법
- 나머지 보기는 모두 환원법 (benedict test)과 관련 있음.

21 정답 ②

굴절계(refractometer)

요비중(urine specific gravity), 혈청단백, blood glucose 농도, 굴절율 측정

22 정답 ①

- 사진 설명: 란셋을 이용한 혈액 내 glucose 측정
- Quinone법: 혈당 측정법 중 효소법(비색법)에서의 측정 물질, 나머지는 모두 소변 내 glucose 측정법 중 환원법(benedict test)과 관련

23 정답 ③

베네딕트 시험법

- 요당 측정법, benedict solution 사용
- 청색: 음성, 진한갈색: 강한 양성
- 청색에서 벽돌색으로 진해질 수록 glucose 양 증가

24 정답 ②

요당 측정법(benedict법) 시약

구연산나트륨($Na_3C_6H_5O_7$,sodiumcitrate),탄산나트륨(Na_2CO_3,sodiumcarbonate),황산구리($CuSO_4$)

25 정답 ①

King-Amstrong법(Kind-King법)

- ALP & ACP 측정법
- Phenyl phosphate(기질)를 기질로 사용하는 반응에서 생성된 phenol + 4-aminoantipyrine(4-AAP, 발색제)
- 최종 반응색: 적색

26 정답 ③

혈액의 구성 성분

- Plasma(55%) - buffy coat(platelets-WBC) - RBC(45%)

27 정답 ④

Centrifuge의 기본 구성

- 모터(moter), 조절장치(controller)
- Roter부위: 고정앵글(angle-head)
- swing bucket(horizontal head)
- Buchner funnel는 부흐너 깔때기

28 정답 ⑤

King-Amstrong법(Kind-King법)

- 25번 해설 참조
- Potassium ferricyanide(탈색제, 표백제로 사용) 존재 하에 Phenol + 4-AAP 반응을 진행

29 정답 ①

Bodansky법의 환원제

- ALP & ACP 측정법
- ANSA(Amino naphthol sulfonic acid): ammonium molybdate와 phosphatase 작용 결과물을 환원시켜 molybdenum blue를 생성
  - 비색 분석이 가능하게 함.
  - 최종 반응색: blue
- Reitman-Frankel은 GOT, GPT 측정법
- Bessey-Lowry-Brock법의 최종 반응색: yellow

30 정답 ②

원심분리기(centrifuge)

원심력을 이용해 밀도가 다른 성분(혈청, 혈장, 혈구 등)을 분리하는 기기

31 정답 ③

감마선 및 X-선의 특징

콘크리트 또는 납을 이용한 조밀한 차폐가 요구되는 방사선

32 정답 ③

- Iodine(^{131}I): 핵분열 시 발생하는 아이오딘의 방사성동위원소, 전리방사선: β선, γ선
- ^{137}Cs: 질량가수 137인 세슘의 방사성동위원소, β선, γ선 방출

33 정답 ②

Perls' prussian blue 염색법

- 사진 설명: 위세포의 세포질에 존재하는 hemosiderin 염색상
- 골수 생검 또는 혈액바른표본에서 ferric(Fe_3^+) iron 존재 여부 확인
- 조직 또는 세포 내 ferric iron과 염료의 ferrocyanide가 반응 → ferric ferrocyanide 생성(청색)
- 조대과립: 림프구에서 관찰, 적자색으로 염색되는 아주르 과립

34 정답 ①

- 유약 적혈구에 나타나는 basophilic stippling(호염기반점)
- 중금속 중독, 적혈구 생성 장애 질환, erythropoietin(적혈구 생성 촉진 인자)의 증가와 관련해 나타남.

35 정답 ③

2회 38번 해설 참조

36 정답 ③

- 사진 설명: Cabot's ring(파란색 화살표) & Howell-Jolly body
- Cabot's ring body: DNA 합성 이상으로 생긴 잔여물, 다염성, 호염성 반점을 갖는 적혈구에서 관찰되는 8자 모양 또는 원형의 봉입체(inclusion body), Howell-Jolly body와 함께 관찰 가능

37 정답 ①

- 사진 설명: Cabot's ring(빨간색 화살표)
- 악성빈혈에서 관찰되는 8자 모양 또는 원형의 봉입체
- Giemsa 염색(Methylthioninium chloride & Eosin)에서 blue
- Wright-Leishman 염색에서 red

38 정답 ③

분열적혈구(schistocyte)

- 적혈구 일부가 파편처럼 조각나 있는 상태
- 포진상 적혈구(Blister cell)의 종류: 한 개 또는 여러 개의 공포가 적혈구 주변부에 나타남.
- 형태에 따라 헬멧세포(helmet cell), 극피세포(burr cell), 삼각세포(triangular cell), 각막세포(Keratocyte) 형태로 관찰
- 분열적혈구: 철결핍빈혈, 용혈빈혈 등으로 발생한 적혈구 손상

39 정답 ①

Acanthocyte(가시적혈구, 유극적혈구)

- 형태가 불규칙한 변형세포의 일종으로 돌기 크기와 모양이 불규칙하며 가늘고 긴 형태
- Echinocyte(톱니적혈구, 무딘톱날적혈구)는 일정한 크기의 짧고 둔한 돌기가 적혈구 전체 표면에서 관찰

40 정답 ③

Smudge cell(압좌세포)

- 백혈구 형태 이상: 세포 파편, 세포막 또는 핵이 압좌되어 구분할 수 없는 상태

41 정답 ④

Alder-reilly anomaly

- 세포질 내 거대 과립, 진한 청색으로 염색 호중구, 호산구, 호염기구, 단구, 림프구 등에서도 발견되는 다핵백혈구, 크고 검은 azure 과립이 특징적인 유전질환
- 효소 결핍에 의한 mucopolysaccharide(뮤코다당체) 대상 이상의 원인

42 정답 ③

41번 해설 참조

43 정답 ①

- ABO blood group system A형: antigen-A와 antibody-B를 가짐.
- 그림 나 → Group B, B형
- 그림 다 → Group AB, AB형
- 그림 라 → Group O, O형

44 정답 ③

ABO blood group system

- AB형: antigen-A, B를 가지며 혈청형 검사는 모두 음성

45 정답 ⑤

- 사진 설명: Chediak-Higashi Syndrome의 혈액도말 염색상(호중구에 커다란 청색 소체)
- 유전성 질환, 호중구 세포질 운동 및 탐식능 결함으로 발생하며 호중구, 단구, 림프구 세포질 내 과립이 서로 융합해 형성된 거대 과립

46 정답 ⑤

주교차시험법(major cross matching)

- 환자 혈청과 공혈자 혈구 부유액의 응집 유무를

관찰하는 수혈 적합성 검사
- 부교차시험법(minor cross matching): 환자혈구 + 공혈자 혈청

47 정답 ①

ABO 혈액형의 항원과 항체

O형은 적혈구 표면 항원이 없고 혈청에 항체만 존재

48 정답 ①

- Anti-H lectin: Ulex europaeus 씨앗에서 추출, O형 혈구와 강하게 반응(H 항원 확인에 사용)
- 식물성 Lectin(렉틴): 수혈거부반응을 미리 확인하는 검사법에 사용, 동물 적혈구를 응집하는 식물에서 추출, 세포 표면의 당사슬을 인식하여 감염, 방어, 세포간 접착, 면역 등의 작용을 매개함.
- H항원 반응 강도: O 〉 A2 〉 A2B 〉 B 〉 A1 〉 A1B
- Dolichos biflorus: Anti-A1 lectin 검사에 사용(A1, A2구분)

49 정답 ②

Gram stain 과정 중 열고정법(Flame fixation)

- 균을 slide glass 위에 도말 → 고정하기 위해 slide glass를 알코올램프 위에서 건조 → crystal violet으로 20초간 염색

50 정답 ①

Hippurate hydrolysis test

- Campylobacter jejuni(hippurate 가수분해)와 Campylobacter coli(비분해) 구분에 반드시 사용됨.
- 그 외 Gardnerella vaginalis, Campylobacter jejuni, Listeria monocytogenes, group B streptococci 동정에도 사용

51 정답 ④

Campylobacter blood agar 배지

분변검체로부터 Campylobacter jejuni를 분리하는 데 사용

52 정답 ②

TCBS agar plate(Thiosulphate Citrate Bile Salts Sucrose Agar)

- 비브리오 선택배지
- *Vibrio parahaemolyticus*: blue or green
- *Vibrio cholerae*: yellow(실온에서 green color로 변함)

53 정답 ①

E-test strips

- 최소 억제농도 측정법(Minimum Inhibitory Concentration, MIC)
- 희석법과 disk 확산법의 결합, 각각의 분리된 MIC 값에 의해 항생제 감수성을 직접 측정 가능

54 정답 ①

Bacillus cereus의 β-hemolysis

- *β*-hemolysis: 적혈구와 헤모글로빈의 완전한 용해로 발생, 배양 후 집락 주변에 투명한 환(clear zone)이 나타남, 다른 Bacillus속과 구별되는 특징으로 작용
- Mannitol-egg Yolk-Polymyxin(MYP) agar plate에서 특징적인 유백색 띠를 형성

55 정답 ①

Bacillus anthracis의 특징

- 사진 설명: Bacillus균 그람 양성 염색 사진
- 탄저균, 체인을 형성하는 그람 양성 간균, 인체 밖 환경에서 Spore(아포)를 형성
- 나머지는 모두 capsule(협막) 형성균. 일반 염색에서 균체 주위가 불투명하고 명확히 구분되지 않음.

56 정답 ③

- 사진 설명: *Candida albicans*의 PAS 염색 결과
- Periodic acid-Schiff 염색에서 pseudohyphae(가성균사) 확인
- Budding cell(발아세포)와 pseudohyphae(가성균사): 밝은 적색으로 염색

57 정답 ①

4회 49번 해설 참조

Lacto-Phenol Cotton Blue staining

- 대표적인 진균(예: Candida albicans) 염색법,

나머지는 모두 세균

58 정답 ⑤

Chicken embryo culture(닭배아 배양)

- 바이러스 배양을 위해 숙주가 되는 동물 세포를 이용해 감염, 증식을 유도함.
- 단단한 껍질로 인해 내부가 비교적 무균상태로 지속되고 적은 비용 등의 장점으로 인해 human virus 백신 개발에 주로 사용

59 정답 ②

- 바이러스 접종을 위한 세포배양 배지
- phenol red: pH 변화 확인용 시약

60 정답 ④

구충(Hookworm) 충란의 특징

- 과거 십이지장충 충란
- 인체감염형: 두비니구충(Ancylostoma duodenale, old world hookworm), 아메리카구충(Necator americanus, new world hookworm)
- 충란 특징: 기생부위는 공장, 난원형, 얇고 무색투명한 난각과 내측에 난황막을 가짐. 뚜렷한 경계면을 갖는 난세포가 여러 개로 분리되어 관찰

61 정답 ①

Trichomonias vaginalis

- Trichomoniasis(트리코모나스 질염)의 원인 병원체
- 서양배 모양, 다편모균으로 5개의 편모(전편모 4개, 뒤쪽에 1개)가 특징적으로 관찰

62 정답 ③

HLA(Human Leukocyte Antigen, 인간조직적합항원)

- 장기이식을 위한 거부반응 확인, 혈청학적 검사법
- 림프구 표면의 HLA 항원과 혈청 내 항체 반응을 확인

63 정답 ③

PCR법(Polymerase Chain Reaction, 중합 반응)

- DNA 사슬의 일부분을 증폭시켜 HLA 유전자의 형별 확인 등에 사용되는 분자 생물학적 검사법
- 중합효소 연쇄 반응 3단계: 열 변성(두 가닥의 DNA 분리)-온도를 낮추어 primer 결합-다시 온도를 올려 DNA 합성) 중합 반응) → 2n으로 유전자 증폭
- 변형 PCR: RT-PCR, 형광표지를 사용한 실시간 중합효소 연쇄반응 등

64 정답 ②

EIA(Enzyme immunoassay, 효소면역분석법)

2차항체(효소표지항 항체)를 사용해 1차항체-항원 결합물에서 항체량을 구하는 면역측정법

65 정답 ⑤

- Influenza virus 검사: 응집억제 현상을 이용하는 검사
- HBs Ag(hepatitis B virus) 및 나머지: 항원항체 응집반응을 이용하는 검사

MEMO

MEMO

MEMO